国家卫生健康委员会"十三五"规划教材

教育部生物医学工程专业教学指导委员会"十三五"规划教材

BME

全国高等学校教材
供生物医学工程等专业用

生物医学工程导论

主　审　郑筱祥

主　编　张建保　赵　俊

副主编　周凌宏　李永杰

人民卫生出版社

·北　京·

图书在版编目（CIP）数据

生物医学工程导论 / 张建保，赵俊主编 . —北京：
人民卫生出版社，2024.1（2025.9重印）
全国高等学校生物医学工程专业首轮"十三五"规划
教材
ISBN 978-7-117-35839-2

Ⅰ. ①生…　Ⅱ. ①张…②赵…　Ⅲ. ①生物医学工程
–高等学校–教材　Ⅳ. ①R318

中国国家版本馆 CIP 数据核字（2024）第 014155 号

人卫智网	www.ipmph.com	医学教育、学术、考试、健康，购书智慧智能综合服务平台
人卫官网	www.pmph.com	人卫官方资讯发布平台

生物医学工程导论
Shengwu Yixue Gongcheng Daolun

主　　编：张建保　赵　俊
出版发行：人民卫生出版社（中继线 010-59780011）
地　　址：北京市朝阳区潘家园南里 19 号
邮　　编：100021
E - mail：pmph @ pmph.com
购书热线：010-59787592　010-59787584　010-65264830
印　　刷：北京虎彩文化传播有限公司
经　　销：新华书店
开　　本：850×1168　1/16　印张：16.5　插页：4
字　　数：488 千字
版　　次：2024 年 1 月第 1 版
印　　次：2025 年 9 月第 2 次印刷
标准书号：ISBN 978-7-117-35839-2
定　　价：59.00 元
打击盗版举报电话：010-59787491　E-mail: WQ @ pmph.com
质量问题联系电话：010-59787234　E-mail: zhiliang @ pmph.com
数字融合服务电话：4001118166　E-mail: zengzhi @ pmph.com

编　委　(以姓氏笔画为序)

出版说明

生物医学工程(biomedical engineering, BME)是运用工程学的原理和方法解决生物医学问题,提高人类健康水平的综合性学科。它在生物学和医学领域融合数学、物理、化学、信息和计算机科学,运用工程学的原理和方法获取和产生新知识,促进生命科学和医疗卫生事业的发展,从分子、细胞、组织、器官、生命系统各层面丰富生命科学的知识宝库,推动生命科学的研究进程,深化人类对生命现象的认识,为疾病的预防、诊断、治疗和康复,创造新设备,研发新材料,提供新方法,实现提高人类健康水平、延长人类寿命的伟大使命。

1952 年,美国无线电工程学会(IRE)成立了由电子学工程师组成的医学电子学专业组(Professional Group on Medical Electronics, PGME)。这是 BME 领域标志性事件,这一年被认为是 BME 新纪元年。1963 年 IRE 和美国电气工程师学会(AIEE)合并组建了美国电气电子工程师学会(IEEE)。同时 PGME 和 AIEE 的生物学与医学电子技术委员会合并成立了 IEEE 医学和生物学工程学会(IEEE Engineering in Medicine and Biology Society, IEEE EMBS)。1968 年 2 月 1 日,包括 IEEE EMBS 在内的近 20 个学会成立了生物医学工程学会(Biomedical Engineering Society, BMES)。这标志着 BME 作为一个新型学科在发达国家建立起来。

1974 年南京军区总医院正式成立医学电子学研究室,后更名为医学工程科。这是我国第一个以 BME 为内涵的研究单位。1976 年,以美籍华人冯元桢教授在武汉、北京开设生物力学讲习班为标志,我国的 BME 学科建设开始起步。1977 年协和医科大学、浙江大学设置了我国第一批 BME 专业,1978 年 BME 专业学科组成立,西安交通大学、清华大学、上海交通大学相继设置 BME 专业,1980 年中国生物医学工程学会(CSBME)和中国电子学会生物医学电子学分会(CIEBMEB)成立。1998 年,全国设置 BME 专业的高校 17 所。2018 年,全国设置 BME 专业的高校约 160 所。

BME 类专业是工程领域涵盖面最宽的专业,涉及的领域十分广泛。多学科融合是

BME类专业的特质。关键领域包括:生物医学电子学,生物医学仪器,医学成像,生物医学信息学,生物医学材料,生物力学,仿生学,细胞、组织和基因工程,临床工程,矫形工程,康复工程,神经工程,制药工程,系统生理学,生物医学纳米技术,监督和管理,培训和教育。

BME在国家发展和经济建设中具有重要战略地位,是医疗卫生事业发展的重要基础和推动力量,其涉及的医学仪器、医学材料等是世界上发展迅速的支柱性产业。高端医学仪器和先进医学材料成为国家科技水平和核心竞争力的重要标志,是国家经济建设中优先发展的重要领域,需要大量专业人才。

我国BME类专业设置四十余年,涉及高校一百多所,却没有一部规划教材,大大落后于当前科学教育发展需要。为此,教育部高等学校生物医学工程类教学指导委员会(下称"教指委")与人民卫生出版社(下称"人卫社")经过深入调研,精心设计,启动"十三五"BME类规划教材建设项目。

规划教材调研于2015年11月启动,向全国一百余所高校发出调研函,历时一个月,结果显示开设BME类课程三十余门,其中(因被调研学校没有回函)缺材料类相关课程。若计及材料类课程,我国BME类专业开设的课程总数约40门。2015年12月教指委和人卫社联合召开了首次"十三五"BME类规划教材(下简称"规划教材")论证会。提出了生物医学与生物医学仪器、生物医学光子学、生物力学与康复工程、生物医学材料四个专业方向第一轮规划教材的拟定目录。确定了主编、副主编及编者的申报与遴选条件。2016年12月教指委和人卫社联合召开了第二次规划教材会议。会上对规划教材的编著人员的审查和教材内容的审定进行了研究和落实。2017年7月召开了第三次规划教材会议,成立了规划教材评审委员会(见后表),进一步确定编写的规划教材目录(见后表)和进度安排。与会代表一致认为启动和完成"十三五"规划教材是我国BME类专业建设意义重大的工作。教材评审委员会对教材编写提出明确要求:

(1)教材编写要符合教指委研制的本专业教学质量国家标准。

(2)教材要体现BME类专业多学科融合的特质。

(3)教材读者对象要明确,教材深浅适度。

(4)内容紧扣主题,阐明原理,列举典型应用实例。

本套教材包括三类共18种,分别是导论类3种,专业课程类13种,实验类2种。详见后附整套教材目录。

本套教材主要用于BME类本科,以及在本科阶段未受BME专业系统教育的研究生教学使用,也可作为相关专业人员培训教材使用。

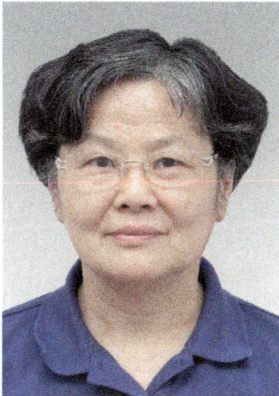

郑筱祥

教授。1968 年毕业于浙江大学无线电技术专业,1993 年获日本筑波大学基础医学研究院医学博士学位。享受国务院政府特殊津贴。浙江大学生物医学工程与仪器科学学院首任院长,曾任浙江大学求是高等研究院常务副院长,浙江大学生物医学工程教育部重点实验室主任。兼任教育部生物医学工程教学指导委员会主任委员,国务院学位委员会生物医学工程学科评审组成员,中国生物医学工程学会常务理事。现任 Annals of Biomedical Engineering 副主编。

主要研究方向为定量生理方法学、脑机接口与神经工程。发挥多学科交叉优势,领导团队建立了啮齿类、非人灵长类动物和患者的植入式脑机接口研究平台,研究了猴运动神经信息解码控制机械手、患者大脑皮层信息动态解码实时控制机械手的关键技术,在国内首次实现了植入式脑机接口的临床转化。作为项目负责人承担了国家"八五""九五"国家科技攻关计划项目、国家自然科学基金重点项目、973 计划项目等三十余个项目,发表期刊论文 100 余篇,获得省部级科学技术进步奖一、二等奖共 6 项。作为主要负责人之一获吴文俊人工智能科学技术奖一等奖和 2016 "中国高等学校十大科技进展奖"。主编《定量生理学》等 3 部教材,主编 Neural Interface:Frontiers and Application 等 2 部专著。所负责的"定量生理学"被评为国家精品课程。

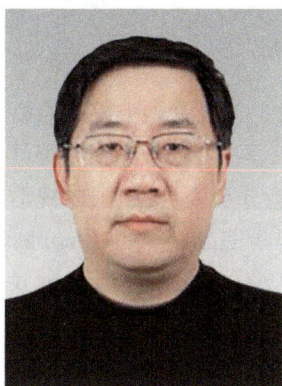

张建保

西安交通大学生命科学与技术学院教授。兼任教育部生物医学工程教学指导委员会委员,中国电工学会生物电工专业委员会副主任委员,中国中医药信息学会中医诊断信息分会副会长,中国生物医学工程学会生物力学专业委员会委员,陕西省医疗器械专业委员会副主任委员等。曾任西安交通大学生命科学与技术学院副院长。

研究方向为医学信号获取与处理、生物力学、物理因子生物效应等,致力于脑心交流、细胞内钙离子调控以及高血压、骨质疏松等疾病发生机制与治疗策略的研究。发表期刊论文 150 余篇,主编教材《分子细胞生物学》以及专著《现代生物医学工程进展》,参编专著、教材 3 部。主持教育部教学改革项目 2 项,获陕西省教学成果奖一等奖 1 项(排名第二),陕西省高等教育科技成果奖一等奖 2 项(分别排名第二、第三),授权发明专利 8 项,主持国家级课题 10 余项。

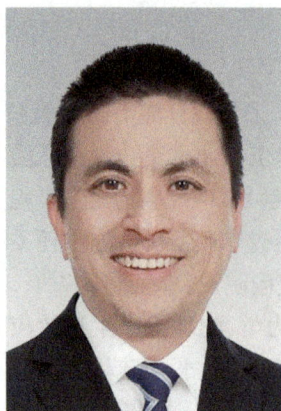

赵 俊

上海交通大学生物医学工程学院长聘教授，为享受国务院政府特殊津贴专家。现任教育部高等学校生物医学工程类专业教学指导委员会委员，中国生物医学工程学会医学人工智能分会委员，中国体视学学会理事。曾任上海交通大学生物医学工程学院副院长。*Computer Methods in Biomechanics and Biomedical Engineering：Imaging & Visualization* 副主编、*International Journal of Biomedical Imaging* 编委、《中国医疗器械杂志》编委会副主任、《生物医学工程与临床》编委、《CT理论与应用研究》编委、2025 Fully 3D 国际会议主席。

从事教学工作至今已有 32 年。研究方向为智能医学成像与智能医学图像处理、人工智能（AI）在医学影像中的应用。主持国家自然科学基金项目、863 计划项目、973 计划子课题等；发表论文 190 余篇；申请发明专利 30 余项，其中美国专利 2 项。创新性发展的 CT、MRI 重建算法，对高端医学成像设备的开发及临床诊断、治疗等具有重要价值。主讲课程"生物医学图像处理"被评为国家精品课程，"生物医学工程导论"为上海市重点课程。获得上海市教学成果奖一等奖、上海市优秀博士论文（指导教师）、上海交通大学首届"教书育人奖"、"凯原"十佳教师等多项荣誉。担任国家科学技术奖励、科技部重大项目、工信部项目招标等评审专家。

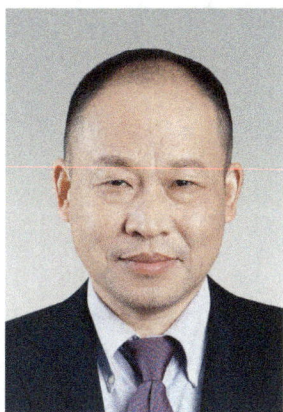

周凌宏

南方医科大学生物医学工程学院教授,博士研究生导师。现任中国仪器仪表学会医疗仪器分会常务理事,全国医用电器标准化技术委员会放射治疗、核医学和放射剂量学设备分技术委员会委员,广东省生物医学工程学会副理事长等。

从事生物医学工程的教学科研36年,主要从事肿瘤放射治疗物理学、医学放射成像方法和人工智能医学应用等研究。先后获得国家科学技术进步奖二等奖(排名第五),省部级科学技术进步奖一等奖1项(排名第六)、二等奖1项(排名第一),以及其他省部级科技奖励多项;获国家级教学成果奖二等奖1项(排名第二)。以第一发明人获得授权发明专利8项,发表论文200余篇。

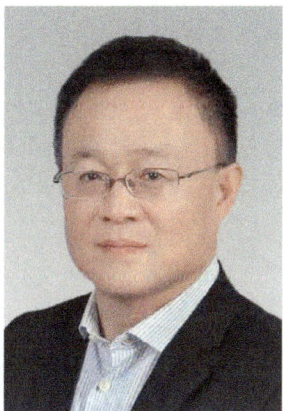

李永杰

电了科技大学生命科学与技术学院教授,生物医学工程系主任。兼任中国自动化学会理事及生物控制论与生物医学工程专业委员会主任委员,中国电子学会生物医学电子学分会副主任委员,*IET Image Processing*、*IEEE Access* 等期刊副主编。

从事教学工作17年。2007年入选教育部新世纪优秀人才支持计划,2020年获"吴文俊人工智能科学技术奖"自然科学奖三等奖(排名第一)。研究方向为类脑智能及其在计算机视觉、医学影像分析等方面的应用。在 *Neuroimage*、*IEEE T-PAMI*、*T-MI*、*ICCV* 等期刊和会议发表论文近百篇。获发明专利授权32项,参编著作和教材4部。

前 言

　　生物医学工程是现代医学进步的源泉,也是正在迅速发展,而且会持续发展的前沿学科。生物、医学以及各类工程知识都是生物医学工程专业学生应该掌握的内容,使得该专业分支方向多,学生在学习时不容易把握重点,不容易系统规划与学习。本教材试图通过介绍生物医学工程专业的概念、特点及各分支方向的主要研究内容等,引导学生认识生物医学工程专业,了解生物医学工程专业相关内容。本教材适合希望系统了解生物医学工程专业的各类学生与工程技术人才使用。

　　本教材是在教育部生物医学工程类教学指导委员会指导下,由人民卫生出版社组织完成的,参加本教材编写单位涵盖了国内较早设置生物医学工程专业的大部分高等学校。本书也得到了兄弟院校很多研究生的帮助与参与,尤其是西安交通大学谢琳博士对书稿进行了认真细致的整理,在此一并致以诚挚的感谢!

　　生物医学工程发展迅速、涉及范围广泛,本书的内容不能够全部覆盖该专业,希望在广大读者的支持下,随着专业领域的发展,后续再版时能够继续完善。

　　在此书稿完成之际,全体编委由衷感谢东南大学万遂人教授,正是在万教授的倡导下本书才得以立项并完成,也由衷感谢郑筱祥教授在编写中给予的支持与帮助。

张建保　赵　俊

2023 年 10 月

目 录

第一章　引　言

第一节　生物医学工程概述

生物医学工程历史悠久,人们一直在孜孜不倦地通过实验与技术揭示生命的本质与规律,如,1628 年哈维出版了关于血液循环的专著《心血运动论》,揭示了真实的血液循环特征;1793 年意大利生理学家伽伐尼通过实验发现生物体携带有生物电。这些事例说明,工程技术一直在生命医学的发展历程中发挥着重要作用。事实上,近百年来的多项诺贝尔奖也证明了这一点。如,1901 年伦琴因发现 X 射线获得了首届诺贝尔物理学奖,该发现拓展了人类的视野,使医生们直接看到了体内的骨骼状况;1924 年的诺贝尔生理学或医学奖授予了心电图的发明者爱因托芬,该发明打开了人们通过微弱电信号阐释人体生理、病理现象的大门;此外,心导管技术、CT 技术、核磁共振成像技术等的发明者均被授予了诺贝尔奖,并引发了颠覆性的医学变革。正是这些里程碑式的发明与发现,极大地推动了临床医学的快速发展,并促进了生物医学工程学科的建立。

20 世纪 50 年代,由于工程技术在医学中应用的广泛开展,以及对医学发展的影响,科学家们提出了"医学电子学"等名词,于 1958 年在美国成立了国际医学电子学联合会(国际医学与生物工程联合会的前身),并在 20 世纪 60 年代正式提出了以前沿、交叉为特点的生物医学工程的概念。而后,生物医学工程不断发展,美国国立卫生研究院(NIH)将其定义为"整合数学、物理学、化学、计算机科学以及工程学原理,研究生物学、医学、行为学以及人类健康的学科。其目标是提出基础概念,从分子、细胞、组织、器官,到整个人体系统多层次创建新的知识体系;致力于生物学、材料科学、过程控制、组织/器官移植、仪器科学和信息学中相关的创新性研究,服务于疾病的预防、诊断、治疗、康复,提高人类健康水平"。

经过几十年的发展,生物医学工程已经成为独立的学科,促进了医学的进步,带动了其他工程学科的内涵拓展。此外,世界卫生组织(WHO)指出,21 世纪的医学不应该继续以疾病为主要研究领域,应当以人的健康作为主要发展方向,即从疾病的诊断、治疗为中心转向以人的健康状态的辨识、调控为中心。因此,人类的健康与医疗成为现代生物医学工程的主要目标。

众所周知,健康与医疗所面临的各种问题都极为重要,也非常复杂,因此,生物医学工程的范畴也非常广泛。如,生物医学工程的核心之一是开发各种仪器设备,并通过规范、标准的工业手段替代个体劳动。与健康、医疗紧密相关的仪器有大型的复杂设备,如各种医学影像设备、临床生化检验的自动化分析仪器等;有小型的简单装置,如血压计、体温计等用于监测特定生理信号的记录装置和传感器等;另外,还有基于物联网的远程疾病监测系统、医院的信息管理系统,以及急救车、手术室和重症监护病房的精密设备系统等。

随着各种工程技术的应用以及生物医学的发展,生物医学工程的新方向也不断涌现,而且其内涵也还在不断拓展。图 1-1 给出了生物医学工程的部分分支方向。基于理工科的内容与方法分类,生物医学工程的主要分支领域有生物医学信号、医学影像、医学仪器、医学信息、生物材料、生物力学、生物医学光子学、医学超声等；从应用的目标定义，生物医学工程包括神经工程、康复工程、组织工程、临床工程、中医工程、军事生物医学工程等分支方向。

生物医学信号主要基于电子信息方法获取，并利用数学方法分析、提取人体相关信息，用于疾病发生的机制研究与诊断、治疗等。如，通过对特定点的体表电位检测可以记录人体的心电图，进一步使用数字信号处理方法能够提取心脏电活动的相关信息，并对心脏功能进行评价；另外，也可以通过对母体心电图的分析

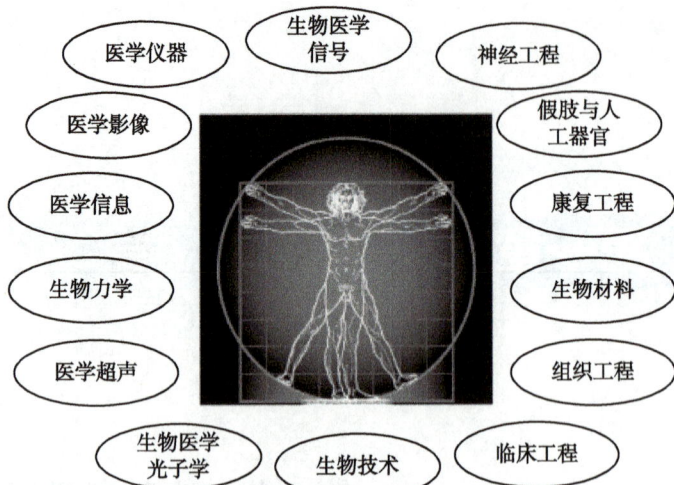

图 1-1　生物医学工程的部分分支领域

获得胎儿的心脏活动信息。医学信号的获取与处理也是一些分支领域的基础，医学成像、医学仪器、生物医学信息工程等均需要生物医学信号的知识。

医学影像是通过各种成像方法获得机体局部的物理或化学特征的图像信息，协助诊断疾病或指导疾病的治疗。如，通过磁共振成像可以获得大脑的结构与功能信息，了解神经活动的规律与特点；通过心脏的超声成像可以获得心脏的结构与运动特征，进而对心脏活动给予定性或定量的描述；通过对某些特异性分子的成像可以获得机体的功能信息。

医学仪器主要基于工程方法研发相关的生物医学信息传感装置与医疗仪器。如，人工鼻就是通过气味传感器实现的；心脏起搏器可以产生替代心脏的自主搏动节律，进而实现机器启动心脏的跳动；呼吸机能够通过机械的方法直接将氧气通过肺部输送至循环系统，替代自主呼吸。

医学信息主要针对临床的各种数据进行相关统一处理，为实现医院的现代化与数据共享等提供支持。如，对医学影像数据格式的统一能够更有效地管理与使用数据，也能够为大数据、人工智能的医学应用提供服务。

生物材料是研发能够与人体兼容，具有可以替代人体结构的功能材料，用于医疗服务，如骨科替代材料、人工皮肤；同时生物材料也是其他植入式医疗器械的基础。

生物力学、生物电磁学、生物医学光子学等是生物医学工程的基础，不但对于理解、阐述人体生理机制，而且对其他生物医学工程分支方向的发展与进步，以及与生物医学的深度融合有重要意义，当然，这些方向也有很重要的直接应用价值，如假肢设计、理疗装备、激光医学等。

以上是生物医学工程的主要传统方向。此外，体外诊断、神经影像、神经工程、远程医疗、精准医疗、人工器官、肿瘤放射治疗等方向是近年来备受关注的新型方向，发展迅速；军事生物医学工程、中医生物医学工程等也正在影响，甚至带动着相关领域的发展。本书的第十章专门对这些方向做了介绍，可以作为同学们的选读内容。

值得注意的是，由于生物医学的快速发展，近年来出现了另外一些与生物医学工程混淆的学科领域，如生物工程、临床工程等。事实上，生物工程的范畴与生物技术接近，通常指发酵工程、基因工程等，主要用于食品、药品的开发，其目标是通过工程化手段，实现生物生产；也可通过动植物细胞变异，或者培养新的微生物直接生产，以获取更大的利益，例如，啤酒的生产与通过改良细菌使其能够生产人类所需的药物等。临床工程的概念起源于医院的电气安全需求，是指医疗设备用于临床必须要保障安全等，如医院常规诊断和治疗过程中触电事件的预防等。现代临床工程还包括为临床提供广泛的工程技术服务，如放疗方案的制定与实施，大型影像与治疗设备的操控与数据分析等。事实上，临床工程已经成为生物医学工程的重要分支之一。

生物医学工程是一门新型、快速发展的专业,随着科学技术的进步以及人们生活水平的提高,将会有越来越多的工程技术人员与临床医生加入该专业,同时该专业也将继续推动医学的变革与发展,担当医学发展不可或缺的角色,并在国民经济、医学与健康领域发挥越来越重要的作用。

第二节 生物医学工程专业的特点

生物医学工程专业以理工医为基础,以培养能够通过工程技术方法解决生命与医学中的难题、问题的医工融合型人才为主要目标。该专业培养的人才以深入的医工协同模式推动了医学内涵与技术方法的根本性变化。

一、生物医学工程专业概况

生物医学工程创建之初,主要将电子信息与基于物理学的方法与技术应用于医学,通过工程手段,使医生看到了仅凭人力看不到的现象,获得了仅凭人力无法获得的信息,开展了各种仅依靠人力无法进行的精细外科手术。如发明了心脏起搏器等可以通过工程技术辅助人体工作的方法;将 X 射线技术用于医学成像;通过心电信号诊断心脏疾病等。因此,最初的生物医学工程专业主要以电子与信息工程技术为专业基础。20 世纪 90 年代开始,由于计算机、材料科学、生物学等学科迅速发展以及人们对健康的重视程度提高,生物医学工程专业的范畴发生了巨大的变化。

目前,以电子、信息、计算机等为背景的生物医学工程分支方向还在主导着该学科的发展与人才培养,如医学影像、医学仪器与传感、医学信息、临床监护等仍然是现在毕业生的主要就业方向;另外,以机械、材料等为背景,以及化学与生物学等为背景的分支方向逐渐被人们所重视,并且带动了生物医学工程学科与生物医学的深度交叉与融合,如生物材料、体外诊断等人才需求也已初现端倪。

我国生物医学工程专业在 20 世纪 70 年代后期创建,最开始只有少数几个高校开设该专业,并且大部分设在电子信息类的院、系。20 世纪 90 年代后期,开办该专业的学校迅速增加,包括工科类、医学类院校。截至 2022 年,已经有 180 所高校开设生物医学工程专业。与传统的工科专业不同,开设生物医学工程专业的学校均有各自的专业特点,学生的培养方向略有差异。大部分学校以电子信息为基础,也有学校以生物材料、生物力学、康复工程或临床工程等为主要方向。需要关注的是,由于中国传统医学在医疗体系中独树一帜,以及一些特殊行业需求,也有学校主要培养以中医生物医学工程、军事生物医学工程为特色的专业人才。

从世界范围看,美国仍然是生物医学工程专业与医疗器械领域的领跑者。美国约翰霍普金斯大学在 20 世纪 60 年代初创办了世界上首个生物医学工程专业,多年来该校的生物医学工程专业排名一直名列前茅。随着生活水平的提高,生命与健康成为发达国家重要的发展领域,生物医学工程专业人才需求增加,大大促进了美国大学中生物医学工程专业的设立。目前,美国大部分大学都建立了生物医学工程系或生物工程系(美国的生物工程专业涵盖了生物医学工程)。

二、生物医学工程专业的特点

生物医学工程的内容涉及理、工、医多个大类专业,不同的研究者都可在该领域发现适合自己发挥的专长;生物医学工程的研究范畴是人类的生命与健康,研究者很容易在该领域找到兴趣点。生物医学工程发展迅速,与人类社会的进步与发展同步,同时,生物医学工程能够帮助人类消除疾病、减轻痛苦、促进健康,是一项伟大的事业。

(一)生物医学工程培养的是 T 型专业人才

20 世纪 90 年代以前,生物医学工程主要通过电子、电气等工程方法解决医学中的问题,而后工程科学快速发展,更多工程科学向生物医学领域拓展,出现了生物信息、数字医疗、生物材料、神经工程等新兴方向,生物医学中的问题几乎涵盖了所有的工程学科。此外,21 世纪以来,分子生物学日新月异,要求生物医学工程能够在分子水平解决生物医学问题,生物医学的现状致使生物医学工程专业面临理、工、医多学科融合与不同知识内容深度交叉等教学问题。为此,人们提出了生物医学工程应该培养掌握扎实生物医学与工程基础,并能在某一工程技术方向深入发挥特长、具有 T 型知识结构的人才。

人体是最复杂的智慧系统,健康与医疗领域存在众多难题,生物医学工程师需要应用各个工程学科的原理、知识和方法(比如电子、机械和化工等),来解决这些问题,因此,任何人都不可能成为整个生物医学工程领域的专家,只能偏向某个方面的发展。幸运的是,生物医学工程领域有足够多的方向供大家发挥各自的特长,因此学生可以在掌握扎实的生命医学与工程知识基础上,选择感兴趣的工程方向发展。如,可以选择以电子信息为专业方向,从事医学影像、监护、医学信息等相关工作;可以强化材料、化学、生物等方向,从事骨科器械、心血管器械、体外诊断等方向的工作;还可以在掌握一定工程知识基础上,强化临床能力,成为康复、理疗、影像与临床工程师等。不过应当注意的是,由于生物医学工程的学科交叉特质,不同的兴趣和工作内容会有很多相互关联和重合的地方。例如,致力于生物传感器开发的生物医学工程师可能会与开发假肢的工程师联合,以便研究检测和利用生物电信号驱动假肢的方法;致力于体外诊断的工程师也许会与人工智能专家合作,以便设计专家系统,辅助临床医生根据检验结果做出诊断。

尽管生物医学工程涉及方向众多,但从整体看,目前的生物医学工程专业主要可以分为三个领域,一是以电子信息为基础,二是以生物、化学与材料为基础,三是以临床服务为目的。各个高校在培养生物医学工程人才的过程中,均会根据自身的科研特长与师资力量有所侧重。

(二)生物医学工程在现代医疗体系中举足轻重

患者都愿意到现代化的医院看病,现代化的医院主要指管理上能够实现智能化、诊疗方面具备各种医疗装备的医院,因此,可以理解为现代化医院就是具有生物医学工程特质的医院。

临床医学依赖的是医护人员、药品与医疗器械。药品是治疗的主要手段,但发达国家医疗仪器在医疗中的作用与药品同等重要。此外,随着科技的发展,一方面现代诊断越来越依赖医疗器械,甚至已经出现了不需要医生的人工智能自动诊断系统;另一方面,生物医学工程在治疗体系中也正在发挥着重要作用,各种支架、微波消融等微创外科、超声等影像技术介导的内镜手术、具有主动功能替代特点的假肢等获得了令人欣慰的效果。尤其需要指出的是,出现了手术机器人等可以替代掌握熟练技术的医生的治疗装置,医生与生物医学工程技术的结合正在成为现代医学的主要模式。

人类的医疗与健康有很多难题亟待解决,有些需要已有工科技术的直接移植,有些需要技术革新,有些需要理论的突破,有些需要改变传统思维。从事生物医学工程的人员正在积极为人类作出贡献。

(三)生物医学工程的发展前景

生物医学工程面向的医疗器械行业是"中国制造 2025"与"健康中国 2030"的重点发展领域,生物医学工程在我国发展战略中的重要性愈加明显。生物医学工程的重要性体现在以下三方面。一是我国的医疗器械正在快速增长,最近几年的产值增长率基本在 20% 左右,远远超过了大部分传统行业,生物医学工程在国民经济中的地位正在凸显;第二方面是该领域新的概念、新的方向正在不断涌现,如,基于新型传感器与电子技术的穿戴式健康监护装置、基于 3D 打印的增材制造业、基于传统分析仪器与现代分子生物学结合的体外诊断、基于大数据与人工智能的精准医疗技术等,不但带来了新的经济增长点,变革了医学模式,而且解决了很多医学难题;第三方面是持续发展,从伦琴发现 X 射线、爱因托芬发明心电图检测方法,到第一款心脏起搏器的应用,再到手术机器人等的出现、MRI 等大型影像设备的应用等,生物医学工程一直在持续快速发展。

相信随着人类社会的进步,生物医学工程会一直不断发展,以满足不断增加的社会需求。

(四)生物医学工程的作用

医学发展不但需要基础医学、临床医学及预防医学等多学科整合,更需要工科技术的融入。生物医学工程正是运用工科的理念与技术方法,把各种先进知识、有效实践经验进行科学整合,应用于人类健康服务与临床医学。

生物医学工程的目标是提供精准、低费用、高质量的医疗保健服务,它使临床医学的技术得到了极大提高,减轻了诊疗过程中患者的痛苦,提出了传统医学无法解决的方案,使得定量地处理、思考生物医学中的问题成为现实,如远程医疗使偏远山区的居民能够享受先进的医疗手段,生物信息为遗传性疾病的治疗带来了希望,智能医学工程使疾病的诊断与治疗有了更精准的方法。此外,生物医学工程也正在预防医学、军事医学、急救服务等方面发挥作用,也在进一步提高医疗保健系统的工作效率。生物医学工程正在为现代医学带来创新性的发展,为人类造福。

第三节　生物医学工程面临的挑战

生物医学工程专业内涵涉及知识面广、发展快速,面临众多挑战。

一、生物医学需要与工程技术深度融合

工程技术已经应用到了医学的方方面面,尤其是各种新的工程技术正在快速改变着临床医学,如人工智能技术正在通过大数据及海量医学信息帮助医生们获得新的医学规律以及提供更精准的诊断与治疗方案;机器人已经被用于一些精细的外科手术以及特殊环境下的医疗;柔性传感方法应用于可穿戴式装备、老年人护理等;3D打印技术在口腔、骨科等多个领域广泛应用。可以说很多先进的工程技术刚一出现就被应用于生物医学,体现了医学对工程技术需求的迫切性。

医生们已经体验到了工程技术带来的巨大变化,随着工程技术在医学领域的不断深入,医生们愈来愈意识到需要更多工程技术的支持。现在医学影像技术已经很先进,不但能在体外看到三维的胎儿,而且还能看到胎儿在母体内的活动;不但能看大脑的结构,还能观测大脑的功能变化。但医生们还是希望能够获得时间分辨率更高的生命过程,看到更精细的结构,且结构与功能兼顾、空间与时间分辨率俱佳是他们的期望。微创技术改变了人们对外科的认知,目前正在期望将激光技术、纳米技术和植入型超微机器人等结合,更好地在医疗领域发挥重要作用。机器人已经开始替代部分护士与医生的工作,被应用于疫情等特殊医学环境,但如何走得更远也是必须要思考的问题。癌症等疾病的早期诊断一直是医学界的难题,人工智能以及正电子发射断层成像(PET)等新技术结合有望做得更好。生物材料和药物相结合似乎为一些疾病的治疗提供了可能,如植入型药物长效缓释材料、可逆抗生育绝育材料、组织生长可降解材料、生物止血材料等。

可以看到,工程技术的融入带来了医学的进步,患者与医生越来越多地受惠于工程技术,因此工程技术被寄予了更人的期望。

二、生物医学工程师的综合素质

基于工程技术的诊疗方法的利用,既取决于技术方法的优劣,也取决于工程师对生物医学问题认知的深度和广度。优秀的生物医学工程师不但了解基因、分子、细胞和器官的工作机制,了解不同技术对机体整体功能的影响,还了解工程技术能够处理的相关问题,以及各种技术应用于生物医学的效果等,因此,生物医学工程师需要不断提升对生物医学问题的认知,促进与各学科间的交叉融合,建立与物理科学家、数学家和其他领域工程师等的通力合作。

生物医学研究中经常需要使用简约的方法,传统的生物医学将生命系统分解成最基本的组成单元,进而了解有机体最小单元,如细胞和分子的结构与功能。不过,生命整体的特质往往不是单个部件的加和,而是需要考虑各部件之间的相互作用与关联效应,所以生物医学工程师需要具有系统观。

生命是最复杂、最重要的复合系统,生命系统表现出了不确定的混沌性质,会出现多个稳定态,涌现出不同状态,也会使微小变化发展为不可逆的大事件,各种非线性效应在生命过程中发挥着非常重

要的作用,动力学过程的预期与研究有很重要的意义。因此,生物医学工程师需要有分析和定量化的工具,需要综合并了解不同系统单元如何相互作用、机体复杂系统涌现的性质怎样形成、不同因素会导致什么样的动力学过程发生等。

总之,生物医学工程发展速度日新月异,生命系统的分析与干预手段与时俱进,生物医学工程师需要不断更新知识结构、持续学习。

三、我国生物医学工程专业设立的初衷

我国生物医学工程学科创建之初曾提出,要研发中国人能用得起的医疗设备。40余年过去了,我国科技工作者自主研发了国产心脏起搏器、血管支架等高端医疗装备,以及CT、MRI等大型影像设备,使相应进口设备的价格大幅度降低。

需要思考的是,与40年前比较,医疗设备的种类与先进性发生了翻天覆地的变化,但同时也带来了新的挑战。一是随着医疗器械种类的增多,医生、患者获得的数据与信息也大幅增加,如何让医生与患者能够理解并科学利用这些数据与信息已经成为当下的重要任务;二是科技发展提高了医疗仪器的技术含量,也增加了仪器使用的难度,大部分仪器需要专业人士才能正确操作并对结果进行阐释,在一定程度上阻碍了技术的推广与普及;三是很多医疗设备的使用减少了患者的痛苦,显著提升了医疗的效果,但也由此增加了医疗的成本,如骨科替代材料等植入式装置治疗效果显著,副作用也越来越小,但医疗成本一直居高不下,还有一些一次性的医用材料,在提高医疗质量、减少医护人员工作量的同时,也额外增加了成本。总之,生物医学工程为医疗事业带来了巨大的进步,同时也产生了诸如医疗费用持续增长、数据与信息利用不充分等亟待解决的问题。作为生物医学工程专业人员,我们应该承担起普及医疗装备技术、研发低成本装备的责任,尤其是在人工智能等现代手段的指导下,建立新的社会医学模式,以解决问题为核心,推动"发展老百姓用得起的医疗设备"理念的实现。

四、生物医学工程专业人才培养

理、工、医融合是生物医学工程专业的要求。面对数学、物理、化学、生物、医学,还有各种工科知识,几乎每一位生物医学工程专业的学生都在思考,究竟应该如何打好基础。学生进入专业课学习时,需要学习电子信息、计算机、材料等不同领域的专业课程,还要学医学影像、医学仪器等本专业的核心课,这时候学生也在思考,应该以什么专业课为重点发展,如何在多个领域都学到扎实的专业技能。确实,作为理工医深度交叉的专业,在本科生学习阶段应该深入思考这些问题,更应该明确该专业教育中需要掌握的能力与培养的素质。

在此,我们介绍生物医学工程专业人才培养所必需的关键要素。①生物医学问题比较复杂,解决生物医学难题需要多学科的知识融合,需要不同工程技术人员的共同攻关,因此,理、工、医融合的思维与团队合作是生物医学工程人才培养环节必须要牢牢记住的关键点。②生物医学工程的核心是通过工程技术解决生物医学问题,因此,需要以生物医学需求为导向,构建课程体系与培养方案,制订合理的培养计划。③"设计"是工程技术的基础,也是解决生物医学问题的关键,因此,"设计"的思想需要贯穿于生物医学工程的人才培养全过程。④创新是生物医学工程的特质,创新的开展需要发挥学生们的主观能动性,因此,挖掘学生的潜力、提高学生的专业兴趣非常重要。⑤深刻理解生命过程,尊崇生命,以真实世界为背景开展工程技术在医疗与健康领域的应用指导是值得推荐的方法。⑥生物医学工程面向生物与人类,需要接受伦理的约束,应该明确哪些实验能开展,哪些问题能研究,哪些设备可应用,应该知道如何在利益面前坚守道德,如何赋予生命的尊严。

如前所述,生物医学工程人才应该具备T型的知识结构,这点为同学们如何打好基础、选择专业方向提供了参考。此外,生物医学工程教育还需要体现知识的系统性,研制面向生命的方法与器械是生物医学工程的主要目标,该方向人才培养要求将工程学、物理学、数学,甚至化学和生物学深层次的知识相结合,需要掌握电子信息的技术,需要掌握理科的基础,需要了解所使用工具的特性,需要思考

器官或组织的特征、患者重获健康和独立行为的能力,甚至设备开发费用等。只有掌握了以上知识与能力,才能从事包括医学装备、医学信息系统、生理系统分析等方面的工作。

　　本科阶段需要掌握数、理、化、生、医等专业的基础以及相关的工程技术基础、前沿发展趋向,养成较强的自我学习能力,同时,我们也需要结合个人兴趣或社会需求,至少掌握好某一门核心工程知识,然后再触类旁通,成为生物医学工程的领军人才。

(张建保)

思考题

1. 如何成为合格的生物医学工程师?
2. 生物医学工程专业的发展前景如何?

生物医学工程最初的目标是为了解决医学中的问题，是作为一种工具或方法被提出的，主要体现了工程学原理与方法在生物医学中的应用。但近代医学的发展表明，生物医学工程推动生物医学发生了革命性的变化，促进了生物医学的进步，改变了传统生物医学的模式，产生了很多新的概念与发展思路，为人类的医疗与健康作出了巨大贡献。

第一节　工程在医学中的地位与作用

一、20 世纪前的医学

20 世纪前的医学主要由少数特殊人群掌握，他们靠经验为人们诊治疾病，如我国的中医通过个人经验，基于"望闻问切"进行诊治。此外，也产生一些可用于疾病的技术手段。中医在 2 000 多年前就开始使用磁治疗疾病、发明了骨折固定方法等，工程技术在西方医学中的应用主要开始于文艺复兴时期，当时，伽利略发明了测温器等，并倡导运用正确的实验测量方法帮助医生进行有效的诊断，有些医学相关人员采用了这些新方法，将体温和脉搏速率的测量数据与其他相关症状结合起来，诊断某些特殊的疾病。同期，威廉·哈维应用伽利略的运动定律和力学定律解释了血液循环问题，测出了流经动脉的血流量，并用于判断心脏的功能。

不过，这些技术手段或科学装置当时没有普及。医学的大众化起源于医院的兴起，尽管 18、19 世纪英国、美国、法国等建立了一些医院，但管理机构对于医院的装备也没有专门的规定，认为只要有炊具和洗衣设备就可以了，因此，工程技术基本上没有影响到当时医疗服务的开展。

二、现代医学与工程

现代医学体系的建立也是从 19 世纪末逐渐发展、完善起来的，也可以说科学技术的进步推动了现代医疗体系的建立。

20 世纪初，物理学、化学等基础科学开始加速发展，形成了一个各学科之间紧密结合、交叉发展的氛围，尤其是物理学的各种新发现促使医学产生了飞跃。例如，1903 年，爱因托芬设计出了第一台心电图机，测量了心跳过程诱发的体表电位的变化，为心血管医学以及生物电测量技术开创了一个新时代，为医生提供了客观的病理诊断结果，使人们能够定量化人体的功能；1895 年，伦琴发现了 X 射线，使医生们能够很容易诊断骨折和脱臼等，并直接推动了放射科的产生，对外科、妇产科等医院科室产生了重大影响，促进这些科室的迅速发展，尤其是随着 20 世纪 30 年代，钡盐等各种 X 射线不能穿透的物质的应用，使 X 射线机几乎可以将人体所有器官可视化，极大地提高了医生的诊断能力，也让医生们深刻认识到了工程技术的重要性。需要指出的是，当初人们没有意识到 X 射线的危害，医生们均是在没有防护的条件下工作，很多医生也因为过多使用 X 射线而患病，德国伦琴射线学会专门为 X 射线事业献身的人们建立纪念碑,警示后人。

心电图、X 射线等技术奠定了临床监护、医学影像在现代医学体系中的地位,已经成为临床上不可或缺的手段。

20 世纪 40 年代麻醉机、呼吸机、高频电刀等的出现使常规外科手术更方便、安全、快捷,同期各种导管的应用以及心血管造影术、体外循环的实施使很多心脏手术成为可能。尤其需要指出的是,20 世纪 80 年代光纤、微型摄像机等技术推动了腹腔镜在外科的应用,并在此基础上发展出了微创外科,不但减少了患者的痛苦,近年来又发展出了各种影像技术导引下的消融手术。此外,在生物医学工程的推动下,外科的理念也发生了变化,从原来的单纯切除,变为了修复、置换等功能性的外科,现代外科医生不再只是简单地将病变组织切除,开始尝试用各种生物或非生物的材料取代人体病变或毁损的组织和器官,尽可能保留或替代机体的自主功能。

另外一项与外科有关的技术是人工脏器手术。人造心脏瓣膜和人造血管等假体的制造技术迅速发展,目前已经出现了完整的人工心脏,这些发明从根本上改变了外科手术的性质和运用,为医疗卫生行业和医院机构带来变革,同时形成了新的医疗增长点。介入疗法是近年迅速发展起来的一门融合影像诊断和临床治疗于一体的新兴方向,它是在 CT、超声和磁共振等影像设备引导和监视下,利用穿刺针、导管及其他介入器材,通过人体自然孔道或微小的创口将特定器械导入人体病变部位进行微创治疗的一系列技术的总称。大家都熟悉的治疗心绞痛和急性心肌梗死的冠状动脉造影、溶栓和支架植入就是典型的介入治疗技术,此外,肝癌、乳腺癌等肿瘤的经皮穿刺活检、射频消融、放射性粒子植入等也是常见的介入技术。

互联网、物联网是 21 世纪对社会形成巨大影响的工程技术,该技术也对现代医学形成了巨大冲击。互联网使得电子病历成为了现实,并实现了医院的信息化管理,医院信息化是指利用电子计算机和通信设备,为医院所属各部门提供对患者诊疗信息和行政管理信息的收集、存储、处理、提取及数据交换的能力。相关人员能够使用手持数据终端,通过无线网络在病床边实时输入、查询、修改患者的基本信息、医嘱信息、生命体征等功能;也可以通过互联网快速检索患者的护理、营养、检查、化验等临床检查报告信息。医疗物联网就是指在标准和交互通信协议的基础上,利用射频识别技术、传感器技术以及定位技术等,进一步结合先进的通信网络设备、移动终端设备等对医疗对象(包括医疗信息、医疗设备、医护人员等)进行处理和交互,提供了更便捷的医护服务和更畅快的患者体验。医疗物联网简化了医疗流程,实现了全医疗过程的标准化,以及医疗对象自动化、可视化、数字化管理。物联网在健康数据采集、智能药品管理、老年人及慢性病患者智能居家护理与管理、个人医疗保健管理等领域发挥着积极作用。患者通过物联网实时上传云端的诊断信息,可以量身定制医疗计划,以反映病情变化,实现居家医疗自我管理。

近年来,人工智能、机器人等技术的医疗应用,又一次掀起了医疗手段与方法的革命。

综上所述,工程已经深入到人类健康与医学的各个领域,深刻地改变了医学本身,并且发展形成了独立的学科,即生物医学工程。生物医学工程产生了多种影像技术,包括 MRI、CT、超声成像、光学成像等,它们不仅可以进行人体组织结构研究,也可以用于功能成像,可以看到大脑的功能活动等,为疾病机制研究与早期诊断提供了强有力的工具;现代医疗技术和现代通信技术以及计算机技术的结合,诞生了远程医疗技术和医疗诊疗仪器的智能化;分子生物学和微电子技术相结合,生产出多种多样功能的生物芯片,并创造出具有时代特征的新型诊疗技术,在基因普查、基因诊断、基因治疗中得到广泛应用;生物材料结合相关工程技术快速发展产生了多种人造器官,例如人造心脏和人造骨骼;通过组织工程手段用于胚胎干细胞的研究,有望生产人的多种替代器官;基因技术、纳米技术和化学药物工程的发展为人类提供了众多的新药物,为多种疾病提供了有效的治疗手段;人工智能的医学应用,使精准诊断、治疗出现了超乎想象的前景。从这个意义上看,没有生物医学工程就没有今天的现代医学,生物医学工程是现代医学的源泉与发展动力。

第二节　生物医学工程职业的特殊性

生物医学工程职业的特殊性主要体现在两个方面,一是作为从事该职业的人员应该具备相应的专业能力,二是所从事的行业产品有其特殊的规范与要求。

一、生物医学工程师

生物医学工程专业主要培养三类人才:①工业界的生物医学设计工程师,即生物医学工程师;②医疗健康系统的临床工程师;③从事探索研究的科学家。

生物医学工程师是大部分生物医学工程专业毕业生的职业选择,他们应当具备工程师的基本素质,如:综合分析能力、实践与创新能力、继续学习能力以及严谨的作风与敬业精神等。此外,生物医学工程师主要致力于应用物理、数学、电子信息及材料学知识,解决生命过程以及人类疾病与健康方面的问题。他们在工作中常用的方法是为所研究的生物系统建立合适的物理模型或数学模型,然后利用计算机资源和仿真技术求解模型,或利用其他工程技术设计解决方案。数学模型可用于预测各种因素变化对生物系统的影响,可以使人们对生物系统有更深刻的认识和理解;基于物理、工程技术手段产生的成果直接应用于临床能够形成设备、系统或装置,这些系统、装置的应用需要动物实验与临床试验。生物医学工程师是科研机构和企业的重要成员,职责为开发新的技术和设备,并最终将这些设备应用于人类的医疗与健康。

医疗健康系统的临床工程师主要通过将工程和管理技能应用于医疗与健康的维护、提升,从而支持和提高生活水准、患者的治疗与护理水平。他们工作在医院、医疗技术开发公司、医疗服务公司等。随着临床医学对先进技术和复杂设备的依赖度越来越高,临床工程师已成为现代医学和工程技术之间的重要桥梁,评估、管理和解决相关问题是临床工程师的日常工作。在医院里,临床工程师的工作包括特定医疗方案评估、医疗技术战略规划与产品评估、采购等。他们也参与技术人员和医疗人员的培训和教育,以确保医疗设备安全有效运行。另外,他们也协助确保医院能够遵守医疗器械制造商发布的危险警示等,并参与医疗器械事故的调查,负责或协助行政部门进行设备使用研究,以评估和规划部门内设备的使用情况等。

从事探索研究的科学家受过工程、医学、生物学等领域的严格训练,致力于通过开发先进的诊断工具或新的治疗方法、策略,找到诊治疾病的新手段,或为医疗与健康提出新的概念与理念。他们可在实验室环境下进行基础研究,也可从事与疾病密切相关的临床研究。研究工作中会使用多种技术手段,如数字信号处理技术、成像技术、电生理技术、基因操作技术、分子与生化技术等。这类职位主要集中在大学和研究机构,在研究方向和研究内容上有更大的自由度,主要工作包括科学研究、参加学术会议、申请研究经费、发表学术论文,以及承担本科生和研究生的培养任务等,当然科学家也可以将自己的成果转化应用于医疗与健康。

二、医疗器械法规及规章

医疗仪器不同于其他电气设备,它是对人体疾病进行诊断和治疗的特殊产品,与患者、操作者及周围人员之间存在着特殊关系。医疗仪器需要通过产品注册才能上市销售。

我国对医疗器械注册有严格要求,要通过一系列测试和试验,主要包括:①医疗仪器的电气全评估;②医疗仪器的生物安全评估;③医疗仪器的临床研究等。这些内容涉及多个法规和标准,作为从事医学仪器研发的工程师,在产品研发阶段就应该对相关的法规和标准有深入理解,并融入方案设计和产品开发的全过程,否则,开发出的产品可能通不过相关的测试,无法取得产品注册证,导致产品不能上市销售,给企业造成巨大的经济损失。

我国自 2014 年新版《医疗器械监督管理条例》实施以来,制定和修改了多个部门规章以及规范性文件,废除了一些不适宜的陈旧法规,特别是 2017 年,国家食品药品监督管理总局(CFDA)和医疗器械审评中心(CMDE)出台了一批新法规及指导原则,包括加快审批、鼓励医疗器械创新、完善注册办法、加强临床试验管理、提升技术能力等。下面介绍涉及医疗器械注册、生产、经营、使用等环节的主要相关法规、部门规章和规范性文件。

(一) 行政法规

《医疗器械监督管理条例》[中华人民共和国国务院令(第 739 号)] 目的是保证医疗器械的安全、有效,保障人体健康和生命安全。在中华人民共和国境内从事医疗器械的研制、生产、经营、使用活动及其监督管理,应当遵守本条例。为了保证本条例的有效执行,同时配套出台了涉及注册、生产、经营、使用等相关部门规章和规范性文件,覆盖医疗器械产业链的所有环节。

(二) 部门规章

1.《医疗器械分类规则》[国家食品药品监督管理总局令(第 15 号)] 该规则用于指导制定医疗器械分类目录和确定新的医疗器械的管理类别。规则第三条定义了有关用语的具体含义,如:①无源医疗器械是指不依靠电能或者其他能源,但是可以通过由人体或者重力产生的能量,发挥其功能的医疗器械。②有源医疗器械是指任何依靠电能或者其他能源,而不是直接由人体或者重力产生的能量,发挥其功能的医疗器械。③植入器械是指借助手术全部或者部分进入人体内或腔道(口)中,或者用于替代人体上皮表面或眼表面,并且在手术过程结束后留在人体内 30 日(含)以上或者被人体吸收的医疗器械。

2.《医疗器械注册与备案管理办法》[国家市场监督管理总局令(第 47 号)] 该办法规定在中华人民共和国境内销售、使用的医疗器械,应当按照规定申请注册或者办理备案;第一类医疗器械实行备案管理;第二类、第三类医疗器械实行注册管理;申请医疗器械注册需提交申请表、证明性文件、医疗器械安全有效基本要求清单、综述资料、研究资料、生产制造信息、临床评价资料、产品风险分析资料、产品技术要求、产品注册检验报告、说明书和标签样稿、符合性声明等资料;对产品技术要求和注册检验等方面作了明确规定。

3.《医疗器械生产监督管理办法》[国家市场监督管理总局令(第 53 号)] 医疗器械的安全有效关乎人民群众生命健康,医疗器械的生产过程直接影响产品的质量安全。该办法作为《医疗器械监督管理条例》的配套规章之一,重点关注以下三点:①遵循《医疗器械监督管理条例》风险管理和分类管理的原则,在具体制度设计上突出管理的科学性;②借鉴国外先进监管经验,综合考虑当前医疗器械监管基础,体现可操作性;③结合我国现阶段经济社会的市场成熟度和社会诚信体系情况,注重调动和发挥企业的主体责任,构建以企业为主的产品质量安全保障体系,体现管理的引导性。该办法共 6 章 81 条,对医疗器械生产许可与备案、委托生产、生产质量、监督管理、法律责任等方面作了明确规定。

4.《医疗器械召回管理办法》[国家食品药品监督管理总局令(第 29 号)] 医疗器械作为一种特殊的商品,其安全有效性直接关系到人民群众的身体健康和社会和谐稳定,是重大的民生和公共安全问题。上市后的产品如果存在缺陷且不能及时地被召回并加以控制,就有可能危害消费者的健康和安全。因此,国家建立并实施医疗器械产品召回制度,对控制上市后存在缺陷的医疗器械产品风险,消除器械安全隐患,保护公众安全具有重要作用。该办法所称医疗器械召回,是指医疗器械生产企业按照规定的程序对其已上市销售的某一类别、型号或者批次的存在缺陷的医疗器械产品,采取警示、检查、修理、重新标签、修改并完善说明书、软件更新、替换、收回、销毁等方式进行处理的行为。根据医疗器械缺陷的严重程度,医疗器械召回分为:

(1)一级召回:使用该医疗器械可能或者已经引起严重健康危害的。

(2)二级召回:使用该医疗器械可能或者已经引起暂时的或者可逆的健康危害的。

(3)三级召回:使用该医疗器械引起危害的可能性较小但仍需要召回的。

5.《药品医疗器械飞行检查办法》[国家食品药品监督管理总局令(第 14 号)] 飞行检查是食

品药品监管部门开展的不预先告知的监督检查,具有突击性、独立性、高效性等特点。《办法》共5章35条,包括总则、启动、检查、处理及附则。该办法将药品和医疗器械研制、生产、经营和使用全过程纳入飞行检查的范围,突出飞行检查的依法、独立、客观、公正,以问题为导向,以风险管控为核心,按照"启得快、办得实、查得严、处得准"的要求,详细规定了启动、检查、处理等相关工作程序,严格各方责任和义务,提升飞行检查的科学性、有效性和权威性。

三、医疗器械的监管与认证

我国和世界上许多国家一样都有十分严格健全的医疗器械认证管理体制,有专门的法令条文及相关的审批手续。2000年1月4日中华人民共和国国务院发布第276号令,颁布了《医疗器械监督管理条例》(以下简称旧版《条例》),标志着我国医疗器械管理进入了依法行政和监督的新阶段。旧版《条例》的实施对于加强监管、确保安全、促进发展发挥了重要作用。近年来,我国医疗器械产业快速发展,医疗器械的消费水平快速提升,医疗器械的监管不断加强,旧版《条例》在实施过程中也出现了一些不适应新形势的问题。具体来说,不适应主要可概括为"五个不够":①分类管理不够完善;②主体责任不够明确;③制度衔接不够合理;④过程监督不够到位;⑤法律责任不够具体。为此,2020年我国对旧版《条例》进行了全面修订,2020年12月21日国务院第119次常务会议修订通过了《医疗器械监督管理条例》(以下简称新版《条例》)。

1. 医疗器械的定义　医疗器械是指直接或者间接用于人体的仪器、设备、器具、体外诊断试剂及校准物、材料以及其他类似或者相关的物品,包括所需要的计算机软件;其效用主要通过物理等方式获得,不是通过药理学、免疫学或者代谢的方式获得,或者虽然有这些方式参与但是只起辅助作用。

其目的是:

(1) 疾病的诊断、预防、监护、治疗或者缓解。

(2) 损伤的诊断、监护、治疗、缓解或者功能补偿。

(3) 生理结构或者生理过程的检验、替代、调节或者支持。

(4) 生命的支持或者维持。

(5) 妊娠控制。

(6) 通过对来自人体的样本进行检查,为医疗或者诊断目的提供信息。

2. 新版《条例》的制度设计框架

新版《条例》的总体思路是:

(1) 以分类管理为基础,突出管理的科学性。

(2) 以风险高低为依据,突出用械的安全性。

(3) 监督管理宽严相济,体现市场的规律性。

(4) 减少事前审批许可,提高监管的有效性。

新版《条例》修改的主要内容包括:

(1) 完善分类管理制度。

(2) 适当减少事前许可。

(3) 加大企业和使用单位责任。

(4) 创新监管手段,强化日常监管。

(5) 完善法律责任。

与旧版《条例》相比,新版《条例》明确将一类医疗器械由注册管理改为备案,二类、三类医疗器械继续实行注册,做到分类管理,宽严有别,可将有限的监管资源用于高风险产品监管。旧版《条例》规定二类、三类医疗器械注册均需进行临床试验。新版《条例》借鉴了国际经验,规定工作机制明确、设计定型、生产工艺成熟,已上市的同品种医疗器械临床应用多年且无严重不良事件记录,不改变常规用途的产品等3种情形可免于临床试验,可节省生产企业临床试验时间,降低其研发成本。旧版《条例》规定境内医疗器械企业应先取得医疗器械生产企业许可证,再进行产品注册申请,新版《条例》鼓励医疗器械的研究与创新,发挥市场机制的作用,促进医疗器械新技术的推广和应用,明确实施"先产品注册,后生产许可"的监管模式,减少了生产企业的浪费,有利于激发其产品创新的积极性。新版《条例》弥补了旧版《条例》监管重审批、轻监管的弊端,在以下几个方面对医疗器械的生产与使用进行全方位监管:①强化生产企业责任,要求其建立健全质量管理体系且保证体系有效运行;②强调经营企业应建立进货查验及销售记录制度;③明确了使用单位对医疗器械安全管理的义务;④明确提出建立医疗器械不良事件监测、上市后再评价、召回等制度。新版《条例》旨在提升医疗器械风险管控能力,形成全过程无缝隙监管体系。

3. 医疗器械按照风险程度实行分类管理 新版《条例》第一章第六条规定,国家对医疗器械按照风险程度实行分类管理。

第一类是风险程度低,实行常规管理可以保证其安全、有效的医疗器械。

第二类是具有中度风险,需要严格控制管理以保证其安全、有效的医疗器械。

第三类是具有较高风险,需要采取特别措施严格控制管理以保证其安全、有效的医疗器械。

评价医疗器械风险程度,应当考虑医疗器械的预期目的、结构特征、使用方法等因素。国务院药品监督管理部门负责制定医疗器械的分类规则和分类目录,并根据医疗器械生产、经营、使用情况,及时对医疗器械的风险变化进行分析、评价,对分类规则和分类目录进行调整。制定、调整分类规则和分类目录,应当充分听取医疗器械注册人、备案人、生产经营企业以及使用单位、行业组织的意见,并参考国际医疗器械分类实践。医疗器械分类规则和分类目录应当向社会公布。

4. 医疗器械产品注册与备案 在进入市场之前,医疗器械应当进行备案或注册管理。新版《条例》第二章第十三条规定,第一类医疗器械实行产品备案管理,第二类、第三类医疗器械实行产品注册管理。

新版《条例》第二章第十四条规定,第一类医疗器械产品备案和申请第二类、第三类医疗器械产品注册,应当提交下列资料:

(1) 产品风险分析资料。

(2) 产品技术要求。

(3) 产品检验报告。

(4) 临床评价资料。

(5) 产品说明书及标签样稿。

(6) 与产品研制、生产有关的质量管理体系文件。

(7) 证明产品安全、有效所需的其他资料。

医疗器械注册申请人、备案人应当对所提交资料的真实性负责。新版《条例》第二章第二十二条规定,医疗器械注册证有效期为5年。有效期届满需要延续注册的,应当在有效期届满6个月前向原注册部门提出延续注册的申请。

新版《条例》第二章第二十四条规定,医疗器械产品注册、备案,应当进行临床评价;但是符合下列情形之一,可以免于进行临床评价:

(1) 工作机制明确,设计定型,生产工艺成熟,已上市的同品种医疗器械临床应用多年且无严重不良事件记录,不改变常规用途的。

(2) 其他通过非临床评价能够证明该医疗器械安全、有效的。

国务院药品监督管理部门应当制定医疗器械临床评价指南。

5. 医疗器械生产 新版《条例》第三章第三十条规定,从事医疗器械生产活动,应当具备下列条件:

(1) 有与生产的医疗器械相适应的生产场地、环境条件、生产设备以及专业技术人员。

(2) 有对生产的医疗器械进行质量检验的机构或者专职检验人员以及检验设备。

(3) 有保证医疗器械质量的管理制度。

(4) 有与生产的医疗器械相适应的售后服务能力。

(5) 符合产品研制、生产工艺文件规定的要求。

从事第一类医疗器械生产,由生产企业向所在地设区的市级人民政府负责药品监督管理部门备案并提交其符合上述规定条件的证明资料。从事第二类、第三类医疗器械生产的,生产企业应当向所在地省、自治区、直辖市人民政府药品监督管理部门申请生产许可,并提交其符合上述规定条件的证明资料以及所生产医疗器械的注册证。

需要注意的是,生产许可不是对每个具体产品的许可,也不是对每类产品的许可,而是对企业生产条件的许可,打破了旧版《条例》实行产品注册和生产许可捆绑的模式,为实行医疗器械注册人制度打下了基础。

6. 不良事件的处理与医疗器械的召回　在医疗器械全程监管过程中,使用环节是检验医疗器械安全有效性的关键环节,但"重上市审批、轻过程监管"长期左右着我国医疗器械监管工作的思路。新版《条例》正式实施后,从法规上首次确立了医疗器械全程监管模式,直接推动了医疗器械使用、不良事件监测以及召回等上市后环节的制度发展。

新版《条例》第五章第六十一条规定,国家建立医疗器械不良事件监测制度,对医疗器械不良事件及时进行收集、分析、评价、控制。

新版《条例》第五章第六十二条规定,医疗器械注册人、备案人应当建立医疗器械不良事件监测体系,配备与其产品相适应的不良事件监测机构和人员,对其产品主动开展不良事件监测,并按照国务院药品监督管理部门的规定,向医疗器械不良事件监测技术机构报告调查、分析、评价、产品风险控制等情况。

医疗器械生产经营企业、使用单位应当协助医疗器械注册人、备案人对所生产经营或者使用的医疗器械开展不良事件监测;发现医疗器械不良事件或者可疑不良事件,应当按照国务院药品监督管理部门的规定,向医疗器械不良事件监测技术机构报告。

其他单位和个人发现医疗器械不良事件或者可疑不良事件,有权向负责药品监督管理的部门或者医疗器械不良事件监测技术机构报告。

新版《条例》第五章第六十四条规定,负责药品监督管理的部门应当根据医疗器械不良事件评估结果及时采取发布警示信息以及责令暂停生产、进口、经营和使用等控制措施。

新版《条例》第五章第六十六条规定,有下列情形之一的,医疗器械注册人、备案人应当主动开展已上市医疗器械再评价:

(1) 根据科学研究的发展,对医疗器械的安全、有效有认识上的改变。

(2) 医疗器械不良事件监测、评估结果表明医疗器械可能存在缺陷。

(3) 国务院药品监督管理部门规定的其他情形。

新版《条例》第五章第六十七条规定,医疗器械注册人、备案人发现生产的医疗器械不符合强制性标准、经注册或者备案的产品技术要求,或者存在其他缺陷的,应当立即停止生产,通知相关经营企业、使用单位和消费者停止经营和使用,召回已经上市销售的医疗器械,采取补救、销毁等措施,记录相关情况,发布相关信息,并将医疗器械召回和处理情况向负责药品监督管理的部门和卫生主管部门报告。

医疗器械受托生产企业、经营企业发现生产、经营的医疗器械存在前款规定情形的,应当立即停止生产、经营,通知医疗器械注册人、备案人,并记录停止生产、经营和通知情况。医疗器械注册人、备案人认为属于依照前款规定需要召回的医疗器械,应当立即召回。

医疗器械注册人、备案人、受托生产企业、经营企业未依照本条规定实施召回或者停止生产、经营的,负责药品监督管理的部门可以责令其召回或者停止生产、经营。

7. 监督检查　新版《条例》第六章第六十八条规定,国家建立职业化专业化检查员制度,加强对医疗器械的监督检查。

新版《条例》第六章第六十九条规定,负责药品监督管理的部门应当对医疗器械的研制、生产、经营活动以及使用环节的医疗器械质量加强监督检查,并对下列事项进行重点监督检查:

(1) 是否按照经注册或者备案的产品技术要求组织生产。

(2) 质量管理体系是否保持有效运行。

(3) 生产经营条件是否持续符合法定要求。

新版《条例》第六章第七十六条规定,对可能存在有害物质或者擅自改变医疗器械设计、原材料和生产工艺并存在安全隐患的医疗器械,按照医疗器械国家标准、行业标准规定的检验项目和检验方法无法检验的,医疗器械检验机构可以使用国务院药品监督管理部门批准的补充检验项目和检验方法进行检验;使用补充检验项目、检验方法得出的检验结论,可以作为负责药品监督管理的部门认定医疗器械质量的依据。

自2022年1月1日起,我国新的《医疗器械监督管理条例》正式实施,对于保障民众的健康安全和提升医疗器械质量起到了重要作用。新版《条例》的出台有以下三个方面的重要意义:

首先,加强医疗器械市场准入管理。医疗器械是一项高技术含量、高危险性的行业,为了防止不合格的医疗器械流通和使用,《条例》规定了医疗器械市场准入管理相关的要求。凡是需要在我国销售的医疗器械,都必须取得相应的生产许可证或者进口许可证。只有符合国家标准、行业标准、技术标准以及安全类别的医疗器械才可以进入市场。这样,可以有效地减少不合格医疗器械的流入,降低医疗事故的发生率。

其次,加强医疗器械的监督管理。《条例》明确规定了医疗器械生产、经营、使用等各个环节的责任和义务,并且规定了医疗器械的监督管理机构的职责和权利。这样可以建立起全方位、全过程的医疗器械监督管理体系,确保医疗器械的安全有效性。

最后,加强医疗器械信息公示。《条例》规定了医疗器械信息公示的要求,包括生产许可证、进口许可证、医疗器械注册证书、检验报告等重要信息必须公示。这样可以使消费者更好地了解医疗器械的相关信息,有效地保障消费者的知情权,避免因为信息不对称而导致的风险和损失。

(张建保　闫相国)

思考题

1. 为什么说生物医学工程推动了现代医学的进步与发展?
2. 医疗器械注册需要开展哪些测试和试验?

生物医学信号检测是对生物体中包含的生命现象、状态、性质和成分等信息进行检测和量化的技术。生物医学传感器作为生物体和检测系统的接口,把各种被观测的生物医学中的非电量转换为易观测的电量。常用的生物医学传感器按被观测量分为三类,即物理(量)传感器、化学(量)传感器和生物(量)传感器。由于人体结构的复杂性,因此可以用不同装置从人体不同的层次得到各类生理信号。这些生物医学信号可以在时域或频域进行表示、分析和处理。随着信息技术的不断进步和现代医学要求的提高,生物医学信号处理的新方法层出不穷,其应用领域也得以迅速扩展。

第一节　生物医学传感技术概述

一、生物医学传感器的定义

传感器的广义定义为能感受(或响应)规定的被测量并按照一定规律转换成可用信号输出的器件或装置。传感器通常由对被测量直接产生响应的敏感元件(或识别元件)和产生可用信号输出的转换元件(换能器)以及相应的电子线路所组成。这也是国家标准"传感器通用术语"中对传感器的定义。检测是检出和测量的总称。检出是指示某些特殊量的存在,但无须提供量值的定性过程;而测量则是以确定被测量数值的定量过程。由于大多数传感器都是将被测的量转化为电信号来进行检测,因此,传感器也可以狭隘地定义为:能把外界非电信号转换成电信号输出的器件或装置。传感器检测技术是应用传感器将被测量信息转换为便于传输和处理的信号(如电或光),进而进行变换、传输、显示、记录和分析处理。

生物医学传感器是一类特殊的电子器件,它能把各种被观测的生物医学中的非电量转换为易观测的电量,扩大了人的感官功能,因此也是生物体和检测系统的接口,也是构成各种医疗分析和诊断仪器与设备的核心部件。

二、生物医学传感器的分类

常用的生物医学传感器按被观测的量分为3类:

1. **物理(量)传感器**　用于测量生物体的呼吸、血压、脉搏、体温、呼吸频率、血液的流速等物理量。

2. **化学(量)传感器**　用于测量生物体的气味中的分子,体液(汗液、血液、尿液等)中的氧和二氧化碳含量,H^+、Na^+、K^+、Ca^{2+}、Cl^- 以及其他重金属离子等。

3. **生物(量)传感器**　用于测量生物体中组织、细胞、抗原、抗体、酶、受体、激素等神经递质,以及DNA、RNA、蛋白质等生物量。

由于传感器的种类很多,其分类方法也较多。按传感器的基本效应分为:物理型、化学型、生物型传感器等;按输入量分为:位移、速度、加速度、温度、流量、压力传感器等;按输出量分为:模拟式、数字式传感器;按工作原理分为:电阻式、电感式、压电式、磁电式、热电式、电容式、光电式、化学式、生物式传感器等;按具体的被测量分:位移、加速度、温度、流量、压力、气体、离子以及葡萄糖、细胞传感器等;按传感器尺寸划分:常规(毫米级及以上,可用于组织以及体外的检测)、微型(微米级,可用于组织和细胞外的检测)、纳米(可用于细胞内、细胞核的检测)传感器。除此之外,还有利用新的科学发现和新型材料,采用先进技术制造的新型传感器等。

三、生物医学传感器的基本术语

根据被测的量相对时间的变化,可将传感器的输入信号分为静态和动态两大类。状态固定或变化非常缓慢的信号(准静态)称为静态量,相对时间变化的信号或随机信号称为动态量。

传感器的两个基本特性——静态特性和动态特性决定了传感器能否不失真地反映输入信号。静态特性是指当测量静态量时,传感器的输出值与输入值的数学关系表达式、曲线或数据表。动态特性是指传感器对随时间变化的输入信号的响应特性。

(一) 传感器的静态特性及其数学模型

对于没有蠕变与迟滞效应的传感器,通常使用马克劳林级数来表示其静态特性:

$$Y = a_0 + a_1X + a_2X^2 + a_3X^3 + \cdots + a_nX^n \tag{3-1}$$

式中:X 为传感器的输入量;Y 为传感器的输出量;a_0 为零偏;a_1 为传感器灵敏度;$a_2, a_3, \cdots, a_n$ 为非线性项的待定常数。

理想线性特性是指传感器的静态特性为表达式(3-1)中 $a_0, a_2, a_3, \cdots, a_n = 0$ 的情况。$a_1 = Y/X = K$ 为传感器的静态灵敏度。理想线性特性曲线是过原点的直线。仅包含奇次项非线性项的传感器数学模型为:

$$Y = a_1X + a_3X^3 + \cdots + a_{2n+1}X^{2n+1} \tag{3-2}$$

仅包含偶次项非线性部分的传感器数学模型为:

$$Y = a_1X + a_2X^2 + a_4X^4 + \cdots + a_{2n}X^{2n} \tag{3-3}$$

对于一般情况,传感器的静态特性通常表现为奇偶次非线性项都存在的形式,这是因为在原理和制作上不可避免地引入非线性因素。在实际应用中,如果非线性项的阶数不高且系数较小,在输入量范围较小的情况下,实际静态特性的某一段可以用切线和割线来代替,使得传感器的静态特性近似于线性,这称为传感器静态特性的线性化。

(二) 传感器的静态特性指标

传感器静态特性的评价指标主要有线性度、灵敏度、精度、迟滞性、重复性等几种。传感器的静态特性需要在静态标准条件下进行校准。静态特性指标可以从传感器的静态特性校准曲线得到。

1. **线性度**　传感器的线性度(或非线性误差)是指传感器的静态拟合(校准)直线与实验曲线的最大偏差(Δ_{max})与传感器满量程输出($Y_{F.S.}$)的平均值的比值的百分数,通常用最大相对误差的形式表示,如图 3-1A 所示。常用的拟合直线的选取方法有两种,一是采用直线作为拟合直线来确定传感器的线性度,二是用最小二乘法拟合直线,所得的线性度称为最小二乘法线性度。

2. **灵敏度**　传感器的静态灵敏度定义为传感器输出量的增量与对应的输入量的增量的比值,在图 3-1B 中用 K 来表示。线性传感器的静态灵敏度在整个测量范围内是一个常数,非线性传感器的静态灵敏度则随输入量的变化而变化。线性传感器的校准线的斜率就是其静态灵敏度。

3. **迟滞**　迟滞说明传感器的正向(输入量增大)和反向(输入量变小)特性的不一致,即对应于同一大小的输入信号,传感器在正、反行程输出的数值不相等。迟滞一般由实验确定,在数值上用输出值在正反行程间的最大偏差(ΔH_{max})与满量程($Y_{F.S.}$)的百分比表示,如图 3-1C 所示。

4. **重复性**　重复性表示传感器在输入量按同一方向做满量程连续多次变化时所得特性曲线的不一致程度,如图 3-1D 所示。特性曲线一致,重复性就好,误差就小。通常根据标准偏差来计算重

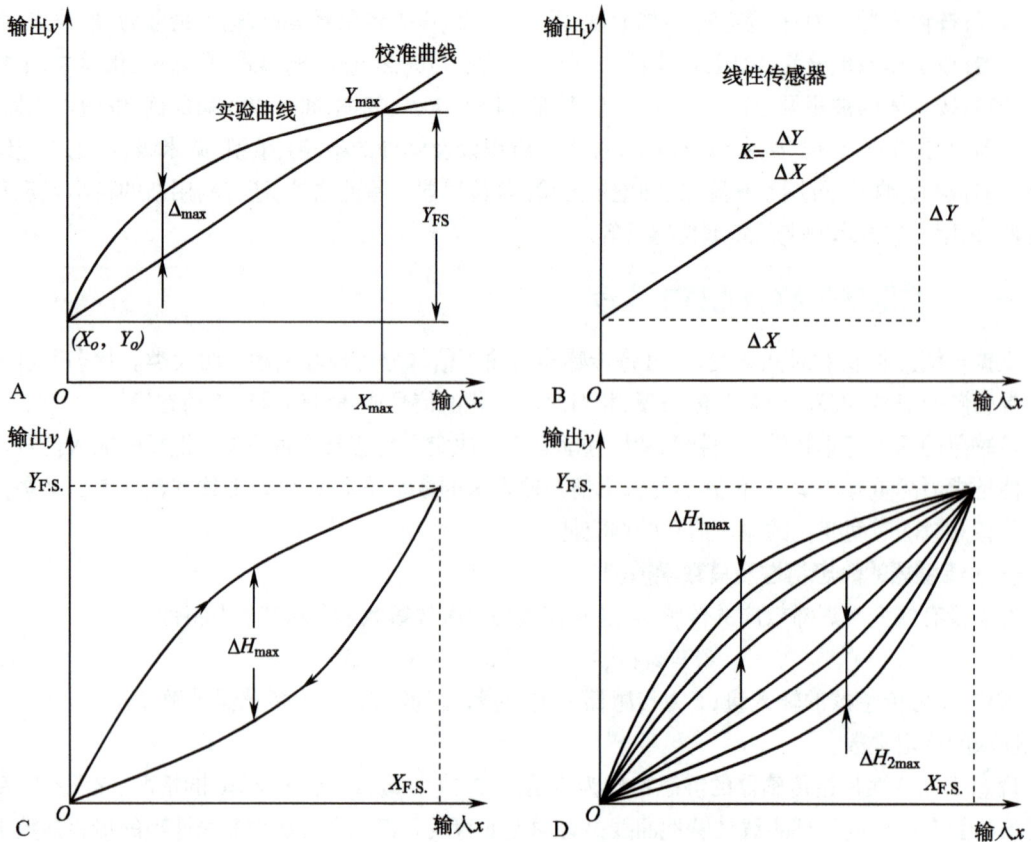

图 3-1 传感器的静态特性指标示意图

A. 传感器的线性度;B. 传感器的灵敏度;C. 传感器的迟滞;D. 传感器的重复性。

复性指标。分别求出全部校准数据与其相应行程的标准偏差,然后按下式算出重复性误差;当系数取 2 时,误差完全服从正态分布,置信概率为 95%;当系数取 3 时,置信概率为 99.73%,采用标准法,δ 可用贝塞尔公式计算:

$$\delta = \sqrt{\frac{\sum_{i=1}^{n}(Y_i - \overline{Y})^2}{n-1}} \tag{3-4}$$

$$\delta_K = (2\sim3)\delta/Y_{F.S.} \times 100\% \tag{3-5}$$

式中:Y_i 为测量值,Y 为测量值的算术平均值,n 为测量次数,δ 为行程的标准偏差,δ_K 为重复性误差。

5. 精度、精密度、准确度 传感器输出结果的可靠程度称为精度,即输出测量值与被测真值之间的偏差,通常用绝对误差或相对误差来表示。被测真值通常是未知的,实际应用中以约定真值或相对真值替代。传感器精度通常为传感器满量程输出范围内的最大绝对误差与满量程输出的比值。精密度和准确度都是精度的一个组成部分,精密度反映测量随机误差的大小,准确度反映系统误差的大小。

$$K' = \Delta A/Y_{F.S.} \times 100\% \tag{3-6}$$

式中:ΔA 为传感器输出范围内最大绝对误差;$Y_{F.S.}$ 为传感器满量程输出;K' 为传感器的精度等级。

6. 灵敏限 指输入量的变化不致引起输出量有任何可见变化的量值范围。例如光纤式导管末端血压传感器加小于 1mmHg 的压力时无输出,则其灵敏限为 1mmHg。

7. 零点漂移 传感器在无输入或在某一输入值不变时,每隔一段时间对传感器输出进行读数,其输出偏离零值(或原指示值)的值的大小即为零点漂移。

8. 温度漂移　温度漂移(简称温漂)表示温度变化时,传感器输出值的偏离程度。一般以温度变化1℃时,输出最大偏差与满量程输出之比表示。

9. 测量范围　测量范围是指由被测量的最小和最大两个数值所限定的范围,在这个范围内测量是按规定精度进行的,以图3-1A为例,该传感器的测量范围为$[X_0, X_{max}]$。

(三) 传感器的动态特性及其数学模型

对于随时间变化的输入信号,传感器对其的响应特性称为动态特性。只要输入量是时间的函数,其输出量也应是时间的函数。传感器的时间响应可分成瞬态响应和稳态响应。瞬态响应是指传感器从初始状态到达最终状态的响应过程,而稳态响应指的是时间趋于无穷大时传感器的输出状态。

在研究动态特性时,输入标准信号来分析传感器的响应特性。标准的输入信号有正弦信号和阶跃信号两种,动态特性分析和动态定标以这两种输入信号为依据。

1. 传感器动态特性的数学模型和传递函数　对于线性系统的动态响应研究,最广泛使用的数学模型是线性常系数微分方程。求解可以得到动态特性指标。对于任意线性系统,有以下常系数线性微分方程:

$$a_n d^n Y(t)/dt^n + a_{n-1}d^{n-1}Y(t)/dt^{n-1} + \cdots\cdots + a_1 dY(t)/dt + a_0 Y(t)$$
$$= b_m d^m X(t)/dt^m + b_{m-1}d^{m-1}X(t)/dt^{m-1} + \cdots\cdots + b_1 dX(t)/dt + b_0 X(t) \tag{3-7}$$

式中:$Y(t)$为输出量;$X(t)$为输入量;t为时间;$a_0, a_2, a_3\cdots\cdots a_n$为常数项。

传递函数的定义是:初始条件为零时,输出函数拉氏变换与输入函数拉氏变换的比。它表征了系统本身的传输、转换特性,描述了线性时不变系统的输入输出关系。对上式进行拉氏变换得:

$$W(S) = Y(S)/X(S) = \frac{b_m S^m + b_{m-1}S^{m-1} + \cdots\cdots + b_1 S + b_0}{a_n S^n + a_{n-1}S^{n-1} + \cdots\cdots + a_1 S + a_0} \tag{3-8}$$

要求解传感器的传递函数,首先得分析其工作机制并建立物理模型,然后根据物理模型建立数学模型(一般为微分方程式),再假设系统初始状态为零,用微分方程求出拉氏变换,最后求出传递函数。传递函数以代数形式表征了系统的动态特性,根据它可列出系统的幅频和相频响应函数。传递函数描述了动态变化的被测信号通过传感器后的变化,可以进一步分析传感器的误差。

2. 传感器的稳态响应特性　传感器对正弦输入信号的稳态响应称为频率响应。频率响应法是在某一频率范围内,通过改变输入信号的频率来研究传感器输出特性的变化的方法。当输入信号为正弦波时,输出信号y随着时间的增长,瞬态响应部分逐渐衰减至消失,最后只剩下正弦波稳态输出。

在分析系统的频率响应时通常将一个正弦传递函数用两幅图像来表示,分别为幅频特性曲线和相频特性曲线,用以描绘正弦输入时频率的响应情况。有时也用对数坐标来表示幅频及相频特性。其优点是可以将幅值的相乘转化为相加,在有限的长度上代表较宽的频率范围。传感器的频率传递函数:令$S=j\omega$,则有:

$$W(j\omega) = Y(j\omega)/X(j\omega) = \frac{b_m(j\omega)^m + b_{m-1}(j\omega)^{m-1} + \cdots\cdots + b_1(j\omega) + b_0}{a_n(j\omega)^n + a_{n-1}(j\omega)^{n-1} + \cdots\cdots + a_1(j\omega) + a_0} \tag{3-9}$$

式中$j=\sqrt{-1}$;ω为角频率。以ω为自变量,以$A(\omega)$为因变量的曲线称为幅频特性曲线。

$$A(\omega) = |W(j\omega)| \tag{3-10}$$

以ω为自变量,以$\varphi(\omega)$为因变量的曲线称为相频特性曲线:

$$\varphi(\omega) = arctg W(j\omega) \tag{3-11}$$

3. 传感器的瞬态响应特性　传感器对所加激励信号的响应称为瞬态响应,瞬态响应是时间响应。在研究传感器的动态特性时,有时需要从时域对传感器的响应和过渡过程进行分析,称为时域分析法。时域分析法是在已知传感器传递函数的前提下,借助于拉普拉斯反变换求得输出对输入时间的响应的一种数学方法。

第二节　生物医学传感器的基本类型及其应用

一、物理量传感器原理及其应用

物理量传感器是用于检测物理量的传感器,是利用特定的物理效应,将被测物理量转化为便于直接测量的信号的装置。以压电式传感器为例,这种传感器利用压电效应将压力信号转换成为与之具有近似线性关系电压或电流信号,然后通过后续信号电路的处理,就得到了所需要的输出的电信号。按照工作原理来分,物理量传感器可分为:电阻式传感器、电容式传感器、电感式传感器、压电式传感器和光电式传感器等;按被检测量来分,则可以分为位移传感器、压力传感器、速度传感器、温度传感器、湿度传感器等。物理量传感器的名称常常是在被测量前边加上不同工作原理的定语,如应变片式压力传感器、压阻式压力传感器和压电式压力传感器等。

物理量传感器是种类最多、在生物医学领域应用较广的传感器,本节主要介绍几种典型的物理量传感器的基本概念和特性,并简要介绍了它们在生物医学检测中的一些具体应用。

(一)电阻式传感器

电阻式传感器的基本原理是将压力、距离、温度、扭矩等非电物理量转换成电阻值的变化,然后测量电阻值的变化来确定非电量的值。根据使用不同的敏感元件,主要包括电阻应变式传感器、压阻式传感器和电位器式等电阻式传感器。电阻应变式传感器是利用电阻应变片将应变转换为电阻变化的传感器,由在弹性元件上粘贴电阻应变敏感元件组成。压阻效应是指半导体受到应力作用后,电阻率发生变化。压阻式传感器是利用压阻效应,广泛采用半导体材料制作,具有体积小、频响范围宽、灵敏度和分辨率高等特点。

电阻式传感器在生物医学领域常用于测量压力,如血压、脉搏等生理参数。图 3-2 是电阻式脉搏传感器的结构图,是一个高灵敏的压阻传感器,非常适合测量体表动脉的脉搏波。脉搏压力作用在敏感膜片上,经导杆和弹簧片使应变片发生形变。导线引出每个应变片的信息,再通过测量电路实现脉搏波测量,包括脉搏波形和幅度的测量。

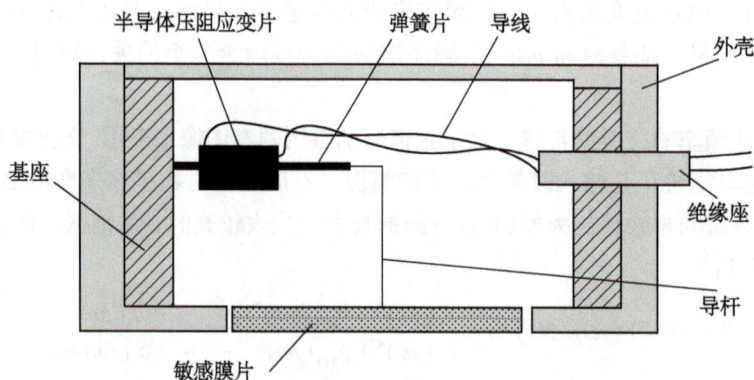

图 3-2　测量脉搏的电阻式传感器的结构及工作原理图

(二)电感式传感器

电感式传感器的原理是电磁感应效应,利用线圈的自感或互感的变化来实现测量物理量。测量时被测的物理量引起线圈的自感或互感变化,再由测量电路转换成电压或电流的变化量输出,它可以用来测量位移、振动、压力、流量、应变等多种物理量。

电感式传感器种类很多,主要包括:利用自感原理的自感式传感器,利用互感原理的差动变压器式传感器,以及利用电涡流原理的电涡流式传感器。电感式传感器是被广泛采用的一种电磁机械式传感器,它除了可以直接用于测量直线位移、角位移的静态和动态测量外,还可以它为基础,做成多种用途的传感器,用以测量压力、转速、振幅等。在生物医学测量中,常见的电感式传感器是用于测量血压的压力传感器。图3-3是用于血压测量的电感式传感器的原理图。两个差动电感线圈绕制在罐状铁氧体磁芯上,磁芯的孔作为压力传递用。由插管技术将血液压力传到压力腔,P₁是待测血压,P₂是参考压力,当金属膜片两侧压力不相等时,金属膜片凹向压力小的一边,引起位于金属膜片两侧的差动电感线圈的电感量变化,外接电桥不平衡就可以有电压输出,进而测得压力大小。

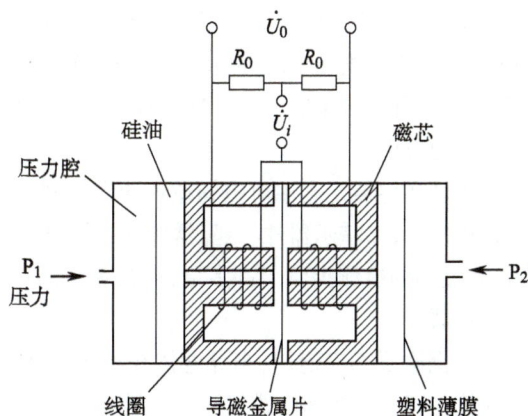

图3-3　测量血压差值的电感式传感器结构及工作原理图

(三)电容式传感器

电容式传感器是把被测的机械量,如位移、压力等转换为电容量变化的传感器,它的敏感部分是具有可变参数的电容器。根据可变参数的不同,电容式传感器可分为变极距型、变面积型和变介电常数型三种类型。其优点包括结构简单,价格便宜,灵敏度高,过载能力大,动态响应特性好和对高温、辐射、强震等恶劣条件的适应性强等。

半导体电容指纹传感器的结构和原理如图3-4所示,将电容指纹传感器作为电容的一个极板,手指则是另一极板,利用手指纹线的脊和谷相对于平滑的半导体传感器之间的电容差,形成灰度图像。电容传感器发出电子信号,电子信号通过电容耦合穿过手指的表皮层,到达手指皮肤的"活体层"(真皮层),直接读取指纹图案。由于深入真皮层,传感器能够捕获更多真实数据,不易受手指表面尘污的影响,提高辨识准确率,有效防止辨识错误。

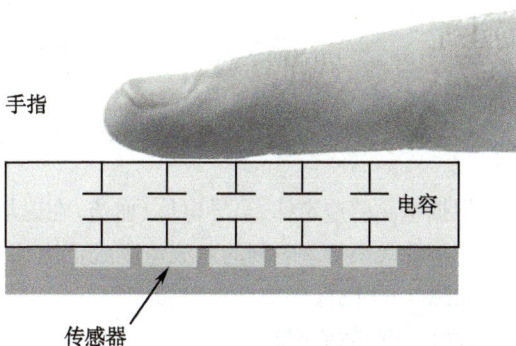

图3-4　电容式指纹传感器的结构及工作原理图

(四)压电式传感器

压电式传感器的敏感元件由压电材料制成,采用压电效应原理,可用于测量压力、加速度等非电物理量。按照敏感材料的不同,压电材料可粗略地分为天然晶体、压电陶瓷以及高分子压电聚合物三类。压电式传感器的优点是频带宽、灵敏度和信噪比高、结构简单、工作可靠以及重量轻等。

近年来,智能机器人的研究十分活跃,仿生传感器的研究又是国内外智能机器人机构近期发展的一个热点。模仿人体感觉功能的智能机器人的最关键部分是其高精度、高分辨率、高速响应的任意分布的集成智能结构触觉传感器,即仿生皮肤的研究。仿生皮肤要可以感觉冷热;当与对象物直接接触时,要能感受到压力的大小和物体表面形状,以及物体的光滑性、硬度等表面特性,要检测出物体是否有滑动的趋势。为了达到仿生皮肤感知触觉(法向力)和滑觉(斜向力)的功能,一种可行的方式是在高分子充水薄膜微球层中呈立式放置和缠绕式放置大量数十微米宽的压电薄膜丝神经纤维束(图3-5)。

(五)磁电式传感器

磁传感器以感应磁场强度来测量如位移、速度、加速度、电流、位置、方向等物理参数。磁传感器包括磁电式传感器和磁敏传感器。磁电式传感

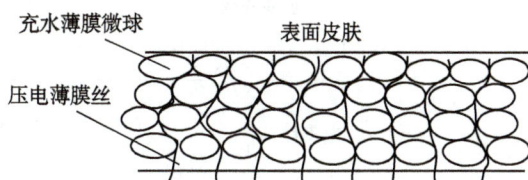

图3-5　压电式仿生皮肤传感器的结构及工作原理图

器也称为电动式传感器或感应式传感器,它是利用电磁感应原理将被测量的物理量,如位移、速度、加速度等,转化为线圈中的感应电势输出,这种传感器不需要外加辅助电源就能把被测物理量转换成电信号,属于有源传感器。由于其信号输出大、性能稳定,又具有一定的带宽,所以在生物医学检测中得到广泛的应用。

磁敏传感器是利用对磁场敏感的元件制成的传感器,随着半导体技术的发展,磁敏传感器已经向固态化发展,如霍尔器件、磁阻器件、磁敏二极管、磁敏三极管等半导体磁敏元件已大量出现并投入使用,为磁场的检测提供了许多更方便、灵敏的传感器。磁敏传感器一般需要外加激励电信号,属于无源传感器。

根据电磁感应定律,当导电体在磁场内移动切割磁力线时,将产生感生电动势,任何时刻电动势的数值与该时刻的速度成正比。其用于血流流速的测量原理如图3-6所示。

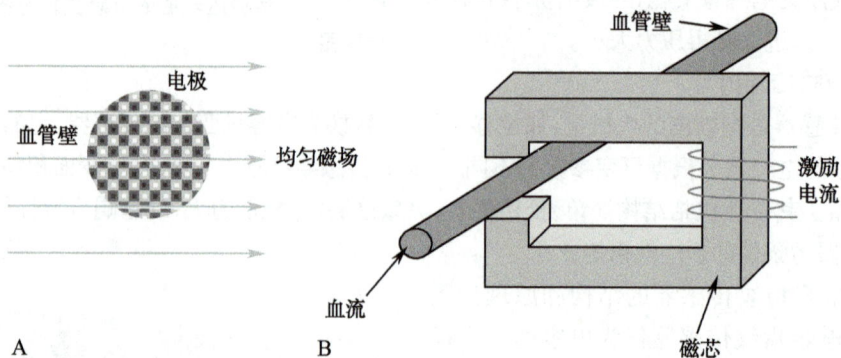

图3-6　磁电式血流流量计的结构及工作原理图

根据电磁感应定律,当导电体(血流)在磁场内移动切割磁力线时(图3-6B)将产生感生电动势,该电动势的大小与该时刻的血流速度成正比(图3-6A),根据这一原理设计的血流流速传感器的测量原理如图3-6所示。

(六)光电式传感器

光电式传感器是以光为媒介、以光电效应作为转换原理、利用不同光敏材料的光电效应制作的一种光-电能量转换器件。常见的光电敏感器件有光敏电阻、光电管、光电倍增管、光敏二极管、光敏三极管、光电池和光电耦合器件等。图3-7是使用光电效应制作的光敏电阻式传感器的结构及工作原理图。当光敏电阻受到一定波长范围的光照时,它的阻值迅速变化,通过测量电阻值的大小可以测量光照强度。当光敏电阻受到一定波长范围的光照时(图3-7A),它的阻值迅速变化,通过测量电阻值

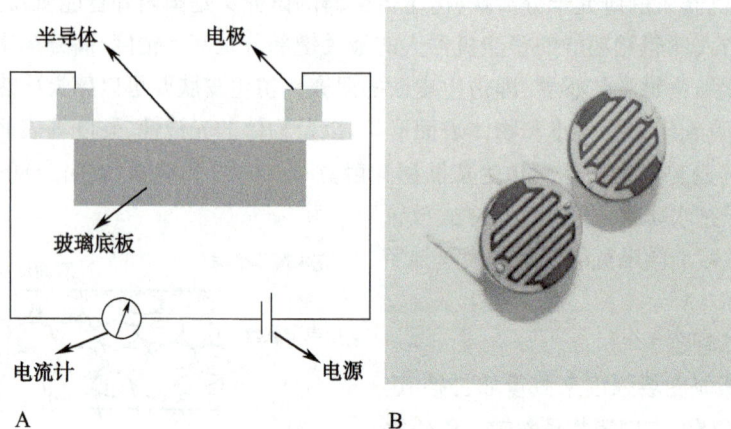

图3-7　光电式传感器的结构及工作原理图

的大小就可以测量光照的强度,图 3-7B 是实际传感器的外观图。

(七) 热电式传感器

温度检测中最简单、最广泛应用的现象是热膨胀,它是水银温度计以及温度测量和控制中传感元件的基础。在电子温度记录和显示中,热电阻和热电效应的传感器广泛地应用于生物和医学中。如图 3-8 所示,一次性口腔温度计由厚膜电热调节温度传感器、两根连接导线封装在纸片里,在测量过程中,温度传感器接触口腔部分,将口腔的温度通过检测电路送到显示单元。

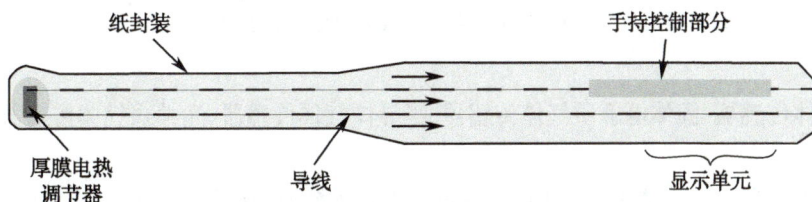

图 3-8　一次性使用口腔热电式传感器的结构及工作原理图

二、化学传感器原理及其应用

化学传感器是生物医学中一种常见的化学分析和检测手段,它能够简单快速地检测气体(如氧气、二氧化碳、一氧化氮等)、离子(如氢、钠、钾、氯离子等)的种类和含量。国际纯粹与应用化学联合会将化学传感器定义为能将化学信息转变为有用的分析信号的装置,这些化学信息包括特定样品组分浓度和整体成分分析。

化学传感器一般由识别元件、换能器以及相应电路三部分组成,相对于物理传感器增加了化学识别元件部分,其原理如图 3-9 所示。分子识别元件与被识别物的有选择性的相互作用引起物理量或化学量的改变,换能器将这些变化量转变成可检测的电信号或者光信号。具有取样少、操作简单、检测速度快、灵敏度高等优点。

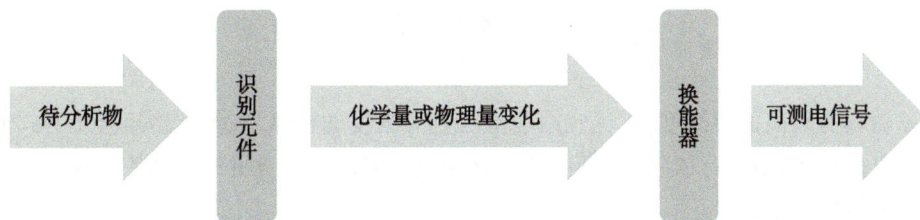

图 3-9　化学传感器原理示意图

最早的化学传感器是由 Cremer 于 1906 年发明的用于测量氢离子浓度的玻璃 pH 电极。随着新材料、新技术的不断出现以及微加工工艺的不断完善,化学传感器向微型化、集成化、智能化、多功能化发展。现在的化学传感器根据测量对象不同可以分为离子传感器、气体传感器和湿度传感器。

(一) 离子传感器

离子传感器由敏感膜和换能器构成,敏感膜对溶液中特定离子具有选择响应,是离子选择电极中的重要组成部分。根据换能器的类型可以将离子传感器分为电极型离子传感器、场效应晶体管型离子传感器、光导传感型离子传感器、声表面波型离子传感器等。

离子传感器广泛应用于工厂排水和河水监测的环境卫生领域,在医学中也有重要用途,如图 3-10 所示,医用的密闭型微电极可用于血液和胃肠道 pH 测量。此外,微电极也可实现细胞内环境中离子(Ca^{2+}、H^+、K^+、Na^+ 等)和小分子(O_2、CO_2、NH_3 等)的监测。

(二) 气体传感器

气体传感器是化学传感器的一大门类,种类繁多。根据传感器的气敏材料和作用机制的不同可

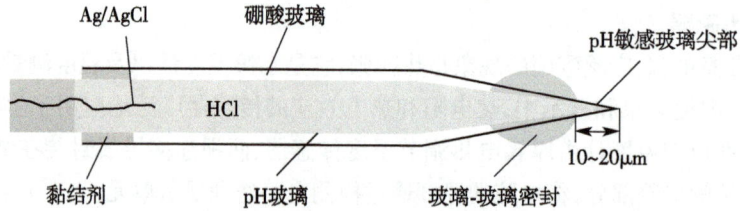

图 3-10　pH 微电极离子传感器的结构及工作原理图

分为电化学气体传感器、固体电解质气体传感器、半导体气体传感器、光学式气体传感器、声表面波气体传感器等。

气体传感器在临床上有重要的应用,通过对心血管系统内的血氧测量可以提供心肺系统状态的重要临床信息。Goutam Koley 等人采用电化学结合聚二甲基硅氧烷(PDMS)的方法制备血氧传感器用于血液中的氧气浓度的测量,如图 3-11 所示。

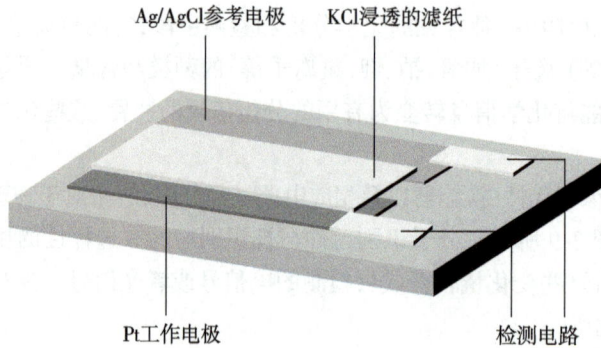

图 3-11　氧传感器的结构及工作原理图

该传感器具有较高的灵敏度,广泛应用于室内 CO_2 浓度的检测,该传感器组合了 $Na_3Zr_2Si_2PO_{12}$ 固体电解质和 Li_2CO_3 碳酸盐,成为一种实用的检测空气中 CO_2 污染程度的气体传感器。

(三)电子鼻和电子舌

电子鼻和电子舌是融合了多传感阵列、检测技术以及计算机信息处理等多学科技术开发研制的一种智能化学传感器,基本结构包括电子鼻/电子舌交叉敏感传感器单元阵列、自学习专家数据库和智能模式识别系统,如图 3-12 所示。电子鼻和电子舌模拟哺乳动物识别嗅觉和味觉的过程,交叉敏感传感器单元阵列相当于生物系统的鼻子/舌头,自学习专家数据库相当于生物体的记忆系统,模式识别系统相当于生物体的大脑运算方式,对样品进行定性或定量分析。

电子鼻广泛用于烟草业、化妆品、食品、工业、石油化工、粮食贮存与加工、酒类和饮料、环保监测、临床诊断等。此外,在微生物的鉴别、药物的筛查以及爆炸物、炸药、毒品等检测中也具有广泛的用途。如生物传感器国家专业实验室开发了用于疾病早期诊断的电子鼻,通过检测呼出气体诊断肺部疾病和肠道细菌等。

目前一些电子鼻已进入商业化应用,比如,有些便携式电子鼻分析仪能够准确快速地自动识别有机物、生物和化学混合物的痕迹。电子舌起步较晚,还处于研究发展阶段,已有的商业化电子舌产品在食品、环境、医药、化工等领域已表现出很好的应用前景。

(四)微流控传感器芯片

微全分析系统(micro total analysis systems,μTAS)基于分析化学、微机电系统(micro-electro-

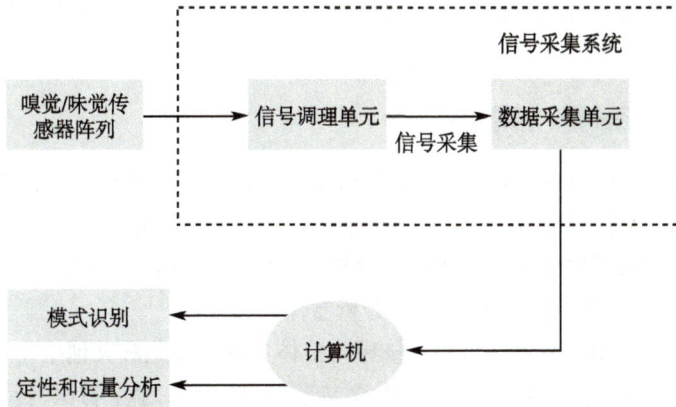

图 3-12 典型的电子鼻/电子舌结构

mechanical system,MEMS)、材料科学、生物学和医学等多个学科,将化学分析系统从试样处理、分析到检测的全流程实现整体的微型化、集成化和便携化,最大限度地把分析实验室的功能转移到便携的分析设备中(如各类芯片),实现分析实验室的个人化、家用化。微全分析系统也因此被通俗地称为"芯片实验室",它已成为目前分析仪器重要的发展方向。

当前的微全分析系统主要分为芯片式与非芯片式两大类,其中依据芯片结构及工作机制又可分为微流控芯片(microfluidic chip)和微阵列芯片(microarray chip)。微流控芯片是一种将常规实验室实现微型化的技术平台,主要以分析化学和分析生物化学为基础,基于微机电加工技术设计制作微管道网络,集成微型的样品制备、反应、分析等基本操作单元,在微芯片上实现整个化学或生化实验室的功能,包括进样、稀释、加试剂、反应、分离、检测等。

结合 PCR 反应和电泳分离的集成微流控芯片能够完成对临床样品中 SARS 病毒的快速检测(图3-13,见文末彩图)。

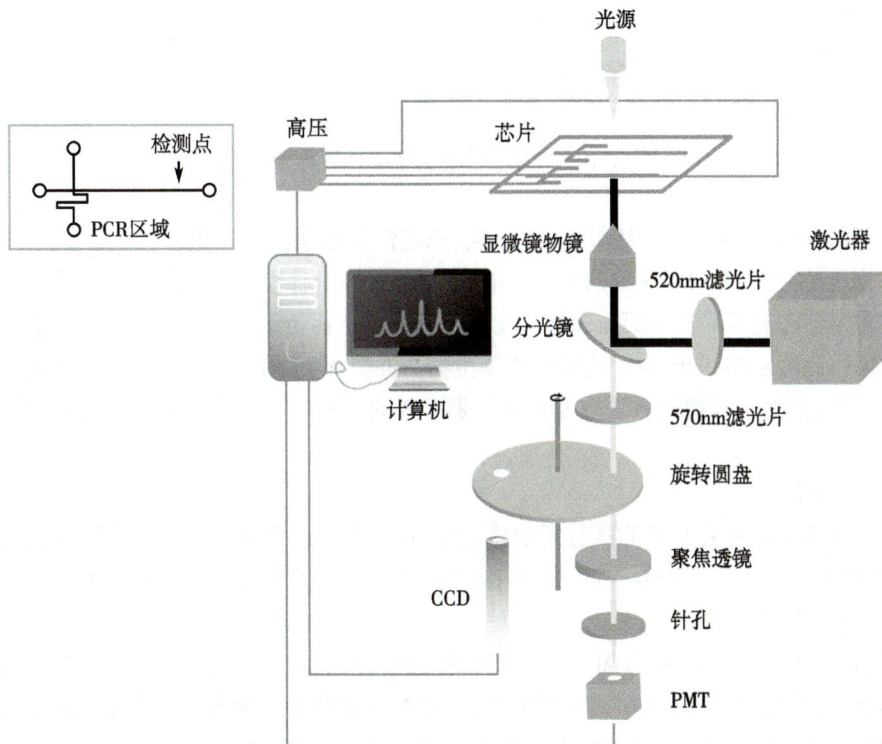

图 3-13 结合 PCR 反应和电泳分离的微流控传感器芯片

在缺乏有效药物和疫苗的情况下,建立一种快速、非侵入式的病毒检测方法对传染病的诊断和控制具有十分重要的意义。

三、生物传感器原理及其应用

生物传感器(biosensor)是一种通过生物识别分子选择性识别和测定物质的传感器。从广义上来讲,生物传感器是一类能将生物响应转化为电信号等可测量信息的分析装置。狭义上的定义认为生物传感器是将一种生物的或生物衍生的生物活性敏感元件与相应的物理化学传感器相结合,用于能够产生与一种或一组待分析物相关的电信号的分析器件。

生物传感器一般由生物识别元件(如酶、抗原与抗体、核酸、细胞和其他生物仿生感受分子)和信号转换元件两部分组成,相对于物理传感器与化学传感器的区别在于生物识别元件的不同(图3-14,见文末彩图)。通过生物识别元件对特定物质实现选择性的识别,产生的物理或者化学变化再通过换能器转换成可以记录的电信号。生物识别元件是生物传感器中的关键部分,决定了传感器响应的特异性和灵敏性。

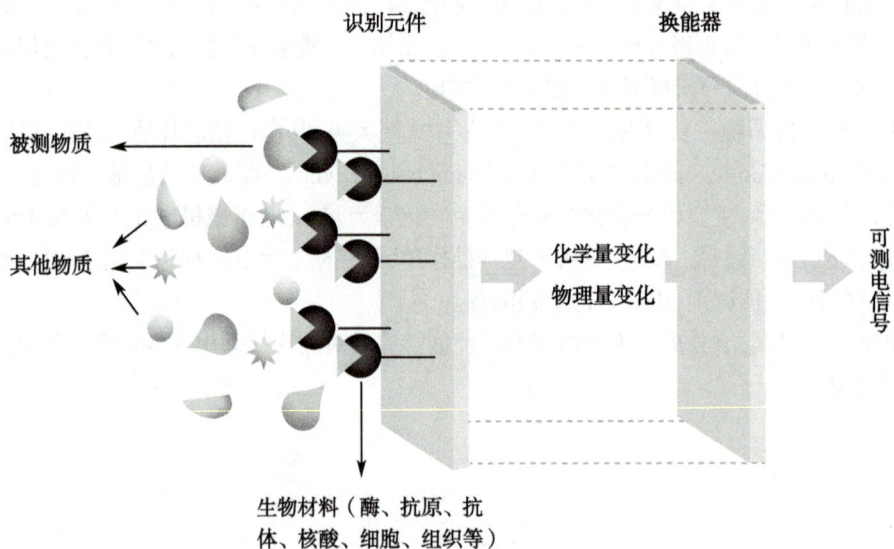

图3-14　生物传感器的基本原理示意图

生物传感器的主要特性包括特异性、灵敏性、稳定性和重复性等。由于生物识别元件具有选择性识别待测物质的特性,如酶对底物的专一性催化分解、抗原抗体特异性结合、DNA的互补杂交配对等使得生物传感器在高特异性方面显著优于化学传感器。生物传感器的灵敏度则是由生物识别元件和换能器共同作用决定的,同时由于生物传感器生物活性受环境因素影响大,导致其稳定性和重复性有待进一步提高,如通过修饰的方法改变生物识别元件的结构以保持其生物活性从而延长传感器寿命等。

(一) 酶传感器

酶是一种具有生物催化功能的高分子物质,能加快化学反应速率但本身几乎不被消耗。与无机催化剂相比,酶具有更高的底物专一性,它作用于特异性底物从而产生信号,而对于非特异性底物几乎不发生反应(图3-15)。

酶传感器在医学检验和诊断方面可用于检测常见血液生化成分。商业上应用最广泛的是基于安培法的葡萄糖传感器,现有商品化的葡萄糖测试笔、葡萄糖显色等。葡萄糖传感器一般由酶膜和氧电极或过氧化氢电极组成。葡萄糖在葡萄糖氧化酶的催化作用下消耗氧并生成葡萄糖酸内酯和过氧化氢,通过检测氧的消耗量及过氧化氢的生成量可计算出葡萄糖浓度。

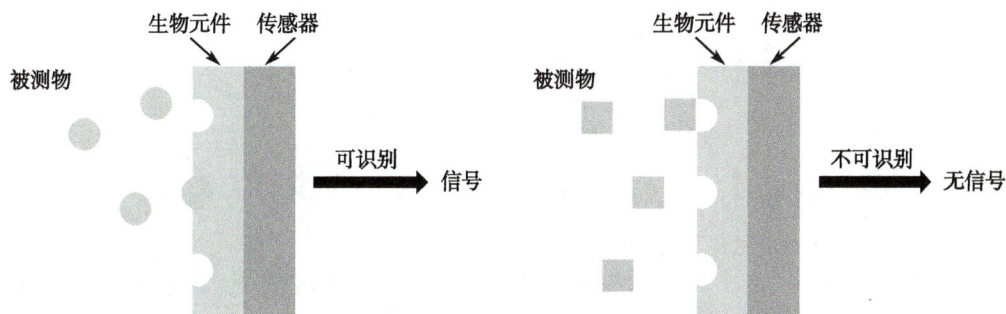

图 3-15 酶传感器的结构及工作原理图

(二)免疫传感器

免疫传感器由免疫分子识别系统和转换器组合而成。基本原理是利用抗体-抗原之间的特异性免疫识别,使传感器上生化敏感膜发生变化。该反应具有高亲和常数和低交叉反应,使得免疫传感器具有高灵敏度和特异性,目前已广泛应用到临床诊断、微生物检测、环境监测及食品分析等诸多领域。

免疫传感器根据换能器不同可以分为电化学免疫传感器、光学免疫传感器、压电免疫传感器等。早期的研究用电化学免疫传感器测定了人血清中的梅毒抗体、人血清白蛋白,并完成了血清鉴定。基于表面等离子共振(SPR)的生物传感器通过被测生物目标分子与传感器基底上的抗体分子结合后产生表层质量的改变,引起共振角偏移,实现实时、无标记的分析和表征生物分子间相互作用(图 3-16,见文末彩图)。

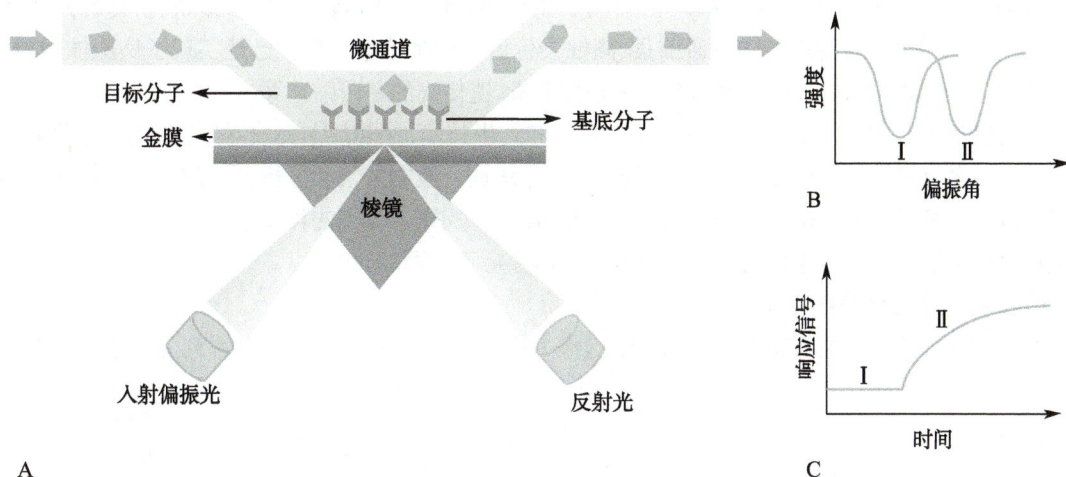

图 3-16 基于表面等离子共振(SPR)的生物传感器的结构和工作原理图

A.入射光以一定的表面等离子体共振角入射到传感器界面,金属表面的质量不同,则器件的反射强度不同;B.当目标分子结合在传感器表面时,表层的质量改变导致共振角的偏移;C.共振角的偏移导致反射光信号强度的不同。

(三)DNA 传感器

DNA 传感器基于 DNA 双链的碱基互补配对原则发展而来,通过换能器将目标 DNA 被探针 DNA 捕获后的杂交信号转换成电信号输出,用于定性和定量测量(图 3-17,见文末彩图)。DNA 探针的固定是 DNA 传感器的重要研究内容之一,将直接影响传感器的灵敏度和稳定性。常用的固定方法有自组装法、生物素-亲和素固定法、共价键合法、电聚合法等。

利用 DNA 分子作为敏感元件,与电化学、石英晶体微平衡和表面等离子体共振等传感检测技术相结合,开发出无须标记、能实时检测的 DNA 传感器,成为生物传感器研究的重要内容之一。在电

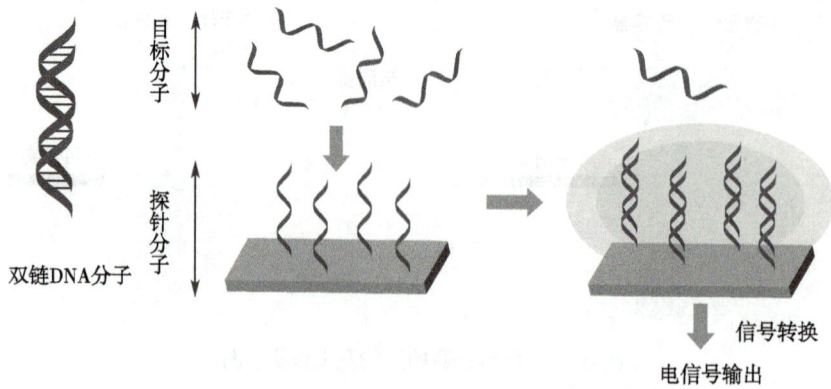

图 3-17　DNA 传感器的结构和工作原理图

化学 DNA 传感器中,换能器能够检测 DNA 杂交后本身的氧化还原反应或电极界面性状的改变引起的电化学信号的变化。基于石英天平微平衡的 DNA 传感器将石英天平微平衡器件对质量变化灵敏度高和 DNA 杂交反应选择性高的优点相结合,用硅烷法将葡萄球菌肠毒素、大肠杆菌 O157∶H7 的 ssDNA 固化在 QCM 金电极上,构建了可快速检测上述病原体基因的压电 DNA 传感器。

(四) 生物(传感器)芯片

生物芯片技术是一种融合了分子生物学、微电子学、微机械学、物理化学和计算机科学的高度交叉的全新微量分析技术,其工作原理是在小面积的基片上排列可寻址的二维识别分子点阵,通过微型化的化学分析方法采集数据,然后经计算机分析数据结果建立生物学模型,实现样品高通量检测与分析。

目前生物芯片的发展日趋成熟,广泛应用于生物学和医学基础研究、疾病诊断、新药的开发、农业、环保等众多领域,具有广阔的科研前景、高社会价值和经济价值。现在已经实现了病原体的检测和诊断、高通量药物筛选、基因突变与基因多态性分析、遗传病的基因筛选等。

结合微流控技术的细胞芯片运用了显微技术和纳米技术,在芯片上完成对细胞的捕获、固定、平衡、运输、刺激及培养等精确控制,并使用化学分析方法进行数据采集和分析,实现对细胞样品的高通量、多参数、连续原位信号检测,其过程如图 3-18(见文末彩图)。该方法可用于细胞的代谢机制、细胞内生物电化学信号识别传导机制以及细胞内环境的稳定等方面的研究。

(五) 微生物与细胞传感器

微生物与细胞传感器将整个微生物或细胞作为传感元件,可以良好地表达系列分子感受元件,并

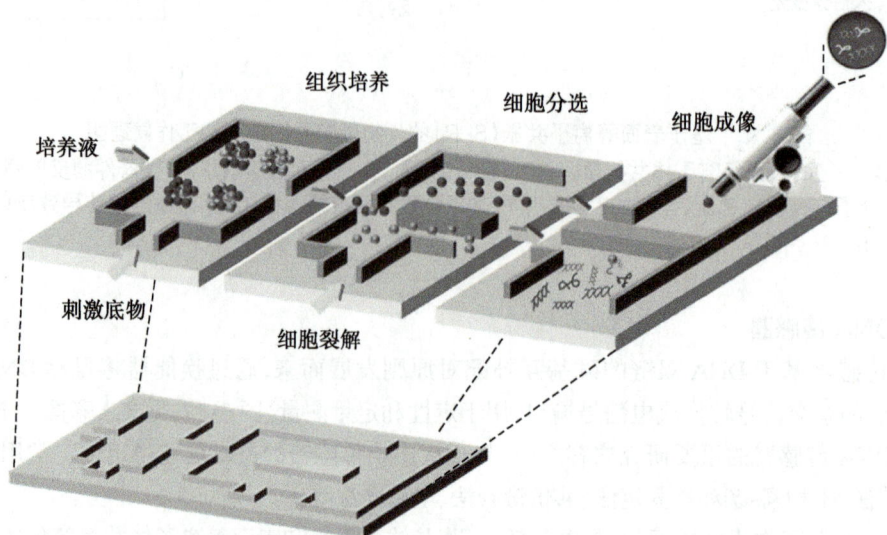

图 3-18　结合微流控技术的细胞生物芯片的结构和工作原理图

能稳定地保留于细胞活性状态,相比于基于酶、抗原抗体、核酸等的分子类生物传感器,对功能性的、具有生物活性的分析物有着更为理想的响应。

早期采用微生物细胞作为传感器的传感元件,近年发展了能集成哺乳动物细胞的细胞传感器,对被测物生理效应分析有明显的响应优势。根据细胞信息传感和检测方式不同,细胞传感器分为细胞代谢传感器、细胞阻抗传感器和细胞电生理检传感器,它们被应用于细胞动力学测量、癌症药物检测、发酵工业等不同领域。

四、新型传感技术原理及其应用

(一) 纳米生物传感器

纳米技术是指在1~100nm尺度上研究材料的物质结构和性质的多学科交叉前沿技术。纳米技术应用于生命科学研究的材料结构被称为纳米生物材料,纳米生物材料的优点是具有纳米量级的超微结构、生物相容性良好。由于纳米材料结构上的特殊性,使纳米生物材料具有一些独特的效应,主要表现为小尺寸效应和表面或界面效应。使用纳米生物材料制成的传感器,称为纳米生物传感器。纳米生物传感器由于其特殊的生物学效应,拥有常规传感器不具备的特殊性能,可以在生物医学测量中应用于多个方面。如纳米金属的毒性低,传感特性和弹性模量接近生物组织,因此具有良好的生物相容性,细胞可在其表面生长,并可修复病变组织;纳米微粒在癌症的监测与治疗、细胞和蛋白质的分离、基因治疗、靶向和缓释控释药物等方面也可发挥重要作用。

在用于细菌检测的纳米生物传感器中,纳米颗粒对于细菌富集和分离、信号放大等环节有极大的突破和提高。采用生物修饰的纳米颗粒,可以快速、准确地检测出单个细菌。细菌众多的表面抗原可供抗体修饰的纳米颗粒识别与结合,纳米颗粒起到极强的信号放大作用,所以每一个细菌表面将结合数以千计的纳米颗粒,从而提供极强的荧光信号(图3-19)。这种方法可在15min内检测到单个大肠杆菌。

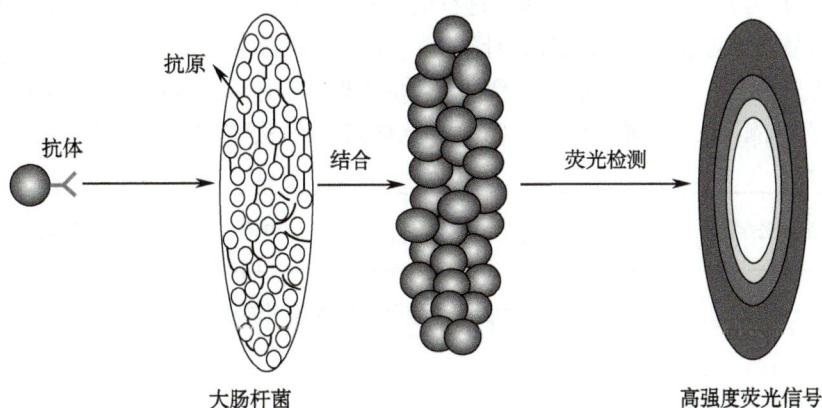

图 3-19　纳米荧光增强的单个细菌检测原理

(二) 可穿戴式传感器

可穿戴式传感器是一种可以安装在人、动物和物品上,并能感知、传递和处理信息的计算设备,采集人体的生理数据,并将数据无线传输至中央处理器,中央处理器再将数据发送至医疗中心,以便医生进行全面、专业、及时的分析和治疗。可穿戴式传感器是人类感官的延伸,增强了人类"第六感"功能。以检测血压设备为代表的可穿戴医疗式传感器,与专业医疗机构合作,长期对数以千万计的用户身体数据进行追踪和监测,分析提炼出医学诊断模型,预测和塑造用户的健康发展状况,为用户提供个体化心血管专项贴身医疗及健康管理方案,同时也帮助家人关注亲人的健康状况。随着生物科技的发展,以及传感器小微型化与智能化的发展,可穿戴式传感器也许将会发展成植入人体的智能设备。

可穿戴式传感器是主要基于柔性材料和柔性电路技术制造的新型传感器,最大的优点是薄、柔软而富有弹性,适用于纤维载体,和人体皮肤接触很舒适,人体几乎感觉不到它的存在,结合生物相容性材料的特点,未来可直接植入人体进行检测,这种传感器对于医疗传感器技术来说是革命性的突破,它可以让未来的传感器和人体完美结合。

随着技术的进步,电子设备越来越小,这一趋势也延伸到了医疗设备领域。科学家正在开发新的更小巧、柔软、智能的医疗设备。由于能与人体很好地融为一体,这些柔软又有弹性的设备在被植入或使用后,人体从外面看起来不会有任何异样。

(三)可降解传感器

可降解传感器是近几年流行的一种利用可生物降解电子器件材料制成的微型传感器。整个传感器工作系统由智能手机、智能药丸以及其他附属物件组成。可降解传感器附着在智能药丸内部,一般利用药丸本身和消化道液体的相互作用供能,传感器将检测的数据通过无线模块传输给智能手机。

(四)(类)器官、组织传感器芯片

美国哈佛大学发布新闻公报称,一研究小组开发出一种新的生物 3D 打印技术,可打印集成传感功能的人体(类)器官芯片。他们将柔性应变传感器与人体组织微架构集成,并开发出 6 种不同的"油墨",然后利用生物 3D 打印技术,通过一种单一、连续的制造过程,打印出心脏芯片。这个芯片上有众多"小井",每个"小井"中有独立的组织和集成传感器。利用这种芯片,能够研究多种人体类器官、组织。

第三节 生物医学信号检测技术的基本特点

生物医学信号检测是借助于生物医学测量仪器对生物体中包含的生命现象、状态、性质和成分等信息进行检测和量化的技术,一般需要通过以下步骤(图 3-20):①生物医学信号通过电极拾取或通过传感器转换成电信号;②放大器及预处理器进行信号放大和预处理;③经过模/数(A/D)转换器进行采样,将模拟信号转变为数字信号;④输入计算机;⑤通过各种数字信号处理算法对信号进行处理和分析,得到有意义的结果。毫无疑问,检测到高质量的生理信号是后续信号分析及应用的基础。下面简要介绍生物医学测量仪器的基本组成,以及针对人体测量的特点需要关注的人体安全等问题。

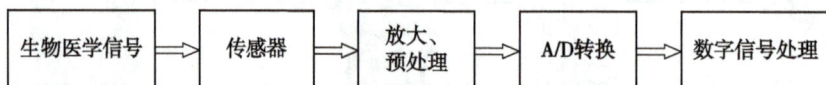

图 3-20 生物医学信号的基本检测流程

一、生物医学测量仪器的组成

生物医学测量是以人体或其他生物体为对象,研究对各种生命现象、状态、性质和成分进行测量的原理、方法和技术,是生物医学工程学科的重要分支。对应的生物医学测量仪器的主要功能和目的是测量人体的各种变量及特性,以便进行基础医学研究。例如,测量人体体液中的某种成分,试图研究这种成分对某种疾病的发生和发展的影响和规律(如通过测量胃液中的亚硝酸含量来研究胃癌的病因等)。此外,现代生物医学测量仪器可帮助医生诊断患者的某种疾病,或者监测某些生命过程,或者测定某一变量是否在一定的限度之内,从而获得该过程或状态的连续的或周期性的资料,以利于疾病的诊断、治疗或预防。例如,心电图、脑电图、超声图、X 射线感光底片等,都在临床诊断中用得相当广泛。

为实现上述作用,多数的生物医学测量仪器主要包括以下组成部分:

1. **信号源** 这里所说的信号源就是指被测对象(人体,或人体的一部分或一个系统,如心血管系

统、呼吸系统、消化系统等)。生物医学测量仪器的信号源是活组织或加在活组织上的能量,这是现代生物医学测量仪器不同于其他仪器系统的根本之处。

2. **换能器**　以前面讲到的各类生物传感器为典型代表。一般地说,换能器就是将一种形式的能量或信号变换成另一种形式的能量或信号的装置。比如,在超声诊断仪中,超声换能器又称为超声探头。高频电能激励探头中的晶体产生机械振动,反射超声波的机械振动又可以通过探头转换为电脉冲。也就是说,超声探头能将电能转换成声能,又能够将声能转换成电能。

3. **信号处理装置**　将换能器输出信号进行放大、整形或其他任何变换的装置称为信号处理装置。

4. **显示装置**　显示装置将经过某种处理的电信号变换成能为人眼观察的形式,以直观传达所获得信息的意义。

5. **记录、数据处理和传送装置**　装置通常为了记录下测量所获得的资料,以储存备用或传送到另一个地方去,比如病案室、研究室或医生办公室,或更远的地方。

6. **控制装置**　有时候生物医学测量仪器系统需要自动控制,以便整个测量或监测系统能自动完成工作,这就需要配备一个控制系统来自动控制刺激、换能器和其他部件的工作。

7. **刺激**　在很多生物医学测量中,需要获得生物机体或组织对某种形式的外部刺激的响应。

8. **其他外加能量**　绝大多数现代化生物医学测量仪器,是依靠加在活体组织上的某些形式的能量或换能器工作时所产生的某些形式的能量来获取生理信息。

二、人体测量的特点

如果以人体作为测量对象,生物医学测量的基本特点如下:

1. 生物医学测量从本质上讲,是在特殊条件下对特殊对象(人体或其他生物体)的物理量和/或化学量进行测量。

2. 生物医学测量的原理和方法与普通的物理、化学测量无本质差别,可以借鉴利用。

3. **特殊性**　具有活体测量、信号丰富、个体差异、时空变化、环境影响等特殊性。

4. 生物医学信号的强度弱、取样量少。

5. 要求测量系统具有灵敏度高、分辨率强、抑制噪声和抗干扰能力好的特点。

6. 生物体内的噪声对测量有重要影响,因为生命活动中的各种信息共存,彼此相关,互相干扰(如心电与肌电互扰,呼吸与脉搏影响等)。

7. 信息量中容易引入外界环境的干扰　人体的内外环境相互影响,产生信息测量的环境干扰。比如,50Hz电场干扰,地磁场、变压器、电动机等磁干扰,空中的高频无线电干扰,治疗器械的高频干扰等。

8. 外界刺激对测量的干扰　外环境的刺激(如声、光、温度、气味等)导致机体对环境刺激的反应,引起生物体一系列应激反应,从而影响正常的参数测量。可以采取一些避免措施,如隔离,屏蔽,外环境保持相对稳定,生物体处于安静、无拘束环境中等。

9. 生物医学信息的多变性

(1) 空间的多变性:如不同地理位置、体位的参数差异,为此,参数测量需制定空间条件标准。

(2) 时间多变性:如季节变换、昼夜之分、生物钟等。认识生物医学信息的时间变化规律,要有时间的针对性。

(3) 人群的多样性:如不同种族、性别、年龄、体重等。

10. 生物医学测量的对象是人体或其他生物体,并且大多为弱势群体(如患者),安全问题需放在第一位,避免伤害。如电安全性、机械安全性和化学安全性等。

三、人体生理信号的测量方法

(一) 离体测量与在体测量

按测量对象分,有离体测量与在体测量两类。

1. 离体测量 测量过程中要保持生物样本的活性，环境最大限度接近体内环境。如测量离体的血、尿、活体组织或病理标本等。

2. 在体测量 测量过程保持生物体的自然生理状态，实时反映生物体各被测参数。如生理检查、患者监护和治疗，以及康复医学中的实时控制。

（二）无创测量与有创测量

按测量条件的不同，可以分为无创测量和有创测量两类。

1. 无创测量 探测部分不侵入生物体组织，不造成机体创伤。通常通过将测量仪器与被测对象皮肤接触等方式，间接引导或传感有关生命体的生理和生化参数。其优点是可连续重复测量，安全性好；缺点是多为间接测量，信息量损失较多，易失真等。这就对测量的准确性和稳定性提出了更高要求。

2. 有创测量 属于侵入式测量，探测器侵入体内造成机体不同程度的创伤。如术中或术后的危重患者监护、大血管内流态指标测量（导管）等。该方法一般为直接测量，机制明确，准确度和可靠性高，因此也可作为精度较低的无创测量方法的对照评估标准。

为了发挥上述无创测量和有创测量的长处，克服缺点，目前越来越重视微创伤测量的方法和手段。目前，微创伤测量的代表性方法有植入式测量和内镜检查。

（三）无创测量的方法与技术

毫无疑问，无创测量和微创测量是生物医学研究中，尤其是临床诊断中最易被人们接受的一种测量方法。无创测量往往是经皮测量技术，在体表测量的许多生理和生化信息通常是非常微弱的，常常淹没在噪声和干扰之中（特别是机体中其他同类信息所造成的噪声与干扰），因而需要采用许多合适的信号检测与处理技术，以提取有用信号，保证测量的精确度和可靠性。下面介绍两种典型的无创测量技术，即生物电的无创测量技术和血氧饱和度的无创测量技术。

1. 生物电的无创测量 生物电的无创测量是指在体表进行的生物电位及其他电特性（如阻抗）的测量。常规的心电、脑电、肌电、胃电、眼电、眼震电、皮肤电等生物电位的无创测量已渐趋成熟，是临床上应用最广的检查手段。随着电子与信息科学技术及生命科学研究的迅猛发展，生物电位的无创测量技术也在不断深入与拓宽。

以心电（ECG）信号中的 R 波检测为例，由于多类别心律失常自动分析的需要，自 20 世纪 80 年代起就出现了数以千计的算法，其目的均是在强干扰和噪声（包括人体的其他生物电噪声）背景下提高 R 波的检出率。此外，ECG 中的 P 波检测、S-T 段分析、在母体体表提取胎儿心电的研究也在逐步深化。

生物电阻抗测量技术也是生物电无创测量日趋活跃的分支之一。它通常是借助置于体表的电极系统向检测对象送入一微小的交流测量电流或电压，检测相应的电阻抗及其变化，然后根据不同的应用目的，获取相关的生理和病理信息。生物电阻抗测量技术具有无创、无害、廉价、操作简单和功能信息丰富等特点，医生和患者易于接受。早期由于生物电阻抗测量（包括生物电阻抗成像）的精度较差，临床标准也难以建立，生物电阻抗测量曾一度受到质疑。随着技术的进步，采用先进的数字技术（激励源采用直接数字合成、测量部分采用数字解调技术，以及运用计算机分析和处理等），已使测量精确度显著提高，采集时间也大大缩短，这就为实现电阻抗高速、高精度断层成像打下了良好的基础。

2. 血氧饱和度的无创测量 氧是维持生命的重要物质，人体组织细胞进行新陈代谢所需要的氧是从血液中获取的。在 100ml 血液中，血红蛋白或还原血红蛋白（Hb）结合氧而形成氧合血红蛋白（HbO_2）的最大量即可认为是血液的氧容量，氧合血红蛋白中的含氧量所占氧容量的百分比称为血氧饱和度（oxygen saturation，SaO_2），通常表示为：

$$SaO_2 = \frac{HbO_2}{Hb + HbO_2} \times 100\% \tag{3-12}$$

正常人体动脉血的血氧饱和度为 95%~98%，静脉血为 75%。机体中一些最重要的脏器组织对缺氧十分敏感,如脑细胞,动脉血氧气分压只要低于 25mmHg 就完全丧失功能,出现深昏迷症状。如超过这一极限或持续时间超过若干分钟,即使恢复氧气供应,仍可能产生不可复原的损伤。因此,在麻醉和手术过程中及重危患者的监护中,血氧饱和度的实时和连续监护是非常重要的。

SaO_2 的测量分为两种类型:

(1) 有创测量:以前,在临床上主要是取动脉血,测量其中的氧分压来计算 SaO_2。缺点是不能实现连续监测,而且也会给患者带来痛苦。

(2) 无创测量:现在,血氧饱和度仪大多是使用光电技术,在不用取血的情况下,连续测量动脉血中的 SaO_2。SaO_2 的无创连续测量具有很大的临床价值,比如对新生儿和危重患者的监护等。目前,SaO_2 的连续监测结果已成为患者能否离开手术室或复苏室,以及能否脱离氧疗的一个重要依据。

利用光电技术进行 SaO_2 的无创测量,其理论基础是描述光吸收基本规律的朗伯-比尔定律(Lambert-Beer law),以及 Hb 和 HbO_2 随波长改变的特性曲线。在硬件上,最常见的一种实现方式是,用光源和光检测器件共同构成 SaO_2 测量用光电传感器(图3-21)。两种发光二极管(LED)作为光源,轮流点燃;另用一个波谱较宽的光电二极管作为检测器件。人体组织光吸收量的变化是由动脉血的成分变化引起的,通过光从动脉血液中反射的情况能客观地反映 SaO_2 的数值。此外,由于光电信号的脉动规律和心脏的活动一致,因此该方法可以同时检测脉动信号的重复周期,并指示脉率值。

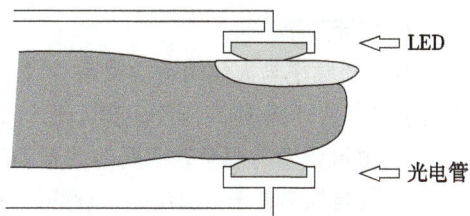

图 3-21　基于光电技术的指尖组织透射法无创测量血氧饱和度

四、电流的生理效应和损伤防护

为了获取生物体内的信息予以测量,生物医学测量系统或仪器一般需通过传感器或电极与人体或其他生物体连接,这些传感器或电极,有些置于体表(皮肤外),有些需插入或植入机体内部,因此产生了测量系统对生物体的电安全性、机械安全性和化学安全性等问题。其中电安全性一般是需要首先考虑的问题,原因在于电流通过人体后可能会产生导致人体损伤甚至危及生命。

(一)电流的生理效应

1. 热效应　热效应又称为组织的电阻性发热,电流通过人体组织时会产生热量,使组织温度升高,严重时会烧伤组织。低频电与直流电的热效应主要是电阻损耗,高频电除了电阻损耗外,还有介质损耗。

2. 刺激效应　人体通入电流时,在细胞膜的两端会产生电势差,当电势差达到一定值后,会使细胞膜发生兴奋。如为肌肉细胞,则发生与意志无关的力与运动,或使肌肉处于极度紧张状态,产生过度疲劳;如为神经细胞则产生电刺激的痛觉。

3. 化学效应　通电后,人体组织液中的离子将分别向异性电极移动,在电极处形成新的物质。这些新形成的物质多是酸、碱之类的腐蚀性物质,对皮肤有刺激和损伤作用。直流电的化学效应除了电解作用外还有电泳和电渗现象,这些现象可能改变局部代谢过程,也可能引起渗透压的变化。

综上所述可以得出结论:引起生理效应和人体损伤的直接因素是电流而不是电压。

(二)影响电流生理效应与损伤程度的因素

1. 电流强度　一般而言,电流越大,损伤越大;反之,则越小。

(1) 感觉阈:感觉阈是人所能感受到的最小电流。一般认为感觉阈在 0.5~1mA 范围内。

(2) 脱开电流:是指人体通电后,肌肉能任意缩回的最大电流。脱开电流的大小因人、因性别、因电流频率等因素而异。统计研究表明,男性的脱开电流平均值是 16mA,女性是 10.5mA;男性的最小脱开电流值是 9.5mA,女性是 6mA。

（3）呼吸肌麻痹、疼痛和疲劳：较大的电流会引起呼吸肌的不随意收缩，严重的会引起窒息，肌肉的不随意强直性收缩和剧烈的神经兴奋会引起疼痛和疲劳。

（4）心室纤颤：是电击死亡的主要原因。一般人的心室纤颤电流阈值为 75~400mA。电击性心室纤颤是身体触电后一定强度的电流通过心脏，使心肌细胞兴奋性增高，在心肌内形成许多异位起搏点，发生心室纤颤。

（5）持续心肌收缩：当体外刺激电流达到 1~6A 时，整个心脏肌肉收缩，但电流去掉后，心脏仍能产生正常的节律。

（6）烧伤和身体损伤：过大的电流会由于皮肤的电阻性发热而烧伤组织，或强迫肌肉收缩，使肌肉从附着的骨上离开。

2. 通电时间　通电时间越长，人体损伤越严重。这是因为皮肤电阻随着通电时间的延长而下降，从而使流过人体的电流增大。

3. 电流频率

（1）电流频率与人体阻抗的关系：人体模型可等效为电阻和电容的组合。因此，人体的阻抗与电流的频率有关，频率越高，阻抗越低，流入人体的电流就越大。

（2）电流频率与刺激效应间的关系：实验证明，当频率高于 100Hz 时，刺激效应随着电流频率增加而减弱；当频率高于 1MHz 时，刺激效应完全消失，只有生热作用。刺激效应最强的是 50~60Hz 的交流电，低于 50Hz 的频率，其刺激效应也减弱。

4. 电流途径　同样的电流流过人体不同的部位和不同的器官，其生理效应与损伤程度大不一样，即电流的途径不同，引起的危险性也不同。比如，电流的路径接近心脏、肺、大脑等重要器官，就可能使心跳、呼吸停止，从而导致死亡。

5. 人的适应性　对电刺激的适应能力因人而异，通常，男性比女性强，成人比儿童强，强壮的人比虚弱的人强。即使是同一个人，在电流变化率较小时，适应性较强，因此危险性减小；电流变化率增加时，适应性减弱，危险性就增大。

（三）损伤防护

基于上述原因，在生理信号测量过程中，应确保操作者和受检者都处于绝对安全的条件下。通常需要重点考虑以下三个因素：

1. 施加能量的安全性　测量中一般需要对人体施加各种能量，如电流、X 射线、超声波、高频能量和加速粒子等。应认真研究能量的种类、施加部位、强度、作用时间、频率、波形等参数，作出明确规定，保证人体安全。

2. 测量的精确度和可靠性　测量人体生理信号的精确度和可靠性直接关系到疾病诊断和治疗的正确与否，关系到患者的生命安全。

3. 电子测量中的电击　超过一定数量的电流流过人体，就会对人体组织器官造成伤害，严重的会造成患者死亡，即通常所说的电击。

实际上，各个国家都颁布了医疗设备的电气安全标准，如美国的 UL544 和法国的 VDE0750 等。日本的医用电气设备暂以国际电气标准委员会 IEC 的"IEC 医用电气设备安全通则"为标准。我国采用 IEC 的标准作为医用电气设备安全标准颁布并执行（《医用电气设备第 1 部分：基本安全和基本性能的通用要求》（GB 9706.1-2020）），规范我国医用电气设备的安全。

第四节　生物医学信号处理

生物医学信号是人体生命信息的集中体现，是窥视生命现象的窗口。因此，深入开展生物医学信号检测与处理理论与方法的研究，对于认识生命运动的规律、探索疾病预防与治疗的新方法以及发展医疗仪器等，都具有极其重要的意义。由于生物医学信号来自人体，受生理、心理的影响，信号具有多样性和复杂性的突出特点,加之其特殊的应用目的,生物医学信号处理需要多学科的理论、方法和技术来支撑。

一、生物医学信号的分类及特点

(一) 生物医学信号的分类

人体产生的生理信号非常丰富,每一种信号都携带着对应一个或多个器官的生理或病理信息。由于人体结构的复杂性,可以从人体不同的层次得到各类生理信号,如器官层次(心脏、脑、肝脏和肾脏等)、系统层次(心血管系统、神经系统和内分泌代谢系统等),以及相对微观的细胞层次。依据信号的来源,生物医学信号大致分类如下。

1. **电生理信号**　其中最常见的是心电信号、脑电信号和肌电信号。此外还有胃电信号、眼视网膜信号和眼电信号等。这些电信号源自人体内细胞膜内外的电位差(幅度一般约 70mV),大量细胞的同步电活动通过人体组织传到体表,并叠加在不同部位形成了相应的电生理信号。只要人的生命特征存在,这些电生理信号总存在,因此,常称其为"主动"信号。与此相对应的是一类所谓的"被动"电生理信号,主要有诱发电位信号(evoked potential,EP)和事件相关电位信号(event-related potential,ERP)。它们是在利用可控的声、光或电等对受试者刺激的情况下诱发出的电生理信号。一般而言,获得 EP 信号不需要受试者特殊的参与,而获得 ERP 信号需要受试者的主动参与,因此 ERP 又称为认知电位信号,它是受试者在对某个问题进行认知加工时,从头皮表面(或大脑皮层)记录到的脑电信号。诱发电位信号又包含视觉诱发电位、听觉诱发电位、体感诱发电位和脑干听觉诱发电位等不同的类型。另一类电生理信号是神经细胞放电信号(spike),它又称为神经元的动作电位(action potential,AP),是通过将微电极(单个或多个)插入神经组织内(胞体内部或外部)记录。AP 在研究大脑的信息处理过程中具有非常重要的地位,它是大脑中信息传递的载体。比如,在看东西时,大脑"看"到的信息不是落在视网膜上的光线强度,而是由数百万的视神经细胞把光强信息转换成动作电位序列再传递给大脑。不仅大脑处理外界感觉输入的过程要从动作电位序列开始,大脑发给运动神经元的指令也是一长串的动作电位。因此,要想揭示大脑的奥秘,探明外界信息如何在大脑中被编码和感知,几乎都要从对动作电位的研究开始。由于每个电极可能同时记录到多个神经元的活动,所以对记录到的神经元放电波形进行检测和分类(spike sorting)是研究大脑中信息编码、传递等过程的基础性工作。

2. **非电生理信号**　人体产生的非电生理信号也非常丰富,它们又可分为:由器官运动所产生的信号,如心音、脉搏、颈动脉搏动、呼吸、鼾声及柯氏音等;压力信号,如血压、眼压及消化道内压等;人体光电信号,如光电脉波、血氧饱和度等;耳声发射信号(otoacoustic emissions,OAE),是一种产生于耳蜗,经听骨链及鼓膜传导释放入外耳道的音频信号。OAE 的发现是现代听觉生理学的重要突破之一,它说明耳蜗不仅能将外界声信号转换成生物电信号传入中枢神经以引起听觉,而且能主动地发射音频信号。OAE 可用于耳蜗生理机制的研究和临床听力学检查,因此是近年来听力学领域非常活跃的研究课题。

3. **人体生理特征信号**　包括指纹、掌形、面部、虹膜、步态等。这种利用生理或行为特征进行鉴别的技术称为生物特征识别(biometrics),其中指纹识别已广泛应用于身份验证。

4. **生化信号**　这是医院进行化验时生化分析仪器所给出的信号,种类非常多,如血浆中的葡萄糖和胰岛素含量随时间变化所得到的信号等。

5. **生物信息**　由于人类基因组计划(human genome project,HGP)的实施和现代生物学的飞速发展,产生了海量的生物学数据。生物信息最基本的表达形式是一维的分子排列顺序,如核酸序列和氨基酸序列,其中最基本的是 DNA 序列。生物信息处理的任务是生物学数据的研究、存档、显示、处理和模拟,以及基因遗传和物理图谱的处理,核苷酸和氨基酸序列分析,新基因的发现和蛋白质结构的预测,寻找基因组信息结构的复杂性及遗传语言的根本规律等,由此便形成了一个新的学科,即生物信息学(bioinformatics)。生物医学信号处理中的典型算法,如去噪、傅里叶变换、建模、判别与聚类分析等都在生物信息处理中获得了应用,因此生物信息处理是生物医学信号处理的又一个应用领域。

6. 医学图像　医学图像是一维信号向二维信号的扩展,因此,医学图像处理是生物医学信号处理的一个重要领域。医学图像的内容极其丰富,如以超声、X 射线透视(X-ray)、X-CT(X computed tomography)、磁共振成像(magnetic resonance imaging,MRI)等为代表的结构图像和以功能磁共振(functional MRI,fMRI)和正电子发射断层显像(positron emission tomography,PET)等为代表的功能图像。

生物医学信号处理的任务是根据所研究的某一类生物医学信号的特点,应用信息科学的理论和方法,研究最优的信号采集方案,研究如何从含噪的记录中提取出生物医学信号中所蕴含的有用信息,并对它们进行分析、解释和分类,并最终应用到临床实际和进一步的科学研究。

(二) 生物医学信号的主要特点

研究的生物医学信号主要来自人体,它有着一些显著的特点。正是由于这些特点决定了对其处理的复杂性和算法的多样性。

1. 种类多　生物医学信号的种类繁多,各种信号的形态和包含的信息不同,因此处理方法也不同。

2. 幅度小　信号的幅度一般非常小,如正常的心电信号(ECG)在 mV 级,而从母体腹部取到的胎儿心电信号幅度只有 $10\sim50\mu V$;自发脑电信号(EEG)在 μV 级($5\sim100\mu V$),而诱发脑电信号(EP 或 ERP)的幅度更小,通常在 $10\mu V$ 以下。

3. 噪声强　生物医学信号中最常见噪声的是 50Hz 的工频干扰,它一方面来自信号记录仪器,另一方面来自人体自身。人体是电的导体,易感应出工频噪声。其次是信号记录时受试者移动所产生的肌电噪声,由此引起电极移动所产生的信号基线漂移。另外,凡是记录中所含有的与研究目的无关的成分都是噪声。如胎儿心电混有很强的噪声,它一方面来自肌电、工频等干扰;另一方面,在胎儿心电中不可避免地含有母亲心电。

4. 非平稳　随机性强且一般是非平稳信号。由于生物医学信号要受到生理和心理的影响,因此属于随机信号。心电信号具有准周期性,但每一心跳之间都不会完全相同。脑电和语音信号都是非平稳的随机信号,在实际工作中都是将它们分成一个个小的时间段,在每一小段内假定它们是平稳的。

5. 非线性　非线性信号源于非线性系统的输出。当然,线性系统也可能产生非线性的输出。例如,一个线性放大器在其动态范围之内的输出和输入呈线性关系,但一旦该放大器"饱和",则输出和输入之间的关系不再是线性。线性系统是人们针对复杂对象而提出的理想化模型。在多数情况下,这一假设只是近似成立。在人体体表采集到的电生理信号(如 ECG、EEG 和 EMG)都是众多细胞的膜电位通过人体系统后在体表叠加的结果,因此这些信号严格地说都是非线性信号,但目前都是把它们当作线性信号来处理。

6. 混沌现象　人体是一个高度复杂的非线性动力学系统,该系统的输出不但带有非线性特点,而且带有混沌的特点。关于混沌的科学定义,目前还没有统一的说法。粗略地说,混沌现象是指发生在确定性系统中的貌似随机的不规则运动,其行为却表现为不确定性,即不可重复、不可预测。混沌是非线性动力学系统的固有特性,是非线性系统普遍存在的现象。心脏系统是一个典型的非线性动力学系统,这体现在心率变异性信号的混沌特点。此外,癫痫患者的脑电信号、肌电信号等也具有明显的混沌特点。

7. 多通道　人体生理信号分布在体表各处,不同部位的信号自然携带有不同的生理特征,这也就为研究人体状况提供了更充分的依据。实际当中,常规的心电信号记录一般取 12 导联,而心电体表标测则选用 64 导联或更多;脑电和事件相关电位(ERP)系统一般用 8、16、32、64 或 128 导联,在实验室的科学研究中甚至已采用 256 导联。这一特点决定了在生物医学信号处理中要特别关注多通道信号处理算法和时间、空间相结合的算法。

笔记

二、生物医学信号的时域及频域表示

信号在时域下的图形可以显示信号如何随着时间变化,而信号在频域下的图形(一般称为频谱)可以显示信号分布在哪些频率段及各个频率信号所占的比例。信号可以透过一对数学的运算子在时域及频域之间转换。例如傅里叶变换可以将一个时域信号转换成在不同频率下对应的振幅及相位,其频谱就是时域信号在频域下的表现,而反傅里叶变换可以将频谱再转换回时域的信号。

(一)信号及其分类

信号是消息的表现形式,而消息是信号的具体内容。所谓电信号是指随时间变化的电压或电流。信号处理泛指对信号的各种加工、变换。科研和工程实际中经常需要进行信号处理,以提取、利用信号中携带的有用信息。

根据信号的不同特点,它可以表示成一维变量或多维变量的函数。例如,脑电信号可以表示为时间的函数,而静止的医学图像可以表示为两个空间变量的亮度函数。一维变量可以是时间,也可以是其他参量,习惯上将其看成是时间。可以从不同的角度对信号进行分类。

1. 确定性信号与随机信号　根据信号的是否可预知性,可以将信号分为确定性信号和随机信号。

(1)确定性信号:可以预先知道信号的变化规律,故又称为确知信号或规则信号,它可以表示为一个确定的时间函数或序列。换句话说,只要能够用数学封闭表达式来表达的信号就是确定信号,比如正弦波信号。确定性信号在教材中常作为例子给出,是学生最熟悉的一类信号,但这类信号在真实世界中则较少出现。

(2)随机信号:不能预知其变化规律,即描述不能预先确定。换句话说,即使信号的全部过去值已知,也不能准确预测其未来值。随机信号在真实世界中大量存在。严格地说,实际的物理信号总具有某些随机因素。例如,测量仪器中电流产生的噪声就是一类常见的随机信号,大多数生物医学信号包含有随机成分。反过来说,目前认为是随机性的事物,往往只是由于在现阶段还没有掌握影响该事物的诸因素所遵循的规律,这种情况在生物医学系统的测量中尤为突出。因为大多数生物医学系统都很复杂,不可能完全辨别出影响一次测量的所有因素,未认识清楚的因素自然被归入"噪声",即信号中的随机行为。随机信号中也包含一些有规律的因素,这种规律性可以从大量样本统计分析中挖掘出来。

2. 连续信号与离散信号　按信号的自变量是否连续,可分为连续信号和离散信号。

(1)连续信号:在连续时间范围内有定义的信号,也称连续时间信号。其函数的定义域——时间是连续的。时间和幅值都为连续的信号又称为模拟信号。在实际中,模拟信号和连续信号这两个术语往往不予区分,如随时间 t 变化的正弦信号:

$$x(t)=\sin(\pi t), \quad -\infty < t < \infty \tag{3-13}$$

(2)离散信号:仅在离散的时间点上才有定义的信号,也称离散时间信号。这里的"离散"是指信号的定义域——时间是离散的。连续时间信号经过抽样,就可以得到离散时间信号。通常抽样时间间隔是均匀的,所以得到的信号可以称为等间隔离散时间信号。对于时间和幅值都离散化的信号,称为数字信号,它是可以在计算机中进行表示、存储和处理的数据。

概括而言,对模拟信号或连续时间信号进行取样可以得到离散时间信号,而对离散时间信号进行量化则得到数字信号,对离散时间信号进行插值可以恢复连续时间信号。需要注意的是,对连续时间信号进行抽样得到离散时间信号时,为了不丢失信息,需要满足抽样定理,即最低的抽样频率应该是连续时间信号中最高频率分量的两倍。

3. 周期信号与非周期信号　周期信号是在 $(-\infty, +\infty)$ 区间,按一定时间间隔重复变化的信号。连续周期信号可表示为: $x(t+rT)=x(t)$, r 为整数, T 为周期($T>0$)。离散周期信号可表示为 $x(n+rN)=x(n)$,此时, r 和周期 N 均为整数($N>0$)。

不满足式连续周期信号或离散周期信号表示的信号为非周期信号。

(二) 离散信号的时域表示

如上所述,离散信号可以通过连续信号的抽样得到。对连续信号 $x(t)$,每隔一定的时间间隔 T_s 抽取一点,即 $t = nT_s$(n 为整数,称为样点序号),得到一组按顺序排列的数 $x(nT_s)$,称为序列,可简写为 $\{x(n)\}$ 或 $x(n)$。T_s 称为抽样间隔,$1/T_s$ 则为抽样频率。

离散信号在时间域中可以表示成序列、表达式或图形的形式。

比如,一个离散正弦信号的表达式可以写为

$$x(n) = \sin\left(\frac{6\pi}{5}n + 1\right), \quad (-\infty < n < +\infty) \tag{3-14}$$

再比如,一个离散时间信号可以用序列的形式写成:

$$x(n) = \{\cdots, 0.8, 0.9, 0.88, 0.7, 0.6, 0.3, 0.0, -0.3, -0.6, -0.7, \cdots\} \tag{3-15}$$

其中值为 0.7 的样点下面的向上箭头指明了该样点的序号是 $n=0$。对应地,其左边的样点的序号均为 $n<0$,右边的样点的序号均为 $n>0$。该序列描述的离散信号也可以用图形表示出来(图 3-22)。

(三) 信号的频域表示

对于采集到的生理信号进行时域分析时,有时一些信号的时域参数或特征相同,但并不能说明信号就完全相同。因为生理信号不仅随时间变化,还与频率、相位等信息有关,这就需要进一步分析信号的频率结构,并在频率域中对信号进行描述。动态信号从时间域变换到频率域主要通过傅里叶级数和傅里叶变换。

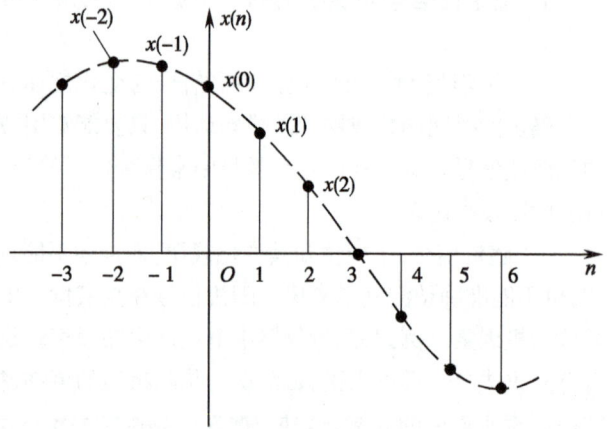

图 3-22　用图形表示的离散时间信号

傅里叶定理表明,任何连续测量的时序或信号,都可以表示为不同频率的正弦波信号的无限叠加。数学家傅里叶在 1822 年证明了这个著名的定理,并创造了为大家熟知的、被称为傅里叶变换的算法,该算法利用直接测量到的原始信号,以累加方式来计算不同正弦波信号的频率、振幅和相位。

频域是描述信号的频率特性时用到的一种坐标系,横轴(即自变量)是频率,纵轴是该频率信号的幅度,也就是通常说的频谱(frequency spectrum)。频谱图描述了信号的频率构成及频率与该频率信号幅度的关系。例如,使用傅里叶变换,诸如人类语音的声波可以被分解成其不同频率的音调分量,每个音调分量由具有不同幅度和相位的正弦波表示。进一步画出各频率成分的幅度随频率的变化曲线,即得幅度谱(magnitude spectrum);画出各频率成分的相位随频率的变化曲线,即得相位谱(phase spectrum)。

图 3-23 展示了一段脑电(EEG)信号的时域波形和对应的幅度谱。从图中可以看到,幅度谱作为一种重要的频域信息,展示出了时域中无法观察到的信号特征,即在不同频段(δ 波段、θ 波段、α 波段、β 波段、γ 波段)的信号成分的相对多少可以直观地显现出来。实际上,不同波段(又称为节律)的 EEG 信号都对应着不同的生理意义。比如,β 波一般在 14~30Hz 之间,是一种不规则的低振幅快波,在大脑的额叶和顶叶部位最为明显。睁眼视物,或突然听到音响,或思考问题时可出现此波。一般认为 β 波主要与大脑高级意识活动相关,是大脑皮层兴奋时的波形。EEG 信号的频域特性可以为分析大脑的生理状态提供非常直观的依据。

在 20 世纪 60 年代中期,库利(Cooley)和图基(Tukey)各自独立发表了一篇论文,也就是快速傅

脑电信号的时域波形

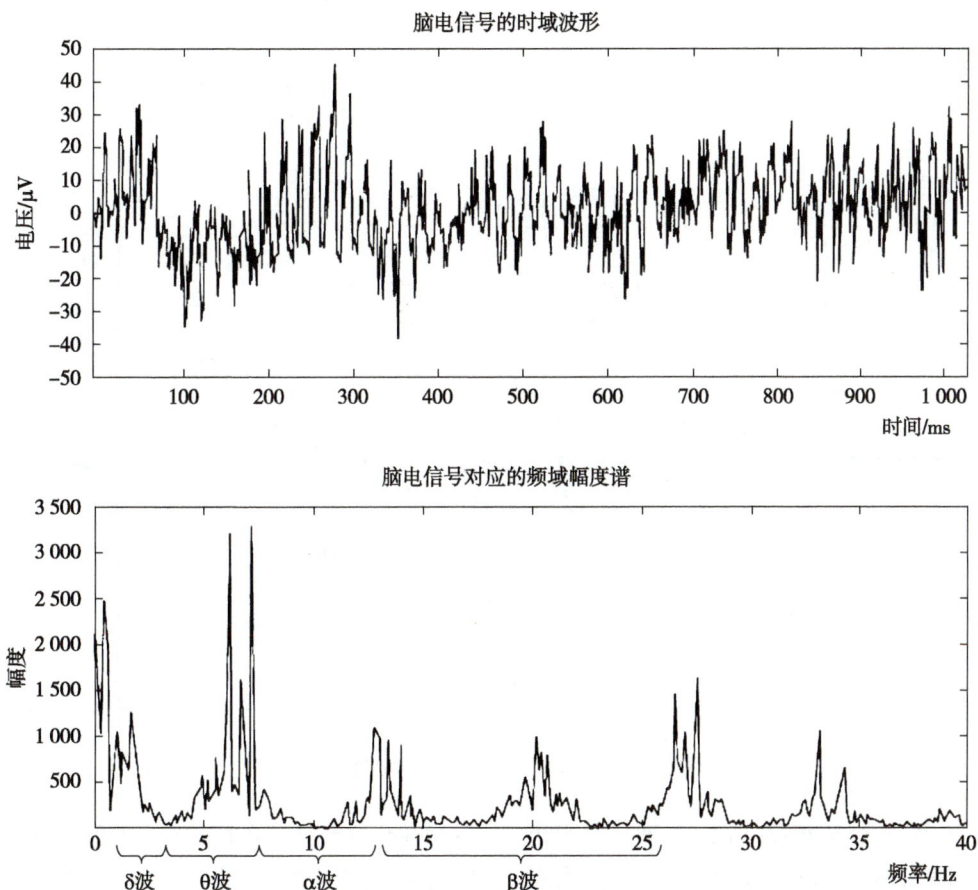

脑电信号对应的频域幅度谱

图 3-23 时域脑电(EEG)波形及其对应的频域幅度谱

里叶变换算法(fast Fourier transform,FFT)。FFT 是非常高效的算法,使得计算傅里叶变换所需要的时间减少了几个数量级,这一优点使得 FFT 在信号处理技术领域获得了广泛应用。例如,对语音信号的分析和合成,在频域对信号滤波以及相关分析,通过对雷达、声呐、振动信号的频谱分析以提高对目标的搜索和跟踪的分辨率等,都要用到 FFT。可以说,FFT 的出现对数字信号处理学科的发展起了重要的作用。

三、常见生理信号的处理方法

(一) 几种常见的生理信号

生物系统根据生理功能可归纳成几个基本系统——循环系统、神经系统、呼吸系统和消化系统等。每一个基本系统实际上又是一些复杂的生物物理和生物化学过程的综合表现。而且,这些基本系统还互相交织、渗透和影响着。因此,生物医学信号是一种相当复杂的信号。从生物的细胞到器官组织都可以成为生物信号源。从信号是主动还是被动产生而言,其人体的生物医学信号大致有两类:①由生理过程自发产生的主动信号,例如心电(ECG)、脑电(EEG)、肌电(EMG)、眼电(EOG)、胃电(EGG)等电生理信号和体温、血压、脉搏、呼吸等非电生理信号,它们是对人体进行诊断、监护和治疗的重要依据。②外界施加于人体、把人体作为通道、用以进行探查的被动信号,如超声波、同位素、X 射线等。关于生理、病理状况的信息将通过被动信号的某些参数来携带。

ECG 记录了胸部电极上的电位(或两个电极之间的电位差),反映了心肌中的时变电活动,而这些电活动与动作电位的产生和传播相关。每一次心跳产生一个电波(P、Q、R、S 和 T 波)序列,如图 3-24 所示。通过检测 ECG 波形的形状,医生能够发现心脏的收缩是否正常。观察 ECG 信号尽管在临床上很有用,但对心电图进行定量分析和处理以获得有用的病理信息更为重要。例如,在心室收缩

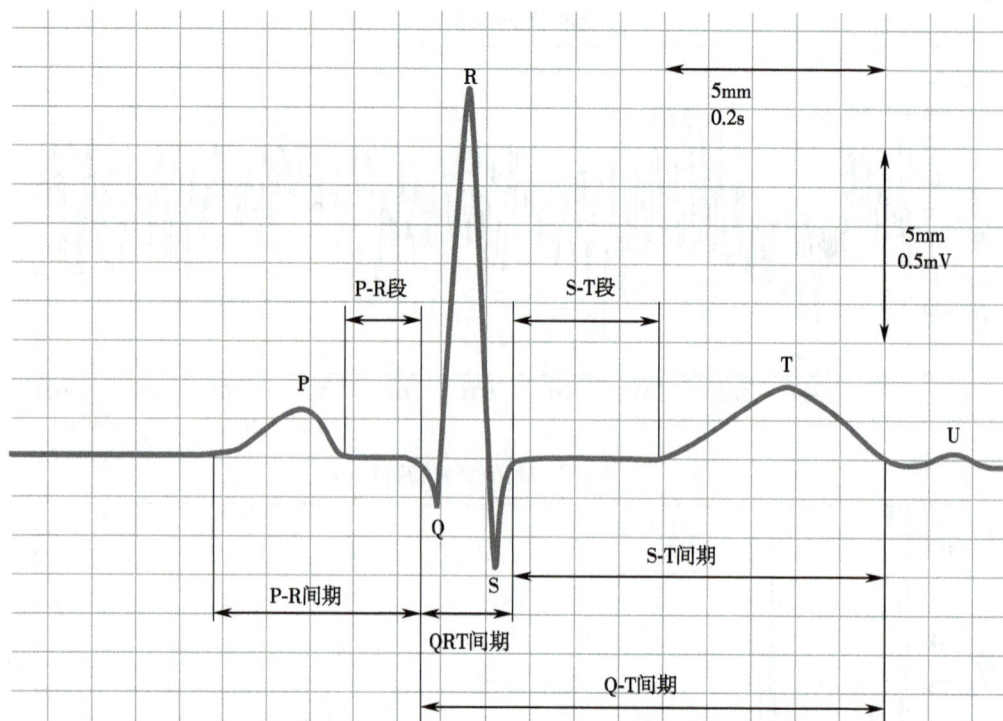

图 3-24　心电（ECG）信号的时域波形

恢复期间，探测大峰（R 波）后 ECG 波形在形状上的细微变化曾经是一个热点研究课题，一些谱分析方法被用来分析 ECG 信号。另一个与临床相关的问题是心跳属于规则还是不规则。实际上，太规则的心跳反而被认为是不健康的。通过对 ECG 进行信号处理，可以发现心跳不规则的类型和程度。

　　生物电信号的另一个例子是肌电（EMG）。把电极放在肌肉内、肌肉上或肌肉附近并放大两个电极之间的电位差可记录 EMG 信号。电位差引起沿肌肉纤维的动作电位的产生和传播。多单元 EMG（multiple-unit EMG，MUEMG）可以记录来自多块肌肉纤维的电位信号。

　　当一束超声照射一个动目标时，反射波束的频率不同于入射波束的频率，即存在多普勒频移。该频移正比于目标的速度。高频超声信号能够穿透硬生物组织（如较薄的骨头），超声的这种特性为不可触及或不可进入的生物组织（如血细胞）提供了一种测速工具。尽管这种测量不是血流的直接估计，但它能用于人类识别大脑中的血管。

（二）生理信号处理方法

　　生物医学信号处理是研究从被干扰和噪声淹没的信号中提取有用的生物医学信息的特征并作模式分类的方法。生物医学信号处理的主要目的是要区分正常信号与异常信号，在此基础上诊断疾病的存在。近年来随着计算机及信息技术的飞速发展，对生物医学信号的处理广泛地采用了数字信号分析处理方法，如对信号时域分析的叠加平均算法、相干平均算法、互相关算法，消除脉冲噪声的中值滤波方法，对信号频域分析的快速傅里叶变换算法和各种数字滤波算法，对平稳随机信号分析的功率谱估计算法和参数模型方法，对非平稳随机信号分析的短时傅里叶变换、时频分布、小波变换、时变参数模型和自适应处理等算法，对信号的非线性处理方法如混沌与分形、人工神经网络算法等。下面简要介绍几种主要的处理方法。

　　1. 叠加平均方法　生物医学信号常被淹没在较强的噪声中，且具有很大的随机性，因此对这类信号的高效稳健提取比较困难。最常用的常规提取方法是叠加平均法，在生物医学研究中也叫平均诱发反应法（averaged evoked response，AEV）。所谓诱发反应就是肌体或组织（如某个脑区）对某个外加刺激（如视觉或听觉刺激）所产生的反应。AEV 方法主要应用于能多次重复出现的信号的提取。当待检测的医学信号与噪声重叠在一起，信号如果可以重复出现，而噪声是随机信号，可用叠加平均法提高信噪比,从而提取有用的信号。这种方法不但用在诱发脑电(如 ERP)的提取,也用在近年来发展的心电微电势(希氏束电、心室晚电位等)的提取中。

如前所述,诱发脑电(ERP)是出现在自发 EEG 的背景之上,它们通常比 EEG 信号弱一个量级。基于以下原因或假设,目前常采用叠加平均技术来提取 ERP 波形:①相同的刺激诱发出相同的 ERP 波形;②刺激与 ERP 之间存在锁时关系,即 ERP 出现与刺激呈现之间的时间间隔是固定的;③EEG 作为背景噪声是随机的。基于此,将同一刺激多次重复后引起的多段脑电记录下来,对齐叠加即可消除噪声影响,增大信噪比。随着叠加次数的增加,提取出来的 ERP 信号质量越好(图 3-25)。

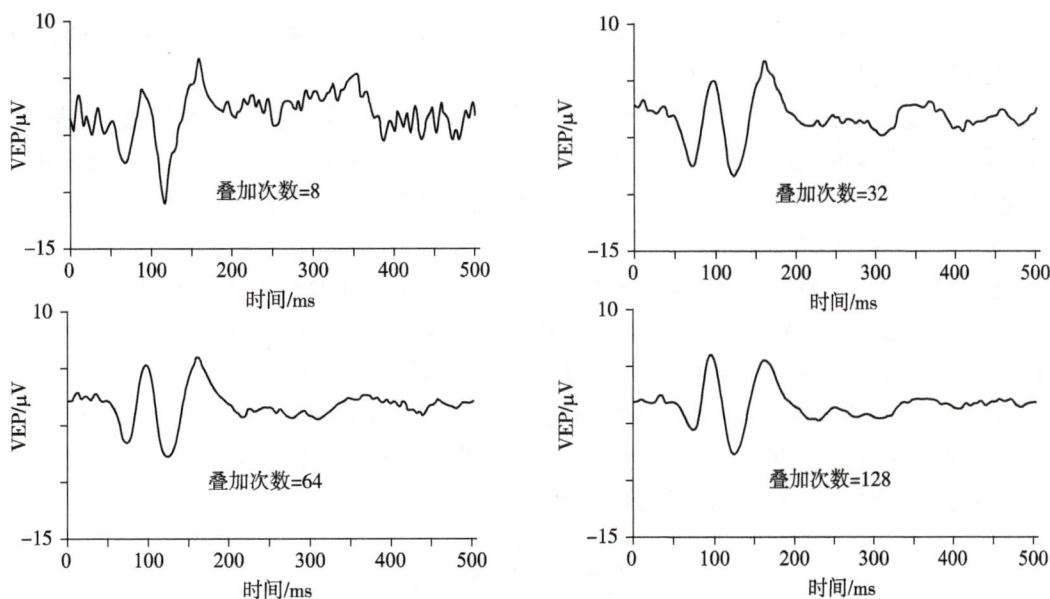

图 3-25　通过叠加平均技术提取诱发脑电(ERP)信号

VEP 是视觉诱发电位(visual evoked potential,属于 ERP 的一种)。叠加次数越多(从 8、32、64 到 128),提取出的 VEP 波形质量越好。

2. 小波分析方法　小波分析是传统傅里叶变换的继承和发展,是 20 世纪 80 年代末发展起来的一种新型的信号分析工具。目前,小波的研究受到广泛的关注,特别是在信号处理、图像处理、语音分析、模式识别、量子物理及众多非线性科学等应用领域,被认为是近年来在工具及方法上的重大突破。小波分析有许多特性:多分辨率特性,保证非常好地刻画信号的非平稳特征,如间断、尖峰、阶跃等;消失矩特性,保证了小波系数的稀疏性;紧支撑特性,保证了其良好的时频局部定位特性;对称性,保证了其相位的无损;去相关特性,保证了小波系数的弱相关性和噪声小波系数的白化性;正交性,保证了变换域的能量守恒性。所有上述特性使小波分析成为解决实际问题的一个有效的工具。小波变换在心电、脑电、脉搏波等信号的噪声去除、特征提取和自动分析识别中已经取得了许多重要的研究成果。

3. 人工神经网络　人工神经网络是一种模仿生物神经元结构和神经信息传递机制的信号处理方法。目前,学者们提出的神经网络模型种类繁多。概括起来,其共性是由大量的简单基本单元(神经元)相互广泛联接构成的自适应非线性动态系统。其特点是:并行计算,因此处理速度快;分布式存贮,因此容错能力较好;自适应学习(有监督的或无监督的自组织学习)。目前,人工神经网络在生物医学领域的应用研究主要集中在人体建模、自动检测、信号分析及医学专家系统等方面。比如,在生物学信号的检测和分析处理中主要集中对心电、脑电、肌电、胃电等信号的识别,脑电信号的分析,医学图像的识别等。此外,神经网络可用于模拟人体心血管系统。利用神经网络构建人的心血管系统模型,并将模型与人实际生理测量进行对比,从而对身体健康情况进行诊断。

四、未来的发展方向

由于生物医学信号来自人体器官、组织及细胞,因此存在信号的多样性、复杂性及应用的特殊性等突出特点。从方法研究的角度来说,生物医学信号处理的未来发展可能需要关注如下几点:

1. 由于生物医学信号受生理、心理的支配,不但种类多而且随机性强,因此,不存在一个"最好"的万能算法能对所有类型的生物医学信号处理都适用。很多时候,需要将多个算法有机地结合起来以最有效地完成信号处理和分析任务,而且特别需要注意不同学科领域的交叉,如模式识别、人工智能等,把这些学科的最新成果融入生物医学信号的处理中。

2. 对于生物医学信号处理,既要考虑时-频两个域的结合,也要注意时-空域的结合,特别是对于诸如心电、脑电等这些多通道信号,不同导联的有效结合尤为重要。

3. 鉴于生物医学信号的复杂性(如随机性、混沌性、非平稳性等),往往需要把生物医学信号处理方法的研究和医学紧密结合,只有这样才能深刻理解每一类生物医学信号的特点和其所蕴含的生理意义,也才能真正将信号处理的结果用于实际。一般而言,可靠和实用的生物医学信号处理算法一定是来自临床需求并经过临床的验证。

4. 生物医学信号处理的算法无疑要强调鲁棒性、准确性及可重复性,但这往往使处理算法变得很复杂。在数字化医疗仪器(特别是监护仪)中,还特别强调信号处理的实时性。因此,实用的生物医学信号处理算法要在保证准确性的前提下,在复杂性和实时性之间取得合理折中。

总而言之,随着现代医学对定量诊断和精确治疗的要求越来越高,生物医学信号处理的应用领域也迅速扩展。正因为生物医学信号的上述属性,吸引了众多学科的信号处理工作者进入到该领域。可以说,生物医学信号处理领域充满了挑战性和创新机会。

本 章 小 结

随着电子、信息、材料等技术的进步和现代医学要求的提高,生物医学传感器已经成为众多医疗分析和诊断仪器与设备的核心部件。生物医学传感器的种类众多,可以按传感器的基本效应、输入量、输出量、工作原理、尺寸大小等进行分类。物理量传感器作为最普通的传感器家族,是种类最多、在生物医学领域应用较广的传感器。化学传感器具有取样少、操作简单、检测速度快、灵敏度高等优点。生物传感器的生物活性受环境因素影响大,导致其稳定性和重复性有待进一步提高。了解传感器的静态特性和动态特性,仔细辨别传感器的各项指标,有助于确定其适用场合。值得关注的是,随着新科学的不断发现和新型材料及先进制造技术的不断提升,各类新型传感器也层出不穷,如纳米生物传感器、可穿戴式传感器、可降解传感器、(类)器官或组织传感器芯片等,在生物相容性、组织信号特异性、使用便携性等方面更好地满足应用需求。

一套完整的生物医学测量系统,除了包括用于采集信号的生物传感器外,一般还包括信号处理、记录和传送、控制刺激等,其设计和制造必须充分考虑生物(特别是人体)医学测量的特点,比如信号弱、非线性、非平稳、多生理信号共存、干扰源多、生物体安全性等。由于电流通过人体后会产生生理效应,如热效应、刺激效应和化学效应等,所以电安全性尤其重要,应确保操作者和受检者都处于绝对安全的条件下。由于人体结构的复杂性,可以从人体不同层次(如系统层次、器官层次、细胞层次等)得到各类生理信号。这些信号一般需要通过各种数字信号处理算法在时间域或频率域对信号进行处理和分析,基本目标是从被干扰和噪声淹没的信号中提取有用的生物医学信息的特征并作模式分类,在此基础上诊断或评估疾病。需要注意的是,因为生物医学信号的独特性质(如受生理、心理支配,种类多、随机性强),所以不存在一个最佳的万能算法能对所有类型的生物医学信号处理都适用。往往需要把生物医学信号处理方法的研究和医学紧密结合,在深刻理解特定生物医学信号特点和其生理意义的基础上,才能建立可靠和实用的生物医学信号处理算法。

(王平　李永杰)

思考题

1. 传感器的通常定义是什么?
2. 根据被测量对象划分可将生物医学传感器分成哪几类?
3. 举例说明生物医学传感包括哪些新的技术和特点。
4. 举例说明生物医学传感有哪些典型应用与特殊要求。
5. 简述生物医学传感技术的发展趋势。
6. 如何理解有创测量和无创测量的互补性?
7. 如何理解多数生物医学信号是随机信号?
8. 用叠加平均法提取生物医学信号有哪些不足? 克服该不足的难点是什么?

第一节　生物医学成像与生物医学图像处理概述

一、成像与图像处理

成像是形成图像的过程。如在人眼视网膜上成像,在投影屏幕上成像,在 X 射线胶片上成像。图像是二维以上的空间分布信号(函数),图像可以是连续的(模拟的),也可以是离散的(数字的)。随着计算机的广泛使用,数字图像占据越来越高的比例。随时间变化的图像称为动态图像或视频图像。

图像处理是对成像后的图像或成像中的图像进行处理,达到提升图像利用价值的目的的过程,又称图像后处理、数字图像处理(用计算机处理图像)。

二、生物医学成像与生物医学图像处理

医学成像是用于医学目的的成像过程,医学图像处理是对医学图像进行处理。生物医学成像和生物医学图像处理的范围更广,涉及生物、医学领域成像过程和图像处理。医学成像和医学图像处理、生物医学成像和生物医学图像处理与一般的成像和图像处理有共同性,也有特殊性。生物医学成像和生物医学图像处理更关注诊断、随访、治疗、预后价值,更关注安全性、活体应用。

生物医学成像包括光学成像(如显微镜成像、光学内镜成像)、X 射线成像、计算机断层成像(computed tomography,CT)、磁共振成像(magnetic resonance imaging,MRI)、核医学成像、超声成像等。

生物医学图像处理内容十分丰富,详细的描述请见本章第三节。

三、生物医学成像与生物医学图像处理的基本术语

1. **数字图像**　通常指连续的二维函数经过空间均匀采样、幅值等间隔量化的二维数字阵列。
2. **像素**　二维数字图像的基本单元。
3. **数字化**　把模拟图像(连续的二维函数)转化成数字形式的过程,通常由数字化仪来实现。
4. **空间分辨率**　能够让观察者分辨空间细节的能力,有成像系统的分辨率、数字图像的分辨率、图像显示的分辨率。数字图像的分辨率以一定物理尺寸下,横向像素数×纵向像素数来表示。
5. **灰度**　像素的非负整型量化幅值,被称为灰度。
6. **对比度**　图像的灰度差异,即亮暗对比。

第二节 生物医学成像模式

一、光学成像

人能看到物体,是因为人眼的视网膜接收到由物体自身发射、被物体表面反射或是透射过物体的可见频段的光子,引起了神经冲动,经过大脑整合处理产生了视觉。但是在生物医学领域,因为受到物理条件的限制,在很多情况下人无法仅通过肉眼看到想要观察的目标,比如尺寸只有微米级的细胞、人体内部器官等。光学技术经过了数百年的发展,已经可以在波长大于400nm的电磁波段利用光学显微镜对微小组织进行放大观察,利用近红外光深入组织内部,利用微创内窥光纤传输系统对体内器官成像等。这些技术不仅仅集中在器官组织的结构和解剖学意义上,还将成像延伸到了细胞和分子生物学水平,从而实现对癌症和其他疾病的早期检测、诊断和治疗。

以下介绍几种应用于人体检查的常见光学成像技术,这部分内容在第八章"生物医学光子学"中还会有详细介绍。

(一)光学相干层析成像技术

光学相干层析成像(optical coherence tomography,OCT)是一种具有高空间分辨的无损成像技术,根据组织的线性光学散射特性不同可产生成像对比度。OCT技术是以低时间相干干涉测量技术(low time-coherence interferometry,LCI)为基础建立的,在20世纪90年代初美国麻省理工学院的研究人员首次报道了在LCI基础上增加探测光束相对于被测物横向扫描获得人眼视网膜和动脉粥样硬化噬菌斑的活体成像。和其他成像方式相比,OCT的空间分辨率能达到10μm量级,在高散射的生物组织中最大成像深度为1~2mm。OCT系统可采用通信领域使用的光纤光学元件构造,因此造价相对便宜。其采用的光纤光学系统可以和导管、内镜或针头相连,从而能够对内部器官微结构进行高分辨成像。

时域OCT系统本质上是一个利用短相干长度光源的迈克尔逊干涉仪,包括了光学低相干干涉系统、光电转换及电信号处理、图像识别处理、显示等部分。OCT的成像原理类似于超声回波成像,其信号来自各个组织的后向反射或散射信号,但和超声不同的是光速比声速快了5个数量级,无法直接测量信息的时间延时,因此可以用光学干涉装置进行测量。来自弱相干性光源发出的光被分成两束,一束经准直照射在反射镜上被原路返回,作为参考光与后向反射光会合后实现干涉;另一束被准直后经二维扫描镜反射到被测物表面并对被测物进行二维扫描,后向反射或散射回来的光束与参考光束重新组合在一起,随后被探测器接收。只有当参考光束和后向反射光束的光程差在光源的相干长度范围内,两束光才能产生干涉,实现相干测量。由于被测物反射回来光的强弱与被测物的组织密切相关,光信号包含了组织的散射和吸收系数等信息,信号的强度反映了被测物的反射强度,所以可以根据干涉情况获得样品组织反射幅度和时间飞行延迟信息,进而得到被测物内部不同结构的空间位置。记录以参考光束光程为函数的干涉条纹绘制出被测物不同深度的后向散射反射率,产生的一维图像称为幅度扫描(A-scan),通过横向扫描多个A-scan,从而形成二维B型扫描图像或三维立体图。由于OCT产生光学干涉信号的条件严格,所以对其他杂散光有很强的抑制作用,因此,对于散射很强的不透明生物组织,当普通光镜因散射过强而已经无法进行观察的时候,OCT仍然能够进行有效成像。除了改变参考光束光程的几何方法外,还可以通过光栅-透镜对产生傅里叶域快速扫描光学延迟线,从而实现傅里叶域OCT(Fourier domain-OCT,FD-OCT)。

OCT技术最早应用于临床的领域是眼科,可以测定视神经纤维的厚度、测量视网膜结构、拍摄黄斑疾病、诊断和监视视网膜疾病等,可以精确探测角膜异常。OCT技术另一个重要应用是人体软组织早期癌变检测,依据癌变组织具有与健康组织不同的光谱特性和结构,进行实时准确的诊断。此外,将OCT探测头做成导管状,与内镜结合形成OCT导管式内镜,可以对循环系统、消化系统、泌尿系统及呼吸道等管状生物内部组织进行高分辨率成像,用于某些癌症和冠状动脉硬化疾病的诊断。

笔记

OCT 技术和多普勒技术有机结合，根据探测到的多普勒频移获得被测物内散射粒子的流速信息，可用于通过血流情况来确定机体活动功能。不过 OCT 技术的局限性主要在于探测深度较小，对高散射介质更深组织成像时图像会变得模糊。目前 OCT 技术发展方向主要在突破上述探测深度局限、结合传统医学设备及诊断手段的应用扩展以及开发基于数字信号处理的检测诊断方法。

（二）扩散光学层析成像技术

扩散光学层析成像（diffuse optical tomography，DOT）是通过散射光对生物组织进行光学成像。光子被介质散射的累积效应大致可以分成四种方式：弹道方式，光子几乎不被散射；准弹道方式，光子经过了几次散射，但大多保留原入射方向；准扩散方式，光子经过了多次散射，只少量保留原入射方向；扩散方式，光子经过了大量散射，几乎不保留原入射方向。近红外光是 DOT 的首选频段，因为人体是高散射介质，但对于波长在 700nm 左右的近红外光吸收较少，可以穿透数厘米深的组织。

DOT 主要研究的是近红外光穿过组织的出射光中的非弹道光部分，这部分光带有反映组织内部的光学参数差异的信息，如组织的吸收系数、散射系数和各向异性参数。光子迁移理论将光在生物组织的传播视为光子在介质中的迁移，而吸收和散射系数反映了光子与介质中粒子发生碰撞被吸收和散射的概率。DOT 的测量系统模式根据信号的类型分成三种：直流连续波、时域、频域，其中时域模式信息含量最多，但是采集时间最长，价格也比较昂贵；频域模式速度更快、成本低，通过窄带检测能有更好的信噪比；连续波模式价格最便宜和采集速度最快，但是由于只测量幅度变化，无法同时测量介质的吸收和散射。DOT 的重建方法有光子迁移、光子蒙特卡罗随机游走、光子密度波、光子扩散等。目前常用的 DOT 技术有两种：时间分辨技术和频域光子迁移技术，其中后者是目前最为成熟也是最具优势的。

DOT 的应用主要是对人的乳腺和大脑进行成像。目前乳腺检查的主要手段是 X 射线成像，但是X 射线的电离辐射在高频次检查的情况下有诱发癌变的危险，所以高频次检查也有潜在风险。由于癌变组织有丰富的血管，较正常组织有较强的光吸收特性，加之癌变组织有相对低的氧饱和度，这两者为 DOT 提供良好的成像衬度，因此 DOT 有望发展为 X 射线乳腺成像术的替代技术，同时也可作为 X 射线乳腺成像术的辅助，提供血氧动力学信息提高诊断特异性。而目前脑功能成像主要手段是功能磁共振（functional MRI，fMRI），但 fMRI 只能间接测量总的血红蛋白浓度变化，而 DOT 可以直接提供含氧和不含氧的血红蛋白浓度变化信息，因此已经成为脑功能研究的一项新兴技术。不过由于穿透深度有限，DOT 尚不能全脑成像，而实际应用的方式是采用光拓扑成像方法研究大脑皮层各调控区的应激反应过程。

（三）光学内镜成像

内镜成像中，照明光源照射在被测物上，反射光被位于管道一端的镜头捕获，然后传导到管道末端的光学传感器进行成像。内镜是一种侵入性的检查手段，临床上通常从人的耳、鼻或口进入，在某些部位还需要通过小的手术切口才能进入。通过内镜，医生可以非常直接地对人体内部空腔的内表面进行观察，甚至对病灶进行活检、给药、切除等。内镜按应用场景分，有呼吸系统、消化系统、腹膜腔、泌尿系统、血管、关节腔、妇科的内镜。内镜的发展已经经历了四个阶段。

1. 硬管式内镜　大多数使用棒透镜结构，分辨率高，景深大，像质好，但无法弯曲，为了改变视向角需要加入不同的棱镜。其成像原理是通过转像系统将被测物经物镜所成的倒像转为正像，并传输到目镜，再由目镜放大后为人眼所观察。

2. 望远内镜　也被称作半屈式内镜。物镜放置在内镜可弯曲的软质远端，镜头是短焦类型，可视角度可达 90°，也可以通过斜棱镜增加可视角度；近端是硬管部分，有接目镜调焦。望远内镜与硬管式内镜有两种结合方式，一是直接用望远内镜通过硬管内镜的中间管腔观察；二是在硬管内镜壳上做一个适合望远内镜插入的隧道，更有利于观察和操作。望远内镜的光源系统和镜身是分离的，纤维光源环绕附加在一组叠加压缩的镜头上。

3. 纤维内镜　其成像原理和光纤系统类似，由光学观察系统、照明传输系统和支架构件组成。

因为纤维柔软易于弯曲,所以其易于观察结构复杂的组织器官,比如升结肠、肾脏、胃底等器官的远端等。由于光线一旦进入光纤就无法逃脱,因此内镜轴扭曲不会影响图像的传递。纤维内镜使用的是外部冷光源,相比内光源,不仅提升了照明亮度,同时也避免了图像色彩扭曲和致组织灼伤的风险。纤维内镜的成像分辨率由单位面积内纤维的数目决定,同样面积内越多直径越小的纤维组成,其成像分辨率也就越高,但是制造成本也相应提高。虽然纤维内镜成像的质量不如望远内镜高,但是由于这些纤维是连续成束的,光源同进同出,因此能保证图像传导的质量。纤维内镜不但可用于诊断,也可用于手术治疗,比如腹腔镜胆囊切除术、内镜除皱术等。

4. 电子内镜　和纤维内镜相比,主要区别在光纤导像被微型图像传感器(charge coupled device,CCD)或互补金属氧化半导体(complementary metal oxide semiconductor,CMOS)芯片所取代,CCD作用就是一台微型摄像机将图像经过图像处理器处理后,显示在电子监视器的屏幕上,比普通纤维内镜的图像清晰、色泽逼真、分辨率更高,而且可供多人同时查看。电子内镜系统主要分成内镜、视频信息系统中心和监视器三个部分,另外还配有照相机、吸引器以及其他输入、处置的辅助设备。电子内镜有利于图像处理和分析的使用,例如通过信息系统中心调整不同颜色来观察不同组织结构,从而达到适合各个组织的最佳分辨能力;可以将超声、OCT等探头装在内镜前端,进行多模态成像;还能通过网络实时传输电子内镜图像,实现疾病的远程会诊。

目前内镜手术机器人也正处于研究阶段,相信借助机器人操作精准可靠的优点,能够使未来的内镜手术更加安全、精确、便利,同时减轻医务人员的劳动强度。随着技术的发展,内镜正朝着小型化、多功能化方向发展,成像分辨率也在逐步提高,将在临床疾病的诊断、治疗和研究方面展现出越来越多的价值。

虽然人类很早就学会使用光学器件操纵光来拓展肉眼的视觉,但是现代光学成像技术的发展也只有不到半个世纪的历史,仍然是一个进展频繁涌现的年轻的研究领域。利用光与生物组织的相互作用,人类正不断发掘更高效、更清晰、更安全、反映信息更丰富的光学成像手段,从而揭示更深层次的组织生理生化信息,为生物医学领域的研究提供更强大的工具。

二、X 射线成像

X 射线由伦琴于 1895 年偶然发现,由于当时不明确这种射线的性质,所以取名为 X 射线。X 射线发现不久便成为一种医学影像检查技术,应用至今。它通过 X 射线透过不同厚度、不同密度、不同原子序数的物质,发生不同程度衰减,再利用探测器(胶片、荧光屏)系统,经过影像后处理,形成具有对比度的灰阶图像,从而反映人体组织结构的解剖与生理情况。

(一) X 射线成像原理

1. X 射线产生　X 射线是高速运动的电子撞击物质后突然受阻减速产生的,目前人工 X 射线都是利用高速电子撞击不同的靶物质产生的,X 射线的产生必须满足以下三个条件:

(1)电子源:为 X 射线产生提供数量足够多的电子。

(2)高速电子流:在真空条件下,在高压静电场作用下做单向高速运动的电子流。

(3)阻挡高速电子流的阳极靶:接收高速电子流撞击而产生 X 射线,若靶面采用低原子序数的物质如钼或铑,其原子内层电子结合能小,则产生的 X 射线波长长;若靶面采用高原子序数的物质如钨,其原子内层电子结合能大,则产生的 X 射线波长短。

高速电子流和靶面作用的过程中,高速运动的电子失去的大多数动能都转换成了内能,只有不到 1% 的能量转换成了 X 射线能。产生的 X 射线根据电子撞击靶物质作用方式的不同可分为轫致辐射和标识辐射。

(1)轫致辐射:又称为连续辐射,是高速运动的电子与靶原子核相互作用产生的,电子经过原子核附近,受到核场作用,改变了运动速度和方向,并且损失部分能量,这部分能量以 X 射线光子的形式发出。由于每个电子在碰撞前所具有的能量不同,并且每个电子和原子核作用的位置也不同,所以产生的 X 射线光子的波长也就不同,这样大量的 X 射线光子组成了具有连续能量的 X 射线光谱。

(2) 标识辐射:又称为特征辐射,是高速运动的电子与靶原子的内层电子相互作用产生的,电子通过和高速运动电子相互作用获得能量摆脱原子核束缚成为自由电子,使得原子内层轨道出现空位,此时原子处于不稳定的激发态,为回到稳态,外层高能态电子向内层跃迁以填充内层空位,在跃迁的过程中以 X 射线的形式释放能量,这就是标识辐射。只有具备必要能量的电子才能击脱特定层级的电子产生跃迁,产生标识辐射。

X 射线能谱是由连续分布的轫致辐射和标识辐射谱线构成,以轫致辐射为主,标识辐射只占 5%。

2. X 射线与人体组织相互作用　X 射线穿过人体组织,一部分光子从组织的原子间隙中穿过,不发生作用,另一部分光子与组织的原子核、核外电子及原子核场发生不同形式的作用,这些作用导致出射的 X 射线发生了衰减。X 射线与人体组织作用主要有以下几种形式:

(1) 光电效应:X 射线光子与物质原子的内层电子发生作用,光子的能量被整个电子吸收,获得能量的电子克服原子核的束缚成为自由电子,这个过程叫光电效应。高原子序数的物质,其核电子结合能越大,产生光电效应的概率越高,吸收的 X 射线就越多,形成 X 射线影像的对比度越大。

(2) 康普顿散射:X 射线光子与物质作用时,一些能量较大的 X 射线光子击脱原子核外层较松散的电子,光子的部分能量传给了外层电子,改变了其原有的运动方向,成为散射光子,而被撞击的电子也以一定方向射出成为反冲电子。当能量较低的 X 射线光子与原子核外层结合较紧的电子碰撞时,能量不消耗,只是改变运动方向,这称为瑞利散射或相干散射。康普顿散射对成像会产生一定影响,一是散射辐射会降低图像的对比度,二是由患者身上散射的辐射可能会对检查人员产生照射。

(3) 电子对效应:一个具有足够能量的光子作用于物质的原子核场时,突然消失,将其能量转换为正、负两个电子,负电子最终成为物质的自由电子,正电子与原子中的电子结合而湮灭。

根据朗伯-比尔定律(Lambert-Beer law),X 射线穿过被测物遵从指数衰减规律,因此某介质对 X 射线的衰减特性可以由该介质的线性衰减系数描述,其定义为通过微元长度均匀介质减少的光子数和入射光子的比例。线性衰减系数的大小不仅取决于 X 射线中光子的能量,还与物质的原子序数和密度有关。另外一个经常用来描述组织对 X 射线的衰减特性的参数是半值层(half-value layer,HVL),是指 X 射线穿过某组织,其强度减弱为入射时一半时该组织的厚度。比如,当入射的 X 射线的能量为 100keV 时,对于骨骼和肌肉而言,其半值层大约分别是 2.3cm 和 3.9cm。

(二) X 射线成像系统

X 射线成像系统的种类、结构、外部形式很多,从大体上可分为主机和外围设备两部分组成,主机由控制装置、高压发生装置、X 射线管三部分组成,外围设备可归纳为机械装置、影像装置和配套装置。

1. X 射线管　目前常用的是大功率旋转阳极 X 射线管,其结构主要由阳极、阴极和玻璃壳组成。其中阳极主要由靶面、转子、轴承套座、玻璃垫圈组成,其主要作用是阻挡高速电子产生 X 射线,其次是把由电子能转换的热能通过传导进行散发,并吸收二次电子和散乱射线;阴极主要由灯丝、阴极槽、阴极套及玻璃芯柱组成,其作用是发射电子并进行聚焦;玻璃壳的作用是将阳极和阴极固定在一起,并且维持高真空度的空间。相比于固定阳极 X 射线管,采用旋转阳极 X 射线管,既可以提高 X 射线管的功率,又不使靶面面积加大。其原理是使灯丝发射的电子轰击到一个旋转的靶面上,使电子能转换成内能的能量分布在整个圆盘上,这样焦点面不变,靶面的面积增大,大大提高了 X 射线管的功率。

2. 影像采集装置　常规 X 射线摄影通常使用增感屏-X 射线胶片系统记录 X 射线影像。医用 X 射线胶片是影像记录的载体,可分为 7 层:保护膜前后 2 层、感光乳剂膜前后 2 层、结合膜前后 2 层、片基 1 层。X 射线摄影时使用一个暗盒,入射的 X 射线在胶片上形成潜影,然后经显影、定影处理,将影像固定在胶片上。由于到达胶片的 X 射线量仅有 5% 使胶片感光,绝大部分都穿胶片而过,所以需要通过增感屏来增加胶片曝光量。增感屏的荧光物质接受穿过人体的 X 射线,将其转换成能使胶片感光的可见光,这部分光能占到了使胶片感光的全部光能的 95%,因此增感屏能够极大地提高影像的对比度。为了提高增感效果,许多情况下会采用双面荧光增强屏。目前医用 X 射线胶片的技术发展方向是低银、薄层、聚酯片基、扁平颗粒等技术,随着数字成像的无胶片时代逐步到来,胶片的使用也将越来越少。

(三) X 射线成像技术

1. DSA 数字减影血管造影(digital subtraction angiography,DSA)是 20 世纪 80 年代出现的一项数字化医学影像学新技术,是结合了影像增强技术、显示技术和常规 X 射线心脑血管造影的一种新的检查技术,目前是检查血管疾病的金标准,被广泛应用于临床。

在进行 X 射线血管造影检查时,血管和骨骼及周围软组织影像重叠,导致血管影像清晰度大大下降,如果将血管内不含造影剂的影像和血管含造影剂的影像增强后进行模数转换,再利用计算机把造影前后的数字影像相减,那么骨骼和软组织被消除,仅留下含造影剂的血管影像,此影像就是减影图像。造影前的影像称为蒙片,造影后的影像称为充盈像。数字减影图像的空间分辨率很高,能显示直径约 100μm 的血管。

DSA 减影方式有三种,分别是时间减影、能量减影和混合减影。时间减影是 DSA 的基本减影方式,在造影剂到达血管前存储图像制备蒙片,然后用造影剂充盈血管时的充盈像和蒙片相减,存在着脉冲成像、连续成像和时间间隔差等成像方式。能量减影,又称为双能量减影或 K 缘减影,指在不同能量照射下,利用与周围组织器官有明显不同的衰减系数和不同的随光子能量变化趋势的含碘元素造影剂,碘分子的 X 射线衰减系数在 33keV 左右出现不连续性,称为 K 缘(K-edge),而软组织衰减呈现连续线性关系。因此通过分别在高于和低于 K 缘的 X 射线下成像,将这两种带有含碘血管信息的图像配对减影,就能够消除软组织影像。混合减影,将时间和能量两种减影技术相结合,先通过时间减影减去骨和软组织影像,再通过能量减影去除气体和器官运动干扰伪影,虽然能够弥补前两种方式的缺点,但是信噪比只有时间减影的 40% 左右,对小血管显示不利。

2. CR 计算放射成像(computed radiography,CR)以成像板(image plate,IP)取代传统胶片作为影像信息的载体,成像板上的荧光物质吸收了入射的 X 射线,释放出电子,其中部分电子散布在荧光层内呈半稳态,形成潜影。当激光对有潜影的 IP 进行扫描的时候,半稳态的电子转换成光子,发生光激励发光(photostimulated luminescence,PSL),产生的荧光强度与入射 X 射线能量成正比,荧光被读出转换成数字信号经过处理存入计算机中。CR 读取装置分为暗盒型和无暗盒型。暗盒型是将 IP 放入和常规 X 摄影暗盒类似的盒内,经 X 射线曝光后,IP 被取出由激光扫描读取潜影信息,然后 IP 被传送到潜影消除装置,经强光照射后,消除 IP 上的潜影,以供下一次使用;无暗盒型是将 IP 和读取装置合并设计,需匹配专用影像设备,IP 在曝光和被读取信息过程中无须传递,直接扫描读取信息并消去潜影,使用效率更高。

CR 相比传统屏-胶片系统的优点在于:

(1) 灵敏度高,在获得相同图像信息的情况,CR 所需 X 射线照射剂量约小一个数量级。

(2) 动态范围宽。

(3) 具有多种处理技术和后处理功能。但是 CR 的时间分辨率较差,不能满足动态器官结构的显示,图像空间分辨率也不如常规的 X 射线影像。

3. DR 数字放射成像(digital radiography,DR)是在计算机控制下,采用大面积平板探测器(flat-panel detector,FPD)直接将影像数字化的 X 射线摄影技术。与 CR 相比,所需 X 射线辐射剂量更低,时间分辨率更高,具有更大的动态范围、更高的量子检出效率和调制传递函数性能。

FPD 是 DR 设备的核心,临床常用的有直接型 FPD 和间接型 FPD。直接型 FPD,例如非晶硒 FPD,可分为 X 射线转换单元(非晶硒)、探测器单元阵列、高速信号处理单元和数字影像传输单元四部分,当 X 射线作用硒层时,硒层光电导体按吸收 X 射线能量大小产生不同数量的电子-空穴对,顶层电极与集电矩阵间的高电压使 X 射线产生的正负电荷分离,集电矩阵电容器所储存的正电荷与 X 射线强度成正比,随后扫描控制器扫描电路读取矩阵电容单元的电荷,通过转换形成数字图像;间接型 FPD,例如非晶硅 FPD,由在玻璃基底上生成的薄膜硅晶体管(thin-film transistor,TFT)阵列组成,每个检测器像素由一个光电二极管和相连的 TFT 组成。在 X 射线照射下,探测器的荧光体层将 X 射线光子转换成可见光,而后由非晶硅阵列转换为电信号,通过外围电路检出并进行转换获得数字化图像。

虽然 CT、MRI 等成像技术被广泛应用于临床,但是 X 射线成像技术至今仍是最基本的临床检查方式,在肺、骨骼、胃肠道和乳腺的诊断中占据主导地位。

三、计算机断层成像

计算机断层成像(computed tomography,CT)诞生于 20 世纪 70 年代,它的发明解决了常规 X 射线摄影图像中三维结构投影到二维平面上造成器官重叠而难以分辨的问题。随着临床的需要,CT 系统更新换代的脚步不断加快,CT 技术已从传统断层成像发展到锥束、电子束、多层螺旋、多源等多种扫描模式,多排螺旋 CT 相比于第一代,其扫描时间大大缩短,同时图像的空间分辨率也显著提高。此外 CT 技术在医用领域开始与功能性成像融合发展,从单一模态转变到 PET-CT 多模态共同成像,在精准定位的同时也提供了疾病详尽的分子信息。

(一) CT 成像原理

CT 成像以 X 射线为光源,因而具有 X 射线成像的基本特征,但是成像方式与 X 射线成像不同。CT 扫描时,X 射线源与探测器围绕着一个公共轴心旋转,高度准直的 X 射线束按一定厚度对人体进行扫描,人体不同组织器官对 X 射线吸收率不同,因而形成对比度,利用计算机对采集数据进行处理、重建,得到人体二维横断面图像。这一过程中数据采集和图像重建是 CT 成像的重要环节。

1. 扫描方式　为了采集到重建断层所需的数据,CT 发展历史上主要有以下几种扫描方式:

(1) 单细束平移-旋转方式。

(2) 窄扇束平移-旋转方式。

(3) 宽扇束平移-旋转方式。

(4) 宽扇束旋转-静止扫描方式。

(5) 螺旋扫描方式。

(6) 电子束扫描方式。

(7) 多层螺旋扫描方式。

目前医院临床广泛使用的是第三种扫描方式的 CT,而目前高端 CT 设备采用的多层螺旋扫描,其基本结构和第三种扫描方式相似,不过使用的是锥形束,能同时测量多层的投影,从而提高了 X 射线利用率和扫描速度,一定程度上提高了图像质量。

2. CT 图像重建方法　CT 图像重建是利用一系列低维投影数据来重构高维影像数据的过程,通过测量有限方向上的 X 射线衰减量,来计算出剖面上衰减系数的二维分布。重建算法主要分成解析法和迭代法两大类。

解析法是将被测物体的剖面上衰减系数分布看作二维连续函数,以雷登(Radon)变换为基础,建立起函数分布与各方向线积分的联系。最经典的算法是滤波反投影法(filtered back projection,FBP),此方法基于中心切片定理先用人为设计的滤波函数对获得的投影数据卷积处理,然后才进行反投影和累加等处理。该算法运算简洁,便于工程实现,被工业界广泛使用。最初该类型算法应用于圆形扫描轨迹,随着理论不断发展,基于 PI 线通过灵活选择滤波方向能够在一般扫描轨迹进行重建。不过解析型算法需要完整采样投影数据,否则图像会引入严重的伪影,此外对噪声的敏感度较高,这是解析型算法的局限性。

迭代法是将被测物体离散化成多个体素,每条投影线的投影值就是这些体素在投影线方向的按投影线被体素所截长度加权求和,从而将求解这些体素衰减系数的问题转化为求解线性方程组的问题。通过设定初值,多次迭代,收敛满足一定的终止条件就完成求解过程。迭代重建算法又分为代数迭代重建方法和统计迭代重建方法。代数迭代重建技术（algebraic reconstruction techniques，ART）依次利用每条投影线的误差对上一次迭代结果进行更新。为了解决 ART 算法中出现的带状伪影，联合迭代重建技术（SIRT）同时利用所有射线的误差对上一次迭代结果进行更新，取得了较好的结果，但是收敛速度较慢。统计迭代重建方法是从统计角度对图像进行估计，例如最大似然函数-期望值最大化算法（maximum likelihood-expectation maximization，ML-EM）;基于最大后验概率重建算法（maximum a posteriori，MAP）作为贝叶斯型算法，在已知投影数据条件下求最大后验概率的图像;最小二乘（least square，LS）准则算法等。

近十几年来压缩感知理论在医学图像重建领域被广泛应用，一系列基于稀疏表示的算法被用来解决欠采样情况下 CT 图像的伪影问题，例如基于图像梯度域的全变差（total variation，TV）正则化约束重建算法，基于先验图像的压缩感知（prior image constrained compressed sensing，PICCS）算法等都取得了较好的重建结果。因此，在强噪声、欠投影数据、散射现象严重的情况下，迭代算法的优势明显。迭代重建算法相对解析算法，运算量大，消耗内存资源多，耗时长，不利于实时成像。不过随着计算处理器的性能以及图形卡并行加速能力的提升，目前主流商用 CT 机已经开始采用迭代算法替换解析算法来重建图像。

3. CT 值和窗口技术 一幅 CT 图像是由灰阶不同的像素以矩阵的形式构成，灰度与观测横断面上对应体素对 X 射线衰减系数有关，不过在图像重建中，不直接使用衰减系数来表征，而是使用被测物体的衰减系数和水的衰减系数的差值与水的衰减系数的比值，并以骨和空气的衰减系数作为上下限进行分度，从而定义了 CT 值，单位为 Hu。因此水的 CT 值为 0Hu，骨的 CT 值为 1 000Hu，空气的 CT 值为 –1 000Hu，其他人体组织的 CT 值介于 –1 000~1 000Hu。

由于人眼只能区分大约 33 个灰阶，所以无法分辨人体组织整个 CT 值范围，为了提高图像分辨率，CT 成像中常将感兴趣部位的对比度增强，而压缩无关紧要部位的对比度，使 CT 值差别小的组织能得到分辨，这被称为窗口技术。用窗宽（window width，WW）表示设备所显示的 CT 值范围，用窗位（window level，WL）表示设备所显示的中心 CT 值位置，窗宽上下限包含的范围称为窗口（window）。

（二）CT 成像系统

典型的 CT 扫描机的基本结构框架可分为扫描机架系统、检查床和控制台;按功能可分为数据采集系统、图像处理系统和图像存储与显示系统。其中数据采集系统包括 X 射线管、高压发生器、准直器和滤线器、探测器、前置放大器、对数放大器、模数转换器、接口电路等。

1. 准直器 X 射线管发出射线束，经准直器调节初步形成扇形束或锥形束。准直器能调节 Z 轴方向厚度，得到不同的扫描层厚，并抑制散射线，减少患者辐射，提高图像质量。CT 机一般有两套准直器，前准直器在 X 射线球管一侧，主要控制患者的辐射剂量，后准直器在探测器一侧，主要控制扫描层厚。

2. 探测器系统 CT 探测器是一种能量转换装置，作用是接收 X 射线辐射并转换为电信号。CT 探测器主要包括两种类型:气体电离室类和闪烁晶体类。气体电离室类，原理是射线入射引起氙气分子电离，电离产生的自由电子被高压集板收集产生电流信号，信号强度与引起电离的光子总能量成正比。闪烁晶体类的原理是射线光子激发闪烁晶体产生荧光，闪烁体下部耦合的光电二极管将收到的荧光转换成电信号，信号的幅度与引起闪烁体发出荧光的光子总能量成正比。

3. 滑环 滑环是保证射线发生和检测装置能够连续旋转的重要部件，它解决了电缆连接会发生缠绕、拉伸和绞合的缺点。滑环是一个圆形宽带状封闭的铜条制成的同心环，一面与探测器、控制器、控制电路以及检测电路相连接并固定于机架的旋转部分，另一面与一组固定的碳刷头紧密接触。其重要作用是实现了旋转过程中射线管的高压供电和探测器采集数据的对外传输。

（三）CT 成像技术

1. 双源 CT 双源 CT（dual-source CT，DSCT）由两套 X 射线发生装置和对应探测器系统组成，在机架内成 90° 排列进行同步扫描。两套 X 射线管既可以用相同的管电压，将两组数据整合，快速对同一部位组织的结构形态成像,获得较高的时间分辨率;也可以采用不同的管电压,产生的数据可以分离常规 CT 不能分离的或显示的组织结构,即能量成像。

2. 低剂量 CT　在满足诊断要求下,降低 X 射线剂量进行 CT 扫描,可以降低患者 X 射线吸收剂量,也可降低 X 射线管及机器的损耗,主要用于肺癌筛查。影响辐射剂量的因素有:管电压,主要影响穿透力;管电流,主要影响 X 射线的量。

3. 能谱 CT　利用物质在不同 X 射线能量下产生不同吸收的特性来提供影像信息。通过单球管高、低能瞬间切换获得双能量数据,在原始数据空间进行能谱解析,可实现双能量减影、物质定量分析、单能量成像和能谱曲线分析等功能。

4. CT 灌注成像　CT 灌注成像属于功能成像,在静脉中注射造影剂后,通过对特定的组织或器官进行连续多层扫描,获得该组平面内的时间密度曲线,以便用不同的数据模型得出血流量、血容量、平均通过时间、峰值时间等参数,并用这些参数对该层面的组织或器官评价。在常规扫描和增强扫描上,不易鉴别的肿瘤、感染、炎症、梗死等的灌注成像参数均有所表现。

5. CT 血管造影　CT 血管造影(CT angiography,CTA)是经周围静脉快速注入水溶性有机碘对比剂,在靶血管对比剂充盈的高峰期,用螺旋 CT 对其进行快速容积数据采集,获取的容积数据再经计算机后处理,即用 3D 成像技术(最大密度投影、容积再现等)重组成 3D 血管影像,为血管性疾病诊断提供依据,具有微创、经济、操作方便的特点。

四、磁共振成像

(一)磁共振的物理基础

磁共振(magnetic resonance)是某些物质的原子核磁矩在静磁场的作用下能级发生分裂,并在外加射频磁场能量的作用下产生能级跃迁的现象。

在微观世界中,原子由原子核和电子组成,而原子核又由质子和中子组成。质子和中子统称为核子,都有各自的自旋角动量和轨道角动量。原子核自旋角动量等于组成它的所有核子的角动量的矢量和,具有量子化的特征,且与原子核自旋量子数有关。原子核是带正电的粒子,对于自旋量子数不为零的核,核的自旋导致其所带电荷的旋转,所以等效于一个电流环,形成磁矩。

质子数和中子数都为偶数的核,其自旋为零,磁矩也为零,比如 ^4_2He、$^{12}_6C$、$^{16}_8O$ 等,这些核称为非磁性核,不存在磁共振。而有自旋磁矩的核称为磁性核,可以发生磁共振,构成人体组织的磁性核包括中子 n、^1_1H、^2_1H、$^{13}_6C$、$^{14}_7N$、$^{15}_7N$、$^{17}_8O$ 等。目前的医学磁共振成像系统基本都是以氢核 ^1_1H 作为自旋核实现成像的,主要是因为人体含水量高达 70%,而氢核在人体内的浓度、自然丰度和相对灵敏度都很高。

在没有静磁场作用的条件下,磁性核保持在基态,核自旋和核磁矩的指向都是随机的。在静磁场中,磁性核将发生进动,自旋和磁矩都存在空间量子化的特征。无磁场时,磁性核的基态能级是简并的;在磁场作用下,简并解除。这种能级分裂现象称为塞曼分裂,分裂产生的一些不连续的能量值称为塞曼能级。

共振是自然界常见的能量交换现象。当外来能量的频率与某一系统的固有频率相同时,该系统能最大化吸收外来能量,这就是共振。前面提到,自旋核在静磁场中会发生能级分裂,当外加的射频磁场能量正好等于自旋核两相邻塞曼能级间的能量差时,自旋核就会表现出对此能量的强烈吸收,从低能级跃迁到高能级,发生磁共振现象。

在医学成像中,同种原子核群的集体行为才能形成可观测的信号。从宏观的角度来看,当自旋核群体没有被放入静磁场时,由于热运动,各个磁矩的取向是随机的,总矢量为零,即磁化强度为零。当自旋核群体被置于静磁场中时,能级分裂使磁矩方向与静磁场反向的核处于高能级,磁矩方向与静磁场同向的核处于低能级。处于低能级上的自旋核数目稍多于高能级,以满足玻尔兹曼分布的热平衡状态,从而出现宏观磁化强度。随着静磁场的增大,高、低能级间的能量差增大,能级间的核数差增大,磁化强度也相应增大,这样有利于提高 MRI 的信号强度,增加图像的信噪比。

磁化强度存在纵向(与静磁场方向平行)和横向(与静磁场方向垂直)两个分量。在静磁场中,由于每个自旋核磁矩进动的初相位都是随机的,因此磁化强度的横向分量为零,这样一来磁化强度仅存在纵向分量 M_0,称为最大纵向磁化强度矢量。当外加射频磁场激发产生磁共振现象时,质子系统发生两种变化:一是部分位于低能级的质子跃迁到高能级状态;二是不同能级上的质子的进动相位、进动速度和进动方向趋于一致。此时,纵向磁化强度减小,横向磁化强度由零开始增加。

质子系统吸收外加射频磁场的能量后处于非平衡状态,它会以非辐射的方式释放能量回到基态,达到玻尔兹曼平衡,这一过程称为弛豫。根据质子之间以及质子系统和外界环境之间能量交换方式的不同,弛豫可分为自旋-晶格弛豫和自旋-自旋弛豫;而按照磁化矢量恢复到热平衡稳定状态的不同过程,弛豫可分为纵向弛豫和横向弛豫。纵向弛豫是指,处在低能级和高能级的质子数目回到射频磁场激发前的状态,纵向磁化矢量回到初始值 M_0 的过程;横向弛豫是指,同能级上的进动质子失相干,每个自旋核磁矩进动的相位重新随机分布,横向磁化矢量回到零的过程。

纵向弛豫是由自旋-晶格弛豫导致的,完成纵向弛豫过程的时间称为纵向弛豫时间,通常用 T_1 表示。导致横向弛豫的机制有两个:自旋-自旋弛豫和外磁场的不均匀性。若假设外磁场绝对均匀,仅考虑自旋-自旋弛豫,则横向弛豫时间通常用 T_2 表示,也称组织的本征横向弛豫时间。而若将这两种机制均考虑在内,则实际横向弛豫时间用 T_2^* 表示。一般来说,纵向弛豫时间 T_1 要比横向弛豫时间 T_2 慢 5~10 倍。由于外磁场的不均匀性加剧了相位的失相干,实际横向弛豫加快,因此 $T_2^* < T_2$。人体不同组织的 T_1 和 T_2 差异很大,可在磁共振图像中显示出明显的对比度。

(二) 磁共振成像系统

磁共振成像系统利用射频发射线圈产生激励脉冲,使质子系统吸收能量,自旋核发生共振,之后质子系统通过弛豫过程释放能量并由射频接收线圈进行检测。在弛豫过程中,磁化强度矢量的变化使磁通量随之改变,在接收线圈上产生感应电流,这个感应电流就是自由感应衰减(free induction decay,FID)信号。而对于不同的成像目的和检测要求,可通过设计不同的激发脉冲序列,调整重复时间 TR、回波时间 TE 等参数,获取自由感应衰减信号或自旋回波信号,磁共振成像系统对其进行处理分析和定位,形成 T_1 加权、T_2 加权、质子密度加权等组织对比度不同的图像。

上述信号用于 MRI 成像时,信号强度可直接映射为组织在图像上的灰度,但信号中却不包含体素的位置信息。要对感兴趣的人体组织或体素进行定位,就必须利用线性梯度场改变不同位置的体素的静磁场环境,使不同位置的质子具有不同的进动频率和相位,从而使获取的共振信号也具有不同的载波频率和相位,通过分析信号得到体素的位置。具体技术包括成像断层的选取、频率编码和相位编码等。

对断层进行 MRI 成像的共振信号采集分为以下几个阶段:脉冲序列激励、断层选取、频率和相位编码、数据读出。在信号处理过程中,首先需要引入 K 空间的概念。K 空间是一个三维频率空间,是指周期性波动的物理量在 x、y、z 方向上单位距离的波动周期数。共振信号按照频率高低以及某种填充方式填入 K 空间中,形成频域数据,再经过傅里叶逆变换重建出 MRI 图像。

磁共振成像系统主要由磁体系统、梯度场系统、射频发射和接收系统、计算机系统构成。

磁体系统的主要功能是产生一定强度的均匀静磁场,其性能对最后的成像质量有重要影响。目前常见的磁体有永磁型、常导型、混合型和超导型四种。评价磁体的性能指标包括主磁场强度、磁场均匀性、稳定性、有效孔径等。国内的主流机型均采用 1.5T 主磁场强度的 MRI 设备,而 3.0T 的 MRI 设备也已在大城市的主要医院开始普及。

梯度场系统主要是为了提供线性梯度,实现断层成像中的体素定位。梯度磁场由梯度线圈产生,最简单也是最常用的纵向梯度线圈为两个等同圆线圈,而传统的横向梯度线圈则为双马鞍形结构的 Colay 线圈。

射频发射和接收系统由射频线圈组成,射频线圈包括发射线圈和接收线圈两类。根据成像要求,发射线圈产生合适参数的脉冲序列,脉冲的强度、宽度和形状都由计算机和射频控制单元控制,而接收线圈则负责获取质子系统产生的共振信号。

计算机系统负责共振信号的处理、K 空间数据的填充、MRI 图像的重建及显示。

(三) 磁共振成像的方式

常规的磁共振成像方式包括质子密度(proton density, PD)加权、T_1 加权和 T_2 加权。PD 加权图像与自旋密度值正相关。大脑中灰质比白质的质子自旋密度高,所以在 PD 加权图像中灰质比白质亮。骨骼含水极少,信号强度几乎为零,所以是黑色;脑脊液含水 99%,在 PD 加权图像中就比较亮。T_1 加权图像与 T_1 值负相关,脑脊液的 T_1 很长,纵向磁化强度恢复慢,其贡献的信号小,所以图像上很暗。脂肪的 T_1 短,所以头皮的脂肪特别亮。T_2 加权图像与 T_2 值正相关,脑脊液的 T_2 很长,所以在加权像上很亮。除此以外,为了更好地观察感兴趣的解剖和病理信息,磁共振成像还有脂肪抑制技术(STIR)、脑脊液抑制技术(FLAIR)等。

不同于 CT 只能提供人体组织或器官的结构图像,MRI 还能反映组织或器官的功能状况。目前,功能成像是研究人脑机制的重要手段,磁共振功能成像(functional MRI, fMRI)在该领域得到了广泛应用,包括弥散加权和弥散张量成像、脑功能成像等。

弥散定义为分子由于布朗运动而表现出随时改变运动方向和位置的现象。物质的弥散程度可以用弥散系数来衡量,弥散系数越大,弥散程度越高。弥散加权成像就是将各体素的弥散系数映射为灰度,弥散严重的体素亮,弥散不明显的体素暗。弥散加权成像主要应用于脑缺血的早期诊断、脑认知研究、神经功能与神经疾病、肿瘤诊断等方面。

弥散张量成像则是利用了弥散在组织中各向异性的原理。对于纤维成分较多的组织,如骨骼肌和蛋白质,水分子在平行于纤维走向的方向上弥散系数大,在垂直方向上弥散系数小,因此弥散张量成像可实现脑神经脱髓鞘病的病理诊断。

当大脑受到刺激或执行任务时,相应的脑区被激活,同时该部位的局部血容量、血流及氧饱和度都会发生变化。MRI 脑功能成像就是将这些参数转化为图像的对比度,实现对大脑功能的检测。脑功能成像包括脑血流量(cerebral blood flow, CBF) MRI 技术、脑血容量(cerebral blood volume, CBV) MRI 技术、血氧合水平(blood oxygenation level dependent, BOLD) MRI 技术。

随着造影剂技术的发展,磁共振与在分子或基因层次上标记的造影剂相结合,利用磁性分子探针成像,实现了磁共振分子成像。这种成像方式可以对体内特定的分子或基因进行成像,有利于早期病变、特异性的诊断和疗效的监测。

虽然 MRI 成像分辨率较高,软组织结构显示清晰,能提供多种结构和功能信息,对人体没有电离辐射损伤,但依然存在着缺点,比如:体内有金属植入的患者不适合做 MRI 检查;MRI 扫描速度相对于 CT 来说较慢,价格也更为昂贵;多数 MRI 设备检查空间较为封闭,不适合幽闭恐惧症人群。

五、核医学成像

前面提到,CT 成像的过程为射线源发出 X 射线,穿过人体后被对侧的探测器接收,从而计算出人体断层各部分的衰减系数并映射为灰度,这属于透射成像的范畴。而核医学成像是通过探测人体内放射性核素衰变产生的 γ 射线的能量来显示组织器官的结构和功能,属于发射成像。具体来说,在核医学成像中,首先需要向人体内注入放射性核素标记的示踪药物,药物随人体新陈代谢进入不同的组织和器官,在核素衰变的过程中发出 γ 射线并被探测器捕捉,成像系统通过分析捕捉到的信号重建出核素在人体内的分布,从而显示组织和器官的解剖结构和功能信息。核医学成像之所以能够探测功能信息,是因为核素在人体的分布与器官、组织、细胞或分子的生理病理、生化代谢密切相关,例如,肿瘤组织的代谢率高于正常组织,当注入有放射性核素标记的葡萄糖(常使用氟代脱氧葡萄糖,$^{18}F\text{-}FDG$)时,肿瘤周围存在着药物聚集,衰变产生的能量也随之提高,在图像上表现为明显的亮点。

核医学成像系统可分为两类,一类所使用的核素在衰变时可直接产生 γ 射线,如 $^{131}_{53}I$、$^{67}_{31}Ga$、$^{99m}_{43}Tc$ 等,它们的半衰期单位以"天"计算。以这类核素为基础形成的成像系统称为单光子计数系统,包括 γ

照相机和单光子发射计算机断层成像术。另一类所使用的核素会发生 β^+ 衰变,衰变产生的正电子在运动一段距离后与负电子相遇产生湮灭效应,释放出一对运动方向基本呈 $180°$、能量各为 511keV 的 γ 光子。这类核素包括 $^{18}_{9}F$、$^{11}_{6}C$、$^{13}_{7}N$、$^{15}_{8}O$ 等,它们的半衰期最长只近 2 小时,因此需要在成像设备附近安装核素生产设备,核素生产完成以后立即注入患者体内并成像。以这类核素为基础形成的成像系统为正电子发射断层成像术。

(一) γ 照相机

γ 照相机与 X 射线摄影类似,能对人体内放射性核素分布实现快速的一次性显像,成像时间仅需零点几秒,但 γ 照相机所成图像是二维的,缺乏深度方向上的信息。

γ 照相机系统中最重要的组成部分是探头,探头由准直器、闪烁晶体、光电倍增管、信号处理电路等构成。当放射性药物被注入人体后,衰变产生 γ 射线。准直器使来自不同部位的射线能准确地照射到对应的闪烁晶体上,排除很多散射干扰。γ 照相机常用的闪烁晶体为 NaI,它将入射的 γ 光子转换为荧光光子并将其输送到光电倍增管。光电倍增管将微弱的荧光转换成电脉冲,增强信号。之后,信号处理电路对信号进行分析和定位,最终在显示器上输出图像。

γ 照相机的优点在于核素 $^{99m}_{43}Tc$ 使用方便、易得,可实现功能和形态的同时成像,灵敏度高,但是 γ 照相机的结构成像质量不如 X 射线摄影、CT 和 MRI,分辨率较低。

(二) 单光子发射计算机断层成像

单光子发射计算机断层成像(single photon emission computed tomography,SPECT)是一种将 γ 照相机数据提取技术与 X-CT 断层图像重建算法结合起来的技术。具体来说,一般 γ 照相机的探头在探测过程中是固定的,而 SPECT 的探头需要围绕人体旋转,从不同角度获取核素衰变后释放的 γ 辐射。X-CT 是利用穿过人体的 X 射线,计算得到断层各部分的衰减系数,实现解剖结构的成像,而 SPECT 则是利用人体内核素衰变产生的辐射,得到断层内药物的分布,实现组织结构和生理代谢功能的成像。

SPECT 的图像重建算法往往与衰减校正算法相结合,多采用迭代的形式得到最终的图像。常用的迭代算法包括最大似然-最大期望值法(maximum likelihood-expectation maximization,ML-EM)、有序子集-最大期望值法(ordered subset-expectation maximization,OS-EM)、代数重建技术(algebraic reconstruction technique,ART)等。

SPECT 的成像特点在于对深度组织的探测能力比 γ 照相机强;衰减校正算法仍需改进,目前该成像只适用于定性或半定量诊断;灵敏度和空间分辨率较低。

(三) 正电子发射断层成像

正电子发射断层成像(positron emission tomography,PET)的具体过程为:将放射性药物注入人体并参与新陈代谢等生理过程,核素衰变产生高能正电子,正电子进入人体组织后被慢化。当正电子的平均动能接近人体内大量存在的负电子时,被电子俘获并发生湮灭反应,辐射出一对运动方向基本呈 $180°$、能量各为 511keV 的 γ 光子。探测器捕获光子可以探测到湮灭事件的发生,湮灭事件的累积形成了药物浓度分布的数据,经由图像重建算法得到药物分布的对比度图像。

湮灭事件发生的位置依赖于符合探测技术。如图 4-1 所示,探测器环围绕人体,当两个探测器同时接收到光子时,符合线路给出一个计数。符合探测利用了湮灭产生的两个光子基本反向共线的特点来确定湮灭事件的空间分布,不再需要机械准直器,因此也称电子准直。符合探测的关键技术为符合时间窗,它决定了探测的效率、稳定性和准确性。时间窗一般设为 8~12ns,如果在这段时间间隔内,两个探测器分别接收到一个 γ 光子,符合电路则认为是同时接收到的。然而,在时间窗内,来自两个湮灭事件的不相关的光子也有可能"同时"被探测器捕获,使符合电路判断失误,形成错误的响应线(图 4-1 中虚线),这种符合事件称为随机符合。另一种情况是,同一湮灭事件产生的一对光子在飞行过程中发生了散射现象,虽然散射光子和湮灭光子相关且在时间窗内"同时"到达了探测器,但形成了错误的响应线,这称为散射符合。研究表明,散射符合占总符合事件的 8%~30%。为与上述两种符

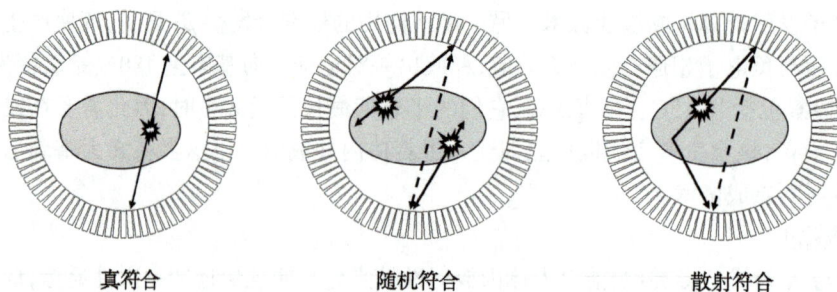

真符合　　　　　　　随机符合　　　　　　　散射符合

图 4-1　符合事件类型

合事件区分,定义携带了正确的关于核素浓度空间分布信息的,来源于同一湮灭事件的两个光子形成的符合为真符合。真符合是 PET 成像所需要的,真符合事件占比越高,图像质量越高。

　　PET 图像重建分为解析法和迭代法两大类。解析法包括滤波反投影法、反投影滤波法和卷积反投影法等。虽然解析法运算速度快,但对于噪声的抑制能力弱,体积效应严重,难以在重建中引入衰减校正、散射校正等约束。迭代法与 SPECT 重建类似,包括 ML-EM、OS-EM、ART、共轭梯度法(conjugate gradient method,CGM)和加权最小二乘法(weighted least square method,WLS)等。

　　目前,PET 成像主要用于肿瘤良恶性判别、神经系统疾病诊断、药代动力学研究等领域。与 CT 和 MRI 相比在空间分辨率上并不占优势,其优势主要在于从分子或细胞水平上提供了人体组织器官的功能代谢情况。为了更清晰地显示解剖结构,现在多将 PET 与 CT 或 MRI 结合成像,形成了 PET-CT、PET-MRI 等成像设备。闪烁晶体和光电倍增管的高速发展使得时间飞行原理技术(time of flight,TOF)在 PET 成像中得到应用。TOF 技术是利用粒子、声波、电波或其他物质在介质中穿越一段距离所用的时间来进行定位计算的。TOF 技术的引入显著改善了 PET 图像的空间分辨率,缩短了扫描时间。

六、超声成像

　　声波是一种机械波,是物质振动在弹性介质中的传播过程,它的产生需要两大基本条件:一是要有机械振动的波源,二是要有能够传播机械振动的弹性介质。一般来说,正常人能听到的声波频率范围为 20Hz~20kHz。低于 20Hz 的声波称为次声波,频率低,波长很长,不容易衰减,因此能绕开较大的障碍物发生衍射。高于 20kHz 的声波称为超声波,而医学超声成像的频率大多在 1~20MHz 之间,主要是因为超声波具有以下几个突出优势。

　　1. **方向性强**　超声波能量易于集中和聚焦。

　　2. **能量高**　超声波的频率高,波长短,而能量与频率的平方成正比,所以它携带了大量的能量。

　　3. **穿透性能好**　相比于电磁波,超声波在水中的衰减更小,因此广泛应用于水下声呐和通信等领域。在合适的工作频率和发射功率下,除了散射、吸收等导致的能量衰减,超声波依然能到达人体组织深处,实现成像或治疗的目的。

　　4. **具备反射、折射、散射、衍射等多种传播特性**　超声波在介质中的直线传播,在不同界面的反射、折射和散射,以及在小尺寸物体中的衍射,都反映了介质的形状、结构等特性,可用于不同成像原理的设计和开发。

(一)超声成像的物理基础

　　按质点的振动方向进行分类,超声波主要包括横波和纵波两种形式。质点振动方向与波的传播方向平行的称为横波,质点振动方向与波的传播方向垂直的称为纵波。由于液体和气体无法承受切应力,因此横波只能在固体中传播,而纵波则可在固、液、气三种介质中传播。除了纵波和横波外,还有表面波、板波等。医学超声基本都是采用的纵波。

　　按质点的振动持续时间进行分类,超声波可分为连续波和脉冲波。波源连续不断振动产生的超声波称为连续波,波源振动时间很短,间歇产生的超声波称为脉冲波。目前,大多数医学超声成像系统都采用超声脉冲波扫描人体,主要是因为脉冲波易于对反射界面进行定位,同时避免了采用连续波时发射波对回波产生的干扰,提高了成像的灵敏度。除了超声多普勒成像使用连续波以外,连续波的工作方式已很少使用。

超声波传播所涉及的空间和介质称为超声场,用来描述超声场的常用物理量有声速、声压、声阻抗和声强。

超声波在介质中的传播速度称为声速,其与超声波的振动形式、介质的弹性模量和密度有关。对于固体介质来说,纵波的声速最快,横波次之,表面波最慢。固体介质的杨氏弹性模量越大,密度越小,声速就越快。而对于液体和气体介质来说,介质的容变弹性模量越大,密度越小,介质温度越高,纵波的传播速度就越快。

当超声在介质中传播时,介质的振动导致介质密度的变化,从而引起介质中某点压强的变化。超声场中某点在某一瞬间的压强与没有超声波传播时该点的压强之差,称为该点的声压。

声阻抗定义为界面上的声压与通过该界面的声通量的比值。由于声阻抗与界面的面积有关,因此引入声阻抗率,更能反映介质的声学特性。声阻抗率为介质中某点的声压与该点振动速度的比值。

单位时间内垂直通过单位面积的声能量称为声强。平面余弦波的声强与声速成正比,与振幅的平方、频率的平方成正比。因此,超声波比频率低的声波携带了更多的能量。

超声波的反射、折射(透射)现象,与几何光学类似。对于人体来说,超声波入射到两种不同组织形成的界面时,部分能量会反射回入射介质,反射的超声波称为反射波,携带了组织界面的位置和形状等信息;还有部分能量穿过界面进入另一种介质,称为折射(透射)波。在医学超声成像过程中,如果将探头紧贴人体,两种不同介质形成了一个声阻抗很大的界面,因此大多数超声能量都很难透过,无法满足成像要求。利用超声波的反射和折射定理,人们发明了耦合剂,将其涂抹在探头和人体皮肤之间,大大提高了超声波能量的透过率。目前常用的耦合剂是液体或半液体状态,材料为包括高分子聚合物 PVA 以及明胶、琼脂、藻酸盐的复合物。

当超声波在传播过程中遇到小尺寸障碍物时,如水雾、尘埃、红细胞等,就会发生散射、衍射和干涉等情况。利用这一原理,人们发明了超声造影剂。与 CT 造影剂类似,超声造影剂的主要功能就是增强图像的对比度。超声造影剂一般是微米量级直径的微气泡,通过静脉注射进入人体血管,在超声的作用下产生振动,增强了背向散射信号,从而使图像上血管的形状和大小得到更清晰的显示。

不同生物组织的声阻抗、声速、散射和吸收的特性不同,而医学超声成像设备就是基于上述声波在不同介质中传播产生差异的原理,将性质差异量化并以图像的形式显示出来。

对于任何一种能量成像形式,都不可以忽略剂量问题。当超声波达到一定剂量时,会通过一定的作用机制对人体组织或器官产生某种生化的、免疫的、功能或结构上的可逆或非可逆变化,这就是超声的生物效应。具体包括:热效应、机械效应、空化作用、化学效应、声冲流效应、触变效应、弥散效应等。在超声诊断领域,一般认为声强在 0.1W/cm^2 以下是安全剂量,但对生殖细胞、胚胎等娇嫩组织是否有潜在的危害,仍待进一步研究和确定。

(二) 医学超声成像系统

医学超声成像系统中最重要的就是发射和接收超声波的装置,即超声换能器,俗称超声探头。超声探头按工作原理可分为电场式和电磁式两种,而医学超声成像系统运用最多的还是电场式中的压电式超声换能方法。

当压电材料受压力作用产生形变时,两端面会产生异号电荷,这种将机械能转化为电能的现象称为正压电效应。反之,当在压电材料的极化方向施加电场时,材料会因电荷中心的位移而变形,这种将电能转化为机械能的现象称为逆压电效应。超声换能器就是利用了上述原理,发射超声时,探头利用逆压电效应将电能转化机械能,压电材料振动产生超声波,传播至需要检测的人体组织;接收超声时,采集到的超声回波引起压电材料振动,探头利用正压电效应将其转变为电信号并交由接收电路进行处理。

　　前面提到,医学超声成像系统大多采用脉冲波扫描人体,故以下主要介绍利用脉冲回波检测技术的超声成像系统。如图4-2所示,脉冲发生器产生电脉冲,经过功率放大电路后激励超声换能器发射定向超声波。超声波进入人体后,在不同的组织界面发生反射和透射。反射回波携带了组织和器官的信息,经换能器接收转化为电信号,再经过电路的处理,将提取的有用信息显示在屏幕上。有用信息包括组织器官的形状、大小和位置,声学特性,目标的运动状态与参数,病变组织的性质等。

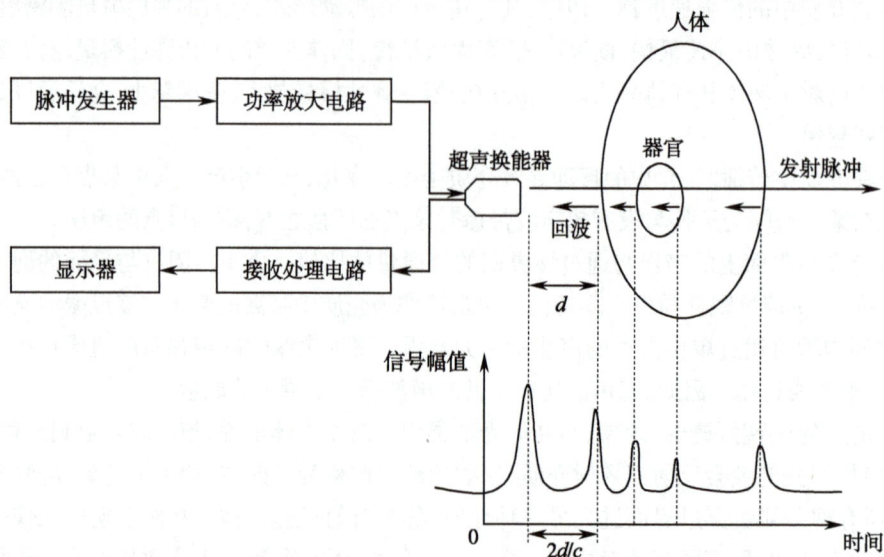

图 4-2　利用脉冲回波检测技术的超声成像系统

(三) 超声成像的主要方式

　　目前,医学超声成像设备主要包括A型、B型、M型和多普勒超声诊断仪。A型和B型超声诊断仪主要用于获取人体器官组织的解剖结构和性质等信息,而M型和多普勒超声诊断仪主要用于获取心脏搏动和血流等运动信息。

　　1. A型超声诊断仪　A型(amplitude mode)超声诊断仪(简称A超)通过脉冲回波的幅度随时间的变化来表征组织信息,属于幅度调制成像。回波幅度代表了回声的强弱,可反映反射界面两侧组织的声阻抗信息,回波时间可计算出反射界面的深度。临床上常用来探测脏器的厚度、病灶的深度和大小以及进行穿刺引流定位等。

　　2. B型超声诊断仪　B型(brightness mode)超声诊断仪(简称B超)在A超的基础上,将单条扫描线扩展为一个扫描平面,并将回波信号的幅值映射为亮度,形成二维图像。B超的扫描方式经历了手动扫描、机械扫描、线性电子扫描、相控阵电子扫描和动态频率扫描的发展过程,成像速度、质量和稳定性得到大幅提高。B超的扫描线一般有线形扫描和扇形扫描两种,线形扫描多用于无骨骼遮挡的腹部区域,而扇形扫描则用于心脏等有骨骼遮挡的脏器。

　　B超的优势在于:第一,显示的是人体组织器官的二维断层图像,还可以对运动脏器进行实时成像;第二,相比于CT和磁共振来说,价格便宜,便于普及,B超还避免了CT带来的辐射损害和磁共振中无法对金属进行扫描成像的问题;第三,超声设备易于移动,对运动不便的患者可实现床边检测;第四,可用于多种组织器官的探查诊断,包括心脏、乳腺、肝脏和胎儿等。

　　然而,B超也存在着一些缺点:第一,相比于CT和磁共振,图像的分辨率和清晰度较低;第二,气体对超声成像有很大影响,图像质量容易受患者肠道气体干扰;第三,B超检查需要改变患者体位,对于骨折患者等不适用;第四,B超检查的操作依赖医生的经验判断,容易出现漏检、错检等情况。

　　3. M型超声诊断仪　M型(motion mode)超声诊断仪也是在A型超声的基础上发展而来的,

它将扫描线扩展到时间维度,将幅值映射为亮度,可以显示同一位置的超声回波信号随时间的变化。M 型超声主要用于心血管疾病的诊断。随着心脏有节律地收缩和舒张,心脏各层组织与探头之间的距离也产生周期性变化,从而形成一系列随心脏搏动而上下摆动的亮点,称为超声心动图。

4. 多普勒超声诊断仪 多普勒超声诊断仪也称 D 型(Doppler mode)超声,它利用多普勒原理,对运动中的脏器和血液所反射回波的频移信号进行检测处理,转换为声音、波形、色彩和灰度等信号,从而显示器官组织的运动状态。在超声换能器固定的情况下,发射的超声遇到人体内运动的红细胞或器官时会产生一次频移,上述障碍物作为新的波源,反射回来的超声沿入射路径反方向回到探头时又会产生一次频移。两次频移叠加,就可以测出运动物体的速度和方向。多普勒超声技术多用于检测心脏、血管、血流和胎儿心率。

第三节 生物医学图像处理

一、生物医学图像处理基本内容

生物医学图像处理的目的在于分析处理获得的医学图像,辅助医生对感兴趣区域进行定性或定量的分析,甚至自动得出分析结果,提高医疗诊断的速率、准确率与可靠性。临床中获得的 X 射线图像、超声图像、CT 断层图像、磁共振图像等多为二维图像或二维切片序列,而在临床应用中,医生往往需要根据三维的图像信息进行分析,有时还需要考虑第四个维度——时间的影响,因而医学图像处理的方法与一般的自然图像处理方法有一定的区别。本部分主要介绍医学图像处理的基本算法。

(一)像素的基本运算

用 $f(x,y)$ 来表示一幅二维图像,相应地,用 $f(x,y,z)$ 来表示一幅三维图像,其中的 (x,y) 和 (x,y,z) 表示像素 p 的位置。一般来说,像素级别的基本运算主要有以下几类:

1. 算术运算 对于图像 f_1 和 f_2 来说,算术运算指的是两幅图像对应位置的像素进行加、减、乘、除的运算,得到的像素值形成新的图像。像素间的线性运算是最基本的图像处理方式,在医学图像处理中有着非常广泛的使用。

将同一部位多次成像获得的图像相加取平均值,可以有效减少噪声对图像质量的影响,就可以起到提高图像质量的作用。

将血管造影前后的图像相减,这样血管区域的图像由于前后像素值差距较大,得到的新图像相应区域的像素值较大;而非血管区域由于造影前后在成像中没有差别,得到的新图像相应区域的像素值接近 0,这样就可以很轻松地把血管区域标注出来。这样的方法称为血管造影减影技术,是一种临床上非常重要的诊断方法,在神经系统疾病、心脏大血管疾病以及肿瘤等疾病的诊治中有着重要的作用,尤其是在介入治疗中起着不可或缺的作用。目前,数字减影技术已经不仅仅局限在血管造影中,在数字关节造影、脊髓造影等中都有很好的应用。

图像相乘或相除一般指的是将图像 f 与一个模板图像进行像素间的相乘或相除,其主要应用在于提取感兴趣区域。即令模板图像中对应图像 f 感兴趣区域的相应区域的像素值为 1,其余区域的像素值为 0,这样在相乘之后,得到的新图像便是仅包含感兴趣区域的图像。在医学图像处理中,这样的运算在图像预处理阶段应用非常广泛,对于减少后续工作的运算量、排除无关区域的干扰很有现实意义。

2. 集合运算 灰度图像间的集合运算与数学上的集合运算有所不同:两个灰度图像的并集指的是提取对应像素对的最大值所形成的图像,交集指的是提取对应像素对的最小值所形成的图像,而补集则是对应像素对作差所形成的图像。

在实际应用中,通常使用一个阈值模板图像与图像 f 作并集,这样可以起到阈值提取的作用,仅保留像素值高于阈值的区域信息;相应地,作交集则可以保留像素值低于阈值的区域信息。

(二) 灰度变换

灰度变换指的是在空间域针对图像的灰度值进行像素级别的处理,是图像处理中最简单的技术之一,主要目的在于阈值处理以及改变图像的对比度。定义 r 和 s 是变换前后的像素值,灰度变换定义为函数 T,即 $s=T(r)$,常见的灰度变换函数 T 主要有以下三大类:

1. 线性变换　在线性变换中,$s=ar+b$。针对参数 a、b 的不同,可以实现非常多的功能。

灰度映射,$s=(MAX-MIN)\times(r-minr)/(maxr-minr)+MIN$。

这样可以把图像映射到灰度范围为 $[MIN,MAX]$ 的范围内,在医学图像的预处理阶段较为常见。

标准差标准化,$s=(r-\mu)/\sigma$,其中,μ 为所有像素的均值,σ 为所有像素的标准差。经过标准差标准化的处理,图像整体的像素值分布符合标准正态分布,即平均值为 0,标准差为 1。这一处理常见于磁共振图像,可以消除成像阶段信号强弱不同、噪声影响等造成的图像像素分布不均匀现象,对后续的图像分析很有帮助。

图像反转,对于灰度范围为 $[0,MAX]$ 的图像来说,$s=MAX-r$ 通过变换可以得到与原图灰度相反的图像,对于提升图像的视觉效果很有帮助。例如,医学图像中背景区域通常是黑色的,其中的一些白色或灰色区域看上去并不是特别醒目,在做了图像反转操作后,变成了白色背景中的黑色区域,尽管图像信息并未改变,但对于人眼的感受来说,效果是截然不同的。

分段线性变换。有的情况下,在灰度范围内采用同一个灰度变换函数并不能满足要求,因而便会采用在不同的灰度范围内使用不同灰度变换函数的方法。最主要的分段线性变换是对比度拉伸的线性变换函数,它可以拉伸图像的对比度,有效缓解图像动态范围过小的问题。灰度级分层的分段线性变换函数同样应用广泛,它可以有效增强图像特征。在前文中提到的血管造影减影技术中,血管区域在经过造影后,图像灰度值非常高,与周围组织差异很大,因而也可以通过灰度级分层的分段线性变换函数来突出显示血管区域图像。当然,因为没有经过减影,这样的处理不能完全消除周围组织的图像。

2. 对数变换　对数变换的通用形式为 $s=clog(1+r)$。它可以实现扩展图像中像素值较低的像素范围,压缩像素值较高的像素范围。反对数函数的变换效果相反。对数函数的特征在于可以压缩像素值变化较大的图像的动态范围,这在频域处理中应用较广,有效保留频谱中的低频信息,提升图像质量。

3. 伽马变换　伽马变换的形式为 $s=cr^\gamma$。根据参数 γ 的不同,伽马变换有不同的变换效果,但整体而言,它的作用在于校正图像的对比度,避免出现整体较亮或整体较暗的现象。医学图像中,伽马变换常用于校正磁共振图像。

(三) 直方图处理

直方图是对图像像素进行统计的一种方法,将像素按照灰度值、梯度、方向等特征归类到组中,并绘制出数据分布的统计图。图像直方图是对图像灰度值的统计,可以有效显示图像中像素强度分布的形式。直方图是多种空间域处理技术的基础,可以应用于图像增强、图像分割、图像分类等场景中。

在直方图中,大部分像素集中在低值处代表着图像偏暗,大部分集中在高值处代表着图像偏亮。对直方图进行直方图均衡,使得各个灰度段像素的个数接近,便可以有效提升图片的对比度,改善图片质量。这种方法实现简单,结果易于预知,在临床诊断中,有利于辅助医生精确诊断。但是在一些场景下,直方图均衡并不能满足需求,需要直方图处理后的图像具有特定的直方图形状,因此需要做直方图规定化。

(四) 滤波处理

滤波是来自信号处理中的概念,指的是将信号中特定波段频率滤除的操作。而在图像处理中,滤波同样可以起到过滤特定信号、改善图像性能的作用,实现平滑、锐化等功能。医学图像因成像环境的不同,不同医院间、不同仪器上获得的图像的质量差异很大,这样的处理方式对于提升医学图像的质量很有帮助,很有现实意义。一般来说,滤波分为空间域上的滤波与频率域上的滤波。

1. 空间域滤波　空间域指的是图像平面本身,即直接对图像的每个像素进行处理。空间滤波指的是对于一个位置的像素而言,滤波后的值是该像素与其邻域像素值的一个映射,这个映射关系便是滤波器。通常而言,滤波器为线性滤波器。针对不同的应用场景,可以使用不同的滤波器。

(1) 平滑空间滤波器:受噪声的影响,医学图像上有时会出现某些亮度变化过大的区域,或出现一些亮点,为了抑制这种噪声,使图像亮度趋于平缓,通常要对图像做平滑处理。一种平滑空间滤波器是平均值滤波器,即滤波后的值为该像素与其邻域像素值的平均值,邻域范围越大时,平滑的效果越明显,但由此带来的弊端便是图像更模糊。当然,若是取像素与其邻域像素值的加权平均值,便是加权均值滤波器。取像素与其邻域像素值的中值,便是中值滤波器,它是使用最广泛的滤波器,对去除椒盐噪声非常有效。事实上,平滑滤波在本质上是低通滤波器,因此都会出现图像边缘模糊的现象。

(2) 锐化空间滤波器:锐化的目的与平滑恰恰相反,主要是补偿图像的轮廓,增强图像的边缘及灰度跳变的部分。一般情况下,在空间域上采用拉普拉斯算子进行图像锐化。拉普拉斯算子是函数的二阶微分函数,具有各向同性,将原图像与拉普拉斯算子得到的图像叠加在一起,就可以得到锐化后的图像。另外,图像的一阶微分包含的是图像最大变化率的方向,又称梯度图像。它也可以用来锐化图像,应用较多的是 Roberts 交叉梯度算子和 Sobel 算子。

2. 频率域滤波　这是一种变换域的处理方式。通常来说,频率域的处理首先要将图像从空间域变换到频率域,在频率域进行滤波处理后再变换回空间域得到滤波后的图像。一般情况下是通过傅里叶变换和反变换来进行域的变换。同样,频率域滤波主要的应用场景也是平滑和锐化。

(1) 平滑频域滤波:对于图像而言,高频部位的灰度变化快,构成了图像的细节;低频部位灰度变化慢,构成了图像的骨架。因而在做平滑处理时,应采用低通滤波器,也不可避免地导致图像模糊。常用的低通滤波器包括理想低通滤波器、布特沃斯低通滤波器、高斯低通滤波器。在医学成像中,为了避免振铃现象的影响,要严格控制低频与高频直接截止频率的过渡,布特沃斯低通滤波器是更合适的选择。

(2) 锐化频域滤波:在做锐化处理时,应考虑图像的高频信息,因而采用高通滤波器来锐化图像。常用的高通滤波器包括理想高通滤波器、布特沃斯高通滤波器、高斯高通滤波器和拉普拉斯算子。

(3) 选择性频率滤波:在消除周期噪声的时候,需要提取特定频段上的信息。此时常用的有两类方法,一类是带通滤波器或带阻滤波器,第二类为陷波滤波器。陷波滤波器是更有用的选择性滤波器。

(五) 图像插值

图像插值是图像处理中应用非常广泛的处理方式。从低分辨率图像中生成高分辨率图像、实现三维图像的各向同性、图像旋转平移等场景都需要图像插值来计算像素的灰度值。不同的插值算法有着不同的精度,这也直接影响了图像的失真程度。使用较多的图像插值算法有以下三类:

1. 最近点插值　顾名思义,待求像素的最近点插值结果是距离待求像素最近邻的像素的值。这种算法计算简便,但生成的图像会有灰度不连续、锯齿明显的现象。

2. 线性插值　待求像素的线性插值结果是邻近像素依照距离的远近进行加权平均得到的,其中,双线性内插和双三次内插是应用比较广泛的算法。线性插值的计算量比最近点插值大,但没有灰度不连续的缺点,应用最为广泛。

3. 样条插值　样条插值是由一些多项式组成的,每一个多项式都是由相邻的两个点决定的,即每两个点确定一个样条函数,把所有的样条分段结合成一个函数,就是最终的插值函数。样条插值相比于线性插值的优点在于节点处可导,具有光滑性。常用的样条函数为 B 样条插值,当 B 样条的阶数为 0 时,效果几乎等同最近点插值;当阶数为 1 时,效果几乎等同线性插值;当阶数大于 1 时,插补值和它的微分都是空间连续的。

(六) 图像配准与融合

医学图像具有 CT、MRI、PET、X 射线、超声等许多模态,在临床应用中,往往要结合多个模态的信息。尤其是在 PET-CT、PET-MRI 的应用中,PET 图像提供病灶分子代谢和神经活动等分子特性,CT 和 MRI 图像提供精确的解剖定位。制订放疗计划时,需要 CT 图像来计算放射剂量,也需要 MRI 图像来描述肿瘤结构。另外,在随访中,要对比前后多次的影像扫描结果。这些都要求把这些图像定位在同一个坐标空间下,并结合多种图像的信息,由此引入了图像配准和融合的概念。

1. 图像配准　图像配准是图像融合的先决条件。所谓图像配准,指的是将两幅或多幅图像在空间位置上对准。设待配准图像为 M、模板图像为 F,配准的过程便是迭代寻找 M 的变换,使得变换图像与 F 同一位置的点满足一定准则。图像配准的算法主要有三大类:基于灰度信息的配准、基于变换域的配准以及基于特征的配准。

基于灰度信息的配准是直接将图像的灰度信息作为图像配准的依据,在配准的过程中,使得变换后的图像与模板图像在灰度值的分布上相似。基于变换域的配准,是在变换域中寻找最佳匹配,常用傅里叶变换和小波变换。傅里叶变换比较适合光照条件不同时的图像配准,而小波变换可以得到各种分辨率的图像,具有尺度不变性与特征分布均匀性。基于特征的配准,是提取图像间共有的特征点,通过变换模型,建立特征点之间的对应关系,实现图像的配准。相对基于灰度信息的配准来说,基于特征的配准计算量小、效率高、鲁棒性强。

图像配准的空间变换主要有刚性变换、仿射变换、投影变换和非线性变换四大类型。度量相似性的指标常用均方根误差、平均绝对值、互信息等。图像重采样的算法与上文提到的图像插值一致。

2. 图像融合　在获得了两幅或多幅配准好的图像后,通过一定的融合方法,就可以将不同图像中的信息结合起来,形成新的融合图像。一般的融合方法有基于分割的融合、图像的加权平均、灰度调制法以及小波变换融合法等方法。评价图像融合效果,一方面可以通过人的主观感受进行判断,另一方面也可以通过熵、交叉熵、互信息、均方误差、信噪比等客观指标进行评价。

(七) 图像三维重建

图像的三维重建,就是提取二维序列图像的三维信息,并利用三维成像的方式显示出来。对于医学图像来说,通过三维重建技术可以非常精确地重现人体组织器官的三维面貌,辅助医生对感兴趣区域的特征建立快速、直观的认识,对疾病的诊断以及手术方案的设计都大有裨益。因此,医学图像的三维重建有着非常广阔的应用前景。

面绘制和体绘制是现在医学图像三维重建领域使用最广泛的两大算法。面绘制算法的基本思想是在三维空间中,根据二维图像的边缘等表面特征构造三角面片、平面或曲面等几何图元,再将这些几何图元进行拼接拟合,采用合理的光照模型和纹理模型,就可以产生三维模型。由于面绘制算法提取的是三维模型的表面数据,较之体绘制算法处理的数据量较小,速度也更快,但同时缺乏模型内部的信息,可以说在某种程度上舍弃了医学图像中的很多有用信息,在一些场合下失去了应用价值。体绘制的基本思想是在三维空间中,充分考虑每个体素的不透明度、颜色等属性信息以及对光线的透射、反射作用,依据物理学的知识直接计算出每一个体素的颜色值。体绘制算法恰好能够弥补面绘制算法的不足,很好地显示出三维物体的内部真实形态,保留图像的细节信息,但由此带来计算成本的加大,对设备的要求较高。

二、生物医学图像分析

通过生物医学图像处理的手段,我们可以得到质量较高的医学图像,这对于医生的临床诊断大有裨益。但是,临床影像数据浩如烟海,完全凭借人工处理数据是非常耗时耗力的,医生水平的良莠不齐也会大大影响诊断的准确率。随着计算视觉理论的不断进步,利用数学模型和图像处理技术来直接提取图像特征、分析图像信息逐渐成为现实。一般来说,医学图像分析主要有目标检测、图像分割、图像分类等任务,本部分主要介绍实现这些任务的基本算法。

笔记

(一) 形态学处理

形态学处理,指的是从图像中提取描述图像区域形态的信息,这里的图像区域形态包括边界、骨架等信息。通过形态学的处理,可以自动提取医学图像中的边界、连通区域等形状信息,为后续的工作提供帮助。

1. 设定图像 A 和结构元 B,那么基本的形态学处理方法有以下 4 种:

(1) **腐蚀**:图像腐蚀是形态学处理最基本的方法之一,它可以缩小图像的组成部分。B 对 A 的腐蚀是 A 中所有包含 B 的平移的点的集合。通过这样的变换,A 的一部分边界信息被去除。腐蚀可以缩小或细化二值图像中的物体,在医学图像中,它可以用来消除小的噪点或区域的影响。

(2) **膨胀**:图像膨胀同样是形态学处理最基本的方法之一,与腐蚀相反的是,它可以扩大图像的组成部分。B 对 A 的膨胀是 A 中所有与 B 的平移有交集的点的集合。通过这样的变换,A 的一部分边界信息得到了进一步的扩展。膨胀可以增大或粗化二值图像中的物体,在医学图像中,它可以用来桥接图像中的裂缝,保持图像中的组织区域的连通性。当然更多情况下,膨胀是和腐蚀一起,形成了更复杂的图像处理方法。另外,膨胀与腐蚀彼此关于集合的求补和反射的运算是互补的。

(3) **开操作和闭操作**:开操作和闭操作均是膨胀与腐蚀复合的操作。开操作可以平滑物体的轮廓,断开较窄的间断,消除比较细的突出物。B 对 A 的开操作是先用 B 对 A 进行腐蚀,再用 B 对腐蚀的结果进行膨胀。闭操作同样可以平滑物体的轮廓,但与开操作相反,它可以连接较窄的间断,消除小的空洞,填补轮廓线的断裂。B 对 A 的闭操作是先用 B 对 A 进行膨胀,再用 B 对膨胀的结果进行腐蚀。在医学图像处理中,开操作和闭操作主要用来消除噪声影响,提升图像质量。当然,开操作和闭操作彼此关于集合的求补和反射的运算也是互补的。

(4) **击中或击不中变换**:击中或击不中变换是用来查找像素局部模式的形态学运算符,也是图像处理中用来执行目标检测任务的基本工具。定义两个不相交的结构元 B_1、B_2,那么击中或击不中变换便是对 B_1 对 A 的腐蚀与 B_2 对 A 的腐蚀的补集取交集。击中或击不中变换可以同时探测图像的内部和外部信息,在图像识别和细化方面有很多应用。

2. 通过结合多种形态学处理的操作,可以在很多应用场景下使用计算机来帮助医生分析图像信息。以下列举了一些常见的应用。

(1) **边界提取**:医学图像的边界提取对于医生认知器官的空间大小、毗邻位置关系等都有很大的帮助。从图像中提取边界信息也有很多实现方法。在形态学处理中,可以先用 B 对 A 进行腐蚀,再用 A 减去腐蚀的结果。

(2) **孔洞填充**:在医学图像处理的过程中,因为噪声的影响,在连通的区域内常常会出现一些小的孔洞,有时会对后续的分析造成干扰。定义 X 是图像中孔洞部分像素的位置,利用形态学方法填充孔洞时,先用 B 对 X 进行膨胀,再和 A 的补集做交集得到新的 X,不断迭代 X,便可以填充图像中的孔洞。

(3) **连通分量提取**:从图像中提取连通分量是很多图像分析的核心,对于人体组织来说,骨骼、血管等图像具有明显的三维连通结构,通过形态学的处理,可以有效提取这些结构。定义 X 是图像中连通分量部分像素的位置,利用形态学方法提取连通分量时,先用 B 对 X 进行膨胀,再和 A 做交集得到新的 X,不断迭代结果,便可以提取出整个连通分量。

(二) 图像分割

图像分割,指的是把数字图像从一个整体的区域划分为多个像素集,位于同一个像素集的像素往往具备同样的某种特征,旨在帮助人们更直接、快速地获取图像信息。在医学影像领域,图像分割可以自动获取病灶的精确位置信息,免除了医生人工分析的成本,在准确率、速率、鲁棒性上均有着很大的优势。

图像分割是医学图像处理与分析中最热门的话题,优秀的算法层出不穷,其中比较著名的算法有阈值提取、聚类法、压缩感知、基于直方图的算法、边缘检测、区域生长、基于偏微分方程的算法、基于图论的算法、分水岭算法、基于模型的分割等等。如今，随着人工智能的快速发展，图像的语义分割在速度和质量上都有了很大的提高。本部分主要介绍一些传统的图像分割算法。

1. 点、线和边缘的检测　目标是在灰度值局部变化剧烈的情况下，分割提取出这些变化剧烈的特征点。在医学影像中，这些特征往往是病灶的部位或用以定位病灶的关键特征。一般情况下，这些特征呈现孤立点、线或者边缘的形态，因此需要使用边缘检测器来分割出这些点，边缘检测器便是前文提到的 Roberts 交叉梯度算子、Sobel 梯度算子、拉普拉斯算子等，在此不做赘述。当然，除此以外，还有更先进的边缘检测技术，如 Marr-Hildreth 边缘检测器、Canny 边缘检测器等，结合了图像噪声、边缘本身特性等因素，取得了更好的效果。目前，医学影像边缘检测中效果最优秀的是 Canny 边缘检测器。

基于 Hessian 矩阵的 Frangi 滤波算法对于检测管状、板状、球状等三维结构非常有效。Hessian 矩阵是三维图像的二阶偏导矩阵，λ_1、λ_2 和 λ_3 是 Hessian 矩阵的三个特征值，并满足 $|\lambda_1| \leqslant |\lambda_2| \leqslant |\lambda_3|$，那么对于不同的形状，这三个特征值的数值具有不同的大小特征，就是通过这个特征来甄别三维图像的形状特点。

2. 阈值处理　每个人的组织、器官对 X 射线的吸收特性在统计学上是一致的，反映到 CT 图像中，便是不同人在不同机器上扫描同一组织得到的图像，灰度值处于同一灰度范围内，不同的组织有着不同的灰度范围，这给阈值提取图像区域提供了先决条件。阈值提取的算法简单易行，即仅保留阈值范围内的像素，舍弃阈值范围外的像素。由于其高效简单的特性，阈值提取在图像分割中处于核心地位。在实际应用设定阈值中，可以根据人体组织 CT 值的范围设定合适的阈值，也可以使用 Otsu 等算法来计算出阈值。但是阈值提取是全局的处理，分割比较粗糙，对于范围相近的组织是无能为力的。

3. 基于区域的分割　区域生长是基于区域的分割中最著名的算法。在实际应用中，首先需要根据需求设计合适的生长条件，然后从被分割对象里选择一个区域作为种子区域，对于区域中的每一个像素点，依次判断它邻域内的像素。如果邻域内的像素符合生长条件，就把该像素合并到种子区域中继续生长，如果不符合条件，就停止生长并回溯到上一个种子点，对它邻域内的另一个像素进行生长。以此类推，当没有新的像素加进来时，整个区域生长就完成了。对于二维图像，区域生长扩张的邻域有 4 邻域或 8 邻域，对于三维图像来说，扩张的区域有 6 邻域和 26 邻域。通常情况下，区域生长的生长条件为灰度值在一定阈值范围内，阈值的选取与阈值提取的类似，既可以人工设置，也可以使用 Otsu 等算法来设置。

另外，还可以从整个图像出发，将一幅图像细分为若干不相交的区域，通过不断地聚合或分裂来达到图像分割的目的。这样的分类合并法常常需要根据图像的同质区域方差等统计特性来确定进行聚合还是分裂，这对参数的选取提出了挑战。

4. 基于形态学分水岭的分割　在地理概念中，分水岭指的是分割相邻两个流域的山岭或高地。在图像中，分水岭指的便是分割相邻两个区域的分割线。分水岭算法是对图像特征使用梯度下降法和沿边界分析弱点（weak points）来分类的算法。在分割的过程中，把跟邻近像素的相似性作为参考依据，连接空间位置和灰度值相近的像素，这样构成的封闭轮廓就是"分水岭"。它的主要应用是从背景中分割提取几乎一致的物体。在图像中，较为平坦的区域具有较小的梯度，因此常用分水岭算法在梯度图像中做分割。

5. 基于形变模型的分割算法　基于形变模型的分割指的是通过力的作用来驱动图形的活动轮廓进行形变，最终到达特征区域的过程，它具有形变自由度大、鲁棒性强、保证边界曲线拓扑结构等优点，在许多领域都有着非常广泛的应用。形变模型主要包括参数形变模型和几何形变模型。参数形变模型的代表是 Snake 模型、活动轮廓线模型等，它们是显函数的形式，即直接利用各种参数去表示活动轮廓，具有速度快、可以实时处理的优势，但存在模型需要初始化、收敛速度慢以及拓扑结构变化不能解决等问题。几何形变模型的代表是水平集模型，它们是隐函数的方式，即把活动轮廓嵌入到高一维函数——水平集函数中,通过演化出零水平集来得到分割结果,具有保持演化信息拓扑完整性、容易三维处理等优势,但也存在着计算缓慢、难以实时处理的缺陷。

"兵无常势,水无常形",在实践中要灵活选取分割算法,通常情况下,结合多种算法的特点可以得到更好的效果。

三、生物医学图像智能分类、检测、分割和检索

随着大数据时代的到来以及计算力的快速发展,人工智能逐渐渗透到各个领域的应用之中。当前,基于人工智能的计算机辅助筛查、诊断、评估已成为生物医学图像处理领域的热门研究方向,而基于机器学习和深度学习的智能分类、检测、分割、检索等为其重要研究内容。

(一) 生物医学图像分类、检测、分割和检索的概念

生物医学图像分类是基于生物医学图像特征,判断给定图像的所属类别。

生物医学图像检测是基于生物医学图像特征,判断给定图像的所属类别,同时确定图像中所有目标的具体位置,一般采用边界框将目标框出。

生物医学图像分割是指基于生物医学图像特征,将图像分成若干个特定的、具有独特性质的区域。图像分割在某种层面上可视为目标检测更进阶的任务,目标检测只需将目标用边界框框出,但图像分割需要根据目标的边界轮廓将目标精确勾画。

生物医学图像检索是指基于生物医学图像的特征,构建索引,利用一定的匹配准则,从数据库中检索与查询图像相类似的图像。根据特征的差异,一般分为基于文本的生物医学图像检索、基于内容的生物医学图像检索和基于语义的生物医学图像检索。

(二) 生物医学图像智能分类

机器学习和深度学习在生物医学图像分类中得到了广泛的应用,其分类效能可媲美甚至远超过传统的分类算法。这类算法旨在利用一系列的特征来描述给定图像,然后通过训练一个能基于这些特征做出判断的分类器,实现图像的分类。

1. 基于传统机器学习的生物医学图像分类 基于传统机器学习的分类算法通常包括特征提取、特征选择或降维、分类器训练三个步骤。在医学图像中,图像特征的提取一般利用影像组学的方式,基于数学公式对目标的灰度、纹理、尺寸、形状等进行分析,提取相应的特征。因为基于影像组学的特征提取过程往往是独立于分类任务进行的,所以提取到的特征中常常包含与任务无关或者相关性很小的特征。此外,提取的特征中可能存在彼此高相关性的特征,即特征冗余。因此,特征选择或者特征降维的方式常被用于选择重要的特征子集或者生成维度较低的新特征集,以较少的特征维度保留较多的原始数据点的信息。随后,这些被选择的特征将用来训练分类器,分类器通过对这些特征进行整合、变换,实现最终的分类。常用的分类器有逻辑回归、支持向量机、决策树、随机森林等。

基于传统机器学习的分类算法在肺结节良恶性分类、表皮生长因子受体(EGFR)突变分类、脑胶质瘤预后分类等许多方面都取得了较好的分类效能。例如在肺结节良恶性分类中,对于每个包含结节的局部 CT 图像,利用灰度共生矩阵、灰度游程矩阵等提取结节的纹理特征,根据结节的掩模提取结节尺寸特征,基于灰度直方图提取结节及其邻域的灰度特征(平均灰度、熵、偏度等),采用过滤法、包裹法或嵌入法等进行特征选择,除去无关或低相关性的特征,然后基于得到的特征以及对应的样本标签训练支持向量机、随机森林等分类器。预测时,只需将待测结节按照上述方法进行特征提取和选择,然后将这些特征输入到训练完毕的分类器中,即可完成该结节的良恶性分类。

2. 基于深度学习的生物医学图像分类 基于机器学习的生物医学图像分类方法需要利用特征工程人为地进行特征提取,不仅过程较为烦琐,而且在特征提取过程中无法确定提取的特征和目标任务之间的相关性。为了获得良好的分类效能,提取的特征需要能较好地表示原始数据中包含的与目标任务相关的信息,因此,基于机器学习的方法需要进行精细的特征设计,也就是说此类方法很大程

度上依赖于特征工程的质量。

　　基于深度学习的分类方法将特征提取器和分类器结合在一起,通过数据驱动的方式,使特征提取器和分类器同时训练。此时,特征提取的过程不再独立于分类任务,提取到的特征与目标任务更具相关性,这有助于最终分类效能的提高。

　　卷积神经网络作为深度学习的重要组成部分,在生物医学图像处理领域得到了广泛的应用。卷积神经网络一般由卷积层、下采样层、全连接层组成(图 4-3)。其中卷积层和下采样层构成特征提取器,而全连接层则可视为分类器。特征提取器通过多层卷积的方式,依次提取不同层次的图像特征,较浅层的卷积核提取较低层次的特征(边缘、纹理、颜色等),较深层的卷积核提取较高层次的语义特征,最终将提取到的特征输入到分类器中,分类器对特征进行整合分析,输出该图像属于各个类别的概率。随后该概率与真实标签比较,两者之间的误差通过梯度反向传播的方式传回到网络各层中,修改特征提取器和分类器中的权重,调节卷积层提取的特征,同时提高全连接层的判别能力,使网络的预测结果和图像真实标签之间的误差逐渐减小。当网络训练完毕后,待测图像直接输入网络即可得到预测结果,避免了人为特征提取的过程,同时加快了待测图像的分类速度。

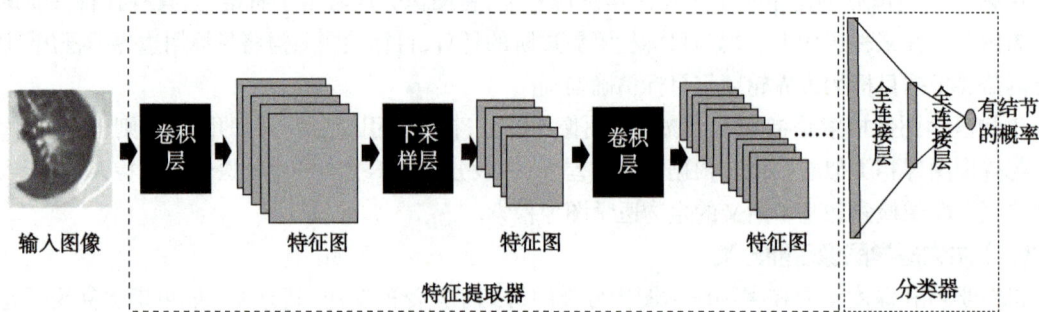

图 4-3　用于分类的卷积神经网络框图

　　近年来,深度学习在生物医学图像分类中显示出巨大的优势,在各类医学图像模态(X 射线、CT、MRI、PET 等)、各个器官部位(脑、眼、肺、胃等)的相关分类问题中都取得了引人注目的成绩。例如,研究者利用卷积神经网络和迁移学习,依托光学相干断层图像,实现了黄斑变性、糖尿病性黄斑水肿、玻璃膜疣和正常图像的有效分类,其分类准确率高达 96.6%。此外,将该模型迁移到基于胸部 X 射线图像判断小儿肺炎的任务中,其分类准确率达到了 92.8%。

　　基于神经网络的分类方法不仅避免了人为显式特征提取的过程,而且在各类生物医学图像的分类任务中取得的效能可媲美甚至超过了基于传统机器学习的方法。但是,相较于前面所述的以人工特征提取为基础的机器学习算法,神经网络的可解释性较差。影像组学的特征均由特定数学公式计算得到,其所代表的意义具有一定的可解释性,而神经网络中用于分类的特征由网络自己学习得到,其含义难以解释。虽然有研究者利用遮挡实验、注意力机制等探究了图像中对网络最终的输出结果起重要作用的部位,但其无法进一步挖掘该重要区域极大影响网络输出的特征。对于生物医学而言,希望发现图像上某些特征与生理、病理之间的相关性,神经网络“黑匣子”的特性在很大程度上限制了此类相关性的挖掘。

(三) 生物医学图像智能检测

　　目标检测不仅需要实现图像级别的分类,还需要对图像中所有目标进行定位。“一步走”(one-stage)和“两步走”(two-stage)算法是目标检测中的两类常用方法。“一步走”算法(如 YOLO、SSD 等)检测速度快,适合移动端检测,但其检测准确率不如“两步走”算法(如 R-CNN、Fast RCNN、Faster RCNN 等)。对于生物医学而言,漏诊和误诊会造成较大的医疗事故或资源浪费,因此,在生物医学图像的目标检测中,常采用“两步走”的算法思想。

　　对于生物医学图像而言,目标检测常用于检测图像中的病灶,如三维 CT 图像中的肺结节、光学相干断层图像中的异常部位。在病灶检测任务中,真正病灶应尽可能多地被检测出来,以防漏诊,达到高敏感性。然而,敏感性的增加往往导致特异性的减小,即较多虚假病灶也会被检测出来,容易造成误诊。为了获得良好的检测效能,医学图像中的目标检测一般包括候选检测和假阳性降低两个阶段,这就是所谓的"两步走"的算法思想。候选检测阶段实现高敏感性检测,在容许一定程度的假阳性的基础上尽可能多地将病灶纳入候选集合;假阳性降低阶段则需在保证敏感性的基础上尽可能多地剔除虚假病灶,提高检测的特异性。

1. 基于分割网络和分类网络的生物医学图像检测　在病灶检测中,分割网络常被用来生成候选集。分割网络接受输入图像,通过一系列卷积、池化、反卷积或上采样后,生成与输入图像相同大小的概率图,概率图中的每个像素值表示输入图像中对应像素属于前景像素的概率(该像素属于病灶的概率)。经过简单的后处理,可得到输入图像的掩模,基于该掩模提取图像块,即可得到病灶候选集。

由于候选检测的敏感性是整个检测框架敏感性的上限,为了减少漏诊,候选检测环节应尽可能多地纳入真实病灶,这往往导致分割网络得到的候选集里面包含一定量的虚假病灶(假阳性)。为了提高目标检测任务的准确性,可采用分类网络剔除虚假病灶。在假阳性降低阶段,候选图像块输入到分类网络中,分类网络利用卷积层、池化层、全连接层等完成特征的提取和候选图像块的分类,区分候选集中的真实病灶和虚假病灶(分类网络也可由基于传统机器学习的分类方法替代)。

基于分割网络和分类网络的检测方法在许多病灶检测任务中都获得了很好的效能,尤其是在肺结节的检测中。研究者基于三维全卷积神经网络获取肺结节的概率图,使用阈值对概率图进行二值化,并利用连通区域的性质剔除孤立噪声点,得到肺结节的掩模。随后该掩模被用来定位候选肺结节,并以这些候选肺结节为中心提取图像块,纳入候选集。候选集中的图像块通常包含结节,也包含血管等非结节结构,因此,研究者采用三维卷积神经网络对这些图像块进行分类,排除非结节结构的图像块,并将包含真正结节的图像块映射回原来的体数据中,得到最终的检测结果。有的研究者在上述框架的基础上通过前处理(锐化结节边界、抑制非结节结构)、利用生成对抗网络增加候选图像块,或者采用辅助网络等方法进一步优化最终的检测效能。

2. 基于检测网络的生物医学图像检测　Faster RCNN 是广泛应用的目标检测网络,其检测思路也是"两步走"思想,即先进行候选检测,确定候选区域的检测框,然后对检测框内的物体进行分类,并利用回归进一步修正检测框的位置。相较于前面分割网络和分类网络分开训练的检测方法,Faster RCNN 提出了区域候选网络,并将其和特征提取、分类网络整合到一个网络中,可以实现端到端的训练和预测,从一定程度上提升网络的检测速度。

Faster RCNN 可以分为主干网络、区域候选网络、感兴趣区域池化层、分类网络四个部分。主干网络由多个卷积层、非线性激活层、池化层组成,用于提取图像的特征;区域候选网络利用主干网络生成的特征图生成候选检测框;感兴趣池化层以主干网络生成的特征图和区域候选网络生成的候选检测框作为输入,进行信息整合后提取候选区域的特征图,将其送入后续的分类网络中;分类网络接受感兴趣池化层提取的候选区域的特征图,利用全连接层进行分类,并进一步微调候选框的位置,提高检测精度。

Faster RCNN 模型虽然是基于自然图像提出的检测模型,但也叫直接应用到生物医学图像的病灶检测任务中。有研究者利用 Faster RCNN 的框架进行内镜图像中结肠息肉的检测;也有研究者对Faster RCNN 的主干网络稍加修改,实现了脊柱 X 线片上骨性标志的自动检测。

但有些研究发现,当病灶检测任务相对复杂或精度要求较高时,仅利用 Faster RCNN 得到的检测结果达不到预期要求。为了进一步改善检测效能,研究者将 Faster RCNN 作为候选检测网络,得到的候选图像块再输入另一网络中,完成分类。例如有研究者用 Faster RCNN 生成肺结节候选集,随后基于多个弱分类器,利用集成学习的方法构建了一个强分类器,用于真假结节判断,提高了结节检测的准确性。在该检测框架中,Faster RCNN 起到与上述分割网络类似的作用,其网络的训练独立于后续的分类网络,因此,该检测流程无法实现端到端的训练。

（四）生物医学图像智能分割

图像分割旨在将图像中具有不同涵义的区域分离，是图像处理到图像分析的重要步骤。对于生物医学图像而言，图像分割常被用于分离不同组织、器官、细胞等，减少非目标因素的干扰，以便后续的分析。例如，利用图像分割技术实现数字病理图像中细胞的分割可以为后续细胞密度、形态的定量分析奠定基础，从而有助于肿瘤良恶性的判断、预后预测等。

1. 基于滑窗法的生物医学图像分割　图像分割问题可视为像素级的分类问题，因此图像分割问题可以用分类的方式解决。基于滑窗的图像分割法就属于此类思想的体现。对于图像中的某个像素点，选取以该像素点为中心，窗口大小为 N×N 的图像块，将其输入到分类网络完成分类（也可用传统机器学习的方法完成分类），得到的分类结果即为该像素的类别标签。接着通过滑动窗口的方式遍历所有的像素，得到每个像素的分类结果，从而完成整幅图像的分割。

这种基于滑窗的分割方法在全卷积神经网络提出之前，在医学图像分割中得到了非常广泛的应用，如利用对 MRI 图像中的脑组织进行分割、对乳腺超声图像中的肿瘤区域进行分割等。

但是，基于滑窗的分割方法主要存在以下几点缺陷：①存储开销大，相邻像素的计算存在冗余，效率低；②图像块的大小限制了卷积神经网络的感受野；③分割结果可能存在孤立噪声点，需要后处理去除。

2. 基于全卷积神经网络的生物医学图像分割　全卷积神经网络最早在 2015 年的 IEEE 国际计算机视觉与模式识别会议（CVPR）上提出，其用卷积层代替一般卷积神经网络中的全连接层，然后将最后一个卷积层得到的特征图上采样至输入图像的大小，得到输入图像的概率图。一般而言，一张概率图对应一个类别，即该张概率图中每个像素值表示原图中对应像素属于该类别的概率。每个像素最大类别概率所属的类别组成的图即为图像语义分割的结果。全卷积神经网络抛弃了全连接层的设计，使输入图像可以是任意大小，同时无须使用滑动窗口的方式提取像素块，在计算上共享资源，更具效率。

但是，上述全卷积神经网络存在一个问题，也是语义分割的主要问题，即像素准确定位和准确分类的矛盾。像素的准确分类不仅依赖于自身，还依赖于邻域像素，因此，为了实现像素的准确分类需要有适当的感受野。下采样层可以帮助增加感受野，但会使图像的分辨率越来越小，丢失的信息越来越多。当将最后卷积层的输出进行上采样恢复至原图大小时，虽然补足了一部分的图像信息，但在下采样环节丢失的位置信息难以完全恢复，容易导致定位失准。为了解决定位准确和分类准确之间的矛盾，现阶段最常用的两种方法就是"编码器-解码器"结构和空洞卷积。

3. 基于"编码器-解码器"结构的分割模型　基于"编码-解码"思想设计的分割网络由编码器和解码器两个部分组成，如图 4-4。编码器一般由卷积层、下采样层构成，用于逐步提取图像不同层次

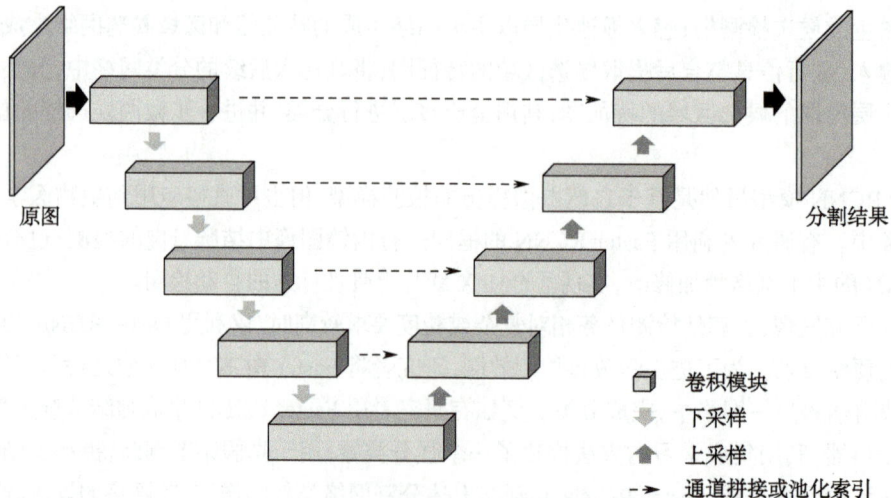

图 4-4　基于"编码器-解码器"结构的分割框架

的特征。编码器浅层感受野较小,学习图像一些局部、浅层次的特征,保留了较多的位置信息;随着下采样次数的增加,编码器深层的感受野增加,学习到图像一些抽象的、高层次的特征,但损失了较多位置信息。解码器一般由上采样层、卷积层组成,通过逐级上采样,不断对编码器深层(包含较多语义信息)和浅层(包含较多位置信息)的特征进行整合,逐步实现每个像素的类别标注。

U-Net、V-Net、SegNet 是基于"编码-解码"结构实现语义分割的代表网络,在生物医学图像分割领域展现了强大的分割效能。U-Net 将编码器的特征通过通道拼接传到解码器中,使解码器既可以获得深层卷积层提取的语义信息,又可以获得浅层卷积层中保留的位置信息,有助于像素的精准分类和定位。研究者最早将其用于电镜图片中神经元结构的分割和光镜图片中细胞的分割中,取得了良好的分割结果。将 2D U-Net 结构中的二维卷积变成三维卷积(充分利用三维体数据信息,对精准分割大有裨益),引入残差模块(通过跳跃连接的方式从一定程度上避免了因网络深度增加而导致训练困难的问题),并使用基于 Dice 系数的目标函数,就是所谓的 V-Net(也可以认为是 3D U-Net)。最早被用于 MRI 图像的前列腺分割问题中,实现了 3D 医学图像端到端的分割。U-Net 和 V-Net 采用通道拼接的方式获得浅层信息,弥补下采样丢失的空间信息,而 SegNet 则是利用最大池化时记录的池化索引进行上采样,逐渐恢复像素的空间位置。由于保存池化索引所需的内存远小于保存特征图所需的内存,因此 SegNet 所需的内存空间相对较少。虽然 SegNet 最早用于自然图像的场景分割中,但其在生物医学图像的分割任务中也可以取得良好的分割结果,如多模态 MRI 图像中脑胶质瘤的分割等。

4. 基于空洞卷积的分割模型　下采样层会导致特征图分辨率的减小以及图像信息的丢失,如果减少甚至不使用下采样层就可以尽可能多地保留像素的位置信息。但是,下采样层的减少会导致网络的感受野减小,可能会对像素的准确分类带来影响。若通过增加卷积核的尺寸达到增大感受野的目的,则会增加计算负担。空洞卷积在不增加训练参数的情况下,通过在卷积核中加入空洞来增加感受野。图 4-5 展示了一维空洞卷积在增加感受野上的优势。在合理设计膨胀系数的情况下,空洞卷积可以实现感受野尺寸的指数型增长。

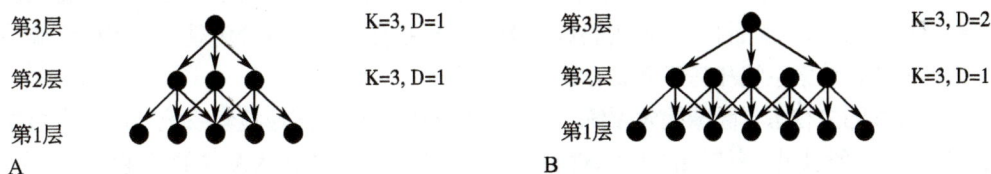

图 4-5　一维普通卷积和一维空洞卷积的比较
A. 一维普通卷积,第 3 层的神经元的感受野为 5;B. 一维空洞卷积,第 3 层的神经元的感受野为 7。

不少研究将空洞卷积的思想应用到分割网络中,一方面可通过空洞卷积级联增加感受野,另一方面也可利用不同采样率的空洞卷积并联获得多尺度的信息。有研究者将空洞卷积应用到脑 MRI 图像的分割中,通过设计合理的膨胀系数,完全舍弃了下采样层,从而减少了下采样导致的信息丢失。此外,其还将对抗学习的思想引入网络训练中,将输入图像与分割网络的输出或真实掩模输入到判别器中,让判别器判断分割网络输出结果和真实掩模之间的差异,利用判别器的损失函数辅助分割网络的训练,从而进一步优化分割网络的分割效能。

5. 基于概率图模型的生物医学图像分割　概率图模型是一类用图的形式来表达变量相关关系的概率模型。其以图为表现方式,用一个节点表示一个或一组变量,用边来表示变量之间的相关性。根据边的性质,概率图模型主要分为有向图模型或贝叶斯网和无向图模型或马尔可夫网两类。在图像分割中,概率图模型将每个像素或者超像素视为一个节点,用边来表示像素之间或超像素之间的相关性,构建图像实体的(条件)联合概率分布或能量函数,通过最大化(条件)联合概率分布或最小化能量函数的方式实现图像的分割。

条件随机场是一种判别式无向图模型,通过对条件概率分布进行建模,求解在已知观测序列下最可能的状态序列,被广泛地应用于图像分割中。对于图像分割而言,输入图像被视为观测序列 X,分割结果被视为与之相对应的标签序列 Y,因此条件随机场的目标就是构建条件概率模型 P(Y|X),通过求解后验概率 P(Y|X) 达到最大时的标签序列 Y 得到分割结果(实际意义:在已知输入图像的情况下,利用条件随机场模型得到的最有可能的分割结果)。条件随机场利用团的势函数(团:图中节点的子集,该子集内部任意两个节点之间都存在边的连接;团的势函数:用于对团内的节点关系进行建模的函数)来定义条件概率 P(Y|X),而势函数可以通过特征函数来构造。特征函数种类丰富,条件随机场常用的特征函数包括状态特征函数和转移特征函数。状态特征函数用于刻画观测序列对标记变量的影响,在图像分割中,其表示输入图像中某个像素或超像素的特性对其分类结果的影响;转移特征函数用于刻画相邻标记变量之间的相关关系以及观测序列对它们的影响,在图像分割中,其表示相邻像素或超像素之间的关系,鼓励模型给相似的像素或者超像素分配一样的标签。

随着卷积神经网络在图像分割中的应用,条件随机场常常作为一种后处理的方式进一步优化分割网络的结果。有研究者采用两个级联的全卷积神经网络和条件随机场来进行肝脏和肝脏中病灶的分割。第一个 3D 全卷积神经网络用于分割肝脏,第二个 3D 全卷积神经网络分割第一个 3D 全卷积神经网络得到的肝脏区域中的病灶。随后,利用 3D 条件随机场对肝脏和病灶的分割结果进行微调。条件随机场的特征函数由一元势函数(状态特征函数)和二元势函数(转移特征函数)组成,其中一元势函数来自分割网络的输出,二元势函数则由两个高斯核组成,将体素的灰度和位置考虑其中,鼓励模型给灰度相似、位置相近的体素分配一样的标签,同时抑制噪声点。近年来,也有研究者将条件随机场与神经网络相结合,实现图像端到端的训练和预测。

(五)生物医学图像智能检索

建立一个高效、准确的生物医学图像检索系统能帮助医生及时检索相关病例,对于提高医生的工作效率和诊断质量具有重要意义。生物医学图像检索系统通常分为离线和在线两个阶段。离线阶段为数据库的构建阶段,从大量的生物医学图像中提取特征,形成特征向量,从而构建本地特征数据库;在线阶段即为图像检索阶段,提取查询图像或文本的特征,利用特征匹配算法在数据库中检索高相似性的图像。根据所提取的特征的区别,生物医学图像检索系统大致可以分为基于文本的图像检索系统、基于内容的图像检索系统和基于语义的图像检索系统三大类。

1. 基于文本的生物医学图像检索系统　基于文本的生物医学图像检索系统利用文本检索技术实现图像检索。一般以患者的姓名、年龄、性别、图像模态、影像号等作为图像的标注和关键字(也可视为图像的特征),构建本地数据库。检索系统通过用户输入姓名、影像号等关键字在本地数据库中检索与之相匹配的图像,并将其呈现给用户。基于文本的医学图像检索系统是目前最为成熟的医学图像检索系统,广泛应用于各大医院。

2. 基于内容的生物医学图像检索　基于内容的生物医学图像检索系统根据图像的视觉特征构建数据库,并利用特征的最邻近搜索完成图像检索,涉及的算法技术主要有特征提取、特征匹配等。

特征从提取方式上可以分为传统特征和深度特征。传统特征是指基于人为设计的算法从图像获取的模拟特定信息的特征,包括颜色、纹理、形状等。在基于内容的生物医学图像检索中,最常用的传统特征包括灰度特征、SIFT、LBP、HOG、GIST 等。近年来,深度学习特别是卷积神经网络在生物医学图像处理领域得到了快速发展,利用卷积神经网络提取的深度特征也开始逐渐应用于医学图像的检索中。例如,有研究者用卷积层提取的特征(具有特定感受野的局部特征,一般需要将其聚合成为能够表征图像整体信息的全局特征)或全连接层提取的特征(全局特征)来表征特定图像,形成特征向量,构建特征数据库。

特征提取完毕后,每个图像拥有了表征自己的特征向量,此时,图像检索问题转化为特征向量最邻近检索问题。为了在数据库中寻找与查询图像相似度最高的图像,需要计算查询图像的特征向量和特征数据库中所有特征向量之间的距离,然而,当数据库规模较大,特征向量维度较高时,顺序搜索会消耗大量的计算时间和资源,因此,需要应用合适的索引技术重新组织特征向量,并管理搜索过程。哈希算法通过预先定义的哈希函数将高维特征压缩成为短的二进制编码,并通过计算二进制的汉明距离来衡量特征向量之间的相似性,在大规模的医学图像检索中得到了应用。一些基于学习的哈希算法(如迭代量化、基于核的监督哈希等)可以从训练数据中学习哈希函数,使用较短的二进制编码即可得到较精确的检索结果。

3. **基于语义的生物医学图像检索**　上述基于内容的图像检索方式主要应用图像的底层特征,如灰度、纹理、形状等,这些特征无法反映图像概念层次上的内容,如是否存在结节肿块,是否存在空腔空洞等。生物医学图像检索旨在搜索生理、病理层面相似的图像,因此,基于底层视觉特征的检索方式在某些时候难以满足用户的检索需求。基于语义的生物医学图像检索旨在挖掘生物医学图像的底层视觉特征和高层语义之间的映射关系,通过将底层视觉特征映射到高级语义层面,然后利用高层语义特征(或基于多特征融合,将其与底层特征、中层语义特征结合)实现生物医学图像检索。其关键技术包括特征的提取(包括底层特征、语义特征)、底层特征到语义特征的映射、特征匹配(此技术不再赘述)。

不少研究者将特征工程提取的特征作为底层特征,将医生的诊断信息作为语义特征,利用机器学习实现特征映射,并结合一定的特征匹配算法,实现了基于语义的医学图像检索。例如,有研究人员以人为提取到的肺实质的灰度、纹理等特征作为底层视觉特征,以医生的分析和诊断内容(是否存在空腔空洞、结节肿块、水样弧形低密度影、斑点状密度增高影等)作为高层语义特征,构建医学图像语义层次模型,然后利用K-最邻近法实现底层特征到语义特征的映射,最后采用基于图像流的反馈方式进一步提高检索精度。也有研究者构建了多层次的语义模型。先利用支持向量机将底层特征映射为中级语义特征,接着利用贝叶斯网络将中级语义特征映射到高级语义层面,最后基于底层特征和不同层次的语义特征进行多特征融合,检索高相似度的多幅图像,并基于语义特征进行二次检索,提高了检索精度。

深度学习也可以被应用到基于语义的医学图像检索系统中。例如,有研究者利用卷积神经网络的卷积层对肺结节进行特征提取,通过多层卷积,将较低层的特征逐步映射成为较抽象、高层次的特征,然后利用全连接层进行特征整合,形成用于表征结节的全局特征,并输出良恶性的分类结果。此良恶性的二分类可作为图像语义特征,用于图像的检索。但是简单依靠这些二分类网络获得的图像语义信息进行图像检索还远远无法达到实际检索要求,因此,如何利用深度学习挖掘生物医学图像深层次的语义信息,更全面地反映图像信息,还需进一步地研究探索。

第四节　生物医学成像与生物医学图像处理技术展望

生物医学成像与生物医学图像处理技术还在不断发展,以取得更好的性能。例如OCT技术发展方向主要在突破探测深度局限、结合传统医学设备及诊断手段的应用扩展以及开发基于数字信号处理的检测诊断方法;利用近红外光散射成像因其绿色安全、成像分辨率高,并且能反映生化信息,有望在乳腺检查和脑功能成像领域取代或是辅助CT和fMRI传统成像手段。

对于一些低密度组织,CT图像的吸收对比衬度不高,使得组织密度分辨率不高,而利用通过同步辐射光源产生的相干X射线进行相位衬度成像,能够得到较高的软组织对比度。未来随着同步辐射光源装置的小型化,相衬CT可能进入临床应用。CT重建算法方面,传统基于压缩感知的低剂量CT迭代算法性能已经趋于饱和,而深度学习技术以数据驱动的方式从大量数据中学习到知识,能补偿低信噪比,并且模型训练完成后能够满足实时性。CT和其他模态成像方式(如PET、SPECT、MRI)深度融合,互相指导重建,提高重建速度和精度。光子计数探测器能够探测出不同能量的光子数,统计出能量统计信息,解析出不同的单能级图像。

磁共振成像的新技术也不断涌现。对于磁体系统来说,高磁场强度意味着高图像信噪比,所以更高场强的设备正在研究过程中：4T系统已得到了美国食品药品监督管理局(FDA)无明显危害的认证，而7T、9.4T和12T系统也正应用于动物实验的研究。梯度技术的发展在于增强梯度放大器，它可以实现全身的任意形状的梯度脉冲波形及高速、实时的应用。为与高场强配合，射频系统的发展主要集中在射频线圈的设计，如多元阵列式全景线圈和支持并行扫描的线圈等。高性能射频系统提高了图像分辨率、扫描速度和对比度。随着磁共振扫描和采集的数据量的增多，非线性K空间轨迹技术、K空间数据共享技术、不完全数据的采集和并行成像技术的重建算法得到开发。而在成像方式上，弥散加权和弥散张量成像、磁敏感成像、脑灌注成像、脑血管成像、脑功能成像、波谱分析等，将磁共振成像的应用场景不断扩展。

在核医学成像方面，PET成像系统是研究的热点。除了前面提到的TOF技术的开发，提高了成像的空间分辨率，实现了药物浓度更精确的定位，PET系统还有一个重要性能指标就是灵敏度，即PET系统对γ光子的捕获能力，这直接影响符合事件的获取，进而影响成像质量。目前，高端的临床PET系统灵敏度最能达到2%左右，也就是说每释放100个光子，只有1~2个能被系统探测到。人体全覆盖式的探测器扫描能够有效提高灵敏度，因此也衍生出了诸多PET系统结构，例如：适型结构、双平板结构、球形结构、环形结构等。适型结构使探测器排布尽可能贴近人体体型，但制作难度大；双平板结构由两块对称的PET探测器模块搭建而成，但由于该系统欠采样，数据不完全导致成像产生伪影问题；球形结构为一全封闭系统，制作难度大，且容易造成患者不适。从制造技术和临床应用等方面来看，环形PET系统是最优的选择。2米长环形PET系统能覆盖人体全身，增加了γ光子的捕获量，从而提高了系统的灵敏度，有利于实时动态成像，甚至能清楚地描述药物从注入人体，通过代谢输送到各个组织和器官，最终在膀胱聚集的整个过程。然而，环形PET系统在轴向视野上存在不均匀的灵敏度分布(三角形分布)，即中间部分灵敏度高，靠近两端的部分灵敏度低，从而影响了成像质量。未来PET系统在硬件上的发展方向，一方面在于提高探测器的制造技术，使TOF技术得到更好的应用，另一方面在于提高系统灵敏度并使其均匀分布。而在PET重建算法方面，得益于人工智能的飞速发展，传统的解析法和迭代法将与深度学习算法融合，优化衰减校正、压制噪声等操作，提高成像质量。

在超声成像方面，随着科学技术的发展，新型超声成像方式大批涌现。三维超声、超声CT、高频超声、超声显微镜、超声全息术、超声内镜、对比谐波和组织谐波成像、弹性成像等，利用不同的超声成像原理，适用于不同组织和疾病的检测，为超声临床诊断提供了更多的选择。

随着人工智能技术的发展以及海量医学图像的积累，神经网络凭借高准确率、高速率的优势，逐渐成为生物医学图像处理的基本算法。传统的图像处理技术往往以预处理、后处理的角色参与到图像分析任务中。但是神经网络对数据要求高，与传统的图像处理技术相比可解释性和鲁棒性有所欠缺。期望在未来的时间中，传统算法与深度学习协同并进，共同推动生物医学图像处理与分析的发展。

近年来，卷积神经网络、递归神经网络等在生物医学图像处理领域的应用日益广泛。为了得到具有良好效能的神经网络，往往需要足够多的带有类别标签的训练样本。然而，相对于自然图像，生物医学图像的采集成本较高，因此获得的图像数量往往有限。此外，即使获得了大量的生物医学图像，其前期的标注工作往往耗时耗力，且标注者需要掌握足够的专业知识。这两点很大程度上限制了神经网络在生物医学图像领域的应用。

迁移学习的出现在一定程度上解决了带有标签的生物医学图像难采集的问题。其将源域的知识迁移到目标域中，帮助缺少样本量或标签的目标域数据训练有效的模型。目前，很多研究都是将在自然图像上训练得到的模型迁移到生物医学图像中，由于自然图像和生物医学图像存在较大差异，迁移时的跨域噪声较大，目标域模型效能的提升可能会受到限制。

主动学习试图通过找出未标记样本中最具有价值的样本，在最小标注代价的前提下获得最优的模型性能，为解决生物医学图像采集、标注困难的问题提供了另一条思路。但是，许多主动学习的算法都是基于自然图像设计的，由于自然图像和生物医学图像的差异性，这些算法无法直接应用于生物医学图像中。

针对生物医学图像标注困难的问题,不少弱监督、半监督、无监督的方法被应用于生物医学图像处理领域中。例如,有些研究者降低对样本标注的精度要求,采用图像级别的标签来训练网络获得像素级别的标注结果;也有研究者通过在网络设置中增加自编码器、生成对抗网络等方法充分利用没有标签信息的样本,辅助网络的训练,提高网络的效能……但是,从当前的研究结果来看,上述方法对网络效能提升的帮助有限,在大多数情况下都无法媲美监督学习下训练得到的网络。

因此,如何利用小样本、弱标签甚至无标签得到性能良好的网络是深度学习在生物医学图像处理领域亟待解决的一个问题。

深度学习的可解释性是其在生物医学图像分析领域蓬勃发展的又一大瓶颈。虽然深度学习在很多医学图像分析中都取得了超越传统算法的效能,但是由于其“黑匣子”的特性,医生很难将网络的分析结果和图像中某些具体特征相对应。目前,注意力机制或者一些可视化的方式虽然帮助医生从一定程度上了解了网络在进行分析时重点关注的区域,但这些方法无法确定神经网络从这些重点关注区域中提取了什么特征,而哪些特征又与最终的分析有显著的相关性。因此,神经网络的可解释性也是今后需要解决的问题。

本 章 小 结

本章介绍了生物医学成像和生物医学图像处理的基本情况,成像和处理的对象是生物体的部分或全部。

生物医学成像包括光学成像、X 射线成像、CT 成像、MRI 成像、核医学成像(PET 或 SPECT)、超声成像等。生物医学图像处理包括像素运算、灰度变换、直方图处理、滤波处理、图像插值、图像配准与融合、图像三维重建、形态学处理、图像分割、目标检测、目标分类、内容检索等。生物医学成像是基础,生物医学图像处理使得图像得到充分利用。近期基于大数据的人工智能、深度学习、放射组学在生物医学成像和生物医学图像处理中的应用不断涌现,促进了这个领域的快速发展。

生物医学成像和生物医学图像处理技术是人类视觉系统的延伸,是一个不断发展、不断带来医学诊断技术革命的领域,不仅应用于诊断,还应用于各种治疗场景及健康监测,在医疗机构的多个科室有广泛应用。

生物医学成像和生物医学图像处理技术与本书的其他章节也有密切联系,如光学成像在生物医学光子学中也有介绍,生物医学成像设备中的探测器本质上是一种传感器,医疗机器人往往集成了生物医学成像装置,生物医学成像和生物医学图像处理技术经常与其他生物医学工程技术协同完成各种临床任务。

更新的生物医学成像和生物医学图像处理技术还将不断诞生,还将朝着更加多模化、智能化、网络化、集成化的方向发展,更好、更快、更少代价地为更多的医疗、健康场景提供高质量服务。生物医学成像和生物医学图像处理技术作为一种医疗侦查或导航工具,将发挥越来越大的作用。

(赵俊)

思考题

1. 为什么人们希望提高医学成像的速度,成像速度是越快越好吗?
2. 结合 CT 成像技术的优势,思考 CT 技术可以或已经应用到哪些疾病的诊断中,并选其中之一解释原因。
3. 在新型冠状病毒感染的诊疗中,生物医学成像设备扮演了重要角色,请列举 1~2 种成像设备,简述它们是如何发挥作用的,分析优缺点并指出是否存在需要改进之处。

4. 计算机辅助手术近年来发展迅速，在术前方案规划、术中监视定位等方面起着非常重要的作用。请简要讨论图像配准技术在计算机辅助手术系统中的应用。

5. 近年来基于卷积神经网络的图像分割方法在医学图像处理领域得到了广泛应用，如放疗靶区勾画、3D 重建前的多器官分割等。请简要讨论相对传统分割方法（如区域生长、图割法等），基于卷积神经网络的图像分割方法有何优势？ U-Net 是一种典型的基于全卷积网络的分割网络，请简要阐述其优点及可改进之处。

第五章

医学信息工程

随着生物医学领域数字化的推进和大量数据的产生,以及计算机技术的快速发展,逐渐形成了以信息科学和生命科学、医学为主的多学科交叉融合的新兴综合性研究领域——医学信息工程,并成为生物医学工程学科的一个重要研究方向。医学信息工程早期主要侧重医学数据管理,逐渐发展到关注医学数据的整合分析和决策支持研究等。随着人工智能技术的发展,医学信息工程也逐渐走向智能化、个性化。本章将分为五个部分介绍医学信息工程的形成、发展以及目前和未来的研究热点。

第一节 医学信息概述

一、信息技术与医学信息工程

信息技术是用信息科学的原理和方法,研究信息传输和信息处理的一门技术,其主体是通信技术、计算机技术和控制技术,具体内容包括有关信息的产生、检测、变换、贮存、传递、处理、显示、识别、提取、控制和利用,以及研究和设计计算机软件、硬件、外部设备、通信网络设备、控制器件及计算机的应用等。

医学信息是指在医学研究、临床实践和医学管理等过程中所产生的以及从各种载体中获取的各种形式的信息,包括文字(如医学书刊、医学报告、临床文档,病历、处方、医嘱)、数据(如实验数据、临床过程的观察数据、公共卫生的调查数据)、表单(如统计表格、临床检查单、化验单)、图形(如心电图、脑电图、X射线图像、CT图像等)、声音(如心音、呼吸音)等。

针对医学信息学这个术语,不同的机构和学者有不同的理解,如美国医学信息学会(American Medical Informatics Association,AMIA)的教育委员会认为医学信息学是"研究信息管理和信息科学在生物医学和医疗保健中应用的学科";英国医学信息学会(British Medical Informatics Society)指出医学信息学研究通过运用一定的技能和方法促进信息的使用和共享,提供卫生保健服务,提高人们的健康水平;德国医学信息学、生物测量和流行病学协会(German Association for Medical Informatics,Biometry and Epidemiology,GMDS)认为医学信息学是利用现代信息技术服务于卫生保健的各个方面。一些专家学者也从不同方面给出了医学信息学的定义,有些学者认为医学信息学是对支持问题解决和决策制定的医学信息、数据和知识进行存储、检索和最优使用的学科,上述理解和定义侧重于具体的应用过程和方法。但也有学者认为医学信息学应有更广泛的内涵,认为医学信息学就是计算机技术在所有医学领域中的应用,包括医疗保健、医学教学以及医学研究。

虽然医学信息学的定义表述不尽相同,各有侧重,但它们之间还存在着许多的共同之处,即医学信息学是在医学与信息科学、计算机科学、人工智能等学科经过不断的交叉、融合和应用后,逐渐形成的交叉学科。其主要任务是要研究医学领域中的各种医学信息的性质、获取、转换、编码、传递、控制和利用,努力使医学科学完全的科学化、现代化。

　　医学信息工程是信息工程技术在医学研究、临床实践和医学管理方面的具体应用,是研究原始医学信息采集、存储、传输、处理、集成、分析、挖掘、检索、解释和理解等方面的基础理论及方法,也包括设计、研制新型生物医疗电子、信息仪器等方面的关键技术,包括将数据转化为信息,再从信息到知识,从知识到智能。医学信息工程的研究范畴有以下层次:原始医学数据的采集、存储、传输、处理、集成;从原始医学数据中分析、挖掘、检索出有组织的综合数据库;从数据库中抽象出来的知识库,从知识库中验证出的可直接应用的知识结晶和理论、协议等。医学信息工程就是通过计算机及相关信息技术来处理诸如生物医学数据、信息和知识的存储、组织、检索和优化利用等一系列任务,以此来辅助医学领域的科研与实践,提高解决问题和制定决策的准确性、及时性和可靠性。

二、医学信息工程发展现状

　　医学信息最早期的研究可以追溯到 1959 年 Ledley 和 Lusted 在 *Science* 杂志上发表的文章《通过符号逻辑、概率和价值理论的推理辅助临床医生进行诊断 》。

　　20 世纪 60 年代,美国国立医学图书馆(National Library of Medicine,NLM)开始利用计算机处理文献数据,于 1996 年推出了面向全球用户提供免费检索的 PubMed 系统;同期,人类基因组计划的实施也取得了一定成效,医学信息处理的数据类型呈现多样化、爆炸性的增长趋势。21 世纪以来医学信息学研究范围不断扩大,应用领域不断拓展,形成了日趋成熟的学科体系,并建立了较为完善的教育和培训机制。

　　医学信息学处理的对象是生物学的、医学的,甚至是更为广义的健康数据、信息和知识;处理过程包括采集、存储、组织、交互和展现等步骤;方法为利用数学、计算机科学、数据库和知识库、人工智能、统计学、语言学理论以及各种通信技术来优化处理;最终目的则是提高患者健康水平、辅助决策、解决医疗及卫生信息化过程中的实际问题。具体来看,医学信息学研究的范畴包括医学知识表达、卫生信息系统、生物信息学及相关的社会和法律问题等方面。医学知识表达主要包括编码/分类和术语、计算机化的临床指南、决策支持、信息检索等;卫生信息系统主要包括医院信息系统、图形/图像系统、电子病历、远程医疗等;生物信息学包括信号处理、微阵列分析等;社会和法律问题主要包括成果评价、教育和培训等。下面对医学信息学的主要研究内容和领域进行简要介绍。

(一)医学知识组织系统

　　医学知识组织系统是实现医学知识组织与知识服务的重要支撑工具。19 世纪末第 1 版《杜威十进分类法》(*Dewey Decimal Classification*,DDC)的问世标志着知识组织研究的开始。随着医学的迅速发展以及医学信息资源的迅速膨胀,对医学领域信息资源的组织显得越发重要。20 世纪 60—80 年代,医学知识组织的发展主要表现为主题词表和分类表的建设,其中较为权威的有《美国国立医学图书馆分类法》(*National Library of Medicine Classification*)和《医学主题词表》(*Medical Subject Headings*,MeSH),中国医学科学院医学信息研究所在 MeSH 的基础上,进行了扩展研究,推出了《英汉对照医学主题词注释字顺表》(*Chinese Medical Subject Headings*,CMeSH)。20 世纪 90 年代《中国中医药学主题词表》《中国图书馆分类法·医学专业分类表》相继问世,为推动我国医学知识组织系统研究起到了积极的作用。

　　为了实现不同知识组织系统之间的融合发展,1986 年 NLM 开展了一体化医学语言系统(Unified Medical Language System,UMLS)的研制工作。2001 年,中国中医科学院中医药信息研究所联合多家单位,依照中医药学特点及学科体系,研制开发了中医药一体化语言系统(Traditional Chinese Medical Language System,TC-MLS)。

(二)医学数据编码和信息标准

　　医学数据编码和信息标准旨在从语法和语义层面规范医学信息中的数值、文本、图像等各种内容的表达和使用,解决数据共享困难和系统之间难以交互的瓶颈问题。国外卫生信息标准化开始较早,其中 Health Level Seven(HL7)是基于国际标准化组织所公布的网络开放系统互连模型第 7 层的医学信息交换协议,1987 年发布了 1.0 版本,经过 20 年的发展,HL7 发展到了极具创新性的 3.0 版本。为了方便图像数据和诊断信息在不同医疗系统中进行传输,1983 年美国放射协会和美国国家电子制造协会制定了一套医学图像通信标准(Digital Imaging and Communications in Medicine,DICOM)。此外,还产生了多种卫生分类标准,如在疾病分类方面,为了实现对医院疾病、死亡原因进行统计,创建了国际疾病分类(International Classification of Diseases,ICD);为适应基层医疗特点,开发了基层医疗国际分类体系(International Classification of Primary Care,ICPC);为规范临床术语,形成了便于计算机处理的医学术语系统 SNOMED-CT(Systematized Nomenclature of Medicine-Clinical Terms)。

我国的卫生信息标准化始于 1995 年卫生部开展的国家医疗卫生事业产业工程(金卫工程)。2000 年 1 月 1 日我国成为 HL7 组织的成员国,并成立了 HL7 中国筹委会,2002 年 8 月卫生部发布《病历书写基本规范(试行)》,2010 年制定《病历书写基本规范》。2006 年 4 月卫生部电子病历委员会在卫生部信息化工作小组办公室领导下成立,其使命是促进电子病历在中国医疗卫生系统中的应用,以达到基于开放工业标准对患者的长期、完整健康记录进行交换和存取的目的。2009 年推出《电子病历基本架构与数据标准》,以更好满足区域范围医疗卫生机构之间的临床信息交换和共享需要,实现以电子健康档案和电子病历为基础的区域卫生协同。

(三) 医学信息检索和数字图书馆

医学信息检索最早的研究可以追溯到 1879 年美国国立医学图书馆编译出版的医学文献检索刊物《医学索引》(Index Medicus,IM)。1966 年 NLM 将《医学索引》数字化,建立了医学文献分析与检索系统(Medical Literature Analysis and Retrieval System,MEDLARS),1971 年推出联机检索工具 MEDLINE(MEDLARS Online),MED-LARS 开展国际联机检索服务。在我国,1994 年中国医学科学院医学信息研究所推出了国内医学信息检索领域第 1 张数据库光盘——中国生物医学文献数据库(Chinese Biological Medicine on Disc,CBM),1997 年启动了"中国实验型数字式图书馆"项目,标志着我国数字图书馆事业进入实践阶段,2002 年启动了"国家数字图书馆工程"。医学数字图书馆的建设有利于生物医学知识的共享与传播,将物理位置分散的文本、图像、影像等生物医学信息资源以数字化、网络化方式存储与互联,提供信息服务。

(四) 医学决策支持系统

医学决策支持就是通过计算机为临床治疗方案、医学处置和公共卫生政策等提供辅助决策的过程,一般包括临床决策支持和卫生决策支持。

临床决策支持主要研究应用计算机辅助临床决策支持问题,涉及临床医生做出诊断和选择合适的治疗方法两个方面。临床决策支持系统是根据患者数据和医学知识,生成针对具体病例建议的知识系统。例如,美国犹他州大学 Latter Day Saints 医院开发的 HELP 系统在传统医疗记录功能的基础上提供了监测功能。在我国,20 世纪 80 年代以来涌现了一批专科临床决策支持系统,如肝病营养疗法专家系统、昏迷诊断计算机专家系统、急性肾衰诊断系统以及疾病诊疗用药系统等。

卫生决策支持是为了对卫生管理活动过程中产生的知识进行深度挖掘,提供更加科学、定量的政策分析模式,有效解决制定战略决策及发展规划中的复杂问题,实现对既定政策的量化指标评估及效果预测,提高决策科学化水平。"军卫一号"军队卫生信息资源配置决策支持系统、卫生检验检疫决策支持系统等都为卫生决策支持系统的建设提供了有益借鉴。

(五) 医院信息系统

利用医学卫生信息系统改进卫生保健的质量,降低医疗成本,已成为各国医疗卫生服务体系变革的主要内容。2000 年,欧盟行动计划 e-Europe 将电子医疗作为重点发展的公共服务;2001 年,日本政府重新修订"日本电子战略",提出了支持包括医疗在内的 7 大领域应用信息技术;2009 年,美国实施健康信息化计划;2009 年 3 月,《中共中央　国务院关于深化医药卫生体制改革的意见》中将卫生信息化作为我国深化医药卫生体制改革的重要任务之一。

医院信息系统在许多国家已有 50 余年的开发利用历史,美国麻省总医院开发的 COSTAR 系统是从 20 世纪 60 年代初开始,并发展至今的大规模临床患者信息系统;20 世纪 70 年代,医院信息系统进入大发展时期,到 20 世纪 90 年代日趋成熟,发展的重点在临床信息系统,如实验室系统、医学影像系统和重症监护系统等,旨在提高临床质量。

我国医院信息系统起步于 20 世纪 70 年代末,发展于 20 世纪 90 年代,以"金卫工程""军字一号'"为代表,全院在局域网内互联互通,以医院事务管理为中心的医院信息系统逐步形成,当前我国医院信息系统基本能够覆盖医院人、财、物等管理的各个环节。

(六) 医学成像系统

现代医学图像主要包括常规 X 射线影像、计算机 X 射线影像、数字 X 射线摄像、磁共振成像、超声成像和放射介入等,成像的共同特点是以不同的灰阶构成黑白对比的解剖图像。由于不同地点、不同设备厂商和不同国家的医学图像存储格式、传输方式千差万别,特别制定了医学数字成像和通信(Digital Imaging and Communications in Medicine,DICOM)国际标准,定义了专用的"语义"和"语法",实现准确的无歧义的信息交换。DICOM 直接促进了医学影像的存档与通信系统(Picture Archiving and Communication Systems,PACS)的发展,旨在解决医学图像的获取、显示、存储、传输和管理等问题,是医学图像信息化的标志。

(七) 电子病历与电子健康档案电子病历

电子病历与电子健康档案电子病历是医院从管理信息系统向临床信息系统转变的核心,也是医院信息化建设向纵深发展的关键。自 20 世纪 80 年代开始,美国、西欧等国家和地区的一些大医院就开始建立医院内部使用的电子病历(electronic medical records,EMR)。20 世纪 90 年代中后期,随着电子病历研究的开展,对电子健康档案(electronic health records,EHR)的研究也不断深入。我国电子病历和电子健康档案的研究起步是伴随着卫生信息系统与社区卫生信息化的发展而展开。目前国内实施较好的是"军字一号"工程的电子病历系统,提供住院志、病程记录、其他记录、检验申请、诊疗申请、知情文件、质量监控等 7 个功能模块,以规范医疗文书、减少差错发生,已经在军队系统医院推广使用。2009 年 3 月 18 日,中共中央、国务院发布《医药卫生体制改革近期重点实施方案(2009—2011 年)》,规定从 2009 年开始逐步在全国统一建立居民健康档案,并实施规范管理。2009 年 5 月,卫生部组织制定了《健康档案基本架构与数据标准(试行)》,这是我国首次发布居民健康档案的基本架构与数据标准。

(八) 区域卫生信息系统

区域卫生信息系统是在一定区域范围内,为卫生机构、卫生管理机构、居民、支付方及医药产品供应商等机构提供数字化形式的搜索、传递、存储、处理卫生行业数据业务和技术平台,以支持医疗卫生服务、公共卫生服务及卫生行政管理的工作过程,最终实现卫生信息资源的共享,以达到提高卫生工作质量和效率、节省有限卫生资源、更好地服务民众的目的。

目前我国区域卫生信息化建设尚处于起步阶段,在建的一些项目也处于试点阶段,随着新医改的深入推进,我国的区域卫生信息系统建设将会快速进步。

(九) 远程医疗

自从 1988 年远程医疗系统的概念被提出后,许多研究和实践结果都表明了远程医疗系统的可行性和实用性。远程医疗大致分为 3 个阶段:第 1 阶段为 20 世纪 60 年代初至 80 年代中期,这一阶段发展较缓慢,主要是受到了通信条件的限制;第 2 阶段为 20 世纪 80 年代后期至 90 年代后期,通过卫星和综合业务数据网,提高了远程医疗的信息传递效果,在远程咨询、远程会诊、医学图像的远距离传输、远程会议和军事医学方面取得了较大进展;第 3 代远程医疗主要是通过公众通信网提供服务,可以提供从客户端到桌面的医疗服务。

我国由于地域环境和经济条件的不同,各地区医疗水平有着明显差异,开展远程医疗能够提高整体医疗水平。但目前在信息技术、政策法规、制度建设等方面还需要做出更多的努力。在新技术广泛应用下,基于移动的数据消费、基于物联网的数据收集、基于大数据的数据分析、基于云计算的数据分享逐步成为现实,我国医疗信息化建设随之朝向标准化、集成化、智能化、移动化、区域化方向发展。

标准化是医疗信息集成的基础,而作为医疗信息集成的利器,医疗信息平台也成为发展的热点和重要工程,并朝着私有云和采用第三方资源与服务的方向发展。

从1998年起,我国医疗信息化建设开始推进,随后经历了计算机化、数字化阶段,逐步实现了全面普及应用。时至今日,在"互联网+"的浪潮下,智慧医疗成为医疗信息化的最终目标。医疗智能化建设涉及内容众多,包括临床业务智能化、管理决策智能化、患者服务智能化、资源管理智能化、医院物流智能化、楼宇智能化等,无疑将是医疗信息化未来的长期热点。

在移动互联网时代,通过移动通信技术提供医疗信息和医疗服务,已成为医疗信息化建设的重点内容,医疗移动化趋势基本成形。移动医疗促进了"以患者为中心"理念的实现,并将朝着个性化、家庭健康监测、慢性病管理方向发展,同时与电子病历的结合将更加紧密。

区域化是医疗信息化的高级阶段,需要区域人口健康信息化建设、医疗联合体、远程医疗等多方面配套配合。毫无疑问的是,区域医疗信息化建设是医院信息化继管理信息化、临床信息化之后的又一个热点。

目前我国大部分医院信息化建设还处于医院信息管理系统建设阶段,二、三级医院已基本普及了医院信息管理系统,小型医院的需求逐渐增强,而且随着科技和医疗行业的发展,信息系统的升级需求也很旺盛。

医疗信息标准化是实现医院不同系统兼容和信息交换共享的重要基础和前提条件。其建设经过了探索研究、重点突破和快速发展三个阶段。目前,我国制定或修订了多项有关标准和规范,同时开展卫生信息标准符合性测试,为医疗信息化的标准化建设夯实基础。

第二节　医学信息标准化技术

一、医学信息标准的制定

信息标准化从狭义上是指信息表达上的标准化,从广义上涉及信息元素的表达、信息处理、信息传输与通信、信息加工流程、信息处理技术与方法、信息处理设备等。没有信息标准化,任何产品大范围的推广都有困难,不同部门之间的信息交换也存在困难。

因此,信息标准化是研究、制定和推广应用统一的信息分类分级、记录格式及其转换、编码等技术标准的过程,以便实现不同层次、不同部门信息系统间的信息共享和系统兼容。信息标准的制定应遵循科学性、实用性和可行性原则,适合一定时期经济、社会和科学技术发展阶段,并为社会所公认和用法令形式予以推行,容许修订和更新。医学信息的标准化是特指信息标准化在医学领域的具体应用,是指在医学信息处理过程中,对信息采集、传输、交换和利用所采用的同一的规则、概念、名词、术语、代码和技术,医学信息标准化过程包括医学信息标准的制定、颁布、实施、反馈,必须形成一个完整的闭环。

医学信息标准的制定是指围绕医学信息技术的开发、信息产品的研制和信息系统建设、运行与管理而开展的一系列标准化工作。而狭义的医学信息标准就是医学信息表达的标准,如医学信息概念、名称、术语、代码等内容的形式表达。

从医学信息表达方法看,主要是指对医学信息进行分类和编码,分类关注的是信息的排列次序和逻辑的准确性,编码则是对分类信息的准确表达。

(一) 医学信息分类方法

对医学信息进行分类表达的基本方法是利用数字、字母、文字等各种符号进行表达,通常包括线分类法、面分类法和轴心分类法。

1. **线分类法**　线分类法是将分类按照某个属性或特征逐级分成若干层级类目,并排列成一个有层次、逐级分类展开的分类体系。一个信息系统需要划分的层级数称为分类深度,每个层级需要选择的类目数称为分类宽度。分类系统的信息容量等于分类深度与分类宽度的乘积。

2. 面分类法　面分类法是将分类信息的若干属性或特征当成若干个面,每个面又分成彼此独立的若干类目,面与面之间有并列关系,信息的容量取决于面和面中类目的的数量。

3. 轴心分类法　轴心分类法的每一项都可以作为一种分类的依据,不同的分类类目围绕不同的轴心展开。例如,国际社区医疗分类(ICPC)就是按照二轴进行分类的:一个轴是器官系统,以字符形式表示;另外一个轴是医学组分,以数字表示。

(二) 医学信息编码方法

对于医学信息标准化来说,编码方法利用抽象的符号(字母、数字或文字)进行符号化的编码。从广义来说,还有数字化编码、自然语言编码和生物信息编码。从信息的层次看,符号化编码是一种基于语法信息的编码方法,包括有序编码、层次编码、特征组合编码和复合编码等多种方法。

二、常见医学信息标准

(一) HL7 医疗卫生信息交换标准

卫生信息交换标准(Health Level Seven,HL7)组织成立于 1987 年,其标准主要用于与卫生保健计算机系统有关的临床、银行、保险、管理、行政及检验等信息的交换。HL7 标准基于国际标准组织 ISO 采用开放式系统互联 OSI 的最高层-应用层制定,可应用于多种操作系统和硬件环境,也可以进行多应用系统间的文件和数据交换。HL7 的主要目的是开发卫生信息传输标准及技术规范,提高信息系统之间的互操作性和信息共享性,降低信息系统互连成本。

HL7 通信协议汇聚了不同厂商用来设计应用软件之间接口的标准格式,它允许医疗机构不同的系统之间进行一些重要资料的通信。从 1987 年开始,HL7 不断更新,形成了 HL7 V2、HL7 V3、HL7 CDA、HL7 FHIR 等一系列标准。HL7 V2 消息基本上是由消息段拼凑的方式构造而成,不能保证消息段语义的一致性;HL7 V3 则引入了基于模型的开发方法,在所有应用领域开发与参考消息模型(reference information model,RIM)语义一致的消息。然而 HL7 V3 是一个巨大且复杂的系统,在实际使用中 HL7 V2 仍然是目前使用最为广泛的 HL7 标准。快速医疗互操作性资源(fast healthcare interoperability resources,FHIR)在继承了 HL7 V2、HL7 V3 和 CDA 各标准优点的基础上,还利用了最新的互联网标准,并且高度重视可实施性。FHIR 解决方案构建工作的基础是一套被称为"资源"(resources)的模块化组件。只需投入已有解决方案/系统成本当中的一小部分,即可轻松地将这些资源组装成行之有效的、可用来解决临床和管理方面实际问题的系统。FHIR 适用于多种多样的应用背景,如移动电话应用、云通信、基于 EHR 的数据共享以及大型医疗卫生机构内部的服务器通信等。

(二) 国际疾病分类

国际疾病分类(International Classification of Diseases,ICD)是根据疾病的某些特征,按照规则将疾病分门别类,并用编码的方法来表示的系统。ICD 的主要目的是用同一分类标准对不同国家、地区在不同时间收集的死亡和疾病数据进行系统地记录、分析、解释和比较,并把疾病诊断和其他健康问题转换成编码,便于分类检索和统计分析。

目前的最新版本为 ICD-11,该版本在 2019 年经世界卫生大会审议通过,于 2022 年 1 月正式生效。该版本的分类编码更实用、准确,大大减少用户的学习成本,同时支持在线和离线两种方式使用。该版本还提供了新的应用程序编程接口(application programming interface,API)和一系列网络服务,例如附有多语言支持工具以及内置用户指南。

(三) 医学数字成像和通信标准

为了解决医学影像及其相关信息在不同系统、不同应用之间的交换时所受到的严重阻碍,美国放射学会(American College of Radiology,ACR)和国家电子制造商协会(National Electrical Manufacturers Association,NEMA)联合组成委员会,在参考了其他相关国际标准的基础上,推出了医学数字图像存储与通信标准,即 DICOM 标准。它从最初的 1.0 版本到 1988 年推出的 2.0 版本,再到

1993 年发布的 DICOM 标准 3.0,已发展成为医学影像信息学领域的国际通用标准。

DICOM 是医学图像和相关信息的国际标准(ISO 12052)。它定义了一套用于存储、传输、共享和打印医学影像数据的规范和协议,利用这个标准,用户可以通过构造接口的方式完成影像数据在设备上的输入/输出工作。

DICOM 被广泛应用于放射医疗、心血管成像以及放射诊疗设备(X 射线、CT、磁共振、超声等),并且在眼科、口腔科等医学领域得到越来越深入的应用。在数以万计的在用医学成像设备中,DICOM 是部署最为广泛的医疗信息标准之一。当前大约有百亿级符合 DICOM 标准的医学图像用于临床使用。

DICOM 标准中涵盖了医学数字图像的采集、归档、通信、显示及查询等几乎所有信息交换的协议;以开放互联的架构和面向对象的方法定义了一套包含各种类型的医学诊断图像及其相关的分析、报告等信息的对象集;定义了用于信息传递、交换的服务类与命令集,以及消息的标准响应;详述了唯一标识各类信息对象的技术;提供了应用于网络环境的服务支持;结构化地定义了制造厂商的兼容性声明。

目前,世界医学影像设备的主要供应商都宣布支持 DICOM 标准。无论在提高医疗诊断水平方面,还是在提高与医学影像及其信息有关的经济效益方面,DICOM 标准的出现为医疗机构带来全新的机会。

(四) 系统医学命名法——临床数据

随着医学信息电子化处理的飞速发展,愈来愈多的应用受制于术语问题。医院信息系统的开发商希望有一种统一的编码系统来满足临床电子病历发展的需要;管理和研究部门缺乏一种可以理解和评价不同医院/诊断临床记录的标准术语集;医保系统也需要标准术语编码实现医院信息系统之间临床诊断及治疗信息的自动化处理。系统医学命名法 SNOMED 最初由美国病理学家学会(College of American Pathologists,CAP)提出。1999 年,CAP 和英国 NHS 联合,将 SNOMED 和临床术语(clinical terms,曾称为 read codes) V3 结合,形成了 SNOMED CT。SNOMED CT 是迄今为止世界公认的最为全面系统的标准医学术语系统,包含了几乎所有医学概念及其标识和命名、概念的描述及概念之间的相互关系,可称为一个完整的医学术语本体,支持计算机自动识别,并具有多个语种形式,在全世界广泛应用。

(五) 医疗健康信息集成规范

医疗健康信息集成规范(Integrating the Healthcare Enterprise,IHE)是工作流程的标准,解决不同 IT 系统间的协同工作问题,将卫生领域内的信息化技术集成起来,通过采用医疗卫生信息标准,促进卫生信息在系统间、机构间实现无缝传递。

IHE 不制定新的标准,而是针对医疗领域的特定需求,通过制定 IHE 技术框架或规范(technical framework,TF),推动标准的联合协同应用。IHE TF 是详细的、严格组织起来的规范性文档,描绘了基于标准的各个系统之间的信息交流,为形成特定的系统集成能力提供全面指导。IHE 集成规范由一组发生在行为者或角色(actors)之间的事务或交易(transaction)构成。IHE TF 为供应商和用户提供了一条方便的途径,即直接参照 IHE TF 定义的功能(无须重申所有关于 IHE 角色和事务的细节),描述临床信息和工作流程,并确定能够满足这些需要的特定角色和事务。依据不同的专业领域,IHE 成立了若干技术委员会,制定相应的 TF。主要包括解剖学、病理学、心脏病学、眼科学、信息技术基础、实验室、医疗协同、医疗设备、药剂、质量、研究和公共卫生、放疗、放射学等。

第三节　医学信息获取及其利用

一、医学信息产生及获取

临床医学数据是任何关于患者的单一观察或其他观察结果。例如:体温读数、血压读数等。临床医学数据包含的要素有①讨论的患者数据：年龄、性别、联系方式；②观察的参数：如尿糖值、血压值、胸透 X 线片中左臂关节；③所讨论参数的值：如体重 70kg、体温 36.6℃；④观察的时间：如 20130108 08：30AM。

临床医学科学和实践中的数据类型很多，从叙述性文本数据到定量测量、信号、图表，甚至图片。因此，临床医学数据类型包括：①叙述数据：患者描述的病情数据；②文本数据：医务人员在病历本上记录的数据；③计算机存储的电子数据：各项参数的电子记录。

医学信息是临床决策者在面对医学数据处理的过程中，通过观察、诊断和治疗的诊断-治疗循环，进行的各种分析、推理和判断。医学信息以各种形式作为载体，包含有下述三个明确的特征：①语法特征：描述信息载体的行为规则，包括一系列代码或符号。语法特征与信息的载体关系极为密切，如医疗中的观测值（白细胞值 $12×10^9$/L）。②语义特征：指具体的信息的含义。如白细胞值 $12×10^9$/L，则说明患者存在一定程度的感染。③语用特征：指为了实现一定的目标，减少诊断过程中的不确定性的信息效用。最终目标是采取措施，解决医疗问题。如白细胞值 $12×10^9$/L，则需要对患者进行药物治疗或其他辅助检查。

而信息的获取涉及模数转换技术、网络技术、感知和换能技术、射频识别、图像处理、编码理论、信息融合、数据挖掘、海量存储、人工智能等众多技术，本节仅简单介绍几种常见的医学信息的获取方法及其利用状况。

传统上认为，医学信息的获取包含医学信息获取和医学信息表示。把借助某种换能器将医学实体的非电信号转换成医学模拟信号，再由 A/D 转换器将模拟信号转换成医学数字信号的过程定义为医学信息获取。由于获取的方法不同，或直接采集，或使用设备获取，或通过某种算法软件自动生成，因此得到的医学信息的形式也各不相同，有的可能为计算机直接识别的数字信息，有的可能是必须经过某种变换或某种编码才能为计算机识别，如生理信息、图像信息或文本信息。

对于医学常规数据信息，这里是指在进行医学临床、医学教学、医学预防和医学管理等一般性的医学实践和科学实验中所得到的各种常见的医学数据，这些信息的特点是都以数据形式直观表现，且具有明显的可测性，常规的医学数据获取方法主要有文档查阅、实验研究、现场调查，也可以从网上进行搜索。至于医学常规数据信息获取的基本原则，一定要保证数据信息的正确性、完整性、统一性、可操作性；对于医学常规数据的利用途径，主要用于统计处理、数据库的构建、科学计算和大数据的利用。

医学生理信息即人体生理信号，是医学领域中最能直接反映生命特征的信息，一个生命体在其生命活动过程中，无论是器官组织还是各类细胞，都可能成为生理信息产生的信息源，从物理特点来看，这些生理信号有的是带有生物电的，有的是不带生物电的。一般来说，人体生理信号具有如下特点：幅度小、频率低、信噪比低、随机性强，一般需要换能器才能获取。

二、医学信息知识发现及管理

知识发现（knowledge discovery in database，KDD）即从大规模数据库中发现有用知识的过程，数据挖掘是这一过程的一个基本步骤。目前知识发现是一个非常活跃且很有前途的综合领域，与之紧密相关的领域包括数据库技术、机器学习、模式识别、统计学、人工智能、神经网络、专家系统、数据可视化、信息检索、高性能计算、图像与信号处理和空间数据分析等等。目前知识发现已在决策、过程控制、信息管理、查询处理等方面显示出了巨大作用。

知识发现指从数据库中识别合法的、新颖的、有潜在价值的以及最终可理解的模式的非常规的过程。它包括数据清理与集成、数据选择与变换、数据挖掘、模式评估与知识表示。

数据清理与集成、数据选择与变换统称为预处理过程，用于改进数据的质量，从而有助于提高其后数据挖掘过程的精度和性能。目前医学研究中的大量数据存在许多不完整、不一致的现象，例如数值数据文本数据及医学影像（包括 SPECT、X-CT、PET、MRI、HRCT）共存、很多不同符号的数据却表示相同的意义、大量冗余数据、误写或误拼的医学术语等,在这种情况下,有效的预处理过程就显得尤为重要。数据清理方法对空缺值的处理是在实践过程中经常遇到的问题,处理空缺值的过程也可以包含在数据挖掘算法当中,例如大家熟悉的 $C_{4.5}$ 决策树算法或其他聚类算法。

知识发现是从数据中找到有用知识的过程,广义上从生物医学中抽取信息的模型都可以被认为是生物医学知识发现模型,主要包含医学数据分类聚类、知识关联和相关性分析、时间序列分析等。狭义的知识发现主要指医疗知识的关联和相关性分析。

人工智能与医学知识发现的关系密不可分,可以使用人工智能技术来辅助发现更多医学知识,同时新的医学知识发现会孵化更多落地应用的医学人工智能产品。目前,人工智能已经在医学影像分析、医学研究、疾病诊断、医疗风险分析、临床辅助治疗、药物开发、营养学及健康管理等方面得到了不同程度的应用。更多详细的关于医学人工智能的内容将在本章第五节介绍。

当新的知识被挖掘出来之后,如何更有效地表达、管理这些知识成为新的任务。知识库是知识管理的有效途径,它作为传统数据库技术和人工智能技术相结合的产物,是完成知识表示和存储的系统,不仅能处理简单的陈述性的事实性知识,还能够处理具备一定推理性和过程性的知识。一般来讲,知识库包含的知识来自各个领域的专家,基于领域特异的知识库,结合推理引擎,可构成该领域有关的专家系统。专家系统是早期人工智能的一个重要分支,它可以看作是一类具有专门知识和经验的计算机智能程序系统,一般采用人工智能中的知识表示和知识推理技术来模拟通常由领域内专家才能解决的复杂问题。

第四节　医学信息系统

一、医学信息系统概述

(一) 医学信息系统的定义和特点

医学信息系统就是为医学信息存储、处理和应用而设立的计算机系统,主要涉及公共卫生信息系统、医疗服务信息系统和卫生管理信息系统等,其中最为常见的就是医院信息系统。

医学信息系统有如下特点:①医学信息的数量大、种类和来源多样、复杂度高,这对系统的数据处理能力提出了很高的要求;②医学信息的应用面广、影响度大,但是由于各个厂商执行不同的协议,其标准化程度低,使得异构医学信息系统之间的互操作性较差,导致医学信息的处理难度大;③医学信息的私密性强,涉及个人、家庭、地方甚至国家,在医学信息共享的过程中要确保信息安全和隐私保护;④医学信息增长速度快,处理速度也快,连续性和时效性显著;⑤医学信息系统的开发技术难度大、周期长且后期维护难。

(二) 医学信息系统的作用

医学信息对于人类社会和自然环境都具有深刻的现实意义和历史意义,也反映了国家物质文明和精神文明的水平。医学信息系统的作用主要体现在如下方面:①在公共卫生环境方面,区域卫生信息系统的建设与应用,是解决公共卫生突发事件应急指挥,职业病、地方病和传染性疾病的监控、预防与治疗,以及社会医疗保险等关乎国计民生问题的有效手段;②在医疗服务方面,目前全国各省市县的许多大中型医院都建设了全院的医院信息系统,并且利用已收集的医院数字化信息,给出相应的决策辅助,不仅提高了患者的就医效率,降低了医疗费用,也提升了医院的医疗服务水平;③在教学科研方面,医学信息系统的建设推动了医学信息的数字化,医学信息的数据量大大提升。通过大数据和人工智能等相关技术,将这些医学信息用于探索人类生命科学的奥秘,揭示疑难杂症的规律,为研究、分析和解决问题提供方向和依据,从而进一步提高医疗和科研水平;④在电子病历和健康档案方面,我国借鉴发达国家的成功案例,开展以网络为基础的全民健康记录建设,用以系统记录患者发病情况、病情变化、转归和诊疗情况,以及医务人员在医疗过程中形成的文字、图标和影像。而医学信息系统也势必会进一步推动电子病历和健康档案在我国的发展。

（三）医学信息系统的相关技术

医学信息系统的发展依赖于信息技术的发展，而信息技术则以计算机科学技术为核心，综合了一系列相关技术体系，涉及体系架构与存储模式、网络通信技术、数据库技术和信息安全技术等。

1. 体系架构与存储模式 医学信息具有类型多、容量大的特点，其对数据存储的要求也不尽相同。系统架构与数据存储的模式分为集中式、分布式和混合式，三种模式都有各自的优缺点。集中式具有成本低、方法简单、安全性高等特点，易于实现对全局数据的管理和数据挖掘分析，但是不容易适应区域之间规模的差异性，另外系统扩展性、性能和可维护性也存在问题；分布式具有灵活、实施快捷等特点，能够有效分摊业务压力，但是也存在系统整体维护成本高、不能提供全面的用户信息等问题；混合式兼具了集中式和分布式的特点，但是相较于其他方式，其技术复杂，系统初期的开发成本较高。

2. 网络通信技术 计算机网络是现代计算机技术和通信技术紧密结合的产物，它涉及通信和计算机两个领域。高速、可靠、标准化、可维护、可扩展的计算机网络平台是医院信息系统最为基础的项目之一。所谓计算机网络就是利用通信设备和线路将地理位置不同的、功能独立的多个计算机系统相互连接，通过功能完善的网络软件（如网络通信协议、信息交换方式以及网络操作系统等）来实现网络中信息传递和资源共享的系统。

应用网络互联技术，将相同或者不同网络上的互联设备连接在一起，实现互联资源的共享，通过将一个较大的网络划分成几个子网或网段，增加网络性能。医学信息系统网络整体架构示意图如图5-1所示，常用的组网和网络互连的设备包括网卡、集线器、交换机、路由器和无线AP等。

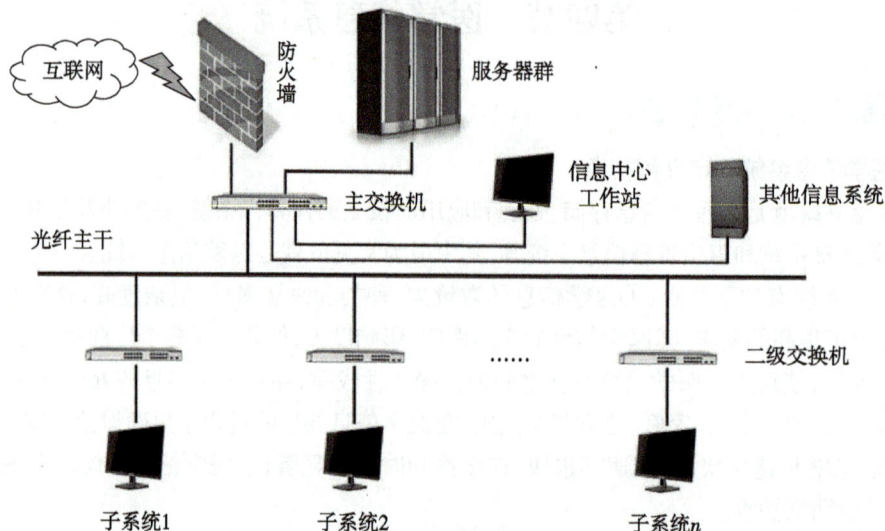

图 5-1　医学信息系统网络示意图

3. 数据库技术 随着数据库技术的不断发展，逐渐采用关系型和非关系型数据库来组织数据，医学信息系统由此实现了数据高效录入、查询和统计。关系型数据库是由二维表及其之间的联系所组成的数据组织，一致性较高且易于维护，但是读写效率低、扩展性差，难以应对复杂数据环境。由此提出了非关系型数据库，它是一种数据结构化存储方法的集合。如Caché数据库，它融合了关系和对象的两大技术的优点，克服了面向对象数据库存在的缺陷，利用其独特的多维数组存储结构，实现数据的灵活存取。在欧美国家和日本，基于后关系型数据库的医院信息系统已经得到广泛应用，并在日常运行中显示了高效的性能。

4. 信息安全技术 医疗领域中存储着大量、丰富的数据，通过进行信息整合、共享和深度分析，对促进医学研究和政府决策均具有重要意义。但是在利用好医疗信息的同时，要防止隐私的泄露。保护个人医疗信息隐私是维护个人人格尊严和自由的体现，有利于医疗信息经济价值的良好实现，有利于满足个人正常生活的需要,有利于维持良好的医患关系,也有利于维护公共利益,促进医学繁荣进步。

为了保证一定级别的信息安全,除了建立一套与信息安全相关的法律法规、加强内部管理、提高整体信息安全意识外,先进的安全技术也是保证信息安全的重要手段。医学信息系统安全性主要包括两个方面,一是物理安全,即对系统设备及相关设施进行物理保护,免于系统破坏和信息丢失等;另一方面则是逻辑安全,隐私保护的研究领域主要关注基于访问控制的技术、基于数据加密的技术和基于匿名化的技术。

二、医院内信息系统

(一) 医院信息系统

医院信息系统(hospital information system,HIS)是现代化医院建设中不可缺少的基础设施与支撑环境。

美国 AMIA 的发起人 Morris F. Collen 曾于 1968 年将医院信息系统定义为:利用电子计算机和通信设备,为医院所属各部门提供患者诊疗信息和行政管理信息的收集、存储、处理、提取和数据交换的服务,并满足所有授权用户的功能需求的系统。

2002 年,卫生部公布的《医院信息系统基本功能规范》对医院信息系统作了如下定义:医院信息系统是指利用计算机软硬件技术、网络通信技术等现代化手段,对医院及其所属各部门的人流、物流、财流进行综合管理,对在医疗活动各阶段中产生的数据进行采集、存贮、处理、提取、传输、汇总、加工生成各种信息,从而为医院的整体运行提供全面的、自动化的管理及各种服务的信息系统。

1. HIS 的组成　一个完整的医院信息系统(hospital information system,HIS)应该包括医院管理信息系统和临床医疗信息系统。

医院管理信息系统(hospital management information system,HMIS)是一个完整的系统,它提供信息以支持医院的计划、控制和操作。它提供既适应过去、也适应现在和将来的有关内部操作和外部情报的信息以帮助运行、管理和决策。它以适当方式提供有价值的信息。HMIS 把从事务处理到医院环境(国家立法、卫生政策及国内外经济情况)中选出的数据浓缩、加工成为用于管理的信息。

HMIS 的主要目标是支持医院的行政管理与事务处理业务,减轻事务处理人员的劳动强度,辅助医院管理,辅助高层领导决策,提高医院的工作效率,从而使医院能够以较少的投入获得更好的社会效益与经济效益。HMIS 应该包括的系统有:门诊挂号系统、住院管理系统、财务管理系统、药品管理系统、物资管理系统、病案管理系统、人事管理系统、办公管理系统等。

临床信息系统(clinical information system,CIS)的主要目标是支持医院医护人员的临床活动,收集和处理患者的临床信息,丰富和积累临床医学知识,并降低操作差错,辅助临床决策,提高医护人员的工作效率,为患者提供更多、更快、更好的服务。CIS 的范围一般包括电子病历系统、医生工作站、护士工作站、临床检验系统、医学影像系统、合理用药系统、治疗信息系统、手术信息系统、重症监护系统等。

2. HIS 的作用

(1) 医院业务流程优化和重组:医院业务流程是指医院在完成工作、实现目标的过程中的一组必需的、逻辑上相关联的活动。服务主体不清晰、非医疗环节多、信息传递缓慢、流程间关系不顺畅等是传统的医院业务流程存在的问题。结合信息化的模式和信息系统的特点,对医院业务流程进行优化和重组是现代医院的重大课题,可实现医院由传统管理模式向信息化管理的跨越式发展。

医院信息系统的应用可以削减甚至取消许多原来需要人工参与的环节。例如应用门诊医师工作站后,医师开具处方后信息系统能自动计算和显示该处方的价格,并传输到门诊收费系统,可以省略患者的划价环节。

(2) 构建医院管理平台,提高医院核心竞争力:建立医院信息系统,实现现代化、信息化医院管理,有利于医院推行内部管理战略,提高核心竞争力。患者管理、收费管理、药品管理等医院信息系统在医院管理中的成功应用,实现了医院对人财物的信息化管理,大大减少了药品、物资的积压、浪费和流失,降低了库存及流动资金的占用,控制了不合理开销,堵塞了收费漏洞,降低了医疗成本,节约并充分利用了卫生资源。

医院信息系统的建立与应用是实现医院标准化管理最有效的途径。成本核算系统、绩效管理系统、辅助决策系统等医院标准化管理系统可高质量、高速度地组织医院各项活动和进行科学管理。在实施标准化的过程中,要充分运用信息化提供的功能强大的管理平台,使医院能够在激烈的竞争中脱颖而出。

(3) 规范医疗行为,提高医疗质量:人工操作模式下存在工作随意性大、质量监督难等问题,而医院信息系统的应用可有效解决上述问题,并为医护人员提供规范的业务操作平台和有效的质量管理平台。

首先,电子医疗文书取代手写医疗文书,可以记录各级医师的修改和审阅意见,保留所有操作痕迹,还可加盖电子印章进行保护以避免随意改动;其次,大量要求和规范保存在信息系统中,医务人员实时收到监控和提示,可减少医疗中的随意性和不确定性;再次,通过对合理用药、药物不良反应、院内感染、危重疾病等项目的在线监控,及时提示、预警和控制诊疗过程中可能出现的质量问题;最后,医院信息系统的应用大大减少了人工操作环节,同时采用数字标识和识别技术,以数据的自动识别、采集和处理替代了过去人工操作容易出错的环节。

(4) 建立"以患者为中心"的医疗服务模式:建立"以患者为中心"的医疗服务模式的首要目标就是不断满足患者日益增长的医疗服务需求,为患者提供"优质、高效、低耗、满意"的医疗服务。通过信息系统的应用,充分发挥计算机网络的特点,紧紧围绕患者的需求,提高诊疗质量,改善服务措施,控制医疗成本,简化就诊流程以求达到目标。

"以患者为中心"要强化与患者就诊直接相关的诊疗环节,规范医师诊疗内容和过程,保证诊疗质量;简化与患者就诊不直接相关的事务环节,缩短排队时间、检查时间、缴费时间;降低医疗成本,减轻患者负担,做到因病施治,合理检查、合理用药、合理收费;对现有医院信息系统进行改造和升级,逐步从以管理为中心转向以患者为中心。

(二) 电子病历

电子病历(electronic medical record,EMR)是现代医疗机构开展高效、优质的临床诊疗、科研以及医疗管理工作所必需的重要临床信息资源,也是居民健康档案的主要信息来源。标准化电子病历是实现区域范围以居民个人为主线的临床信息共享和医疗机构互联互通、协同服务的前提和基础,不仅能保证居民健康档案"数出有源、数出有据",还有助于落实、规范临床路径,实现医疗过程监管,提高医疗救治水平与应急指挥能力。

电子病历在国际上有不同的称谓,如EMR、CPR(computer-based patient record)、EHR等。虽然人们对电子病历应当具备的一些基本特性有相同或相近的认识,但由于电子病历本身的功能形态还在发展之中,对电子病历尚没有形成一致的定义。2009年卫生部和国家中医药管理局颁布的《电子病历基本架构与数据标准(试行)》定义电子病历是由医疗机构以电子化方式创建、保存和使用的,重点针对门诊、住院患者(或保健对象)临床诊疗和指导干预信息的数据集成系统,是居民个人在医疗机构历次就诊过程中产生和被记录的完整、详细的临床信息资源。美国医学研究所定义CPR是以电子化方式管理的有关个人终身健康状态和医疗保健信息,它可在医疗中作为主要的信息源取代纸张病历,满足所有的诊疗、法律和管理需求。国际标准化组织卫生信息标准技术委员会认为EHR是以计算机可处理的方式表示的、有关医疗主体健康的信息仓库。

尽管不同的机构对电子病历的定义有所不同,但基本上都从电子病历应当包括的信息内容和其主要功能两个方面进行了描述。

信息内容方面,EHR不仅包括了个人的医疗记录,即门诊、住院就诊的所有医疗信息,还包括个人的健康记录,如免疫接种、健康查体、健康状态等内容。也有人认为,电子病历除了专业医疗和健康机构产生的信息外,还应包括个人记录的健康信息。从时间跨度上,电子病历应当覆盖个人从生到死的全过程。

功能方面,电子病历强调发挥信息技术的优势,提供超越纸张病历的服务功能。总体上可归纳为三个方面:医疗信息的记录、存储和访问功能;利用医学知识库辅助医生进行临床决策的功能;实现公共卫生和科研服务信息的再利用功能。

如图 5-2 所示,为了标识和评价电子病历的发展过程,美国医疗卫生信息和管理系统协会(Healthcare Information and Management System Society,HIMSS)将电子病历的应用划分为 0 到 7 共八个等级。

电子病历的应用水平分级
7　整合多个外部来源数据;通过警报和提醒支持用户进行自我健康管理,通过自动化工具评估患者的治疗结果;数字基础设施使得患者能够动态参与个人健康管理
6　整合医疗设备;支持数据共享的健康信息交换,用户可以提交自我健康报告和诊疗结局数据;可穿戴式和植入式设备支持远程监控以及患者健康管理;在线服务提升健康医疗服务可及性与健康素养
5　能够整合外部来源数据;通过警报和提醒持续监控临床参数的变化;提供远程和虚拟护理服务;基于入侵者防御系统对未经授权访问进行有效管理;为床旁照护提供技术支撑
4　电子处方系统;临床决策支持;临床文书电子化记录;对于临床结局和患者满意度持续监控
3　护理与医技文书可以通过临床数据中心进行远程访问;已实施基于角色的访问控制
2　临床数据中心;基础的信息安全
1　检验、影像、药房等系统可以生成以患者为中心的报告和结果
0　该组织尚未安装任何医疗信息系统(如检验系统、影像系统、药房系统等)

图 5-2　电子病历的应用水平分级

1. 电子病历主要内容　电子病历主要内容包括个人终身健康状态和医疗保健信息,图 5-3 是医院范围内电子病历的组成示意图。

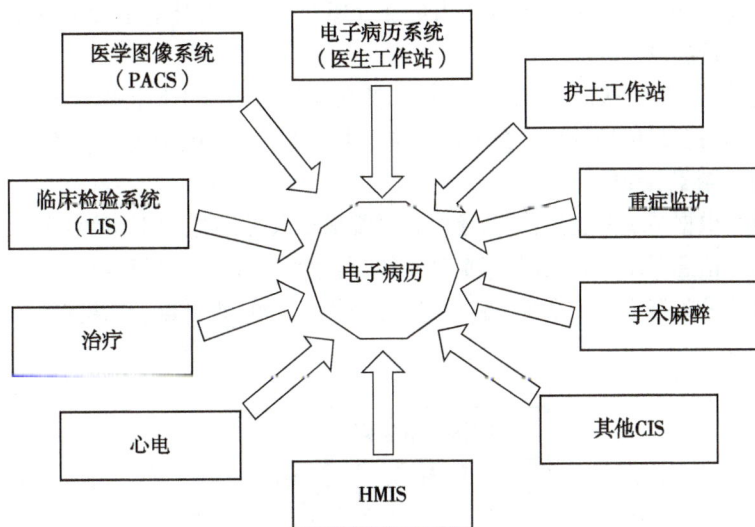

图 5-3　医院范围内电子病历内容示意图

由图 5-3 可见,电子病历的信息来源主要是医院信息系统的各个子系统,这些子系统将有关患者的基本信息和诊疗信息提交给电子病历,从而形成患者的电子病历,子系统越完善,电子病历的内容也就越完善。

广义上来讲,电子病历贯穿人的生命过程,其内容不仅涉及疾病的诊疗过程,而且关注生理、心理、社会因素对健康的影响。居民生命过程中与各类卫生服务机构发生接触所产生的所有卫生服务活动的客观记录,包括预防、医疗、健康、康复等信息都包含在电子病历内。

2. 电子病历主要作用

(1) 整合患者诊疗信息:随着医疗手段的进步,医师们更加需要将分散在 HIS 各类子系统的患者所有诊疗数据整合为一个整体。电子病历以患者为主线,提取不同子系统中同一患者的信息,形成一份物理上完整的电子病历,也可以采用索引机制将分散的诊疗信息关联起来,形成一份逻辑上完整的电子病历,彻底改变以前诊疗信息的应用局限在各自子系统的状况。

(2) 提高医疗工作效率:应用电子病历的一个重要目的是提高医疗工作效率。首先,电子病历可以全面完整地展示患者各类诊疗信息,省去医生往返不同科室、调取不同资料查询、检索、对比不同诊疗信息的时间。其次,电子病历充分利用计算机网络的特点,简化医疗文书书写、医嘱下达和执行、手术和检查预约、会诊安排、合理用药监控等医务人员相关操作。此外,电子病历还能大大提高医疗管理效率,使医院能够实现网络化和智能化的医疗业务管理、诊疗质量管理、患者服务管理和整体医疗行为管理。

(3) 改进诊疗质量:电子病历可以从多方面提高诊疗质量。第一,各种电子标识的使用能有效降低人工操作的错误;第二,电子病历中临床路径、循证医疗等技术的应用是提高医疗质量的有效手段;第三,电子病历包含患者各种诊疗信息(医嘱下达人和执行人、执行时间、对象),对这些信息进行监控能实现环节质量控制和全程质量管理;第四,电子病历对各种诊疗信息的整合和应用能帮助医师及时发现诊疗期间的医疗错误,并给予纠正;第五,电子病历能提供医学知识库、操作规范指引、临床辅助决策等帮助医师提高诊疗质量的工具。

(4) 规范医疗行为:电子病历通过设定操作规范和流程路径,在技术层面对医疗行为进行指引、跟踪、监督和控制,并且提供医疗行为的回顾、分析和评价等完整的信息记录,有效规范和改善医疗行为。

(5) 辅助诊疗决策:电子病历一方面通过对患者信息的整合、积累和挖掘提炼出对常见病和疑难病的诊疗规律;另一方面通过与医学知识库、临床案例库等各种数据库的联机应用,为医师诊疗提供辅助信息,帮助医师对患者的诊断和治疗做出更加合理的方案。此外电子病历还能为医院管理层提供大量信息,辅助管理决策。

(6) 保证信息安全:身份认证、权限控制、电子签名等技术的应用使得电子病历能够提供比传统病历更高的安全保障;多重保护及高科技手段的应用进一步提高了电子病历信息的安全性和完整性。

(三) 其他医院内信息系统

如图 5-4 所示,根据系统的业务功能,还可将医院信息系统分类为门诊信息系统、住院信息系统、医技信息系统、药品信息系统、设备和物资信息系统、财务管理和成本核算信息系统、医务管理信息系统等,每个部分又可分为若干个子系统,各个系统之间相互关联,彼此配合,共同组成了协调统一的整体医院信息系统。

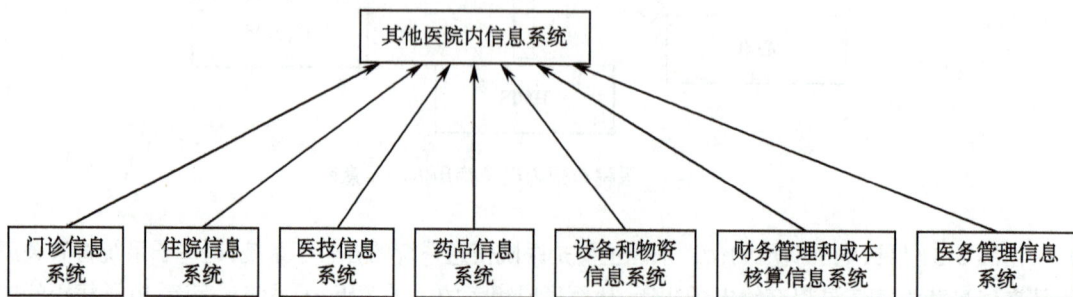

图 5-4　其他医院内信息系统

三、区域卫生信息系统

随着我国信息化发展战略的推进,加强医疗信息化建设已成为医疗卫生事业发展的战略重点之一。从数字化医院建设到区域卫生信息化建设,需要积极推进云计算、物联网、大数据和人工智能等相结合的技术手段建设,打造以数据共享为特征的区域卫生信息系统,同时提供与公共卫生行业相关的信息资源管理机制,实现国家层面的卫生信息资源的集中规划和管理,为相关主管部门提供更加全面及时的宏观决策依据。

(一)国内外构建和应用现状

EHR 与区域卫生信息网络(Regional Health Information Network,RHIN)正在全世界成为医疗卫生信息化的前沿阵地。RHIN 的核心是电子健康档案的共享。各国医疗卫生服务体系与保障制度各不相同,但面临的挑战几乎是相同的,就是医疗费用增长过快、可及性差、医疗资源分配不均衡、医疗机构效率低下、医疗差错难以控制、医疗质量有待提高。

2016 年,美国发布了最新的《联邦政府医疗信息技术战略规划(2015—2020)》。在平台建设方面,美国建立基础设施性平台,主要致力于建立信息技术的标准。在制度建设方面,美国制定了 HITECH 法案(经济与临床健康信息技术),通过 EHR 和健康信息交换等健康信息技术的应用与推广来提高医疗质量与效率,并从隐私等角度保证安全性。

加拿大通过创新的数字健康解决方案来改善加拿大人的健康状况,在改善医疗保健系统的同时,为患者和临床医生提供更高效的医疗服务,并确保卫生保健系统的可持续性,在临床互操作性、医疗信息标准化以及隐私和安全方面处于领先地位。自 2007 年以来,已投资了包括远程医疗、远程居家护理、药物信息系统、诊断影像和电子病历等多项建设,在成本控制和运维效率方面为国家共计节省了 192 亿美元。值得一提的是,截至 2017 年 3 月 31 日,已有 94.6% 的加拿大人的电子健康记录数据可向授权的医疗保健提供者和个人提供。

澳大利亚的 openEHR 规范是在综合了过去多年国际性研究与实施结果的基础之上产生的一套开放的 EHR 体系结构。openEHR 机构的主要目标是通过研究临床需求、建立标准与实施软件,实现开放的、支持互操作的健康处理平台,以促进高质量 EHR 的发展。从 2012 年起,澳大利亚人可以在个人管理电子健康病历系统(Personally Controlled Electronic Health Records,PCEHR)中进行注册、在线创建和管理个人健康信息。目前 PCEHR 系统的国家基础设施已建成,澳大利亚全民医保数据、基本药物制度数据、器官捐赠者登记数据和儿童免疫登记数据等医保局的数据都已导入该系统。

日本厚生劳动省于 1999 年 4 月发布了推进电子医疗记录保存的通知,同时,厚生劳动省和经济产业省为医疗信息化提供财政支持,加快了日本国立大学、区域中心医院、诊所和其他医疗机构的医疗数据保存的电子化进程。2001 年,在"区域共享电子医疗记录系统研究和开发项目"中,宫崎和熊本区域医疗项目提出并被采纳,最终合并成 Dolphin Project。在 Dolphin Project 项目的框架内,形成了区域内医疗记录共享的 iDolphin 系统、区域间信息映射的 Super Dolphin 系统、国际临床数据交换的 Global Dolphin 系统以及最新开发的移动平台可访问的 Ubiquitous Dolphin 系统。这些系统允许临床信息在区域间在安全、恰当、保证隐私权的情况下进行共享和交换,为患者、医院、诊所、检查中心、药房等提供数据共享业务。

我国的居民健康档案最早由 2008 年开始,这一年《关于深化医药卫生体制改革的意见(征求意见稿)》发布,明确提出"以建立居民健康档案为重点,构建乡村和社区卫生信息网络平台。以医院管理和电子病历为重点,推进医院信息化建设。"我国卫生系统的信息化正围绕着公共卫生信息系统、医院信息系统和社区卫生信息化三条主线稳步推进。为规范区域卫生信息系统建设,国家卫生健康、医疗保障等部门也发布了一系列相关区域卫生信息系统的标准,包括健康档案标准化、区域卫生基本数据及标准建设和区域信息系统基本功能规范等。目前这些规范的制定已基本完成,为区域卫生信息化建设长远发展奠定基础。

(二) 国家、省、市三级区域卫生信息系统

在国家、省、市三级区域卫生信息系统架构中,上层监管,中层协调,下层实践,实现层层平台互通、数据交流和应用融合,如图 5-5 所示。

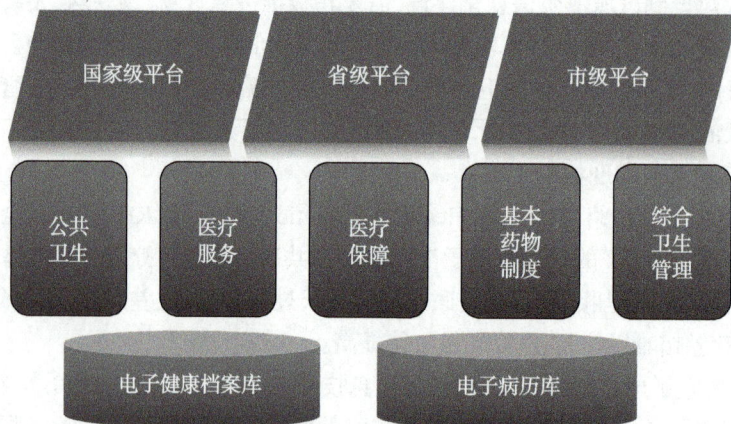

图 5-5　三级区域卫生信息系统架构示意图

国家级卫生信息系统服务于国家卫生管理、健康评价、绩效考核、行业监管和政策制定等,访问省级平台,实现跨省区域信息共享,并支持跨省的行业协同。主要进行整体卫生信息网络规划和设计,统筹全国统一的管理、控制和通信的网络协议和标准,实现不同地理位置的多个独立分布的区域卫生信息平台的互联互通,并进行大数据分析与人工智能等技术在医疗、医药、医保和健康各相关领域的研究与应用。

省级卫生信息系统服务于管理决策和社会需求,访问市级平台,实现区域内信息共享,并支持跨市级的业务协同。对上是构成全国卫生信息资源平台体系的关键节点,是国家卫生信息平台完成数据统计分析和展示任务的数据来源;对下是协调省内各级平台协同工作的核心数据交换平台,横向与其他省级平台进行对接以及集中进行全程健康档案服务,包括统一维护和管理全省健康档案索引库。

市级卫生信息系统服务于医疗机构、基层医疗卫生服务机构以及居民和患者需求,是电子健康档案的主要服务平台。其具备省级平台协调和管理功能,是管辖区域范围内数据交换、数据整合和统计分析的平台。同时以国家制定的数据标准大力发展以物联网为基础的医疗数据产业,服务于医疗机构与患者进行健康医疗数据的采集和存储,实现城乡居民人人拥有规范化的电子健康档案和功能完备的健康卡,形成市级统一的电子健康档案平台,实现与当地医疗卫生机构的信息共享,为居民提供双向转诊、一卡通等服务。

(三) 区域卫生信息系统框架

卫生信息集成平台将对分布在医疗机构、社区、公共卫生机构内的关于区域内居民的健康信息均进行交换整合,从而实现市民在各医疗机构间(医院与医院之间,医院与社区中心之间,社区中心与社区中心之间)诊疗资料全面共享和交换,提高医疗卫生业务的服务质量和效率。

图 5-6 展示了区域卫生信息集成平台实施框架图。居民个人电子健康档案和电子病历是区域卫生资源信息中心的两大支柱,前者收集了来自社区的健康管理信息,后者整合了来自医院的诊疗信息。以居民个人电子健康档案为基础数据,构建健康档案与诊疗信息的数据交换平台,部署 4 个区域信息系统,即区域医院信息系统(rHIS)、区域检验信息系统(rLIS)、区域医学影像归档和传输系统(rPACS)、区域电子病历系统(rEMR),整合疾病防控、卫生监督等公共卫生信息,与公安、医疗保健、统计等部门的信息系统实现互联互通。对外提供城乡社区和医院的双向转诊、医疗"一卡通"、远程诊疗和个人健康信息管理门户等综合性服务,对内提供宏观决策和疾病监测、预警等应用系统。同时,这些 EHR 相关系统和服务都要遵守统一的标准和规范,并强调隐私保护、数据安全和系统安全。

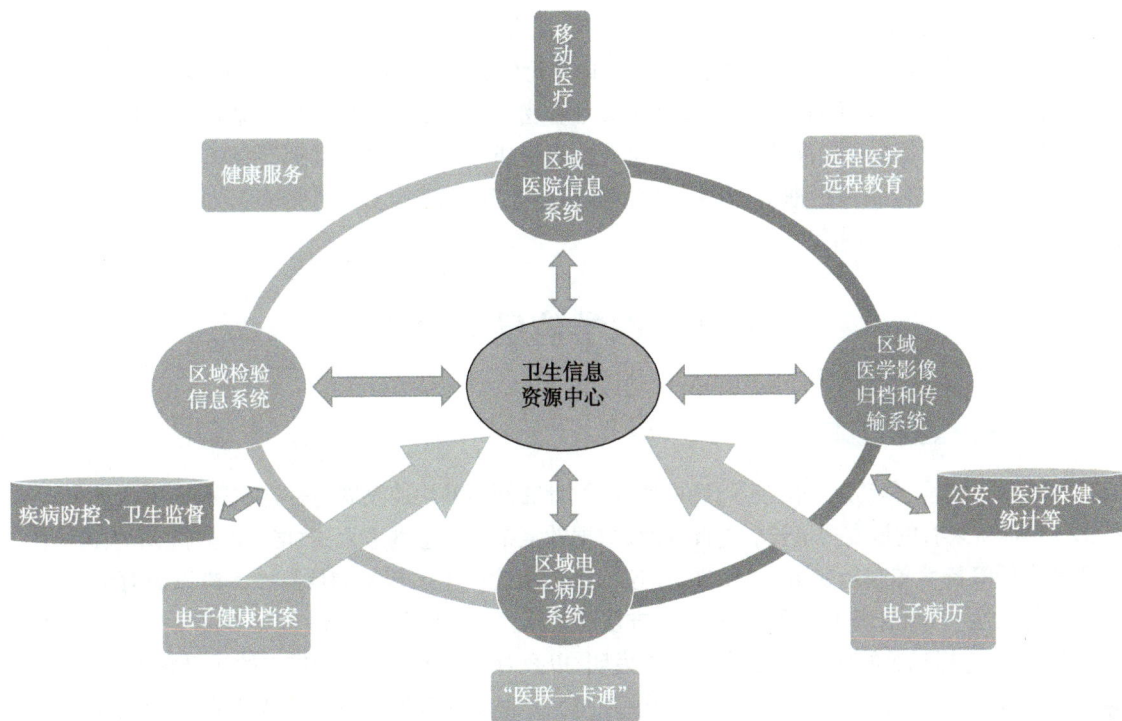

图 5-6　区域卫生信息系统与相关系统的关联图

(四) 技术体系研究

1. 物联网　传统的医疗护理模式正被信息技术改变,移动医疗的兴起离不开物联网技术的快速发展。物联网技术主要包括了应用于信息采集的传感器技术,数据的低功率无线传输以及数据处理应用与信息安全的保护。目前移动医疗与物联网技术主要应用于远程数据采集、远程监控与管理、针对医疗技术人员的协同诊疗与护理、疾病与流行病传播跟踪以及慢性病与健康管理等,能够降低医疗成本,提高医疗资源利用率,减少数据错误,改善患者就医体验,有助于疾病管理与研究和药物研发等,并促进相关医疗产业的发展。

2. 云平台　传统的集中信息存取方式无法满足互联网时代下大规模个人健康、医疗、养老等数据存取、分析的需求。运用云计算、云存储、云服务等云平台技术手段对包括物联网设备数据在内的各类医疗数据进行处理,通过医疗机构、专家、医疗研究机构、医疗厂商等相关部门的交流、合作,可以为医疗患者、健康需求人士提供实时在线的疾病诊疗、健康管理服务。云技术的核心技术包括设备资源的虚拟化、分布式的数据存储以及数据计算三部分,可以进行数据的快速处理和资源的合理分配,满足区域卫生信息系统的构建需求。

3. 人工智能　随着医疗数据量的不断增加,数据处理的压力越来越大,以人力、时间资源为主的医疗资源不足问题正日益明显。应用人工智能技术,通过多模态、多维度数据驱动建模,使得在诊断、看护、沟通、风险监控、行业监管等各环节,区域卫生信息系统能够分析模拟人为决策的过程,降低各类服务所受的地域医疗资源差异限制。但相较于物联网与云平台,人工智能的应用多处于研究发展阶段而未大规模进入医疗机构的业务流程中。人工智能技术包括了自然语言处理(包括语音和语义识别、自动翻译)、计算机视觉(图像识别)、机器学习和训练等多个方向,在医疗业务流程中可以发挥不同的作用。

4. 信息安全与隐私保护　随着医疗信息数字化转型,个人健康医疗数据的网络化和透明化已成趋势,但是这些数据也在不经意间被企业或者个人搜集使用,在数据交互、整合的过程中均可能造成对客体隐私的侵害。而医疗信息具有不同于一般个人信息的特殊性,内含大量敏感性信息,由于医疗服务提供的特殊性,信息主体对其医疗信息的控制权较弱,在医疗信息的收集、使用方面并无多大选择权,这要求健康医疗大数据必须合法收集,严格执行信息安全和医疗数据保密制度,在使用时注意脱敏清洗和标准化处理,不得侵犯患者隐私和商业秘密。加强健康医疗大数据保障体系建设,制定完善的健康医疗大数据应用发展的法律法规,强化居民健康信息服务规范管理,明确信息使用权限。同时构建信息安全和隐私保护框架,为个人健康医疗信息存储、访问到传输等各环节提供切实安全的保护。

第五节　医学信息工程前沿

一、医疗健康大数据

随着信息技术、移动互联网技术、物联网技术、社交网络的快速发展与普遍应用,人类活动产生的数据呈现前所未有的爆发式增长。与此同时,数据的复杂性也急剧增大,数据结构多样、增长速度快、价值密度低等特性越来越显著,"大数据"这一概念由此产生。传统的信息技术难以应对大数据的容量和复杂性,因此出现了许多新的理论、方法和技术。"大数据"一词的含义不仅在于其数据规模和复杂性,也包括相关的新技术、新方法和新发明,以及对其分析和应用所带来的新服务和新机遇。

信息技术在医疗健康领域的发展与应用,使得医疗健康大数据也呈指数型增长,成为大数据的重要组成部分。对医疗健康大数据进行应用的目的是提高医疗服务质量、降低医疗成本、不断发现新的知识和信息、促进医学知识和医学技术的进步。

(一)医疗健康大数据的概念和来源

随着医疗健康信息化的普及,在医疗服务、健康保健和卫生管理的过程中产生了海量数据集,形成医疗健康大数据。移动互联网、物联网、社交网络等技术的应用,扩展了其范围。医疗健康大数据不仅包括医疗过程中产生的数据,也包括生活中产生的与生命健康相关的数据。简言之,医疗健康大数据泛指所有与医疗和生命健康相关的数据,贯穿生命的全周期。如图 5-7 所示,医疗健康大数据有多种来源,主要包括医疗信息系统、公共卫生信息系统、移动互联网和物联网、生物信息、医学研究和医疗行业数据等。

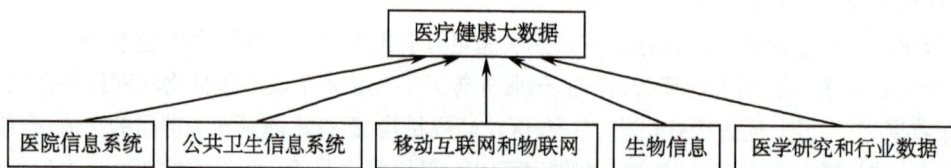

图 5-7　医疗健康大数据来源

1. **医院信息系统**　医院信息系统是医疗健康大数据最主要的来源。来自医院信息系统的数据主要包含患者在医疗活动各阶段产生的诊疗数据和医院行政管理数据等,其中诊疗数据包含电子病历数据、检查检验数据、医学影像数据等,行政管理数据包含财务数据、物流数据、绩效数据等。

2. **公共卫生信息系统**　公共卫生信息系统是指为疾病预防控制机构、卫生监督管理机构、妇幼保健机构、精神卫生管理机构、120 急救中心、血站等提供业务操作与管理服务的应用系统。其数据一般包括疾病预防控制数据、卫生监督数据、卫生应急指挥数据、医疗救治数据、妇幼保健数据、精神卫生管理数据、血液管理数据等。

3. **移动互联网和物联网**　随着移动互联网和物联网的发展,人们足不出户就能在移动健康软件上寻医问药,或者利用无线医疗设备以及穿戴式设备监测和记录自身体征数据,如血压、血糖、心率、体重、心电图、呼吸、锻炼数据等。这类基于网络的问诊、购药、医师评价等行为产生的互联网数据以及由健康监测设备产生的自我健康管理数据,都属于医疗健康大数据。除此之外,有关健康的网络搜索数据、网络社交数据也是医疗健康大数据。

4. 生物信息　生物信息主要指关于生物标本和基因测序的信息,直接关系到临床个性化诊疗及精准医疗。基因测序又称 DNA 测序,能够从人体组织、细胞、血液或唾液中测定基因全序列。人的基因组约为 3G 个碱基对,考虑到人的基因组的多态性,其数据将是非常庞大的数据量。据估计,人类基因测序一次,产生的数据量可高达 100~600G。通过基因检测技术获得的主要基因信息包括基因标识符、名称、物种来源、基因组上的位置、相关核酸、RNA、蛋白质、基因间的相互作用、标记位点、表观遗传学信息等。

5. 医学研究和医疗行业数据　专门设计的基于大量人群的医学研究也是医疗健康大数据的重要来源。医学研究数据主要包括各种疾病监测数据、大型抽样调查数据和队列研究数据等。由于是专门设计的,有较明确的目的性,医学研究数据的质量相对较好。与医疗相关的行业也产生大量数据,比如制药企业和医疗保险机构。其中,药物研发是一个相当复杂的过程,需要进行大量的临床试验,一般的中小型的企业有 TB 级的数据,大型药企的数据都是 PB 级的。

(二) 医疗健康大数据的特点

大数据的特点可以用 4 个 V 概括:数据容量大(volume)、数据结构多样(variety)、增长速度快(velocity)、价值密度低但应用价值高(value)等。医疗健康大数据同样具有这 4 个特点。仅 2016 年,全国医疗卫生机构总诊疗人次就达到 79.3 亿人次,产生了大量临床数据;互联网的发展和穿戴式设备的普及也加快了个人健康数据的产生;基因测序的成本越来越低,使得基因数据的增长也越来越快;医疗健康大数据的数据结构多样,包括结构化数据、非结构化文档、医疗影像等多种形式;医疗健康大数据的价值密度低、应用价值高,比如医疗影像信息,几百兆的数据中可能有用的信息仅有几个片段,但是海量医疗健康数据中包含的许多信息、知识和价值还并没有被完全利用,有待进一步挖掘。除此之外,医疗健康大数据还具有一些独有的特点。

1. 长期保存性　医疗健康大数据覆盖人的整个生命周期,时间上先后产生的信息具有关联性。医生对患者进行诊疗时,过去的病历和病史记录会增加诊断和治疗的准确性。因此每一次就诊所产生的医疗数据和平时生活所产生的健康数据都需要长期保存。随着时间的推移,产生的数据越来越多,如何安全有效地对这些数据进行存储和利用,是一个很重要的问题。

2. 追踪性　个体的医疗健康大数据包括一个人出生、婴幼儿保健、疫苗接种、入学体检、工作体检、就诊、住院、饮食、运动、睡眠、死亡等一系列生命过程所产生的多点数据。许多临床数据也是时间序列,如心电图数据是连续性时间的观察数据,很多慢性疾病也需要通过追踪数据来分析成因。

3. 隐私性　在对医疗健康数据进行利用的过程中,会涉及患者的隐私信息。如果这些隐私信息泄露,会对患者的生活造成不良影响。隐私保护需要注意两方面:一是用户姓名、地址、身份证等敏感信息的保密;二是经分析后所得的私人信息的保密。在实际应用中,如何对数据进行脱敏是一个重要的研究方向。

4. 冗余性　医疗健康大数据存在大量相同或类似信息被记录下来,如常见疾病的描述信息,与病理特征无关的检查信息等。如何将这些冗余信息加以识别和处理,提取出有效信息,是一个重要的问题。

(三) 医疗健康大数据的应用

医疗健康大数据应用广泛,然而就国内外目前的研究和应用现状来看,医疗健康大数据的应用仍处于探索阶段。现阶段医疗健康大数据的应用主要有以下几个方面:

1. 医疗服务　医疗健康大数据在医疗服务方面的应用旨在提高医疗服务质量、降低医疗服务成本。主要内容包括临床决策支持、临床质量评估、用药分析、药物不良反应分析、医疗不良事件分析、医疗器械安全性分析与评价、患者行为预测、医疗成本分析与控制等。这一方面的应用需要使用人工智能、机器学习、语义技术、数据挖掘等技术对医疗健康大数据进行分析和利用。

2. 公共卫生监测与管理　大数据技术将人口统计学信息、各种来源的疾病与危险因素数据整合起来进行实时分析,并可实现连续跟踪和处理,有效调度各种资源,提高疾病预报和预警能力,防止疫情暴发。2009 年,美国某公司比美国疾病控制与预防中心提前预测到了甲型 H1N1 流感暴发,震惊了医学界和计算机界,此研究报告发表在 *Nature* 杂志上。该公司正是借助大数据技术从用户的相关搜索中预测到流感暴发。今后,医院的疾病监测系统可实时将信息上报到区域卫生综合管理信息平台,结合居民健康信息数据库,快速检测传染病,进行全面疫情监测,并通过集成疾病监测和响应程序,进行快速响应,这些都将减少医疗索赔支出、降低传染病感染率。

3. 精准医疗与新药研发　精准医疗是以个体化医疗为基础、随着基因组测序技术快速发展以及生物信息与大数据科学的交叉应用而发展起来的新型医学概念与医疗模式。精准医疗的核心就是组学大数据与医学的组合。人类基因组中至少有 1% 的基因序列存在个体差异,几百万个基因位点的差异决定了药物治疗需要个性化处理。个性化用药通过分析 DNA 的遗传变异和监测基因表达谱,阐明药物反应差异的遗传学本质,有利于新药的研发,同时可根据患者的遗传特征以及所处环境特点选择最有效的药物。医疗健康大数据在精准医疗与医药研发方面的应用主要包括基因组学、蛋白质组学、转录组学、结构基因组学、功能基因组学、药物靶标发现、新药研发等。

4. 个人健康管理　随着各类可穿戴设备的普及以及手机上健康类软件的应用,用户的健康数据可以实时获取,厂商或其他医疗机构就可以及时对用户生命特征进行监控和管理。例如用户坐的时间长了,可以提醒用户站起来休息一会;对于高血压、糖尿病等慢性病患者,提醒按时吃药、指导合理饮食;对于大龄孕妇,监测身体变化,及时做出健康指导。随着物联网和人工智能的发展,可穿戴设备采集的有些数据虽然准确性不是非常高,但由于其具有便携、无创、造价低等特点,将会是很有潜力的发展方向。

二、健康物联网与移动医疗

物联网技术在医疗健康领域有巨大的应用前景。物联网利用射频识别、无线传感器等信息识别技术,能够通过网络实现对医院的特殊人群、医疗器械仪器、医疗废弃物及药品等的识别、定位和跟踪管理,帮助医院实现对物的智能化管理和对人的智能化医疗,从而提高医疗服务的质量和水平,实现医疗服务的智能化、自动化、信息化。全球性移动通信网络和智能手机的普及,为移动医疗提供了技术和现实基础。智能手机拥有高速的数据传输能力,可以传输文字、图像、音频、视频等各类信息。移动通信网络覆盖越来越广,数据传输能力更强,能适应各种使用环境。因此,将移动技术应用于医疗已成为医疗领域的一个热点。

(一) 健康物联网

狭义上,物联网是通过射频识别(RFID)、红外感应器、全球定位系统、激光扫描器等信息传感设备,按约定的协议,把任何物品与互联网连接起来,进行信息交换和通信,以实现智能化识别、定位、跟踪、监控和管理的一种网络。简而言之,物联网是物体之间通过传感器连接起来的局域网。互联网通常是指人与人之间通过计算机连接的全球性的网络,服务于人与人之间的信息交换。物联网则是通过物与物之间或者人与物之间传递信息从而达到服务于人的目的。物联网是互联网的扩展和延伸。

将物联网应用于医疗卫生和健康行业,产生了健康物联网。它以人为主体,以健康为中心,将物联网技术与医疗健康服务相结合,对人的生理健康状态进行动态化、网络化的监测、识别和管理,以达到维护和促进健康的目的。健康物联网中的"物"可以指与医疗健康服务相关的各种事物,如健康人、患者、医护人员、医疗器械、可穿戴设备、药物等。健康互联网中的"联"指将上述的事物联通以实现信息的交互、连接、共享。健康互联网中的"网"指将连接后的事物形成一个网络,对各种医疗服务对象进行感知,实现对医疗保健服务的实时动态监控、连续跟踪管理和辅助医疗健康决策。

针对整个健康物联网的服务内容,不仅涉及感知和参数采集设备等前端传感器设备,也涉及物联网应用网关和通信网络接入,同时还涉及医疗信息化基础设施建设以及外部医疗服务资源的整合。

因此,健康物联网的基本架构宜采用分层体系,可以分为5层(图5-8)。

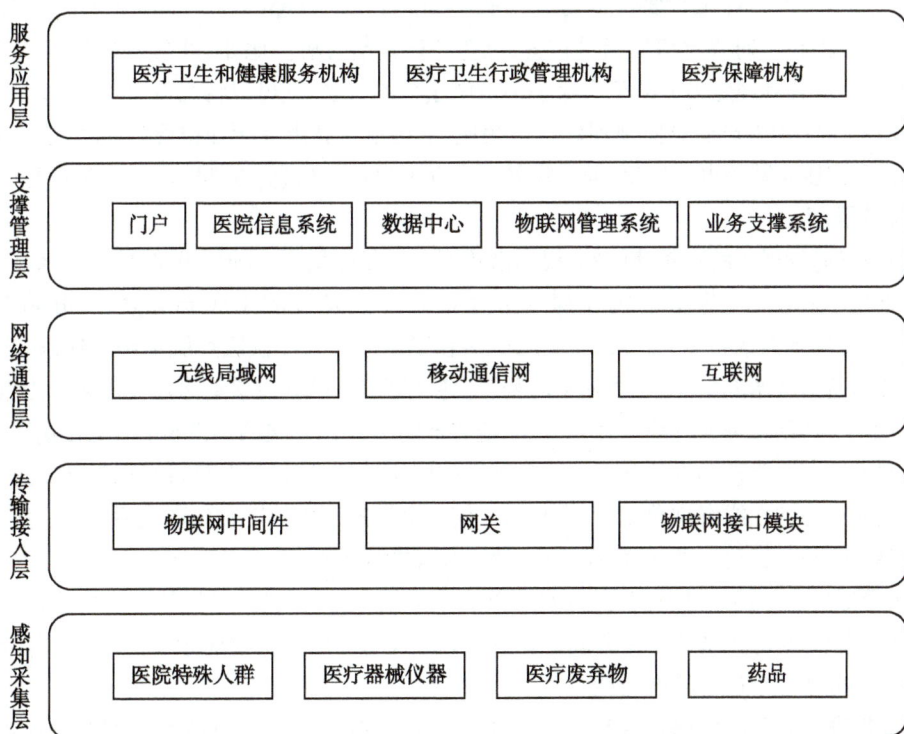

图 5-8　健康互联网的基本架构

1. 感知采集层　主要由多类型的感知设备和信息采集设备组成,负责完成目标人群生理指标、健康参数以及其他物联网信息的感知和采集。

2. 传输接入层　包括物联网应用中间件及网关、医疗仪器设备的物联网接口模块等,负责底层传感网络和上层基础通信网络之间的协议适配和网络接入、物联网原始数据的处理和转发、应用控制信息的向下传递。

3. 网络通信层　主要包括各种基础通信网络,负责提供医疗物联网系统的基础网络通信能力,实现多种通信网络(如互联网,3G/LTE,WiFi 等)在医疗物联网应用环境中的覆盖和部署。

4. 支撑管理层　基于医疗信息化基础设施及物联网支撑平台,通过数据中心、专家系统以及门户网站的建设,为医疗健康服务及扩展应用提供运行保障。此层次上,重点解决数据存储、医疗健康信息融合和处理以及不同系统间的数据共享及分发技术,为平台应用软件研发提供支持。

5. 服务应用层　在支撑管理层的支持下,实现对医疗物联网信息资源的整合,并基于医疗信息化服务和医疗健康管理服务的主要内容,根据目标人群的实际情况和服务需求,提供个性化的医疗物联网服务及应用。

健康物联网应用按照数据类型可以分为两大类,一类是跟位置信息相关的,如婴儿防盗、资产管理、行为分析等;另一类是纯数据类型的,如生命体征监护、温湿度管理等。按照应用场景可以分为院前急救、院内人员资产管理、患者跟踪监护等。

在院前急救的过程中,救治时间对挽救患者生命来说十分珍贵。借助物联网传感器,可以将患者的心电图、脉搏、体温等生命体征信息以及其他检查结果通过无线网络实时传回医院。在来医院的路上,医生可以提前完成会诊,等患者来到医院直接安排治疗工作,争取更多救治时间。医院内部的医疗设备,如 PACS 推车、呼吸机等设备会在不同科室间移动,在使用设备的时候经常出现设备找不到,甚至丢失的问题。借助于物联网标签以及物联网定位技术,可以实时确定设备位置、状态等信息,快速找到设备。同时,结合报表系统,能够统计汇总出设备的使用情况以及盈利情况等信息。

医院患者数量众多,在医护人员不足的情况下,可以利用患者跟踪监护管理系统对患者行踪进行管理。一方面,当一些特殊患者要跨越安全区域时系统可自动报警;另一方面,当有患者发出求助信息时也方便医护人员及时确定患者所处位置,以免贻误救治时机。比如,可在残疾患者、儿童患者或精神障碍患者等自我管理能力差的患者身上佩戴电子标签,这样就可以将患者 ID 和其所处位置信息发送到服务器上,医护人员通过监视器就可以快速、准确地找到患者所处位置。同时,当患者遭遇紧急情况时,只要按压佩戴的电子标签,监控端就会自动发出报警信息,告知医护人及时赶赴处理。

(二)移动医疗

互联网的飞速发展为解决医疗问题、提高医疗服务质量提供了一种新思路,即移动医疗。HIMSS连续 3 年(2011—2013 年)将移动医疗列为卫生信息产业发展的十大趋势之一,并将其定义为mHealth,即通过移动通信技术,如 PDA、移动电话和卫星通信来提供医疗服务和交换医疗信息。一方面,随着移动通信技术的发展、无线网络的普及,各个医院开始利用移动医疗技术来助力医疗服务,如移动查房系统、移动护理系统等。另一方面,随着智能手机、平板电脑、智能手表等便携式电子设备的普及,出现了很多基于移动设备开发的医疗健康类应用软件,通过这些软件可以对健康进行自我管理和监测,实现医患的在线咨询交流等,提高医疗健康资源的利用效率和患者生活质量。移动医疗的应用主要有移动查房、移动护理、门诊信息化、健康管理类应用等。

1. 移动查房 不同于以往医生要带着厚重病历记录本进行查房,通过移动查房系统,医生只要带着平板电脑或 PDA 等便携式手持移动设备就可以开展每日的查房与巡诊工作,并可以实时进行记录,提升查房效率和医疗过程的准确性。

2. 移动护理 在无线网络技术与二维码识别技术的支持下,借助 PDA 移动终端的优势,把医疗信息系统连接到 PDA 上,这样护士只要利用 PDA 扫描患者腕带上的二维条形码就可以了解到有关该患者的一切信息,避免在执行医嘱的过程中出现差错。同时,移动护理系统还可以将床边体征信息进行自动录入,避免在转抄过程中出现数据信息上的差错;当护理人员在规定时间内未执行某项工作时,该系统还可以进行提醒。

3. 门诊信息化 围绕门诊信息化的移动医疗服务主要应用于门诊移动预约挂号排队系统、移动式在院信息传递系统、移动式问诊系统等三方面。发布医院网上专家预约挂号手机客户端,患者可在手机应用客户端或微信公众号上实现预约挂号。患者扫描挂号就诊卡上的二维码,可以实时查看自己的排队情况、各项检验检查项目的排队情况和等待结果时间,甚至可以查看检验检查结果。门诊、急诊出现需要紧急会诊的患者时,医生可以通过手持式终端,查看患者前期的诊疗情况,达到快速施救的目的。患者还可以通过手机的移动医疗应用与医生进行线上的实时咨询和问诊,提高了医疗效率,减少了不必要的出行,节省了就医时间。

4. 健康管理类应用 近年来,智能手机的应用程序层出不穷,出现了很多简单便捷的健康管理类软件。这些软件为管理和改善人们身体状况、促进健康智能生活而服务。例如,糖尿病、高血压等慢性疾病,需要终身治疗和管理。慢性病的治疗所带来的社会负担和个人、家庭的经济负担都是十分沉重的。移动医疗可以让患者在家里接受一些医疗服务。医生可以远程追踪患者的身体情况,采集患者的各种数据,及早发现患者的一些变化,并及时进行治疗,避免更多负面问题的出现。移动医疗应用使医生或者医院信息系统通过移动通信的方式提醒、指导患者定时定量服药。

三、转化与精准医学信息系统

现代医学发展历史表明,未来医学领域的进展与突破势必来自与其他学科领域的交叉与融合,在此基础上将进一步推进现代医学和相关复杂系统的理念和技术革新。转化与精准医学及相关信息系统就是在这样的背景下产生的,符合整体科学发展的内在客观规律。

(一)转化与精准医学概述

20 世纪末,美国国立卫生研究院(National Institutes of Health,NIH)每年研究经费高达 200 多亿美元,尽管具有较高的科研产出和技术积累,但人们的健康状况却并未从中得到实际性的改善,这反映出基础研究与临床应用之间存在一定程度的脱节。基于以上背景,NIH 在 2003 年正式提出"转化医学"这一概念,旨在促进基础知识向临床应用转化,提升健康水平并促进医学发展。其基本特征是多学科交叉合作,基本内涵包括从"实验室到临床"以及"从临床到实验室"两部分,两者构成了转化医学的双向循环,即实验室与临床研究的双向转化模式。如此一来不仅能够将基础研究的成果应用到患者的疾病预防、诊断和治疗及预后评估,同时也能够从临床实际问题出发指导基础研究,所以说转化医学是连接基础学科与临床应用的桥梁。另一方面,尽管转化医学前后经历了多年发展,但仍存在效果不理想、科研转化效率不够高、科技成果对临床的推动力不够强等问题。究其原因发现,基于对疾病模糊的诊断、评估、分期和预后而开展的基础及临床转化医学无法实现对疾病 100% 的有效控制。因此,必须重新思考转化医学新的目标。

2011 年,美国国家科学院提出利用基因组学成果促进整合生物医学信息学和临床信息学,从而迈向精准医学时代。2015 年,美国国情咨文中提出"精准医学计划",我国"十三五"规划也对精准医学项目做了重点规划,希望精准医学可以引领医学新时代。精准医学的真谛是从分子生物学本质思考疾病,依据患者内在生物学信息以及临床症状和体征,在分子学水平上重新定义疾病亚型,在精准诊断的基础上,实现对疾病精准的评估、分期及治疗。因此,精准医学是转化医学新时期的又一目标,而转化医学是实现精准医学的必由之路。

(二) 转化与精准医学信息系统的主要目标与内容

转化与精准医学研究涉及生物学、临床诊疗以及公共健康医学等领域,要实现转化与精准医学,必须将临床实践、组学研究等转换为证据,用数据来指导研究方向,不仅可以加速基础研究与临床之间的转化,同时也可以通过对数据的分析挖掘明确患者所在疾病的亚组,更好地制订诊疗方案,从而加速精准医学的发展。基于转化医学与精准医学研究的需求与目标,一些研究机构开发了不同的转化医学研究平台,这些平台通常至少包括对临床数据和组学数据进行数据管理以及提供单一尺度或综合水平的数据分析功能。

尽管转化医学信息学在加速基础医学研究成果向临床应用转化方面发挥过一定的作用,但随着生物信息学数据量的快速扩增,急需精准医学信息学整合大规模组学数据和临床医学信息,而精准医学作为转化医学新时期的又一目标,实际上也就是对转化医学信息学提出了更高的要求。基于以上背景,转化与精准医学信息系统主要关注医学数据采集、管理、分析、共享以及安全与隐私等问题,以期帮助医生、患者及科研人员更好地理解健康与疾病之间的关系。

转化与精准医学信息涉及的对象是生物学的、医学的,甚至是更为广义的健康数据、信息和知识,因此具有涉及面广、数据量大、复杂性高、时效性和隐私性等特点。因此以上转化与精准医学信息系统的构建均以数据为导向,基本上可以总结为以下几点内容:利用本体等基于语义的规范化连接实现异构系统的互操作,完成标准化的数据采集与共享;结构化电子病历与电子健康档案,挖掘基因表达数据库中的基因和临床特征数据之间的关联;应对基因组学、蛋白组学等数据的指数增长问题,解决海量数据的存储、传输与处理,并通过特定系统整合异构数据,对分析结果进行可视化展示;完善信息安全与个人隐私保护等。可以说诸如以上信息系统的建立,极大地挖掘了医学数据的隐含价值,并且实现了初步的共享与应用。随着计算机、数据挖掘、数据可视化以及信息安全等技术的深度发展,转化与精准医学信息系统势必会有更深层次的推进,真正助力精准医疗,改变传统医疗模式。

四、医学人工智能

(一) 人工智能概述

人工智能(artificial intelligence, AI)的概念于 1956 年首次提出,被认为是 21 世纪三大尖端技术(基因工程、纳米科学、人工智能)之一。

人工智能是研究、开发用于模拟、延伸和扩展人的智能的理论、方法、技术及应用系统的一门新技术科学,是在计算机科学、控制论、信息论、神经心理学、哲学、语言学等多种学科研究的基础上发展起来的一门综合性很强的交叉前沿学科。该学科目前研究的主要内容包括:知识表示、知识处理系统、计算机视觉、自动推理和搜索方法、自然语言理解、机器学习和知识获取、智能机器人、自动程序设计以及专家系统等方面。

人工智能的研发已有70多年,历经两次大起大落,但伴随着深度学习、大数据的出现以及计算能力的不断提升和成本的不断下降等因素,人工智能也在众多领域得到了广泛应用,尤其是在医学领域的研究与产业布局,对于促进传统医学的转型和精准医学发展具有重要意义。

(二)医学人工智能关键技术领域

1. 专家系统 通俗理解即某个领域内具有专家水平的智能推理系统,是人工智能在医疗诊断领域中的最具代表性和重要性的应用。

医学专家诊断系统即运用专家系统的设计原理与方法,收集了大量医学领域的专家知识和经验,模仿人类专家的思维活动和推理判断,对医学复杂问题进行分析处理,并得出和人类医学专家近乎一样甚至是更加精确的结论,是一个基于医学知识与经验的智能推理系统。一般来说,专家系统=知识库+推理机,其必须具备三个要素:①领域专家级知识;②模拟专家思维;③达到专家级水平。典型结构如图5-9所示。

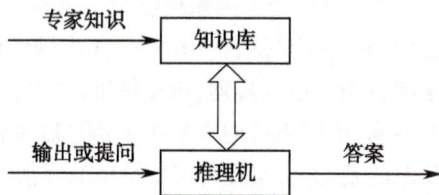

图 5-9 专家系统典型结构

知识库内存放有以恰当的形式化语言表达和以适当的数据结构组织起来的专家知识,常见的多为直觉或经验知识,常表现为一些生成规则,也就是当规则所需的条件得到满足时,就执行某种动作或得出某种结论。其他的还有由指导医疗实践的理论知识组成的支持知识和决定使用规则的策略知识。

推理机的功能是根据用户提出的问题,应用知识库内的专家知识进行解答。基本策略分两大类:①前向推理,又称面向数据的推理,根据掌握的事实,应用其条件得到满足的规则以得到新的事实,再根据这些事实应用有关的适用规则,直至得出必要的结论;②后向推理,又称面向假设的推理,即首先提出假设结论,寻找那些结论与假设相吻合的规则,则这些规则的条件又成为新的假设,如此下去,直至所有必需的假设均能直接从用户得到为止,从而否定或确证某些最初的假设。而在实际使用中,考虑到两者均存有缺陷,故多结合使用。

医学专家系统是医学人工智能发展的重要一环,会对传统诊疗手段发生颠覆式的改变,但同时在算法优化和知识库数据与知识的处理等方面仍存在巨大挑战。

2. 数据挖掘技术 数据挖掘(knowledge discovery in database,KDD)是从大量的数据中挖掘潜在的、有价值的知识(模型或规则)的过程。随着多维度多模态的组学数据、临床诊疗数据以及个人健康数据的爆发式增长,目前的数据库系统虽然可以高效地实现数据的录入、查询、统计等功能,却很难发现数据中存在的关系和规则,无法根据现有数据预测未来的发展趋势。采用机器学习的方法来分析数据以挖掘数据背后隐藏的重要信息和知识,实现了对数据库海量信息的更高层次的利用,近年来在医疗卫生领域中也得到了成功应用,尤其是在对患者进行生存概率预测、基因序列识别、心电脑电数据分析以及预后分析等方面卓有成效。

3. 人工神经网络技术 20世纪70年代末,人工智能在医学诊断中的应用进入黄金时代,但也会出现一些难题,例如知识获取难、推理速度慢、自学习和自适应能力差等。以研究人脑连接机制为特点的人工神经网络(artificial neural networks,ANN)的出现,较好地解决了以上问题,不仅被广泛应用于机器学习、数据挖掘等领域,也逐渐成为人工智能领域的重要分支。

与传统的符号处理方法相比,人工神经网络具有自己独有的优势:①分布式存储信息,稳定性强;②具有自适应性,即整个ANN可根据当时的环境状态、信息特点自行调整,包括学习、自组织、泛化及训练;③并行性,其各个神经元在处理信息时既可以相互配合,又能够保持自身的独立性;④联想记忆功能,能够完成复杂的非线性映射,进行自适应学习,甚至表现出抽象思维能力并完成联想推理。因此人工神经网络在医学专家系统领域、医学图像、视频、音频等智能识别领域以及数据挖掘领域均有着极大的发挥空间与应用潜力。

(三) 医学人工智能主要应用领域

1. 医学智能诊断 医学智能诊断主要依托数据科学,利用深度学习和大数据挖掘等技术手段对数字、图像和自由文本等数据进行智能分析识别,以得到隐含的医学信息或医学模式,从而在某一方面实现辅助甚至是代替医生进行医学决策。目前其研究与应用主要集中在两方面:一方面是基于大数据以及专家系统等技术手段,通过对病历中结构化或非结构化数据进行识别、处理与分析,从而分别为医生和患者提供基于数据支持的诊疗计划;另一方面是人工智能应用在医学影像诊断领域,首先是图像识别,主要应用于感知环节,目的是将影像类的非结构化数据进行分析,以获取有意义的信息,其次是进行深度学习,这也是人工智能应用的核心环节,通过输入大量的影像数据与诊断数据,不断对神经元网络进行深度学习训练,以提高其识别精度,将极大地减轻医生读取医学影像的时间和负担并提高医学诊断的准确率。

2. 在线就诊 在线就诊系统能够基于患者以往的临床诊疗数据和医学诊断知识库等信息,根据患者所列举的症状给出初步的诊断结果和具体的应对措施。此外,该系统能提醒患者定时服用药物,与可穿戴医疗设备相结合还可以实现实时监测患者各项生理参数。此项技术不仅可以极大程度地降低诊疗时间和成本,同时也能够突破地理范围限制,实现医患资源的合理配置和医学数据的采集与共享。

3. 健康助理及用药管理 人工智能技术可以应用到健康管理的很多场景之中,目前主要集中在风险识别、虚拟护士、健康干预甚至是精神健康等方面,尤其是对于慢性病患者的日常健康管理与用药等方面具有广阔的应用前景。比如通过可穿戴设备或计算机收集患者的饮食习惯、服药情况以及锻炼周期等个人生活信息数据,运用人工智能技术分析评估患者的整体状态,协助其进行健康管理,给出个性化的健康管理计划;在精神健康领域,目前已有研究运用人工智能技术利用语言、表情和声音数据等进行情感识别。

除此之外,一些能辅助用药管理的人工智能应用也慢慢浮出水面,美国研究人员已开发出通过手机摄像头及人工智能来确认患者是否遵循处方服药的应用。

4. 基因组学 人工智能甚至能够为基因治疗提供极大的帮助。通过搭建基因数据库、处理基因数据、对基因数据进行可视化表达,基因测序可以实现基因组与表型组的有机关联,从而深度挖掘基因与疾病之间的潜在联系,在基因层面上实现对疾病的精准治疗。另一方面,将基因组学数据、临床诊疗数据和日常健康管理数据进行协调统一,建立完善个人健康档案,对于实现精准医疗具有重要意义。

5. 新药开发 人工智能应用于药物开发是指将深度学习技术与大数据技术应用于药物临床前研究,达到快速、准确地挖掘和筛选适配的化合物或生物,以达到缩短药物研发周期、降低药物研发成本、提高研发成功率等目的。另一方面,通过计算机模拟,可以对药物活性、安全性和副作用进行预测,目前借助深度学习,人工智能在心血管药物、抗肿瘤药物以及传染病治疗药物等领域取得新突破。

6. 医学智能机器人 医学智能机器人的概念和涉及领域较为宽泛,目前主要包括个人用于康复辅助的机器人和临床应用的手术机器人。智能手术机器人结构、医学三维图像建模技术、虚拟手术仿真技术、远程操作网络传输技术等均为其关键技术领域。康复机器人与智能辅助机器人对患者采取非手术、非药物的工程手段恢复健康、回归社会具有重要实际意义,如智能护理机器人、智能假肢等;而智能手术机器人由于具有复杂手术微创化、利于患者恢复以及精确度高等优点也具有广阔的应用前景,最典型的便是外科手术机器人系统。

以上是目前人工智能在医学健康领域的几个热门应用,相信在未来随着人工智能的发展,医学人工智能也会得到更深层次的应用与推进。

本 章 小 结

　　本章从信息技术出发，深入介绍了医学信息、医学信息工程的内涵与外延；介绍了医学信息工程中涉及的常用医学信息标准，如 HL7、DICOM、ICD 等等；介绍了在标准化工作的支持下，如何实现医学信息获取以及二次利用。此外，本章还介绍了目前医院信息系统、电子病历、区域卫生信息系统等主要医学信息系统的应用情况，并在此基础上介绍了医学信息工程的前沿方向。

　　与电子技术、计算机技术一样，医学信息工程也是一门快速发展的学科，不断会有新的技术产生并应用于医学信息工程。因而，本章的内容可以作为对医学信息工程基本内容的入门性介绍，读者可以根据自己的兴趣选择某一领域深入学习，进一步探究医学与计算科学、电子科学如何碰撞出更奇妙的火花。

（李劲松　刘奇）

思考题

1. 医学信息标准化的作用有哪些？哪些应用场景离不开标准化工作？
2. 医疗健康大数据、医学知识与医学人工智能之间的关系是什么？

笔记

第六章

生物力学与力学生物学

生物力学(biomechanics)将力学的原理和方法与生命科学的原理和方法相结合,研究生命体的运动与变形同生理与病理之间的规律,从力学角度理解生命体的功能,为相关疾病的防治提供支撑。力学生物学(mechanobiology)是研究力学环境对生物体健康、疾病或损伤的影响,研究生物体的力学信号感受和响应机制,阐明机体的力学过程与生物学过程如生长、重建、适应性变化和修复等之间的关系,从而发展有疗效的或有诊断意义的新技术。本章将就生物力学与力学生物学的发展历程和研究进展做简要介绍,并介绍常用的生物力学与力学生物学研究技术与方法,以及应用。

第一节　生物力学与力学生物学的发展历程

早在 16 世纪,研究者就开始使用定量的方法研究心脑血管的生理指标,伽利略揭示了摆周期的不变性,并将摆用于度量人的心率。哈维测量了心室的容量,并算出了每小时内心脏排血量,基于质量守恒,提出血液循环的概念。17—18 世纪,随着力学开始发展为一门独立的、系统的学科,生物力学也有一定的发展。在生理学方面,希尔斯测量了马的动脉血压,并将它与出血现象联系起来,估算了心排血量,并根据测量结果计算心室肌的力。此外,他还测得了主动脉的扩张性,以此说明心脏的周期性血流转变成血管中平稳血流的过程。另外,他提出了血液的外周阻力概念,并证明了外周阻力主要产于细小血管。在力学分析方面,欧拉提出了动脉波传播的基本方程。19 世纪,生物力学的理论和应用得到了进一步发展。临床医生泊肃叶通过实验的方法,发现流量与管径的四次方关系。而后,哈根给出了理论推导,得到了泊肃叶公式,该公式在血流动力学分析中占有非常重要的地位。托马斯·杨讨论了声带发声的力学机制,并提出了杨氏模量的概念。Moens 和 Korteweg 则从实验和理论方面,研究了脉搏波传播速度和血管性质的关系,提出来了 Moens-Korteweg 方程,该方程目前在临床上仍然广泛使用。沃尔夫提出了著名的骨重建沃尔夫定律,指出骨的内部结构会适应外部加载的变化。

20 世纪,生物力学取得长足的发展。A. Krogh 建立了微循环的力学模型,Hill 通过蛙肌肉挛缩实验,建立了骨骼肌的功能力学模型。20 世纪 60 年代以后,一批优秀的科学家在生物力学研究方面都作出了卓越的贡献。冯元帧出版多部经典专著,建立起生物力学学科体系。这个时期的研究与以往研究的显著区别是力学和生物学的交叉融合,且结论往往回归到生物体的生理和病理,而不仅仅是力学规律。

21 世纪初,随着生物力学研究进入到细胞、分子等微观领域,逐渐形成"力学生物学"这一新兴的交叉领域。早在 1881 年 Roux 就提出了朴素的力学生物学思想,其认为力学加载会影响细胞感受信号,从而影响生物学过程。较为规范的力学生物学研究开始于 20 世纪 80 年代,随着能观测细胞尺度的变形和受力等技术的出现而逐渐发展。力学生物学作为一个新兴研究领域受到普遍关注的标志性事件之一是 2002 年专业期刊 *Biomechanics and Modeling in Mechanobiology* 创刊。到目前为止,力学生物学仍在发展过程中,并未成熟,在这个过程中,钱煦、Donald Ingber 等作出了重要贡献。

目前,生物力学领域的现状和发展趋势主要体现在两方面。在宏观层面,生物力学主要与临床问题紧密结合,从工程和应用的角度解决实际的问题;在微观层面,生物力学,尤其是力学生物学领域,主要是从细胞、分子水平研究相关生理过程和疾病发生过程的机制,从而为认识疾病和促进疾病的治疗提供基础和指导。

20世纪70年代末,在冯元帧先生的大力推动下,生物力学作为一门新兴的交叉学科在我国起步。1981 年,我国建立生物力学学科的硕士点,1986 年建立生物力学学科的博士点,培养了一批生物力学学者,出版了一些生物力学领域的专著,这些基础和积累为我国生物力学的发展做出了重要贡献。目前,我国的生物力学研究集中在心血管生物力学与力学生物学、骨关节生物力学与力学生物学、细胞分子生物学、软组织与康复工程生物力学、口腔与眼耳鼻咽喉生物力学、生物材料力学与仿生和人体运动生物力学等领域。

第二节　生物力学与力学生物学研究技术与方法

经过多年的发展,生物力学已经形成了比较成熟的研究方法。本节将介绍生物力学的重要基本力学概念和常用研究方法,包括建模仿真方法和实验技术。

一、生物力学基本力学概念

本小节将介绍最基本的力学概念,包括应力(stress)、应变(strain)、应变率(strain rate)、固体材料本构关系(应力与应变关系)的线弹性(linear elasticity)模型、流体材料本构关系(应力与应变率关系)的牛顿流体(Newtonian fluid)和非牛顿流体(non-Newtonian fluid)模型。由于生物材料具有时间效应,大多为黏弹性(viscoelasticity)材料,本节还将简要介绍该部分内容。

应力是生物力学最常用的概念,用于描述物体内部一点的受力状态,即内力分布集度,而不是其表面的受力状态。为了研究 P 点的受力状态,在 s 面上,取 P 点周围一微小面积 ΔA,作用在该面积上的内力为 ΔF,则 $\Delta F/\Delta A$,可以描述 ΔA 上所受到的平均应力,当 ΔA 趋于零时,平均应力的极限值,描述的即为截面 s 上 P 点处的受力状态。该极限矢量可写作:

$$\boldsymbol{\sigma}^{(n)} = \lim_{\Delta A \to 0} \frac{\Delta \boldsymbol{F}}{\Delta A} = \frac{d\boldsymbol{F}}{dA} \tag{6-1}$$

极限矢量称为应力矢量为牵引力(traction force),n 表示微元面的外法向。该应力矢量,可以沿截面 s 的法向 n 和切向 t 分解成 2 个矢量(图 6-1)。沿截面方向的应力分量称为正应力(normal stress),用 $\boldsymbol{\sigma}_n^{(n)}$ 表示;沿截面切向的应力分量称为切应力(shear stress),用 $\boldsymbol{\sigma}_t^{(n)}$ 表示。

应变是生物力学中另一个常用概念。力作用于物体的一个效果是使物体发生形变。这种形变可使物体发生拉伸(压缩),或者扭曲变形,或其他更为复杂的形变。形变有两种最基本的形式,线应变和角应变,复杂的变形是这两种形式的组合。对

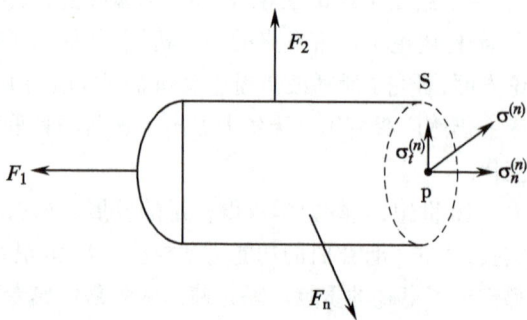

图 6-1　正应力和切应力示意图

于一根长度为 L_0 的弦,将其拉伸至长度为 L,使用无量纲比例 $(L-L_0)/L_0$ 或 $(L-L_0)/L$ 来描述变形(图 6-2)。这就是线应变的度量,又称正应变。另一种应变形式是角应变又称剪应变或切应变(图 6-2),它的大小用一个平面内 2 个相互正交的微分线段在变形后的夹角改变量表示(以弧度表示,角度减小为正),如图 6-2 中的 γ。因此正应变和角应变都是没有单位的,或者说其单位为数量 1。另外,应变随

时间的变化率,即应变对时间的导数定义为应变率。

在前面的内容中,讨论了应力和应变的定义,但是没有讨论特定材料两者的关系,即材料的本构关系。对于虎克线性弹性体,这是最典型,也是最重要的一种理想化固体模型,一维应力应变下的本构关系为,正应力与正应变成正比,切应力与切应变成正比,即:

$$\sigma = E\varepsilon, \tau = G\gamma \qquad (6\text{-}2)$$

比例系数 E 称为杨氏模量或弹性模量,G 称为剪切力模量。

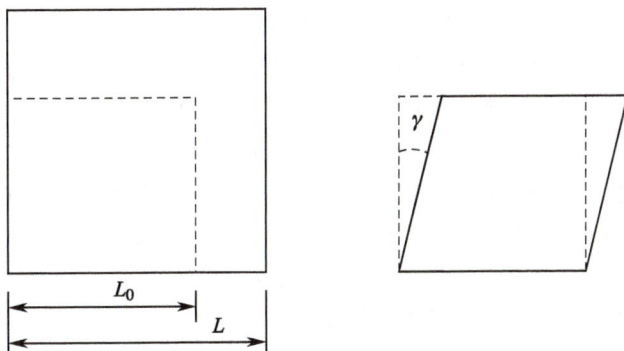

图 6-2　正应变和切应变示意图

凡是切应力与切变率满足线性关系的流体,称为牛顿流体,否则称为非牛顿流体。即:

$$\tau = \mu\dot{\gamma} \qquad (6\text{-}3)$$

式中,τ 为切应力,$\dot{\gamma}$ 为切应变率。式(6-3)通常也称为牛顿黏性定律。这为区分牛顿流体和非牛顿流体做了一个方便的定义:非牛顿流体的动力黏性系数 μ 不是常数,它与切应力 τ(或切应变率 $\dot{\gamma}$)有关。自然界中许多流体是牛顿流体,比如水、酒精等大多数纯液体、轻质油、低分子化合物溶液以及低速流动的气体等。高分子溶液,如血液,往往为非牛顿流体。

黏弹性是指既有液态黏性的性质,也有固体弹性的性质。由前面的本构方程可以知道,固体弹性材料中,没有时间效应,因此固体弹性材料在应力作用下,马上就会有唯一的应变作为响应。与此不同,流体材料不能抵抗剪应力,在剪应力作用下,随着时间的发展会无限变形。黏弹性材料的力学性质介于两者之间,材料的应力响应不仅取决于当时当地的应变状态,还与变形随时间发展的过程有关,应力不是应变的单值函数;反过来,应变对应力的响应也具有上述特点。实验研究发现血管、肌肉、肌腱、细胞等生物材料呈现一系列典型的黏弹特征,即应力松弛(在持续不变的应变下应力会逐渐减弱)、应变蠕变(在持续不变的加载下变形会逐渐增加)和迟滞(材料的应变响应滞后于应力,致使一个加卸载过程中的应力应变曲线形成迟滞回线,迟滞回线下的面积代表加卸载过程的能量损失)等。

二、生物力学与力学生物学建模与仿真方法

生物力学建模和仿真方法是生物力学研究的重要手段之一,其与临床问题紧密结合,以医学影像和先进的图像采集技术为基础,应用计算力学(如有限元技术、计算流体力学 CFD 技术等)的方法,结合生物材料力学特性测试技术,在宏观与微观层面研究力学因素与人体组织生物效应的关系,定量分析研究组织的力学环境。目前,建模仿真方法已广泛地应用在生物力学的基础研究中,并且在临床医学、医疗器械优化设计、个性化手术方案优化等方面具有广泛的应用前景。

分析肌肉、骨骼和心血管的应力、应变分布,以及血管的流场分布是生物力学的重要研究内容,也是生物力学建模的主要目的之一。从力学角度看,在进行生物力学建模分析时,需要明确以下问题:研究对象的几何形状,初始和边界条件,本构方程和控制方程等。其基本过程如图 6-3 所示。

1. **控制方程和计算模型**　尽管控制方程遵循质量守恒、动量守恒、能量守恒等基本物理规律是确定的,但是对于不同的问题其形式不一样的,需要做合适的选择和求解,比如,对称性问题可以简化成二维,选择对称的控制方程可以大大增加计算的效率。再比如,对于肌肉,在一些情况下可

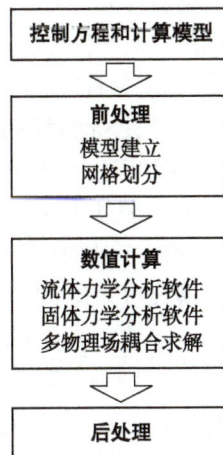

图 6-3　生物力学建模和仿真的基本过程

以简化成一维的绳索模型,大大减小计算量。

2. 前处理 主要包括模型建立和网格划分两部分。第一部分是建立生物力学分析目标、比如骨头、肌肉、血管等的几何形状。可以使用三维建模软件构建理想模型,更多的情况是基于医学影像的数据(超声、CT、MRI、OCT 等)构建个性化的三维模型。可运用计算机三维图像重建算法进行图像的三维重建,但是由于人体解剖结构复杂,往往进行三维重建时需要人为干预,较难实现自动化的高精度三维重建。第二部分是网格划分,当几何模型建好后,还需要对几何模型进行网格划分,网格划分的质量对后续的力学分析影响较大,会影响计算的稳定性、收敛速度等,因此网格的划分往往在力学分析过程中起着重要作用。网格主要分为结构网格和非结构网格,一般来说从计算稳定性和收敛性来说,结构网格优于非结构网格,但是非结构网格适应性强,比较容易适应复杂的几何形状。

3. 数值计算 确定边界条件、本构方程和初始条件等。合理的边界条件对于准确计算仿真结果来说至关重要。在可能的情况下,使用基于生理测量的数据。比如,血流动力学分析中使用超声多普勒,或相差磁共振成像得到血流的入口速度,往往优于简化的边界条件。根据求解问题的需要选择本构方程。比如,血液的牛顿流体模型和非牛顿流体模型,血管和肌骨的线性弹性、非线性弹性、超弹性和黏弹性等,需要根据研究目的和问题的复杂程度确定,在必要时还需要实验进行测量得到。当然对于动力学问题,还应考虑结构的初始条件。目前已有大量的流体力学分析软件、固体力学分析软件等,同时部分软件还能进行多物理场耦合求解。同时也有一些开源力学分析软件可以使用。

4. 后处理 将计算的结果进行后处理,如流场、壁面切应力、位移、应变、应力、等效应力、模态等进行分析,并将这些参数与分析的生物力学问题联系起来,使得得到的力学结果具有生理意义。比如,动脉血管中局部的血流引起的低壁面切应力往往是容易发生动脉粥样硬化的区域。一般力学分析软件都有相应的后处理软件,同时也有一些专用后处理软件。

三、生物力学与力学生物学的实验技术

实验技术的发展推动着生物力学和力生物学的发展,而且随着学科的发展,不断出现新的技术。

(一)生物材料的力学性质测量

生物材料的力学性质最常用和最基本的方法是使用拉压的方法,测量生物材料的应力与应变的关系曲线,通过该曲线得到生物材料的杨氏模量等参数。以拉伸实验为例,制作拉伸试样,并测量试件的原始长度 L_0,截面积 S(试件可做成圆形截面、长方形截面等)。与常规材料的力学测量不同,生物材料往往需要在一定的温度和湿度下进行,因此常常需要配备一定的封闭腔体。将试样安装在材料试验机的夹头上,然后缓慢加载,随着载荷的增大,试样逐渐被拉长,试验段的拉伸变形使用 ΔL 表示,测得拉力 F 与变形 ΔL 间的关系曲线,应力通过 F/S 得到,应变使用 $\Delta L/L_0$,绘制应力与应变的关系曲线。对于生物软件组织,比如血管、肌肉等,加载和卸载曲线并不统一,往往需要做循环加载和卸载实验,对材料进行预调,直到材料的拉伸曲线不再变化。

(二)生物流体的流变性质测量

如前所述,生物流体有些可以简化成牛顿流体,有些则为非牛顿流体,如血液,其黏度受剪切率影响。目前,测量黏度的方法很多,此处简单介绍3种常用方法:毛细管黏度计;旋转黏度计;锥板黏度计。

使用毛细管法的设备的基本结构都含有一长细毛细管(其长度为 L,半径为 R),在压力的作用下待测液体以均匀的速度(流量为 Q)通过毛细管,通过测量毛细管两端的压差(ΔP),即可以计算出壁面剪切力 $\left(|\tau_w| = \dfrac{\Delta PR}{2L}\right)$,和壁面剪切率 $\left(|\dot{\gamma}_w| = \dfrac{4Q}{\pi R^3}\right)$,从而计算出表观黏度。毛细管黏度计可以测量绝对黏度系数和已知黏度的相对黏度系数。对于测量血浆等接近牛顿流体性质的流体,具有较高的精度,测量非牛顿流体时,则会造成一定的误差。

旋转黏度计在分析非牛顿体流变特性时特别有用,这是因为它可以用于研究在不同剪切率下样本的黏性行为或者测量持续时变对于流体特性的影响。圆筒旋转黏度计的基本结构是两个垂直的同

轴圆筒,内筒半径 R_1 和高度 h 保持不变,外筒半径是 R_2,两桶之间的空间用于盛放待测试液体。当外筒以恒定速度 Ω 旋转时,引起液体切向流动,然后液体再向内筒传递剪切力,使得内筒发生旋转,从而产生的转矩 T 可通过测量内筒偏转角获得。整个过程中,圆筒内液体的流动是定常层流,忽略末端效应,定量分析可得液体的表观黏度为 $\mu = \dfrac{(R_2^2 - R_1^2)T}{4\pi \Omega h R_1^2 R_2^2}$ 或者 $T = C\mu\Omega$,这里 C 表示仪器的几何常数。

如果内部圆筒旋转且外部圆筒保持不变时,表达式是不变的。如果扭矩施加在外表面旋转的圆筒测量时,这个表达式同样适用。

锥板黏度计的主体是半径为 R 的锥体和平板,锥体和平板间的角度 ψ 很小,液体放在锥体斜角和平板之间,平板以角速度 Ω 旋转,通过液体作用于锥体产生扭矩 T。这时液体的表观黏度为 $\mu = \dfrac{3T\psi}{2\pi R^3 \Omega}$。

相对于毛细管黏度计来说,旋转黏度计(圆筒旋转黏度计和锥板黏度计)更合适研究非牛顿流体特性。但是相对于毛细管黏度计来说,旋转黏度计价格昂贵,操作较复杂,因此在设定实验时,可以根据需求选择相应的黏度计。

(三)力学微环境加载技术

生物组织中最常见的两种受力方式是流动剪切和牵张作用,比如,血管中内皮细胞受到血流引起的流动切应力,平滑肌细胞受到血压脉动引起的牵张作用,骨组织中的骨细胞受到组织间隙流剪切作用力,癌症细胞受到组织液的流动剪切等。

实验中比较常用的细胞切应力加载模型是锥板黏度计和平行平板流动腔。平行平板流动腔的原理。腔体为长方形,其中腔体的高度(h)远远小于宽度(b),使得腔体中的流动为充分发展的层流,近似于平面泊肃叶流动,细胞种植在平板的顶端或者底端,受到的切应力(τ)为 $\tau = \dfrac{6\mu Q}{bh^2}$,$Q$ 为进入流动腔的体积流量,μ 为培养基的黏度。给定恒定的流量就能够得到不变的切应力,通过控制流量的大小就能容易地得到不同的切应力。此外,可以配合显微镜,观察流动剪切力作用下细胞的形态变化和力学生物学响应。

牵张应力加载技术最常用的方法是,将所需研究的细胞培养在弹性膜上,待其贴合到弹性膜后,拉伸基底膜,从而达到拉伸细胞的目的。主要有 3 种类型:①简单的拉伸:拉伸弹性膜,使其在拉伸方向产生形变,而且由于泊松效应,在与拉伸垂直的方向上也会产生形变;②单轴向的牵张:拉伸时与牵张方向垂直的轴向被固定;③双向牵张:弹性膜的所有轴向都被均匀地牵拉,从而使膜在所有方向上产生形变。使用这些装置可以实现静态和动态拉伸。

第三节 生物力学与力学生物学的应用

生物力学和力学生物学既从细胞、分子水平研究相关生理过程和疾病发生过程中的机制,从而为认识疾病和促进疾病的治疗提供基础和指导,也与临床问题紧密结合,从工程和应用的角度解决实际的医学问题。本节简单介绍生物力学和力学生物学的典型应用。

一、生物力学与力学生物学在疾病机制分析中的应用

(一)动脉粥样硬化

临床及人体尸检研究表明,动脉粥样硬化好发于人体动脉的某些部位,如腹主动脉、颈动脉、冠状动脉和外周动脉。更具体一点讲,动脉粥样硬化好发区多位于动脉血管的分叉处、弯曲处、狭窄处等血管几何形状发生急剧变化的部位,在这些部位,血流受到极大干扰而产生流动分离及涡旋区。学术界称此现象为动脉粥样硬化局部性。长期以来,科学界对此局部性现象进行了大量研究。研究结果

表明,血流动力学因素在此局部性现象中起着非常重要的作用,而在诸多血流动力学因素中,由流动产生的壁面剪切力则是其关键性的因素。这些研究还进一步表明,早期动脉粥样硬化起始于血流紊乱、低壁面剪切力区以及血流缓慢流动区。而血流急速、剪切力场均一单向的区域则不易产生动脉粥样硬化。血流动力学不仅在动脉粥样硬化斑块起始过程中起关键作用,也在不稳定斑块形成和斑块破裂过程中起着非常重要的作用。血流作用动脉粥样硬化斑块上壁面剪切力长期过低或过高,均会改变斑块的力学性质,从而使斑块变得不稳定。

(二) 骨质疏松

骨质疏松症是一种全身性系统性疾病,其主要特征是骨量减少,骨组织微结构退化,从而导致骨的脆性增加,骨折的风险增加,而且随着年纪的增加,骨质疏松情况会加剧。骨组织包括致密皮质骨和疏松多孔的松质骨,可以通过骨塑形(bone modeling)和骨重建(bone remodeling)过程维持骨组织正常的结构和生理功能。所谓骨塑形,是指皮质骨和松质骨的微观结构适应力学环境而成形和生长的过程。骨重建则是一种持续进行的新骨替代旧骨的过程,其作用在于维持骨的力学性质,防止骨组织内由微损伤或微裂痕的积累而导致的骨结构破坏。成骨细胞和破骨细胞间的相互作用在骨组织的骨塑形与骨重建中起着重要作用,而且这两种细胞的生理功能受到力学因素的调控。

(三) 肿瘤

肿瘤成分复杂,包含不同细胞、细胞外基质、生长因子等,其发生发展受到基因、生物化学等众多因素的影响。近年来的研究发现,生物力学因素同样在其中起着关键作用。肿瘤的每一种成分具有不同的力学性质,从而能够影响肿瘤细胞的生长和增殖。另外,肿瘤快速生长过程导致组织压缩,增加了组织间隙压力,从而使得肿瘤区域的细胞和组织牵张力增加,激活不同生长因子的生成和释放,促进肿瘤的发展。同时,细胞外基质的重塑和硬化会促进肿瘤细胞中整合素的聚集,加强黏着斑的形成,从而有利于肿瘤细胞的迁移。肿瘤转移是指肿瘤细胞脱离原发部位,进入血管、淋巴管和体腔,从而扩散。因此,肿瘤细胞需要首先破坏其下的基底膜,穿过间隙的结缔组织,渗入血管基底膜。进入到循环系统后,肿瘤细胞必须黏附在毛细血管上,这会涉及粘连分子,如整合素、层粘连蛋白受体和蛋白水解酶间的相互作用。整个过程中,如肿瘤细胞的生长、迁移、运动、黏附等,生物力学因素都有其作用。

二、生物力学与力学生物学在诊断中的应用

(一) 动脉粥样硬化不稳定斑块的无创检测

目前,动脉粥样硬化斑块的狭窄度和成分常常用来判断血管的状态,并作为后续临床手术或药物治疗的指标,一般认为大脂质核心、高巨噬细胞、低胶原和薄纤维帽是不稳定斑块的关键特征。然而,临床结果表明,通过以上方法被认定为不稳定的斑块仅5%发生破裂,说明仅通过形态判断是否为不稳定斑块是不充分的。斑块破裂的力学基础是作用在斑块上的应力超过了斑块所能承受的范围,导致发生结构失效,从而产生破裂。斑块上的应力受斑块的几何形状、斑块的力学性质以及血压的影响,这些因素的改变都影响斑块的状态。近年来,研究人员使用生物力学数值仿真的方法,对斑块的稳定性进行预测。基本思路是使用医学图像(如高分辨率的MRI、OCT)得到血管的精细化结构,能够描述血管的管腔、斑块的大小、成分和形态,通过生物力学建模仿真的方法得到斑块应力、应变,血流流动切应力等力学指标,根据已有的力学指标与斑块破裂临床事件之间的相关性做出斑块稳定性的预测。尽管该无创检测方法具有很好的前景,然而该问题还远没有解决,还有很长的路需要走,其中一个关键问题是,目前缺乏大样本的力学指标与斑块破裂临床事件之间相关性的定量化数据。

(二) 肿瘤的无创检测

临床中常常使用扣诊的方法检测一些疾病,这是因为很多疾病,尤其是肿瘤组织与正常组织之间的力学性质具有明显差异。比如,乳腺癌比正常的组织或良性肿瘤坚硬;很多肝病,包括肝癌的晚期会出现肝硬化,肝组织会变得坚硬,而且出现结节状。因此能够无创准确检测组织的力学特性,不仅

能够确诊癌症,更为重要的是能够早期诊断癌症。尽管扣诊能够得到一些信息,但是非常不准确,而且随机性很大。为了能够无创测量肿瘤组织的力学性质,研究人员结合超声、磁共振、生物力学和数值计算的方法开发了弹性成像技术。弹性成像是在外力或内力的作用下,测量组织变形前后的图像,通过数字图像相关法等算法得到组织的位移,从而得到组织的应变、弹性等信息。其中,超声弹性成像技术起步较早,而且发展很快,但是由于其分辨率较低而限制了应用范围。近年来,基于磁共振图像和光学相关成像的弹性成像方法逐渐发展。

三、生物力学与力学生物学在治疗中的应用

(一) 植入物的生物力学和力学生物学

心血管植入物、骨植入物等已成为现代疾病治疗中不可或缺的手段,其中蕴含着大量的生物力学问题。当动脉粥样硬化斑块造成的血管狭窄严重到影响生理功能时,需要对狭窄的血管进行手术治疗。目前,临床上主要有两种方法,一种是旁路搭桥,另一种是支架植入。临床结果表明,旁路搭桥吻合点的特定部位会出现内膜增生,从而影响手术的治疗效果,而支架植入血管后则会出现再狭窄和晚期血栓,从而使血管发生再堵塞。大量研究表明血流动力学因素在其中起着非常重要的作用。人工髋、膝关节,骨钉、骨板等植入物在骨科组织器官替代与修复中起着重要作用,常采用人工材料(如金属、生物陶瓷、可降解高分子等)制成植入体,经手术方法植入骨组织内。但在应用过程中存在一些弊端,例如骨固定器械由于有应力遮挡问题,可能引起内植入物周围骨组织的吸收,从而导致骨创伤长期不愈合或内植入物的固定失效。

(二) 眼科疾病治疗相关的生物力学

眼球是一个受压的厚壁壳结构,具有内外肌肉组织和复杂的血管网络,能够产生和排泄液体,并且其形状受到生物力学因素的调控。生物力学因素不仅能够调节视力,而且在近视、远视、青光眼、黄斑变性等疾病中起着作用。无创眼压检测、手术改变角膜屈光度等已用于临床治疗,通过生物力学分析的方法达到个性化精确治疗的目的。

四、生物力学与力学生物学在康复中的应用

生物力学在康复工程的基础理论、应用技术和产品开发各层面都具有极为重要的作用。为了对脑瘫、截瘫、偏瘫等患者的日常行为能力进行康复或辅助,必须首先从生物力学角度对他们的关节活动、软组织特性、运动控制等特征及相关的影响因素进行准确的描述和测量;对于假肢、矫形器、轮椅等辅具的设计,必须考虑人体支撑界面的影响,如长时间动、静态载荷可能引起缺氧以致造成压疮等,这就需要对辅具作用下支撑界面的应力分布进行分析,以及对软组织的损伤机制进行生物力学和力学生物学研究;肌肉骨骼系统在矫形器、助力系统作用下,可能发生适应性的改建,基于生物力学研究对这些改建结果的预测,将有助于辅具的优化设计,以及发展新型的辅具;心脏康复近年来发展迅速,但不管是通常的运动康复疗法,还是体外反搏等技术的应用,都需要从生物力学的角度对作用机制进行深入分析,从而制订有效的策略,提高康复效果。

(一) 假肢中的生物力学

假肢是截肢患者恢复活动能力和外观的主要康复手段之一,其基本结构一般包括假肢接受腔、功能性部件、连接部件、悬吊装备等,都与生物力学紧密相关。

假肢接受腔与残肢直接接触,担负着连接与传递载荷的重要任务;在行走的承载腔中,它要传递的最大载荷约为人体体重的120%。不适当的接受腔设计可能产生不适当的力分布,从而引起疼痛或残端软组织的损伤。因此,残肢/接受腔界面的应力大小和分布模式,是接受腔设计无法回避的问题,也是假肢舒适性和安全性的重要评价指标。

从力学的角度来讲,均匀地分布载荷可以最大程度减少压力。但不同区域的软组织厚度与刚度不同,导致残肢上不可能形成均匀分布的压力;而且残肢各部分的承载力也不一样,所以设计目标要

求也不一样。目前针对残肢压力分布,接受腔已有全接触式等压分布、将载荷分布在主要的承载区等不同理念;但无论依据什么理论,对于给定的接受腔形状,都希望知道其压力是如何分布的,以及形状和其他参数的改变如何影响载荷的变化。为此,许多研究通过将力传感器安装在接受腔上或残肢和接受腔之间来测量残肢上的应力分布;或者用有限元分析,通过对接受腔和残肢的数值模拟来估计和预测载荷的传递;这些研究既增加了对假肢和残肢间力传递方式的理解,也为优化设计提供了依据。

假肢对线是假肢适配的重要环节,是假肢矫形师通过调整假肢各部分空间相对关系以使患者穿戴假肢后满足生物力学要求。对线有 3 个阶段:工作台对线、静态对线和动态对线。工作台对线的目的是将接受腔调整到一个定位基准线,在之后的静态对线和动态对线中将会对这个位置进行优化;静态对线是在静态负重时调整接受腔到正确的高度和方向;动态对线是矫形师根据患者步态进行反复调整达到最优化的步态。目前的动态对线,一般需要结合步态分析来进行定量评价。

(二)矫形器中的生物力学

矫形器是典型的康复辅具,配于人体四肢、躯干等部位,实现稳定与支持、固定与矫正、保护与免负荷、代偿与助动等功能,其功效主要是通过生物力学作用来实现的,矫正力的施加部位、施加方向、作用的大小是保证矫形效果的关键。因此,生物力学性能是矫形器设计和优化的重要依据。

在脑瘫儿童的足踝畸形矫正中,比如尖足畸形的矫正,在评估阶段,不仅需要通过体表或者影像测量的方法得到畸形的几何特征,以及通过量表等主观方法进行评级,还需要通过足底压力测量、关节刚度测量,对足踝的生物力学性能进行评测,从而为矫形器的设计提供定量化的依据。在设计阶段,需要准确地设计矫正力系,控制踝关节的跖屈活动,调整产生背屈的力矩以影响踝关节,并以此来控制腓肠肌痉挛和跟腱挛缩,提高踝关节稳定性;还可以通过加入持续的牵引装置,加快矫形的速度。

在特发性脊柱侧凸的矫正中,除了通过 X 射线机、三维扫描等设备获取脊柱的外轮廓形状以及侧凸程度,为了取得更好的矫形效果,还需要对脊柱及周围软组织的力学特性进行定量的评估,并进一步通过有限元仿真等方法评估人体与矫形器的相互作用,以及脊柱上的应力应变分布,为脊柱矫形器的优化提供定量化的依据;甚至可以结合力学生物学的结果,通过骨重建仿真对矫形效果进行预估。在国家科技支撑计划的支持下,我国多家单位合作研制了基于个性化生物力学评价的脊柱矫形器设计与制造系统,可以完成从测量、取型、设计、生物力学优化、制造、矫形效果评估的全过程。

五、生物力学与力学生物学在特种医学中的应用

生物力学在航空医学和航天医学等特种医学领域中扮演着重要角色,不仅在人体相关损伤机制的基础研究中至关重要,也为新型高效防护装备的研发提供了理论基础。为了研究伞兵在跳伞着陆过程、飞行员在弹射救生过程和机动飞行过程、舰载机飞行员在拦阻着舰过程、宇航员在发射过程和微重力环境中面临的复杂问题,必须首先从典型力学环境下人体不同组织或器官的生物力学响应特征分析入手,明确导致组织或器官发生损伤的具体原因,才能在此基础上提出相应的防护措施,改进或研发相应的防护技术和防护装置,从而更高效地保障伞兵、飞行员和宇航员等特殊作业人群的生命安全和生理健康。

(一)伞兵跳伞着陆损伤与防护中的生物力学

伞兵跳伞是一项具有高度危险性的活动,从开舱到着陆都有可能发生损伤。跳伞时,降落速度约为 54m/s,落地速度为 5~6m/s,着陆时下肢首先触地,地面反作用力从足部依次传递到腿、腰腹、脊柱、上肢和头部。流行病学调查结果显示,跳伞损伤 88% 发生在着陆阶段,损伤部位以腰部、膝关节、胫腓骨、踝关节损伤最为常见。

正确的跳伞着陆姿势对减少着陆损伤非常必要。我国采用的是半蹲式跳伞着陆姿势,要求伞兵在未着陆时下肢呈半蹲姿势,两腿弯曲,并将膝关节、踝关节、前脚掌内侧靠齐夹紧,脚掌与地面平行。其主要特点在于在初始接触后主动地大幅度弯曲下肢关节,通过延长缓冲时间和增加缓冲距离来减小冲击过载和预防潜在损伤。

生物力学因素在评价跳伞着陆姿势中非常重要,是设计伞兵跳伞着陆相关护具的主要参考因素。

目前使用的主要护具有护踝、踝关节绷带和缓冲鞋垫等。护踝对佩戴者生物力学特性影响是改变下肢肌电活动;而绷带是通过提高踝关节的功能稳定程度来达到预防踝关节扭伤的;使用缓冲鞋垫可以减小对踝关节的冲击力,从而起到损伤防护的作用。

(二)飞行员头颈部损伤与防护中的生物力学

颈部损伤是飞行员的常见病和多发病,飞行因素是导致飞行员颈部损伤的主要原因,已经影响到各类飞行员日常的飞行训练和实际飞行。飞行过程中佩戴的头盔、瞄准器和夜视仪等设备加重了头颈部的负担,增大了飞行员在弹射救生和机动飞行中出现颈部损伤的风险。研究发现有 46.8% 的飞行员在调查时的过去 3 个月内出现过颈部急性损伤,损伤的典型类型主要有压缩性骨折、棘突骨折、棘间韧带撕裂、肌筋膜疼痛和肌肉疼痛等,都是典型的生物力学损伤。

借助先进的头颈部生物力学建模与仿真技术可以推进飞行员颈部损伤的生物力学机制研究,进而推动防护技术和防护装备的研发,具有重要的理论价值和广阔的应用前景。

(三)过载条件下循环和呼吸系统响应中的生物力学

航空高过载对飞行员循环系统和呼吸系统的生理影响一直是航空医学领域持续关注的重点问题,其中生物力学也扮演着重要角色。持续性的头到脚方向加速度(+Gz)过载会显著影响眼、脑和肌肉等组织、器官的血流灌注和血氧饱和度,诱发过载引起的意识丧失(G-induced loss of consciousness,G-LOC)和视力下降。美国研究人员曾对+Gz引发的事故进行了大数据统计分析,其中空军飞行员 G-LOC 的发生率为 25%,海军飞行员 G-LOC 的发生率为 14%,在空战特技飞行中以半滚倒转(30%)、俯冲拉起(23%)时 G-LOC 的发生率最高。G-LOC 是重大飞行事故的主要诱因,深入研究其发生机制对保障飞行员生命安全和战机安全具有重要意义。而 G-LOC 的发生机制需要血流动力学的相关理论、实验方法和数学模型来进行研究。

科研人员针对+Gz 的循环和呼吸系统生理影响及相应机制开展了持续研究,以揭示 G-LOC 的发生机制。采用动物开展离心机实验可以获得与人体相似的生理响应,同时避免人体实验的安全性问题。但现有研究受限于当时的实验手段,仅能获得脑、肺等部分器官的血流灌注参数,无法形成对循环系统响应机制的整体性认识。基于血流动力学和生理学的数学模型可用于弥补这一缺陷。科研工作者相继建立了包括心房、心室、动脉、静脉以及肺循环的集中参数模型,可用于仿真不同+Gz 条件下人体循环系统的生理响应;近期的研究中还嵌入了颅内压系统,仿真心血管系统指标变化对颅内压的影响。但目前的人体循环系统模型在神经调节作用的模拟上存在不足,且未开展全面的验证工作。+Gz 对呼吸系统和肺循环的生理影响也吸引了大量关注,并针对呼吸系统和肺内气体交换建立了数学模型,但未能实现与循环系统的全面耦合。

本 章 小 结

本章简要介绍了生物力学与力学生物学发展历程、基本概念、常用研究技术与方法,并通过实际例子展示了在疾病的机制、诊断、治疗、康复等中的实际应用。如同力学是工科的基础,生物力学和力学生物学也是生物医学工程的重要支撑学科,其发展方兴未艾。

(蒲放)

思考题

1. 应力和压强的区别是什么?
2. 生物组织的力学特性测量需要考虑哪些因素?
3. 举例说明生物力学和力学生物学在临床中的应用。

笔记

生物材料与组织工程 第七章

生物医学材料是融合生物学、医学和材料学的原理和方法而设计、合成并应用于医学实践的一类新型功能材料，为现代医学对人类疾病的预防、诊断、治疗和康复提供了坚实的物质基础。生物医学材料在应用过程中，与活体组织或生物学流体接触并相互作用而发挥特定的功能并产生特定的生物学效应。本章系统介绍生物医学材料的内涵、基本性能要求，回顾了生物医学材料研究与应用的发展，总结了典型生物医学材料的组成、结构、性能及其应用；在简要介绍组织工程的原理和方法的基础上，以骨组织工程为例对组织工程三要素的有关问题进行了分析。通过本章的学习，对生物医学材料的概貌有基本了解，为后续深入了解和掌握材料生物学原理及生物医学材料制备原理奠定基础。

第一节 生物医学材料概述

生物医学材料亦称为生物医用材料，指的是一类具有特殊性能和特种功能的材料，广泛应用于人类疾病的诊断与治疗、人体康复、各种人工器官与植入器械构建等生物医学领域。

一、生物医学材料定义

人类使用各种材料进行疾病或伤残的治疗或辅助治疗已有很长的历史，但从医学需求的角度形成生物医学材料的概念却只有短短的几十年时间。随着人们对材料生物学原理和生物学行为的认识不断深化，生物医学材料的定义和内涵也不断地演变和拓展。

20世纪70年代，生物材料被定义为"植入活体内或与活体结合而设计的与活体系统不起药物反应的惰性物质"，将生物材料界定为在活体内呈化学惰性和生物惰性、不具有药理功能的非生命材料。但随着生物材料的发展，载药生物材料、生物活性材料等相继出现，已远远超出原有生物材料定义界定的范畴，并将其医学功能和临床适用范围极大扩展。1986年，欧洲生物材料协会将生物材料定义为"用于医学装置并能与活体系统起作用的非生命材料"。1992年美国Black教授将生物材料定义为"用于取代、修复活组织的天然或人造材料"，并获得生物材料领域的广泛认同。Williams于1999年提出"生物材料是用以和生物系统结合以诊断、治疗或替换机体中的组织、器官或增进其功能的材料"。Agrawal等则认为生物材料应用是"利用植入材料迅速恢复器官或组织功能，通过优化设计材料-生物作用产生预期的生物学效应"，将生物医学材料研究与应用的关注重点转移到材料与生命系统作用的生物学效应。

通常提及的生物材料包含两个方面的内涵。一方面是指应用于医学诊断、治疗以及替代、修复组织器官的生物医学材料（biomedical materials）；另一方面是指生物学材料（biological materials），包括由生物过程形成的生物质材料和应用于除医学外的生物技术领域的材料。由此可见，上述对生物材料的定义和描述主要是针对生物医学材料，本教材所述及的也主要是生物医学材料。

根据目前对生物医学材料的共识，可以对生物医学材料的定义和内涵进行一个基本描述："生物医学材料是应用于人类疾病诊断、治疗与康复以及病损组织和器官修复、替换及功能重建,能发挥特定的生物功能并产生特定的生物学效应的生物相容性材料。"按照在医学应用中行使的功能和发挥的作用,可以把生物医学材料的应用领域分为四大类:组织(器官)缺损修复、植入器械及人工器官构建、药物/基因载体及医学诊疗介质。

二、生物医学材料的基本性能要求

通常谈及生物医用材料,既指生物医学材料自身,也包括由其构建的医用植入器械。根据不同的应用目的和应用环境,对生物医学材料有不同的性能要求。生物医学材料的基本性能要求包括生物功能性和生物相容性。

(一) 生物医学材料的生物功能性

生物医学材料的生物功能性是指生物医学材料在应用中行使功能的能力,或为执行某种功能应当具备的物理化学性能。

不同医学应用所行使的功能和环境条件截然不同,对生物医学材料的性能要求也不同。因此,生物医学材料能否有效行使功能,除与其自身物理化学性质相关外,还和其所处的生物环境密切相关。

(二) 生物医学材料的生物相容性

生物相容性是指生命体组织与非生命材料交互影响产生合乎要求的反应的一种性能,取决于材料与活体间的相互作用。

生物医学材料应用过程中,对特定的生物组织产生作用,生物组织对生物医学材料也会产生影响,两者的交互作用一直持续,直到达到平衡或者植入物被去除。因此,材料与活体的交互作用包括宿主反应和材料反应两个方面。

宿主反应(host response)是指材料与机体作用引起的机体局部和全身反应,包括血液反应、组织反应和免疫反应。有益的宿主反应将在机体内提供适宜的环境或支撑,促进病变的消除和组织的修复或重构,而有害的宿主反应导致对机体的毒副作用和机体对材料的排斥,包括凝血、溶血、细胞毒性、全身毒性、炎症、致敏、致癌、致畸等。

材料反应(materials response)是指生物环境对材料的腐蚀和降解,可能使材料性质蜕变甚至破坏。

生物医学材料植入人体后,其宿主反应和材料反应必须保持在可接受的水平。一般认为,材料植入时的手术损伤导致在植入体周围包裹排他性的组织是不可避免的。因此,材料的生物相容性既取决于材料的本性,又与植入目的和应用环境密切相关。

对材料生物相容性评价需从生物安全和生物功能两个方面进行考虑,一般按照国际标准化组织颁布的医用装置生物学评价标准 ISO 10993 和我国医疗器械评价标准 GB/T 16886,通过一系列体外试验和体内试验来进行评价。

三、生物医学材料的发展

(一) 生物医学材料应用的发展

人类利用生物医学材料的历史可以追溯到公元前三千多年。大约在公元前 3500 年,古埃及人开始用马鬃、棉线等缝合摔伤或动物咬伤的创口;墨西哥的印第安部落则用磨薄的木片遮盖受伤的颅骨以保护大脑;在中国及埃及发掘的古墓中发现了磨制的石质假牙、假鼻、假耳;公元前 2000 年左右出现,使用黄金修补牙齿。据史书记载,1775 年开始使用金属内固定骨折,这是人类使用生物医学材料进程中的一次革命。1809 年用黄金制作种植牙,1851 年天然硫化橡胶制作的人工牙托及腭骨得以应用。

进入 20 世纪,合成高分子材料的出现及应用带来了生物医学材料的巨大发展。1937 年,聚甲基丙烯酸甲酯(PMMA)用于牙科修补;20 世纪 40—50 年代,维尼纶、涤纶等先后用于血管修复。1961

年采用超高分子量聚乙烯(UHMPE)构建的全髋关节成功应用,这可能是人类历史上第一个具有实用意义的人工器官。在同时期,各种人工器官如人工肺、人工心脏瓣膜、人工心脏、人工肾、血管支架等先后问世并用于临床,人类开始迈入人工器官的时代。

目前,生物医学材料及由其构建的医用植入器械已遍及现代医学的每一个领域,成为现代医学诊断治疗不可或缺的重要组成部分,为拯救患者生命、提高健康水平、改善生存质量等发挥着极其重要的作用。

(二) 生物医学材料研究的发展

虽然人类应用生物材料已历史悠久,但直到20世纪中叶,对生物材料的应用也仍然处于材料应用延伸的阶段,而从医学需求出发针对性进行生物医学材料的研究始于20世纪60年代。迄今为止,生物医学材料的研究经历了三个阶段的发展。

1. 第一代生物医学材料　第一代生物医学材料亦称为惰性生物医学材料(inert biomedical materials)。其显著特征是材料在人体内相对稳定,不发生腐蚀或生物降解,同时材料本身具有良好的生物相容性和理想的免疫反应性。第一代生物医学材料的研究目的主要是改善材料力学性能和生物学性能。

典型的第一代生物医用材料包括以不锈钢、钛合金以及钴基合金等为代表的惰性金属生物医学材料,以超高分子量聚乙烯及聚甲基丙烯酸甲酯等为代表的非降解高分子生物医学材料,和以氧化铝陶瓷、氧化锆陶瓷和碳素材料等为代表的生物惰性陶瓷。在20世纪80年代,各种金属、陶瓷和聚合物被广泛地应用于临床。

2. 第二代生物医学材料　第二代生物医学材料包括生物活性材料及可降解生物材料,其主要研究目的是改善植入材料与生物组织界面问题。

1969年Larry Hench在$Na_2O-CaO-SiO_2-P_2O_5$系生物玻璃研究中发现,这类材料在植入体内后其表面不会形成纤维包囊,而是与骨组织形成紧密的化学键合,其结合界面强度甚至高于材料和骨组织本身。据此Hench提出"生物活性"的概念。

生物活性材料是指能在材料-组织界面上诱发特异性生物学反应并形成材料-组织化学键合的一类材料。典型的生物活性材料还包括:羟基磷灰石材料及钙镁硅系生物陶瓷等。

可降解生物材料(biodegradable materials)是一类在生物机体中的体液及酶、核酸等作用下可发生降解的材料。随着组织的再生和伤口的愈合,材料逐渐被生物降解、吸收和代谢,并最终被机体再生的组织和器官所替代。磷酸三钙陶瓷、聚乳酸、聚乳酸-羟基乙酸共聚物、聚己内酯、骨胶原/明胶等为可降解生物材料的典型代表。

3. 第三代生物医学材料　第三代生物医用材料是指具有促进人体自修复和再生作用的生物医学复合材料。通过材料与活细胞的融合、活体材料和非活体材料的杂化等方式进行生物活性组元与材料的复合,构成具有生理功能的生物医学材料。该类材料在生物体内能参与机体的生理活动,在分子水平上激活基因,刺激相关细胞,产生响应,促进组织的修复或再生。

4. 生物医学材料研究的发展趋势　当前生物医学材料研究的整体趋势是在不断改善材料的生物相容性和生物功能性的基础上,致力于提高材料的仿生性并赋予材料生命活性,以调动并发挥机体自我修复和完善的能力,重建或修复受损的人体组织、器官。生物医学材料的复合化、纳米化和活性化,组织与器官修复的自体化、诊疗一体化等是其发展的主要趋势。

(三) 生物医学材料产业的发展

自20世纪80年代以来,生物医学材料及其制品飞速发展并形成规模性产业,目前,已开发应用的医用植入体和人工器官300余类数千种,市场年销售额以15%~20%的速度递增。

按国际惯例,医用生物材料的管理划属医疗器械范畴。2017年全球医疗器械市场规模已超过4 100亿美元,增速略高于全球药品行业,其中生物医用材料类医疗器械在整个医疗器械中的占比超过50%。

中国拥有最多的人口，医疗保健系统日臻成熟，国民收入和健康意识不断提升，对医疗器械的需求也将会保持较快的增长速度。2016年我国医疗器械市场规模约4 600亿元人民币，2017年约5 500亿元人民币，年增长率约20%，远高于全球增速，也高于我国药品市场规模10%左右的增速。

生物医用材料行业是植入性医疗器械的核心上游环节，也是植入医疗器械的主要构成部分。从产业链角度来看，随着植入性医疗器械产业的迅猛发展，现代生物医用材料产业已初具雏形，并进入高速发展阶段。

四、生物医学材料的分类

在生物医学材料的研究和应用中，常用的分类方法主要有按照材料化学组分分类、按照材料获取来源分类、按照材料应用要求分类和按照材料应用部位分类等。

(一) 按照材料化学组分分类

按照材料的化学组成，可以将生物医学材料分为无机生物医学材料、金属及合金生物医学材料、高分子生物医学材料、复合生物医学材料以及杂化生物医学材料等五种类型。

1. **无机生物医学材料**　无机生物医学材料是一类用于医学、具有特定生理功能的无机非金属材料，包括生物玻璃、生物陶瓷、生物玻璃陶瓷、生物碳素材料等无机非金属材料，习惯上将其统称为生物陶瓷。绝大多数的无机生物医学材料化学性能稳定，强度和硬度高，具有良好的生物相容性。根据在生物环境下的行为特征，生物陶瓷又可分为惰性生物陶瓷、表面生物活性陶瓷和可降解吸收生物陶瓷等不同类型。

接近惰性的生物陶瓷的典型代表包括氧化铝陶瓷、氧化锆陶瓷、单相铝酸钙陶瓷、碳素材料等，其在宿主内能维持其物理、化学和力学性能，在宿主内无毒、非致癌、不过敏、不发生炎症，并由此而长期地维持其生物功能，主要用作结构-支撑植入体，还可广泛用于牙科修复材料及药物载体。

表面生物活性陶瓷主要有磷灰石-硅灰石生物玻璃、羟基磷灰石生物陶瓷等，是一类能在材料界面上诱发出特殊生物反应的生物陶瓷，这种反应导致组织与陶瓷材料间形成键合，可用于脊椎假体、中耳小骨置换、颌面、脊椎、牙槽硬组织修复等。

可降解吸收生物陶瓷的典型代表为磷酸三钙生物陶瓷，在生理环境下能逐渐发生降解，其降解产物可被机体吸收代谢，亦可参与受损组织的重建，广泛用于骨缺损修复材料、组织工程支架及药物载体等。

2. **金属生物医学材料**　金属生物医学材料是指应用于医学当中的金属或合金材料，主要有：不锈钢、钴基合金、钛及钛合金、镁合金等合金材料及钽、铂等贵金属材料，主要用于内固定器件、矫形器件、牙种植体、人工关节、血管支架等以及人工器官构建和手术器械。

许多金属材料在生理环境中都易发生腐蚀和磨损，不仅降低材料的机械性能，其释放物还对人体有刺激性和毒性。因此，金属生物医学材料研究重点是耐腐蚀耐磨损性能及释放离子的毒性问题。

3. **高分子生物医学材料**　高分子生物医学材料是指用于修复受损或发生病变而失去功能的人体组织和器官，以及在医疗诊断和治疗中使用的天然或合成的高分子材料，亦称为医用高分子材料，是生物医学材料中种类最多、用量最大、应用最广的材料，广泛应用于人体软硬组织修复体、人造血管、人造皮肤、药物缓释载体、组织工程支架材料、医用薄膜、医用黏结剂和管腔制品、血液透析及其他人工器官构建等。

常用的高分子生物医学材料主要有聚氨酯、聚甲基丙烯酸甲酯、聚醚、聚砜、聚硅氧烷、聚丙烯腈、聚乳酸、聚碳酸酯、胶原、纤维素、壳聚糖等。

4. **复合生物医学材料**　复合生物医学材料是由两种或两种以上的不同类型材料或同类型中不同材料通过各种方法组合而成的具有生物相容性的材料，其复合目的主要有材料增强、材料改性及功能化等。随着对生物材料及植入器械功能性要求的不断提高，单一的材料已很难满足医学临床应用的要求，生物医学材料的复合化和多功能化已经是该领域的发展趋势。

典型的复合生物医学材料如:聚甲基丙烯酸甲酯等用碳纤维增强后用于制备人工关节等;钛合金表面喷涂羟基磷灰石制作人工骨、人工关节;聚乳酸与羟基磷灰石复合作为骨组织工程支架;碳纤维增强无定形碳制作人工心脏瓣膜等。

5. 杂化生物医学材料　杂化生物医学材料是采用物理或化学方法将生物活性分子如酶、抗体、抗原、多糖类、酯类、药物及细胞等固定在材料表面或内部,构成具有生理功能的生物医学材料,是活体材料与非活体材料杂化组成的新型复合生物医学材料,在组织生长诱导、特殊生理环境形成、特定靶点识别等方面具有显著优势,是生物材料研究的热点与前沿。

(二) 按照材料的获取来源分类

按照材料的获取来源,可以将生物医学材料分为天然生物医学材料与合成生物医学材料。

1. 天然生物医学材料　天然生物医学材料包括天然生物材料及以其为基础的生物衍生材料。

天然生物材料是来自人体自身组织、同种(如人的尸体)或异种(如动物)同类器官与组织的材料。天然高分子材料由于其多功能性、生物相容性和可生物降解性,是人类较早使用的医用材料。

在人体直接使用天然生物材料可能引起免疫反应,需采用物理和化学方法进行处理(改性),所形成的生物医用材料称为生物衍生材料或生物再生材料。如经戊二醛处理固定的猪心瓣膜、牛心包、牛颈动脉等,以及再生胶原、弹性蛋白、硫酸软骨素、透明质酸等。

2. 合成生物医学材料　合成生物医学材料是指人为地把不同物质经物理化学方法作用合成加工而成的各种生物医学材料,是目前生物医学应用中的主体材料。如不锈钢、钛合金、硅橡胶、聚氨酯、中空纤维、氧化铝陶瓷、生物碳素材料等。

(三) 按照材料的使用要求分类

按照材料的使用要求,可将生物医学材料分为若干种类,每一种类的应用要求中又包括若干种功能要求,需要分别采用不同的材料。例如:植入与非植入材料、一次性使用材料与重复使用材料、生物活性与生物惰性材料、生物降解材料与非生物降解材料等。

(四) 按照材料的应用环境分类

按照材料的应用部位和功能要求,可将生物医学材料分为硬组织材料、软组织材料、心血管材料、齿科材料、膜透析材料、药物/基因载体等。

第二节　典型生物医学材料及其应用

如前所述,生物医学材料广泛应用于人类疾病诊断、治疗与康复以及病损组织和器官修复、替换及功能重建。按照在医学应用中行使的功能和发挥的作用,可以把生物医学材料的应用领域分为四个大类:组织(器官)缺损修复、植入器械及人工器官构建、药物/基因载体及医学诊疗介质。不同的医学应用,其行使功能和环境条件截然不同,对生物医学材料的性能要求也不同。实际应用的生物医学材料种类繁多,性能各异,分别适用于不同应用目的。本节介绍不同类型生物医学材料中的典型代表,对其组成、结构、性质及应用进行简要分析。

一、典型无机生物医学材料及其应用

无机生物医学材料(inorganic biomedical materials)是用于医学、具有生理功能的高技术陶瓷,亦称为陶瓷生物医学材料(ceramic biomedical materials)或生物陶瓷(bioceramics)。无机生物医学材料包含各种无机非金属的合成材料,由于其毒性低、具有良好的生物相容性和耐腐蚀性而越来越受到重视,是一类正在飞速发展的生物医学材料。根据无机生物医学材料在应用环境中的行为特征,可以将其分为三种基本类型:接近惰性的生物陶瓷、表面生物活性陶瓷及可生物降解吸收的生物陶瓷。

(一) 接近惰性的生物陶瓷

接近惰性的生物陶瓷(nearly bioinert ceramics)在宿主内能维持其物理、化学和力学性能,并由此而长期维持其生物功能。接近惰性的生物陶瓷在宿主内应该是无毒、非致癌、不过敏、不发生炎症。常用的惰性生物陶瓷主要有：氧化铝陶瓷、氧化锆陶瓷、单相铝酸钙陶瓷、碳素材料等。

接近惰性的生物陶瓷主要用作结构-支撑植入体，如骨片、骨螺钉、髋关节等，亦可用作非结构-支撑，如消毒装置、给药装置等，还可广泛用作牙科修复材料。

1. 氧化铝生物陶瓷

（1）氧化铝陶瓷的结构与性能：氧化铝陶瓷（alumina bioceramics）是指主晶相为刚玉（α-Al_2O_3，属六方晶系 a=4.758A，c=12.99A）的陶瓷材料，由取向各异的氧化铝晶粒通过晶界集合而成。多晶氧化铝陶瓷的强度、抗疲劳性和断裂韧性是氧化铝晶粒大小和纯度的函数，粒度小于4μm、纯度大于99.7%的氧化铝，呈现良好的抗弯强度和抗压强度。氧化铝陶瓷的硬度为金属的5~10倍，杨氏模量为金属的2倍以上，抗压强度高，不易变形。美国测试和材料学会（ASTM）规定，氧化铝陶瓷植入体中，Al_2O_3 应为99.5%，SiO_2 和碱金属氧化物含量应小于0.1%。高纯氧化铝陶瓷的主要性能如表7-1所示。

表 7-1　高纯氧化铝陶瓷的主要性能

性能	高纯氧化铝陶瓷	ISO 6474 标准
Al_2O_3 含量（wt%）	>99.8	>99.5
陶瓷密度（g/cm^3）	>3.93	>3.90
平均粒度（μm）	3~6	<7
表面粗糙度（μm）	0.02	—
维氏硬度（HV）	2 300	>2 000
抗压强度（MPa）	4 500	—
抗弯强度（MPa）	550	400
杨氏模量（GPa）	380	—
断裂韧性（MPa.m$^{1/2}$）	5~6	—

由于 α-Al_2O_3 中 Al-O 键合具有极性，水分子的偶极子可被牢固地吸引在结晶表面的电场中，在氧化铝表面形成一层稳定的水分子膜（图7-1），使氧化铝具有亲水性，与生物体有优良的亲和性。此外，氧化铝表面的水分子膜可阻止其与摩擦副的直接接触，因而具有较低的摩擦系数，这是氧化铝陶瓷应用于人工关节构建的基础。

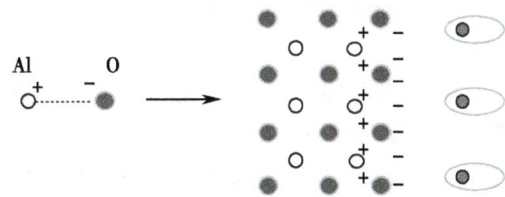

图 7-1　α-Al_2O_3 的极性键合及表面吸附水膜示意图

（2）氧化铝陶瓷的制备：氧化铝生物陶瓷包括多晶氧化铝陶瓷和氧化铝单晶两种形态，实际应用的主要是多晶氧化铝陶瓷。

1）多晶氧化铝陶瓷的制备：多晶氧化铝陶瓷以天然刚玉和铝矾土为主要原料，加入少量氧化镁为晶粒抑制剂、少量黏土为成型助剂。其制备工艺与传统陶瓷制备工艺基本相同，但由于天然刚玉的主晶相为 γ-氧化铝，高温下向 α-氧化铝转变会伴随较大的晶胞体积变化而导致坯体产生裂纹，因此需对天然刚玉原料进行预先煅烧。多晶氧化铝陶瓷制备工艺如图7-2所示。

2）单晶氧化铝的制备：单晶氧化铝制备的原料

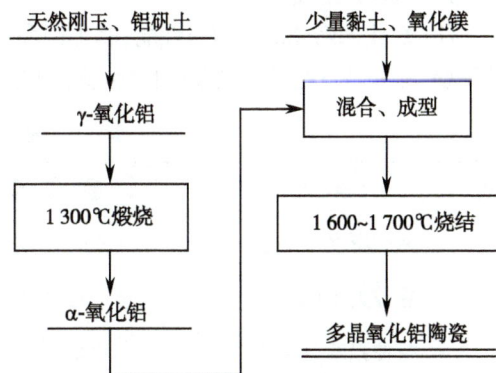

图 7-2　多晶氧化铝陶瓷制备工艺流程图

与多晶氧化铝陶瓷的主原料基本相同,主要为天然刚玉。首先制得 γ-Al$_2$O$_3$,然后使用各种方法制备单晶。单晶氧化铝的制备方法很多,主要有提拉法、焰熔法、气相生长法等(图 7-3)。

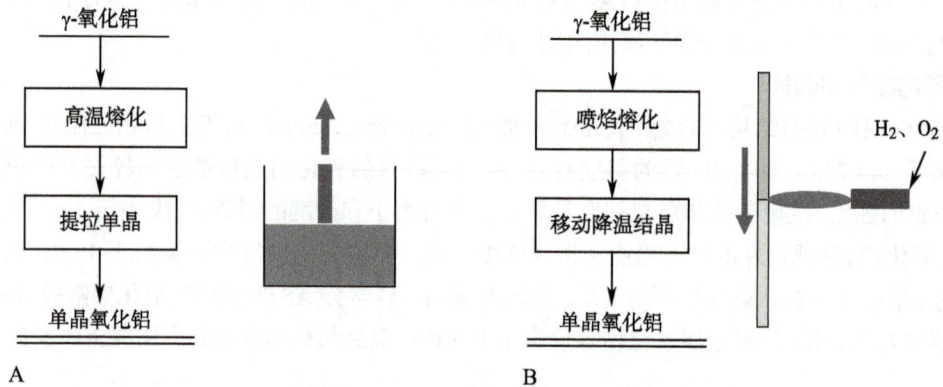

图 7-3　提拉法及焰熔法制备单晶氧化铝工艺示意图
A. 提拉法;B. 焰熔法。

(3) 氧化铝陶瓷的应用:由于氧化铝陶瓷具有优良的抗腐蚀性能、良好的生物相容性、高的强度和耐磨损性能,常将其应用于承重、承力的髋关节、膝关节置换体、牙科种植体等。一些牙科种植体采用氧化铝单晶,大多数部件采用氧化铝多晶烧结体。据不完全统计,每年至少有 10 万人用氧化铝球形件置换坏死的股骨,加上髋关节、膝关节置换,牙科种植及其他应用,每年使用氧化铝修复人体器官或组织的达数百万。

1) 人工髋关节应用:20 世纪 70 年代,Al$_2$O$_3$/Al$_2$O$_3$ 髋关节植入体(关节头/关节臼)投入应用,其磨损率测试明显优于氧化铝/UHMWPE 和金属/UHMWPE 人工髋关节。

2) 人工膝关节应用:20 世纪 80 年代开始采用氧化铝作股骨、UHMWPE 作胫骨的全膝关节,具有高强度、低摩擦、低磨损的特点。

3) 其他关节应用:已成功应用于踝、肘、肩、腕、指等关节的临床置换,其效果相当于或优于其他材料体系。

4) 牙种植体应用:20 世纪 70 年代开始将多晶致密氧化铝陶瓷用于拔牙后无牙区的直接种植,长期成活率为 85%~92%。单晶氧化铝抗弯强度为多晶氧化铝陶瓷的 3 倍,作为牙种植体效果更佳,五年成活率为 97.3%,十年成活率为 96.2%。

5) 骨修复应用:可广泛应用于耳鼻喉及上颌面修复、气管修复及其他骨修复。

6) 其他应用:蓝宝石单晶光学晶体及氧化铝陶瓷支撑环为人工义眼的主要构成部件;多孔氧化铝陶瓷药物(激素、疫苗)缓释器,可按需要控制药物释放量。

2. 氧化锆生物陶瓷

(1) 氧化锆陶瓷的结构与性能:氧化锆陶瓷(zirconia bioceramics)是以 ZrO$_2$ 为主要成分的生物惰性陶瓷,显著特征是具有高断裂韧性、高断裂强度和低弹性模量,其主要性能如表 7-2 所示。

表 7-2　氧化锆陶瓷主要力学性能

性能名称	参数范围	性能名称	参数范围
陶瓷密度(g/cm^3)	5.95~6.05	杨氏模量(GPa)	144~156
颗粒大小(μm)	0.2~0.4	维氏硬度(HV)	1 150~1 260
弯曲强度(MPa)	900~1 100	断裂韧性 KIC(MN/m$^{3/2}$)	5~7
压缩强度(MPa)	1 800~2 200		

氧化锆(ZrO_2)具有极高的化学稳定性和热稳定性($Tm=2\,953K$),氧化锆陶瓷在生理环境中呈现惰性,具有很好的生物相容性。纯氧化锆具有3种同质异构体,在一定条件下可以发生晶型转变(相变),在承受外力作用时,其t相向m相转变的过程需吸收较高的能量,使裂纹尖端应力松弛,增加裂纹扩散阻力而增加韧性,因此具有非常高的断裂韧性。

(2)氧化锆陶瓷的制备及应用:自然界含有丰富的锆英石($ZrSiO_4$),采用化学法可以制备纯氧化锆粉体,加入助熔剂及适当改性剂辅料后,经成型、烧结得到氧化锆陶瓷。

基于氧化锆陶瓷优良的生物相容性、良好的断裂韧性、高断裂强度和低弹性模量,适合制作需承受高切应力的人工关节。

(3)关于氧化锆陶瓷人工关节应用的3点注意事项

1)生理环境中强度的下降:氧化锆陶瓷在模拟体液及动物体内断裂韧性及断裂强度有轻微下降,但两年后仍比类似条件下的氧化铝陶瓷高许多。

2)耐磨损性能的缺陷:氧化锆/氧化锆对磨时,其磨损率是氧化铝/氧化铝对磨的磨损率的5 000倍,但在形成氧化锆/UHMWPE摩擦副时却表现出良好的摩擦磨损性能。因此,使用氧化锆陶瓷构建人工关节时需与聚合物材料配合使用。

3)潜在的放射性问题:氧化锆中常含有半衰期很长的钍、铀等放射性元素,且去除困难。研究证明,氧化锆陶瓷放射性包含α射线与γ射线,其γ射线强度与大气中强度相当,但却有显著的α射线强度。

3. 碳素生物材料　自然界中碳的分布很广,有单质碳,但更多以化合物形式存在。单质碳有多种同素异形体,主要有金刚石结构、石墨结构和无定形结构。碳的各种同素异形体中,以无定形乱层结构的形式最多。特别需指出的是,无定形碳除具有优良的机械性能外,还可以通过调整组成和结构改变其性能,满足不同的应用要求。

医学领域主要应用无定形乱层结构的碳素材料,在人体中化学稳定性好、无毒性、与人体组织亲和性好、无排斥反应。无定形碳虽然不与人体组织形成化学键合,但允许人体软组织长入碳的空隙,形成牢固结合。碳周围的人体软组织可迅速再生,有人认为无定形碳具有诱导组织生长的作用。此外,由于无定形碳独特的表面组成和表面结构,与血液长期接触引起的凝血作用非常小,不会诱发血栓,因此广泛应用作心血管材料。

在医学中常用的无定形碳包括低温各向同性碳(low temperature isotropic carbon,LTIC)、玻璃状碳(glass carbon)、超低温各向同性碳(ultralow temperature isotropic carbon,ULTIC)等。此外,类金刚石碳(diamond-like carbon,DLC)和碳纤维增强复合碳(carbon fiber reinforced composite carbon)材料在植入器件的构建中也有广泛使用。

(1)无定形乱层结构碳素材料的组成与结构:无定形乱层结构碳素材料的微观结构为无序结构,看起来很复杂,但实际上与石墨结构具有一定的相似性。石墨具有平面六角形排列结构,层内为C—C共价键,键能为477kJ/mol,层间为范德华力连接,键合力16.7kJ/mol。在石墨中,晶粒粒径大约为100nm,平面间范德华力的弱结合导致石墨单晶表现出高度各向异性。当晶粒粒径为100nm以下时,C—C排列的有序区域非常小,基本可以认为是随机堆积,因而呈现出各向同性。

由于通常无定形乱层结构碳素材料都是以碳氢化合物为原料在一定条件下裂解而制备,可以通过改变条件来控制其裂解程度,因此在无定形碳材料中除碳外,还含有较多的碳—氢基团。随其中碳—氢基团的种类和数量不同,无定形碳素材料的性质亦有较大变化。

(2)无定形乱层结构碳素材料的性质:无定形乱层结构碳素材料的机械性质与其微观结构有关,如组成、密度、晶粒大小、结构及取向、颗粒大小等均对其机械性能有较大影响,因此不同方法制备的无定形乱层结构碳素材料的机械性质相差很大。总体来讲,无定形乱层结构碳素材料呈现低密度、低杨氏模量、低摩擦系数的特点(表7-3)。

从生物医学材料的角度出发,无定形乱层结构碳素材料具有良好的生物相容性,其最大特点是具

表 7-3　各种无定形碳素材料的性质

性能	多晶石墨	LTIC	玻璃状碳	ULTIC
密度（g/cm³）	1.5~1.8	1.7~2.2	1.4~1.6	1.5~2.2
膨胀系数（10⁻⁶/K）	0.5~5	5~6	2~6	—
维氏硬度（HV）	50~120	230~370	150~200	150~250
杨氏模量（GPa）	4~12	27~30	24~30	14~20
弯曲强度（MPa）	65~300	350~530	70~200	350~690
断裂变形（%）	0.1~0.7	1.5~2.0	0.8~1.3	2~5

有极高的生物惰性、优异的细胞相容性和抗凝血性，以 LTIC 和 ULTIC 更为突出。

（3）类金刚石碳：类金刚石碳（diamond-like carbon，DLC）是一类含有少量金刚石微晶和石墨微晶的无定型结构的碳素材料，因其物理性能与金刚石相似而得名。类金刚石碳的物理性能随其中金刚石微晶的含量不同可在较大范围内变化，其显著特征为高硬度（维氏硬度可达 1 200~1 800kg/mm²）、低摩擦系数、高耐磨损和高耐腐蚀，并具有良好的生物相容性（图 7-4）。

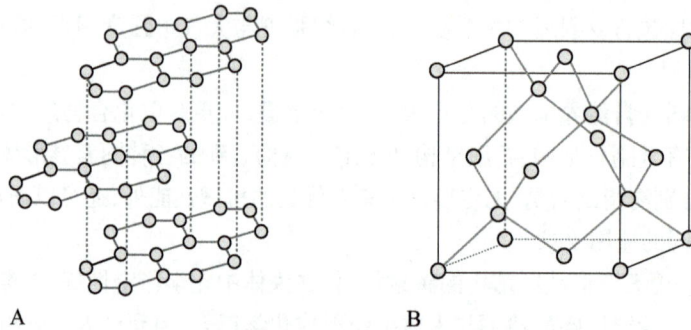

图 7-4　石墨晶体和金刚石晶体结构示意图
A. 石墨晶体；B. 金刚石晶体。

（4）生物碳素材料的应用：生物碳素材料具有良好的组织相容性和血液相容性，广泛用于心血管材料。生物碳素材料与人骨弹性模量相近，可作为牙科种植体构成材料。不同临床应用中使用的生物碳素材料如表 7-4 所示。

表 7-4　不同临床应用中使用的生物碳素材料

应用领域	使用材料
人工心脏瓣膜	LTI、DLC
心脏缝合环涂层	ULTI
血液通道器件	LTI、ULTI
起搏器电极	多孔玻璃-ULTI
血液氧合微孔分离膜涂层	ULTI
耳通道管	LTI
牙根、牙片植入体涂层	ULTI、DLC
人工关节涂层	LTI、DLC
经皮连接器涂层	LTI

（二）生物活性陶瓷

生物活性陶瓷（bioactive ceramics）是在生理环境下，材料-组织界面能发生特殊生物反应而导致组织与材料之间形成键合,或能够在生理环境下进行生物降解并被机体吸收代谢的生物陶瓷材料。根据其行为特征又可分为表面生物活性陶瓷(surficial bioactive ceramics)和可生物降解陶瓷(biodegradable ceramics)。

由于生物活性陶瓷主要用作人体硬组织修复,其组成中通常含有能够通过人体正常新陈代谢途径进行置换的钙、磷等元素,或含有能与人体组织发生键合的羟基(—OH)、羧基(—COOH)等基团。常用的生物活性陶瓷主要包括:生物活性玻璃及玻璃陶瓷、磷酸钙生物活性陶瓷、磷酸钙骨水泥、磷酸钙复合人工骨材料等。

1. 生物活性玻璃及玻璃陶瓷　生物活性玻璃及玻璃陶瓷最显著的特征是植入人体后,表面状况随时间而动态变化,表面形成生物活性的碳酸羟基磷灰石(HCA)层,为组织提供了键合界面。

(1) 生物活性玻璃及玻璃陶瓷的组成与性质:生物活性玻璃的组成主要为 SiO_2、Na_2O、CaO、P_2O_5 等,生物活性玻璃陶瓷是在生物活性玻璃的基础上,控制晶化得到的多晶体。与传统钠钙硅体系玻璃相比,生物活性玻璃具有三大组成特征:①SiO_2 含量低;②Na_2O、CaO 含量高;③CaO/P_2O_5 比例高。

生物活性玻璃植入体内后,具有快速的表面反应,能够与组织形成键合;其无定形二维结构使生物活性玻璃强度及断裂韧性低、弹性模量低(30~35MPa,与人体皮质骨接近)。此外,目前已开发出可切削生物玻璃,具有良好的加工性能,适合用于对形状和尺寸精度要求高的植入体。

(2) 生物活性玻璃及玻璃陶瓷的制备工艺:生物活性玻璃的制备工艺与传统的玻璃制备工艺基本相同,包括称重、混合、熔合、熔化、均匀化、玻璃形成等,玻璃陶瓷则还需在一定的热处理制度下控制玻璃成核与晶粒生长。

(3) 生物活性玻璃及玻璃陶瓷的临床应用

1) 45S5 生物活性玻璃:可广泛用于中耳小骨置换、颌骨缺损修复、牙周缺损修复等,其植入体内后不引起细胞损伤,无降解产物,无感染。

2) Ceravital 生物活性玻璃陶瓷:主要用于中耳外科手术,是一种低钠、钾生物活性玻璃陶瓷。

3) 磷灰石-硅灰石活性玻璃:用于脊椎假体、胸及腭骨等骨缺损修复。

4) 可切削生物活性玻璃:颌面、脊椎、牙槽硬组织修复和口腔修复,具有优良的可加工性及骨结合性。

2. 磷酸钙生物活性陶瓷　磷酸钙生物活性陶瓷(bioactive calcium phosphate ceramics,CPC)是一类以钙的磷酸盐为主晶相的生物陶瓷的总称,是生物活性陶瓷材料中的重要种类。

磷酸钙生物活性陶瓷主要含有 CaO 和 P_2O_5 两种成分,是构成人体硬组织的重要无机物质,植入人体后,其表面与人体组织可通过键的结合达到完全亲和。磷酸钙生物活性陶瓷包括磷酸三钙陶瓷(TCP)、羟基磷灰石陶瓷(HAP)、锌-钙-磷氧化物陶瓷(ZCAP)、硫酸锌-磷酸钙陶瓷(ZSCAP)、磷酸铝钙陶瓷(ALCAP)和铁-钙-磷氧化物陶瓷(FECAP)等,目前研究和应用最多的是羟基磷灰石陶瓷和磷酸三钙陶瓷。

HA 在组成和结构上与人骨和牙齿非常相似,具有较高的力学性能,在人体生理环境中可溶解性较低。TCP 与骨的结合性好,无排斥反应,在水溶液中的溶解程度远高于 HA,能被体液缓慢降解、吸收,为新骨的生长提供丰富的钙、磷,促进新骨生长。

(1) 磷酸钙的物理化学基础:磷酸钙化合物的种类很多,其分类通常是按照具有的 Ca/P 原子比(钙磷比)进行,磷酸钙陶瓷是具有不同钙磷比磷酸钙陶瓷的总称。表 7-5 列出了各种不同钙磷比的磷酸钙盐。

在磷酸钙化合物中,研究最多的是磷灰石,其化学通式为:$M_{10}(XO_4)_6Z_2$,其中 M 为二价金属离子,XO_4 为三价阴离子,Z 为一价阴离子。医学上使用最多的是羟基磷灰石 HA,其晶体为六方晶系结构,化学式为 $Ca_{10}(PO_4)_6(OH)_2$,理论重量百分比为:39.9% 的 Ca,18.5% 的 P 和 3.38% 的 OH,其钙磷比为 1.67。

各种磷酸钙化合物高温下的结构与其钙磷比、温度、加热速度、气氛等因素有关。合成工艺的不

表 7-5　各种不同钙磷比的磷酸钙

钙磷比	分子式	名称	简写
2.0	$Ca_4O(PO_4)_2$	磷酸四钙	TTCP
1.67	$Ca_{10}(PO_4)_6(OH)_2$	羟基磷灰石	HA
<1.67	$Ca_{10-x}H_{2x}(PO_4)_6(OH)_2$	无定形磷酸钙	ACP
1.5	$Ca_3(PO_4)_2$	磷酸三钙	TCP
1.33	$Ca_8H_2(PO_4)_6·5H_2O$	磷酸八钙	OCP
1.0	$CaHPO_4·2H_2O$	二水磷酸氢钙	DCPD
1.0	$CaHPO_4$	磷酸氢钙	DCP
1.0	$Ca_2P_2O_7$	焦磷酸钙	CPP
1.0	$CaP_2O_7·2H_2O$	二水磷酸钙	CPPD
0.7	$Ca_7(P_5O_{16})_2$	磷酸七钙	HCP
0.67	$Ca_4H_2P_6O_{20}$	磷酸二氢四钙	TDHP
0.5	$Ca(H_2PO_4)_2·H_2O$	一水磷酸一钙	MCPM
0.5	$Ca(PO_3)_2$	偏磷酸钙	CMP

同,也将影响其热特性(主要是其热稳定性)。

在加热情况下,各种磷酸钙发生一定的热转化,一般在高温下可发生脱氢、脱水(脱吸附水和脱晶格水)及分解等反应。具有中间数值钙磷比的磷酸钙,加热产生不同钙磷比磷酸钙产物的混合物,因此可用某种磷酸钙为原料制备其他的磷酸钙产物。

各种磷酸钙化合物均具有一定的溶解性,磷酸氢钙、磷酸三钙和羟基磷灰石的溶度积指数分别为:磷酸氢钙 $pK_{SP}=6.57$,磷酸三钙 $pK_{SP}=28.7$,羟基磷灰石 $pK_{SP}=55.8$。在水中,磷酸氢钙的溶解能力最强,磷酸三钙次之,羟基磷灰石最稳定。因此,由磷酸氢钙及磷酸三钙制作的骨修复材料可以逐渐溶解,同时沉淀结晶为羟基磷灰石。

(2)磷酸钙陶瓷粉末的合成:制备 HA 和 TCP 陶瓷粉末的方法可以分为固相反应法(干法)和溶液反应法(湿法)。干法制备的磷酸钙产物粒径大,原料需长时间磨混,其过程易产生沾污;湿法工艺过程简单,易得组成均匀、粒度细的磷酸钙产物,所以 HA 和 TCP 粉末通常采用湿法工艺制备。

湿法制备磷酸钙粉末的工艺方法大致可以分为溶钙盐和磷酸盐反应工艺、中和法制备工艺、水热法制备工艺。

1)溶钙盐和磷酸盐反应工艺:基于可溶性钙盐和可溶性磷酸盐的复分解反应制备磷酸三钙或羟基磷灰石陶瓷粉末,其反应副产物 NH_4NO_3 可通过反复洗涤或高温煅烧去除。

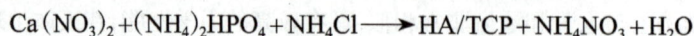

$$Ca(NO_3)_2+(NH_4)_2HPO_4+NH_4Cl \longrightarrow HA/TCP+NH_4NO_3+H_2O$$

2)中和法制备工艺:基于氢氧化钙(强碱)与磷酸(强酸)的中和反应制备磷酸三钙或羟基磷灰石粉末,产品纯度高,不含杂质。但中和反应可控性差,且对设备腐蚀严重。

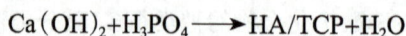

$$Ca(OH)_2+H_3PO_4 \longrightarrow HA/TCP+H_2O$$

3)水热法制备工艺:在水热条件下合成磷酸钙,产品纯度高,结晶性好,但对设备的要求相对较高。

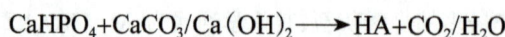

$$CaHPO_4+CaCO_3/Ca(OH)_2 \longrightarrow HA+CO_2/H_2O$$

(3)磷酸钙陶瓷的制备、性能及应用:磷酸钙陶瓷包括粉末型、颗粒型、致密块体型和多孔块体型,可分别应用于不同的骨修复和骨替代。

1)致密磷酸钙陶瓷:磷酸钙陶瓷的力学性能(抗压强度、抗弯强度、弹性模量等)在很大范围内可变,取决于其结构和制备工艺。致密磷酸钙陶瓷的压缩强度高于人体皮质骨,与人体牙本质相当但低于牙釉质，同时具有较高的抗弯强度和适中的弹性模量，可用作人体骨替代材料。致密性磷酸钙陶瓷与人体硬组织力学性能对比列于表 7-6。

表 7-6　致密性磷酸钙陶瓷与人体硬组织力学性能对比

骨及材料	抗压强度（MPa）	抗弯强度（MPa）	弹性模量（GPa）
HA 陶瓷	294	147	40~117
皮质骨	88~160	90~120	3.88
牙本质	295	51	18
牙釉质	384	10	82

典型羟基磷灰石陶瓷的制备工艺为 HA 粉末→混合→成型→烧结。根据应用性能要求的不同，成型压力 60~80MPa，烧结温度 1 150~1 300℃。

2）多孔磷酸钙陶瓷：多孔磷酸钙陶瓷含有不同的孔隙，利于宿主血管、组织等长入，也可为携载骨诱导物质和药物提供空间。

多孔磷酸钙陶瓷的制备工艺与致密磷酸钙陶瓷制备工艺有一定区别，多孔磷酸钙陶瓷的孔隙率、孔隙大小及分布主要通过致孔剂颗粒粒径及用量来调节。

通常使用的致孔剂包括液态致孔剂和固态致孔剂。液态致孔剂在轻微加热后能分解释放出气体而致孔，最常用的液态致孔剂为过氧化氢（双氧水，H_2O_2），分解产物为氧气和水，无杂质残留。固态致孔剂为可溶解去除的固体颗粒（如氯化钠颗粒）或可在高温下分解挥发的固体颗粒（常用有机高聚物颗粒，如萘、蔗糖、聚苯乙烯、硬脂酸、聚甲基丙烯酸甲酯等）。

多孔磷酸钙陶瓷的孔隙一般在 300~500μm，随孔径的增大和孔隙率的增加，陶瓷的强度随之下降。

3）磷酸钙骨水泥：是由一种或多种磷酸钙粉末和其他含钙化合物粉末混合，与适当比例的水或水溶液调和形成的糊状物，发生水化反应后自固化得到与人体骨组织相近的固化产物——羟基磷灰石或透钙磷灰石，因此具有一定的可降解性和良好的生物相容性。

磷酸钙骨水泥中常用的粉末主要是磷酸四钙、二水磷酸氢钙、磷酸氢钙、磷酸八钙、磷酸三钙等。由于各种磷酸钙中羟基磷灰石最稳定，所以最终转化为羟基磷灰石。

磷酸钙骨水泥应用中最重要的性能指标为初凝时间及终凝强度。影响骨水泥凝结时间的因素主要是反应活性和反应速度；影响骨水泥强度的因素主要是粉体水化性能、粉末粒度和固化后骨水泥的空隙率等。

由于骨水泥含大量的水且为无压成型，凝结后的骨水泥中孔隙率一般在 45%~50%，因此强度不高，主要用作局部骨损伤及骨缺损的修复。

二、典型金属生物医学材料及其应用

金属生物医学材料（metallic biomedical materials）是指应用于医学当中的金属或金属合金材料。由于金属材料具有较高的强度和韧性，并具有良好的可加工性，适用于人体硬组织的修复及人工植入器械的制作。

（一）金属生物医学材料应用的特殊性能要求

由于金属材料的物理性能和化学特性以及应用中特殊的生理环境，决定了金属生物医学材料植入机体后的性能与行为。在金属生物医学材料应用中，以下几个问题值得特别关注。

1. 金属材料的耐腐蚀问题　植入体内的金属材料长期浸泡在体液（血液、间质液、淋巴液及骨液等）中，体液中的 Na^+、K^+、Ca^{2+}、Cl^- 等离子均可使金属产生腐蚀，尤其在存在 Cl^- 时腐蚀效应最为显著。

腐蚀作用不仅降低材料的机械性能，导致断裂，腐蚀产物还对人体有刺激性和毒性。因此，实际应用中要求金属生物医学材料具有较高的耐腐蚀性,其体内腐蚀速度需<0.25μm/年。

2. 金属材料的毒性问题　金属材料腐蚀释放的金属离子可与体内的有机配体结合而产生毒性。金属的毒性主要作用于细胞,可抑制酶的活性,阻止酶通过细胞膜扩散,破坏溶酶体,某些金属会引起过敏反应。

纯金属的毒性与其在元素周期表中的位置有关:Ⅱ族金属毒性强;Ⅲ族、Ⅳ族(除 Pb 外)基本无毒性;Ⅰ、Ⅴ和Ⅷ族,同族中原子量小的毒性较强,而原子量大的毒性弱。

有毒的纯金属中加入某些金属形成合金后,可以减小甚至消除毒性,如不锈钢中的 Fe、Co、Ni 有毒,加入有毒的 Bi(2%)后毒性减小,加入 Cr(2%)后毒性消失。因此,在实际应用中,一般使用金属合金而很少直接使用纯金属。

3. 金属材料的机械性能　人体骨和关节均需承受较大应力,股骨抗压强度 143MPa,纵向弹性模量 13.8GPa,径向弹性模量为纵向的 1/3。健康骨骼具有自行调节与修复能力,不易损坏或断裂。而植入材料不具有自我修复能力,需要比自然骨更高的强度。在对骨组织进行修复时,一般要求金属生物医学材料的抗压强度不低于 450MPa。

(二) 医用不锈钢

不锈钢(stainless steel)是指含铬(Cr)在 10% 以上的钢,可分为 Fe-Cr-C 系(典型代表为 13Cr 钢)和 Fe-Cr-Ni-C 系(典型代表为 18-8 钢),具有较好的耐腐蚀性和抗氧化能力。

一般情况下,Fe-Cr-Ni-C 系不锈钢的耐腐蚀和抗氧化性能优于 Fe-Cr-C 系不锈钢。但 18-8 不锈钢在有氯根存在时,亦易产生孔蚀、晶界腐蚀和应力腐蚀,目前应用较广的是在 18-8 钢基础上演化的 316L 不锈钢。近年开发的具有奥氏体和铁素体组成的双相结构高性能复相不锈钢 25Cr-7Ni-4Mo-N,具有抗腐蚀能力强、抗弯强度高等特点,表现出更佳的应用性能。

不锈钢作为生物医学材料,在临床上已有多年实际应用。不锈钢的耐腐蚀性能和强度虽不如钴基合金,综合性能不如钛合金,但其价格相对低廉,性能/价格比高,在各种金属生物医学材料中应用最广,可制成如人工骨、人工关节、接骨板、齿冠等人工修复体以及针、板、螺钉等器件。

(三) 钴基合金

钴基合金(cobalt-based alloy)是以钴为主成分,掺入镍、铬、钨、钼等元素形成的合金,其强度和硬度较高,具有耐磨损、耐腐蚀及抗高温氧化的特性,对 CT 和 MRI 的反射较低,无明显散射现象。

钴基合金是医学上使用较早、应用广泛的一类非贵金属合金材料,其主要代表为钴铬合金。ASTM 列出 4 种钴基合金,推荐作外科植入体材料:铸造 CoCrMo 合金、铸造 CoCrNi 合金、MP35N 合金及 CoNiCrMoWFe 合金。钴基合金耐腐蚀性能是不锈钢的 40 倍,抗疲劳性能随晶粒的增大而下降,冷加工性能较差。目前主要用作人工关节及关节修复体,但过大的密度限制了其临床应用。

(四) 医用钛合金

钛合金(titanic alloy)比重低、强度高、弹性模量低(与人骨相差较小)、抗电化学腐蚀、生物相容性好。超高的强重比是其最大的性能优势(其强度超过不锈钢,但其密度只有不锈钢的 55%),是目前医用金属材料中较为理想的材料。目前临床应用最多的典型钛合金为 Ti6Al4V,主要用作人工骨替代材料及人工心瓣等人工器官的基体材料。由于钛合金的抗剪切强度较低,一般不用于诸如骨螺钉、骨片等需承受剪应力的植入体。

钛合金具有一定的形状记忆效应(材料变形后,通过加热可恢复原状),因此是矫形外科、管状器官治疗(如血管支架)的理想材料。

值得一提的是,钛合金不具有生物活性,在人体内与骨组织结合强度低、创口不易愈合;此外,虽然钛合金弹性模量较低,但与骨组织相差仍较大(钛合金约 110GPa,皮质骨为 10~40GPa),植入体内后将出现应力遮挡现象,导致植入体周围的骨组织产生骨质疏松、骨界面慢性疲劳破坏、骨细胞坏死等问题,造成植入体松动或脱落。针对其不利影响,已有大量采用多孔钛的研究和应用。多孔钛具有强度和弹性模量可通过孔隙调整、利于骨组织长入孔隙形成机械嵌合、联通的多孔结构利于物质的传输及易于实现药物/生物因子的装载等优势,可采用松装烧结法、造孔剂法、有机泡沫浸渍法、自蔓延高温烧结法及钛纤维烧结法等工艺制备多孔钛。

(五)医用镁合金

镁合金(magnesium alloy)是以镁为基础加入铝、锌、锰等元素而形成的合金,具有密度小、比强度和比刚度高、耐有机物和碱腐蚀性能好的特点。

镁合金的密度为 $1.7g/cm^3$(人体骨为 $1.75g/cm^3$),弹性模量为 45GPa(钛合金为 100GPa,人体骨为 20GPa),比强度为 $480GPa/(g \cdot cm^{-3})$(钛合金为 $260Pa/g \cdot cm^{-3}$),比其他金属生物医学材料更接近于人体骨。镁合金具有较低的腐蚀电位,在人体中可实现降解,且降解产物镁为人体必需微量元素。在生物医学应用中,镁合金因其优良的生物安全性、力学相容性及生物可降解性而广泛应用于骨修复、骨内固定及血管支架等领域。

镁合金与人骨的弹性模量相近,可有效缓解应力遮挡效应。在愈合初期可提供稳定的力学支撑或固定,后期随镁合金的降解可降低应力遮挡作用而加速骨愈合。多孔镁合金则可用于骨修复支架。

镁合金因其可降解性及适中的力学性能,可用于制作可降解血管支架。支架植入狭窄闭塞段血管,球囊扩张后对血管壁起到机械扩张支撑作用,保持血管畅通;狭窄血管段重建完成后,支架在体内逐渐降解并代谢去除,避免因异物长期存在于体内所带来的炎症及其他不良反应。

三、典型高分子生物医学材料及其应用

用于修复损坏或发生病变而失去功能的人体组织和器官,以及在医疗诊断和治疗中使用的天然或合成的高分子材料,被称为高分子生物医学材料(polymeric biomedical materials),亦称医用高分子材料,是生物医学材料中发展最早、种类繁多、应用最广泛、用量最大的材料,已形成材料 100 多种,制品 2 000 多种。

高分子生物医学材料必须具备以下条件:①良好的生物功能性;②耐生物老化;③生物相容性好(生物安全);④良好的抗凝血性能;⑤易于加工成型和消毒。

高分子生物医学材料按照来源分类,可以分为天然高分子材料及生物衍生材料、合成医用高分子材料以及复合高分子生物材料等。

(一)合成医用高分子材料

合成医用高分子材料(synthetic biomedical polymer)可分为合成非降解医用高分子材料、生物降解或吸收医用高分子材料以及医用水凝胶等不同种类。

1. 合成非降解医用高分子材料 合成非降解医用高分子材料(synthetic non-degradable biomedical polymer)是指利用聚合方法制备的能够在生物环境中长期保持稳定,不发生降解、交联等反应的医用高分子材料。

实际上并不存在绝对稳定的聚合物,所谓非降解型高分子材料,实质上是降解非常缓慢的聚合物,其本身和降解产物对机体不产生明显的毒副作用,在使用期内材料不发生破坏性变化。

合成非降解医用高分子材料主要用于人体软硬组织修复体、人工器官、人造血管、接触眼镜、医用薄膜、医用黏结剂和管腔制品。合成非降解医用高分子材料种类繁多,其主要种类及应用列举如下。

(1)医用聚烯烃:聚烯烃(polyolefin,PO)是指乙烯、丙烯等高级烯烃单独聚合或共聚合而得到的一类热塑性树脂的总称。医用聚烯烃主要有聚乙烯、聚丙烯、聚氯乙烯、聚苯乙烯、聚丙烯腈、聚四氟乙烯、聚异戊二烯等,其中以聚乙烯(polyethylene,PE)和聚丙烯(polypropylene,PP)最重要。

聚烯烃化学稳定性好,能耐大多数酸碱的侵蚀(不耐具有氧化性质的酸),常温下不溶于一般溶剂,吸水性小。可用一般热塑性塑料的成型方法加工成膜、管及其他各种形态。医用聚烯烃主要用于制作软硬组织修复体、人工器官、医用膜材、医用导管和管腔制品,亦作为复合高分子材料的基础材料。

(2)医用聚甲基丙烯酸甲酯:聚甲基丙烯酸甲酯(polymethylmethacrylate,PMMA)是甲基丙烯酸

酯类的聚合物,是最早应用于临床的医用高分子材料之一。

PMMA 玻璃化温度为 105℃,相对密度为 1.15~1.195;PMMA 具有较好的光学性能,透光率高(92%),折射指数高(1.49)。PMMA 具有良好的生物相容性,较好的机械强度、韧性和黏结性能,易于加工成型和表面改性。

目前 PMMA 主要用于血泵、血浆储存器、血液透析膜、接触眼镜、可植入目镜、牙托、义齿、颌面和颅骨修复,PMMA 骨水泥可用作固定关节假体。

(3) 医用聚砜:医用聚砜(polysujfone,PSU)是略带琥珀色非晶型透明或半透明聚合物,其主链和侧链基团对大部分试剂呈现稳定,具有较好的机械强度和韧性,加工性能好,热稳定性高,耐水解,尺寸稳定性好,成型收缩率小。

PSU 血液相容性好,滤过性好,其微孔膜主要用作血浆透析膜,对代谢产物清除率高于纤维素膜,且蛋白质不易泄漏。

(4) 医用聚醚砜:聚醚砜(polyether sulphone,PES)又称为聚苯醚砜,是由 4,4′-双磺酰氯二苯醚在无水氯化铁催化下,与二苯醚缩合制得。其折射率 1.85,玻璃化温度 225℃,耐蠕变性好,在 150℃ 及 20MPa 压力下的应变只有 2.55%。聚醚砜具有良好的耐腐蚀性,耐各种消毒与灭菌,无毒,生物相容性好,抗血栓能力强。

聚醚砜加工性能好,可将其纺制成中空纤维,用于血液净化领域,如血液透析器、血浆分离器、血细胞浓缩器等。

(5) 医用聚硅氧烷:聚硅氧烷(polysiloxane)是主链由硅氧键(—Si—O—Si—O—)组成的有机硅聚合物。习惯上将硅烷单体和聚硅氧烷统称为有机硅化合物,其中聚硅氧烷液体称为硅油,聚硅氧烷橡胶称为硅橡胶,而聚硅氧烷树脂称为硅树脂。

聚硅氧烷属生物惰性材料,具有高的透气率和对透气的选择性、极佳的耐生物老化性,且具有无味、无毒、无致癌性和抗血栓等性能。

聚硅氧烷主要用作人工心脏瓣膜、人工心脏辅件、动脉修补、胸廓修补、人工乳房、脑积水引流、人工硬脑膜、颌骨修复、耳修复、鼻成形术等。

2. 生物降解或吸收医用高分子材料　许多植入装置(矫形装置、药物控释、细胞载体等)只需短期或暂时起作用,若作为异物存在于体内,有长期释放毒性的危险,需要使用可生物降解吸收材料。

生物降解或吸收医用高分子材料(biodegradable resorbable biomedical polymer)是指在生理环境中酶的作用下可发生生物降解,其降解产物可被机体吸收、代谢的一类医用高分子材料。生物降解或吸收医用高分子材料的应用要求材料本身及其降解产物均不引起对机体的毒副作用(最好是生物体内自身存在的小分子),比非降解型材料具有更好的生物相容性。

医用高分子材料在生物环境中的降解,既与材料本身结构、组成和性质有关,又与所处的生物环境密切相关,是物理、化学和生物等因素交互作用的复杂过程。

首先是材料自身因素,包括材料的化学性质(水解性、亲水性、离子强度)、材料的构型(化学异构体、立体规整度)、物质形态(结晶度等)、分子量(分子量大小及分散度)以及材料的形状(比表面积大小)等。

其次是环境影响因素,包括体液因素(pH、金属离子种类浓度)和酶因素(酶的种类和浓度、吸附物质)等。

此外,物理因素亦对高分子材料的降解有重要影响,包括外应力存在与否及类型(压应力或张应力,恒定应力或交变应力)以及材料保存历史(影响材料构型与形态)。

在诸多影响因素中,材料的化学结构起决定性的作用,其中聚合物主链的水解性和单体的亲水性最为重要。因为与杂原子(氧、氮、硫等)相连的羰基是非常容易水解的键,聚酯、聚酰胺、聚碳酸酯、聚酸酐、聚氨酯、聚脲等种类均为容易降解的聚合物,此外,聚醚、聚甲醛、纤维素、聚丙烯腈、聚磷酸酯等也可降解。

笔记

根据聚合物的结构可以预测其降解性,也可以进行分子设计以制备不同降解性的聚合物。不同类型聚合物在中性水介质中降解程度由大到小的顺序规律可总结为:聚酸酐>聚羧酸酯>聚氨基酸酯>聚碳酸酯>聚醚>聚烃类。

常用的降解型医用高分子材料主要有:聚乳酸(PLA)、聚羟基乙酸(PGA)、聚 ε-乙内酯(PCL)、聚原酸酯(POE)、聚酸酐(polyanhydride)、聚氨基酸(poly-amino acid)、聚乙二醇(PEG)、聚酯(如 PET)、聚酰胺(PA)、聚氨酯(PU)、聚碳酸酯(PC)等。生物降解型医用高分子材料主要用途是软硬组织修复材料、组织工程支架材料、编织人工血管材料、手术缝合线、药物缓释载体、抗体及激素包埋、细胞及酶固定、人造皮肤等。

3. 医用水凝胶 水凝胶(hydrogel)是亲水性线性大分子经交联后形成的网状结构的水溶胀体。水凝胶的制备通常是在具有网状交联结构的水溶性高分子中引入一部分疏水基团和亲水残基,亲水残基与水分子结合,将水分子连接在网状内部,而疏水残基遇水膨胀成交联聚合物。

水凝胶是一种高分子网络体系,性质柔软,能保持一定的形状,能吸收大量的水。作为一种高吸水高保水材料,水凝胶在生物医学中具有广泛的用途。临床中常用的医用水凝胶有:聚甲基丙烯酸羟乙酯、聚乙烯醇、聚丙烯酰胺、聚电解质聚合物、聚乙烯吡咯烷酮、多糖类聚合物等。

(1) 聚甲基丙烯酸羟乙酯:聚甲基丙烯酸羟乙酯(polyhydroxyethyl methacrylate,PHEMA)是由单体甲基丙烯酸羟乙酯聚合而成,不含水时为无色透明的固体,吸水后成为水凝胶。

PHEMA 亲水性和透气性好,具有良好的生物相容性,可煮沸消毒,易进行表面改性。PHEMA 可用作人工角膜、人工玻璃体、义齿基托软垫底、氧化酶固定、缓释药物包裹、耳鼓膜塞、烧伤创面保护、人工软硬组织及医疗用品表面亲水化。

(2) 医用聚乙烯醇:聚乙烯醇(polyvinylalcohol,PVA)是侧链上带有羟基的乙烯类聚合物,是一种水溶性高分子材料,可溶于水及极性强的溶剂,侧链上的羟基可进行各种化学反应。

分子量 30kD 以下的 PVA 对机体无毒、无刺激、无过敏反应,但长期使用分子量 50kD 以上的 PVA 对肝、肾、肺有一定损害。世界卫生组织国际癌症研究机构公布的致癌物清单中,PVA 列为 3 类致癌物。

PVA 通常以纤维、薄膜、微胶囊或中空纤维的形式可用作药膜、药物缓释、酶固定、止血纤维、血液过滤分离等。

(3) 医用聚丙烯酰胺:聚丙烯酰胺(polyacrylamide,PAAM)是一种水溶性丙烯酸类聚合物,按其结构可分为非离子型、阴离子型和阳离子型。PAAM 性质类似于 PHEMA,但亲水性更好,对热和碱性介质不太稳定。聚丙烯酰胺的主链上带有大量的酰胺基,化学活性很高,可对其改性制取各种聚丙烯酰胺衍生物。

聚丙烯酰胺本身及其水解体没有毒性,聚丙烯酰胺的毒性来自其残留单体丙烯酰胺(AM)。丙烯酰胺为神经性致毒剂,对神经系统有损伤作用,中毒后表现出肌无力、运动失调等症状。因此,要求医用 PAAM 中游离单体不超过 0.05%。PAAM 主要用作软接触镜、吸水性吸附剂、医疗用品表面亲水化等。

(4) 医用聚电解质络合物:聚电解质(polyelectrolyte)由多阳离子物(如明胶)和多阴离子物(如阿拉伯胶)在水中络合絮凝并用甲醛交联而成。

聚电解质是带有可电离基团的长链高分子,这类高分子在极性溶剂中电离成为一个聚离子和许多与聚离子电荷相反的小离子。电离后的高分子链上带电荷,在聚离子的周围有静电场。链上带正或负电荷的聚电解质分别称为聚阳离子或聚阴离子。

聚电解质对很多分子组装体的结构、稳定性和相互作用具有重要影响。聚电解质络合物血液相容性好,常用作人工肾膜及微胶囊包膜材料。

(二) 天然生物医学材料

天然生物材料(natural biological materials)原指在自然条件下生成的各种生物材料,主要包括天然纤维、生物体组织、结构蛋白和生物矿物等天然材料。但在临床中实际应用的天然生物材料主要是取自于人类和动物机体的皮肤、肌肉组织和器官及以其为基础的衍生材料,而这些材料的构成物质(蛋白、多糖和核糖核酸等)主要是高分子化合物。因此,通常说的天然生物医学材料主要是指天然生物医用高分子材料。天然生物医用高分子材料由于其多功能性、生物相容性和可生物降解性,是人类最早使用的医用材料之一。

直接使用天然生物材料可能导致病原体的传播或引起免疫反应,需要采用物理和化学方法进行处理(改性),所形成的生物医用材料称为生物衍生材料(biological derived materials)或生物再生材料(bio-regeneration materials)。

对生物组织进行处理的方式包括:维持组织原有构型而进行的固定、灭菌和消除抗原性的轻微处理(如经戊二醛处理固定的猪心瓣膜、牛心包、牛颈动脉等)以及拆散原有构型、重建新的物理形态的强烈处理(如再生胶原、弹性蛋白、硫酸软骨素、透明质酸等)。

生物衍生材料是无生命的材料,但其具有类似于自然组织的构型和功能,或其组成类似于自然组织,在维持人体动态过程的修复和替换中具有重要作用。目前临床中使用的天然高分子医用材料主要是天然蛋白质材料和天然多糖类材料。

1. 天然蛋白质材料 蛋白质是构成生物体的基本有机质,其基本结构单元是氨基酸。氨基酸分子通过肽键(二硫键)连接形成肽,连接的两个氨基酸称为二肽,多个氨基酸通过肽键连接形成多肽。多肽分子量超过 5 000 或氨基酸残基超过 40 时称为蛋白质。但根据氨基酸的组成、连接方式、多肽键数目和关联方式不同而构成不同蛋白质。作为医用的天然蛋白质材料(natural protein material)主要是结构蛋白,如胶原、明胶、纤维蛋白等。

(1) 医用胶原:胶原蛋白(collagen)广泛存在于脊椎动物的皮、骨、软骨、肌腱和结缔组织中,是动物结缔组织重要的蛋白质。结缔组织除了含 60%~70% 的水分外,胶原蛋白占了 20%~30%。

胶原蛋白的基本结构单位是原胶原(tropocollagen),原胶原肽链的一级结构具有(Gly-X-Y)n 重复序列,其中 X 主要为脯氨酸(Pro),Y 主要为羟脯氨酸(Hypro)或羟赖氨酸(Hylys)。原胶原是由三条 α-肽链组成的纤维状蛋白质,相互拧成三股螺旋状构型,长 300nm,直径 1.5nm。

医用胶原一般从牛皮或牛肌腱中提取,提取方法主要有酸(醋酸、丙烯酸)提取法和酶(无花果酶、胰酶、麦芽糖淀粉酶)水解法。

医用胶原与活体组织相容性好,植入机体后无毒、无刺激,能促进细胞增殖,加快创面愈合,并能被人体分解吸收,分解产物无副作用。医用胶原主要用于制作人工心脏瓣膜、人工皮、人工肾透析膜、血管代用品、外科缝合线、人工肌腱、人工角膜、药物载体等。

(2) 医用明胶:明胶(gelatin)可从脊椎动物的皮、骨、软骨、肌腱和结缔组织中存在的胶原蛋白经过缓和水解而制得,其化学组成与胶原相似,但分子量较低,为无定形胶原。

明胶为两性聚电解质,亲水性强,其溶剂和凝胶能可逆转变。明胶生物相容性好,无毒副作用,可生物降解吸收。医用明胶主要用作药物胶囊、复合乳剂的内水相、药剂的敷料,交联后的海绵明胶注入药物作为止血海绵、血管栓塞材料等。

胶原与明胶的虽然在化学组成上相似,但其性质与功能有较大区别:能被称为胶原的,必须是其三螺旋结构没有改变的那类蛋白质,还保留有生物活性,同时也可能具有免疫原性;而明胶是胶原在酸、碱、酶或高温作用下的变性产物,与胶原一样由 18 种氨基酸组成,但已失去了生物活性。

(3) 纤维蛋白:纤维蛋白原(fibrinogen,FIB)是一种由肝脏合成的具有凝血功能的蛋白质,是由 3 对多肽链(α 链、β 链和 γ 链)以二硫键连接而成的二聚物,其分子量约为 340kD。纤维蛋白(fibrin)是在凝血过程中,凝血酶切除纤维蛋白原中的血纤肽 A 和 B 而生成的单体蛋白质,是一种高度不溶的蛋白质多聚体,是像细针一样的晶状物。

纤维蛋白可以促进血小板的聚集,促进平滑肌和内皮细胞的生长、增殖和收缩,增加血液黏滞性和外周阻力,引起内皮细胞损伤,促进胶原和去氧核糖核酸合成,趋化单核-巨噬细胞向内膜下迁移,促进红细胞黏着和血栓形成。

纤维蛋白是一种血浆蛋白,由血浆中提取纤维蛋白原,制作成各种形式的纤维蛋白制品,具有良好的血液和组织相容性,无毒副作用和其他不良影响。通常以纤维、纤维膜等形式用作止血、外科手术填充、烧伤治疗、手术缝合等,另外还可作为一种骨架,促进细胞的生长,并具有一定的杀菌作用。

2. 天然多糖类材料 多糖(polysaccharide)是由许多单糖分子经缩聚去水,通过糖苷键结合而成的一类天然高分子化合物,广泛存在于动物、植物的细胞壁中。已知的多糖数以百计,医学上涉及的主要有纤维素、甲壳素与壳聚糖、葡萄糖及其衍生物。

甲壳素(chitin)是一种含氮的多糖物,又称甲壳质、几丁质、壳蛋白、壳多糖、明角质等。其化学成分 2-乙酰氨基-2-脱氧-D-葡萄糖多聚体与天然纤维素结构相似,分子中除存在羟基外,还含有乙酰氨基和氨基功能基团可供结构修饰。经 $\beta(1\to4)$ 糖苷键连接的聚合物脱除乙酰基后的多糖化合物 2-氨基-2-脱氧-D-葡萄糖的 $\beta(1\to4)$ 聚合物称为壳聚糖(chitosan)。

多糖类材料主要用作血液透析膜、过滤膜、缝合线、药物缓释膜、软组织修复、人工皮肤、细菌培养、药物分离等。

(三)高分子复合生物医学材料

由两种或两种以上的高分子、无机非金属、金属或天然生物材料通过各种方法组合而成的具有生物相容性的材料,称为复合生物医学材料(composite biomedical materials),其中以高分子材料为基质材料形成的复合生物医学材料称为高分子复合生物医学材料(biomedical polymer composites)。

实际应用的主要有无机高分子复合材料(聚合物为基质,无机物为分散相)及高分子共混物材料(分散相为异种高分子材料)。复合的形式包括整体复合、表面复合、多层复合等。复合的目的主要有结构增强、功能增强及生物功能化。

由于人体组织大多为复合结构,而高分子复合生物医学材料的种类繁多,性能各异,在生物医学领域具有广泛的应用前景。

第三节　组织工程与组织工程材料

损伤、疾病和先天性畸形等因素造成的组织、器官的丧失或功能障碍是人类健康所面临的主要危害之一,也是人类疾病和死亡的最直接原因。传统的修复方法以牺牲自体健康组织为代价导致多种并发症及附加损伤。随着人类逐渐系统地解开生物学的秘密,加上对疾病的科学认识,现代医学已逐渐通过组织移植与生物材料替代等手段治疗损伤,恢复组织结构完整性,从而达到重建组织的目的。

然而,生物材料组织替代物虽然可以在结构上修复损伤部位的完整性,但这种结构性替代以完全牺牲或部分牺牲被替代部位功能为代价,依然存在继发性感染、异物反应、植入后老化等问题。组织工程学是综合应用工程学和生命科学的基本原理、基本理论、基本技术和基本方法,在体外预先构建一个生物活性种植体,然后将其植入体内,修复组织缺损,替代组织、器官的一部分或全部功能,或作为一种体外装置,暂时替代器官部分功能,达到提高生活、生存质量,延长生命活动的目的。

一、组织工程学的建立和发展

20 世纪 80 年代,在软骨损伤的修复过程中,很多学者偏爱用软骨细胞移植来进行治疗,但不能获得较为理想的结果。有学者提出了一个设想,认为如果将细胞放在一种可以降解的生物支架上,细胞不但可以均匀分布在支架上,也使得细胞能较好地固定在相应的部位,有利于细胞更好地生长并形成组织。这一设想被公认为组织工程概念的雏形,后经实验证明在生物因子作用下,这种设想是可行的。

在组织工程学的建立和发展过程中,有两位学者起了极为重要的作用——美国哈佛大学 Joseph

P. Vacanti 教授和麻省理工学院的 Robert Langer 教授。Vacanti 教授被肝脏移植缺乏供体所困扰，他曾设想能否取用自身细胞来再造一个功能器官。对此设想，从事生物材料研究的 Robert Langer 教授建议把细胞种植在可降解和可吸收的合成材料中，当细胞逐渐生长时，这些生物材料可逐渐降解，而植入的细胞则有可能最终形成组织或器官。经过初步实验研究探索后，两位不同领域的科学家共同撰写论文在期刊 Science 发表，阐述了组织工程学的基本原理和未来的发展方向及医用前景，随之引发组织工程学在美国乃至世界的兴起和发展。

组织工程研究早期阶段主要集中在单一组织构建，主要特点是采用无免疫功能的动物（如裸鼠）建立模型构建组织。1991 年 Vacanti 等用分离的牛关节软骨细胞与可降解的生物材料在裸鼠皮下成功构建出成熟的透明软骨组织，具有非常重要的临床意义。其他单一组织的构建还包括骨和肌腱等。Vacanti 等应用骨膜中分离的成骨细胞经体外扩增后与聚乙醇酸（polyglycolic acid，PGA）混合，植入裸鼠皮下后形成新的骨组织。在成功构建单一组织后，Vacanti 等还进一步应用组织工程技术构建出了具有上皮和软骨复合结构的组织工程化气管用于动物气管缺损修复，其结果表明组织工程化气管能维持动物正常呼吸功能，初步显示组织工程技术构建复合组织的可行性。应用组织工程技术在裸鼠体内再生了人耳郭形态软骨，展示了应用组织工程技术修复精确形状组织缺损的可能性，在国际医学界引起了巨大的轰动。

回顾组织工程的发展历程，可归纳为三个阶段：①20 世纪 80 年代末至 20 世纪 90 年代中期，主要集中于结构组织的组织工程化构建与应用，其标志是 1997 年美国 FDA 批准组织工程皮肤上市；②20 世纪 90 年代末期，研究集中于具有复杂功能的器官的组织工程构建与应用，其标志是 2006 年 Atala 在 Lancet 发表了组织工程膀胱临床应用的学术论文；③近 20 年组织工程飞速发展，组织工程概念融入再生医学的新概念，其标志是国际组织工程学会与再生医学学会合并、融合成为统一的组织工程再生医学学会。

组织工程概念的提出以及组织工程学的最终确立，顺应了生物医学发展多学科交叉融合、渗透的发展潮流，吸收了生物学、现代医学、材料与工程科学等多学科的最新研究成果，克服了传统医学组织器官创伤修复模式，将现代医学推向制造组织和器官的新时代。

组织工程学是一门多领域交叉的学科，研究涉及生命科学、材料学、工程学及生物力学等多个领域。组织工程学的研究手段已经不再局限于初始阶段的细胞生物学和动物实验技术，分子生物学技术、基因克隆技术、转基因技术、移植免疫学技术、干细胞技术、遗传工程技术、生物材料合成和改良技术、生物反应器技术、3D 打印技术等被用于组织工程的研究，极大提升了组织工程学的研究水平。

二、组织工程学基本原理

组织工程学的基本原理是从机体获取少量的活体组织，用特殊的酶或其他方法将种子细胞从组织中分离出来并在体外进行培养扩增，然后将扩增的细胞与具有良好生物相容性、可降解、可吸收的生物材料按一定比例混合，使细胞黏附于生物材料，形成细胞-材料复合物。将该复合物植入机体的组织或器官病损部位，随着生物材料在体内逐渐被降解和吸收，植入的细胞在体内不断增殖并分泌细胞外基质，最终形成相应的组织或器官，达到修复创伤和重建功能的目的。

生物材料支架所形成的三维结构不仅为细胞获取营养、生长和代谢提供有利的空间，也为植入的细胞分泌细胞外基质并最终形成相应的组织或器官提供良好的环境。这种组织工程技术可以有效地解决免疫排斥、病毒感染等问题，并且可以工业化生产，所以有着重要的临床应用价值和社会经济效益。组织工程的发展不仅提供了一种组织再生的技术手段，并且改变了外科传统的"以创伤修复创伤"的治疗模式，迈入无创修复的新阶段，而且也将改变传统的医学模式，使得再生医学得以进一步地发展并最终用于疾病的临床治疗。

组织工程学的核心是活的细胞，可供细胞进行生命活动的支架材料以及细胞与支架材料的相互作用,这是组织工程学研究的主要科学问题。种子细胞、可降解和可吸收的支架材料以及细胞生长调节因子并称为组织工程的三大要素。组织工程研究的方向主要集中于三个方面:种子细胞研究、组织工程用生物材料开发、组织工程化组织构建及构建环境优化。

三、组织工程三要素

(一)种子细胞

应用组织工程的方法再造组织与器官所用的各类细胞统称为种子细胞。种子细胞的研究内容包括:自体、异体各种组织细胞的分离培养技术、细胞生物学行为的研究,多种细胞的复合培养技术;细胞因子的有序作用、信息传递及其调控;建立实验标准细胞系,改造种子细胞,延长细胞寿命及生长期;改变细胞表面结构,研究细胞黏附及抗黏附力的技术及其影响机制;研究降低细胞抗原性及增强宿主免疫耐受的方法等。

种子细胞的培养是组织工程的基本要素。种子细胞研究的目的在于获取足够数量的接种细胞,同时保持细胞增殖、合成基质等生物功能并防止细胞老化。随着组织工程研究的发展,用于某一种组织构建的细胞来源已不再局限于这种组织,种子细胞分类也倾向于按细胞分化程度进行。

组织工程种子细胞主要有三种来源:①与缺损组织细胞同源的自体细胞。②组织特异干细胞,主要包括骨髓基质干细胞等具有多向分化潜能的多能干细胞及皮肤、肌肉前体细胞等具有定向分化潜能的专能干细胞。此类细胞经过体外分离纯化、诱导分化与基因修饰等技术,定向分化为其他类型组织的细胞,同时保持了干细胞可大量扩增、特异性基质合成与不易老化的特征。组织干细胞的应用扩大了组织工程种子细胞来源,对种子细胞的研究将是极大的推动。③由于胚胎干细胞独特的高度未分化特性以及所具有的发育全能性,即在适当条件下可以在体外培养增殖而不改变进一步形成全身各种器官的能力,因而在未来的组织工程种子细胞研究中占有重要地位。胚胎干细胞将作为组织工程的"上游"研究,为组织工程的进一步发展提供技术储备。

(二)生物支架材料

生物支架材料是组织工程研究的关键。回顾组织工程发展历史,最具革命性的思路就是将生物材料的概念引入了组织工程的研究中。生物材料为种子细胞提供了适合其生长和基质合成及发挥其他功能的生物学空间。器官和组织中的细胞,其行为不仅取决于细胞内在的基因序列,还很大程度上受到外界环境因素的影响,包括细胞与支架材料的相互作用。支架材料不仅为细胞生长提供支持和保护,更重要的是细胞与支架材料的相互作用调节细胞形态发生过程,影响细胞生存、迁移、增殖和功能代谢。因此,在组织工程研究中挑选和制备利于种子细胞黏附、增殖和分化的支架材料至关重要。

理想的组织工程支架材料要求具备以下特点:①良好的生物相容性,除满足生物材料的一般要求以外,还应利于种子细胞的黏附、增殖,降解产物对细胞无毒害作用,甚至利于细胞生长和分化。②良好的生物降解性,支架材料在完成支架作用后应能降解,降解速率应与组织细胞生长速率相匹配,降解时间应能根据组织生长特性调控。③具有三维立体多孔结构,支架材料可加工成三维立体结构,孔隙率最好达到90%以上,具有较高的面积体积比,这种结构可提供较大的比表面积和空间,利于细胞黏附生长、细胞外基质沉积、营养和氧气进入、代谢产物排出,也有利于血管和神经长入。④可塑性和一定的机械强度,支架材料具有良好的可塑性,可预先制作成一定形状,并具有一定的机械强度,为新生组织提供力学支撑,并保持一定时间直至新生组织具有自身生物力学特性。⑤良好的材料-细胞界面,材料应能提供良好的细胞界面,利于细胞黏附、增殖,更重要的是能激活细胞特异性基因表达,维持细胞正常表型。

(三)生长因子

生长因子在组织生长、再生和稳定方面是必不可少的,它是有关细胞和分子水平行为的关键调节因子,通过对各类因子的认识和理解,为组织工程研究指出方向。各类因子的应用为生物材料植入、组织工程学做出了开创性的贡献。生长因子存在于细胞培养介质血清中,体外研究中生长因子的作用必不可少。

四、组织工程化组织构建

组织工程的目标是从细胞和分子水平构建具有生命的生物体,即通过组织工程化的组织构建形成组织,这是组织工程研究的根本目标,也是组织工程研究的核心及具有重大应用价值的意义所在。因此,组织构建的研究反映了组织工程整体的发展趋势。

通过模拟体内环境,体外构建组织工程化组织,是组织工程发展的关键。生物反应器通过模拟组织内环境可在体外进行组织构建,组织内环境不仅包括了各种不同细胞因子、组织特异性细胞外基质以及邻近细胞间的相互作用,同时还包括了组织所处生理部位不同而经受的各种物理学刺激(如力、光等)。不同的组织在正常发育过程中都经历了由前体细胞向终末细胞分化的过程,在细胞形态结构、基因表达时序上都有各自的变化规律,这些规律的调控主要依赖于细胞所处的局部组织微环境。总体讲,体内组织特异性微环境不但决定了组织局部干细胞的分化命运,同时也维持了成熟细胞的分化状态。

根据所构建组织的结构与功能的不同,组织构建研究主要划分为两个领域:①结构复杂并具有不同代谢功能器官的组织构建研究,如肝脏、肾脏、脾脏、心脏等复杂器官;②结构较为简单,不执行或仅执行简单代谢功能的结构性组织的组织工程化构建,如骨、软骨、肌腱、神经等。

根据种子细胞接种途径与组织形成环境的不同,组织工程化组织构建方法主要有3种:①体内构建,即种子细胞与支架材料复合后,组织尚未完全形成就植入体内,组织形成和材料降解在体内完成;②体外构建,即在体外模拟体内环境,利用生物反应器技术形成组织与器官;③原位组织构建,单纯植入生物支架材料于体内组织缺损部位,依靠周围组织细胞迁移并黏附于支架材料再生组织,这种方式并非经典组织工程概念。体内组织工程化组织构建,植入时因组织尚未完全形成,支架存在较多孔隙,有利于周围组织液与营养物质的渗入,有利于血管和神经长入,但是因细胞外基质成分偏少,细胞直接暴露于周围环境,其抗感染能力差,因此该类材料对植入部位创面要求较高。

五、骨组织工程有关问题分析

骨骼是人体运动系统的重要器官,具有运动、支持、保护、造血等多重功能。由创伤、感染、肿瘤等引起的骨缺损是骨科临床的常见病症。就数量而言,骨缺损手术已经成为仅次于输血的人体组织移植,其临床需求量巨大,且每年以大于20%的速率递增。传统的骨缺损修复方法包括自体骨移植、同种异体骨移植、异种骨移植等。虽然自体骨移植被认为是治疗骨缺损的黄金标准,但需进行二次手术,而且可移植的部位和数量有限;同种异体骨移植或者其他物种的异种骨移植存在病原体传播、免疫排斥反应等风险。采用组织工程方法构建复合种子细胞、支架材料和生长因子的生物活性人工骨被认为是未来进行骨缺损修复和骨再造最有效的方法之一。

(一)骨组织及其再生修复

骨组织(osseous tissue)与其他结缔组织相似,也由细胞、纤维和基质三种成分组成。骨的最大特点是细胞基质具有大量的钙盐沉积,成为很坚硬的组织,构成身体的骨骼系统。骨基质中主要包含胶原蛋白(三联螺旋结构多肽)、非胶原蛋白(骨粘连素、纤维粘连素、骨钙素等)、蛋白多糖(抑制骨羟基磷灰石晶体的沉积)、脂质(游离脂肪酸、磷脂类和胆固醇等)及无机质(羟基磷灰石及镁、钠、钾和一些微量元素)。人体内骨组织形成基本过程如图7-5所示。

骨缺损修复的体内成骨过程非常复杂,是包括应力刺激下的涉及多种生长分化调节因子作用的骨种子细胞在支架材料内的增殖、分化、迁移和矿化以及血管生成、神经长入等一系列复杂有序的过程。骨组织的再生修复可分为具有一定重叠的四个阶段:血肿形成(骨组织受损后的1~2天内)、软组织形成(骨组织损伤后大约7天)、硬组织形成(骨组织损伤后大约14天)及骨重塑,如图7-6所示。

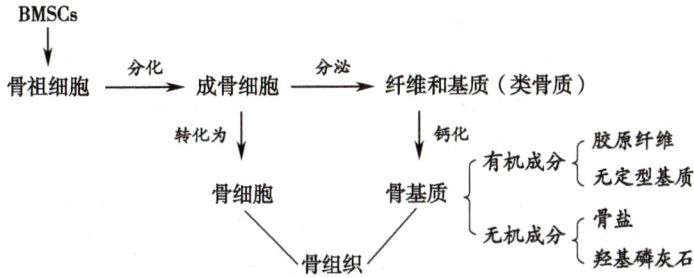

图 7-5　骨组织形成基本过程

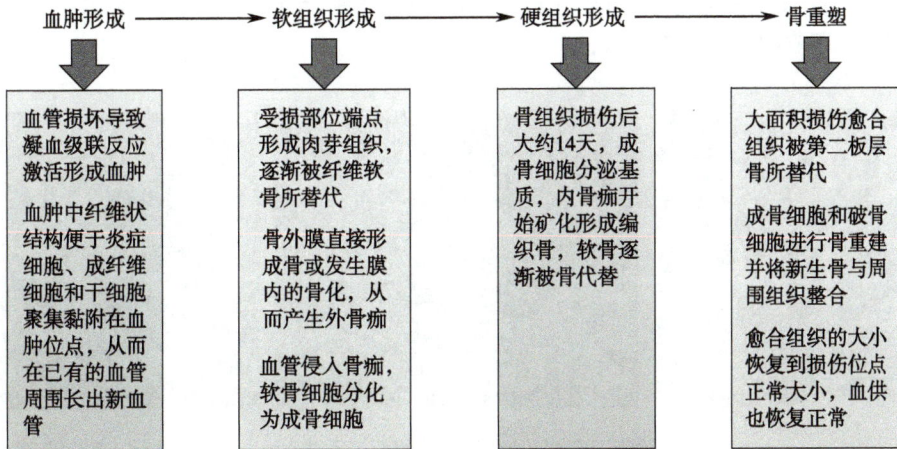

图 7-6　骨组织再生修复相互重叠的四个阶段

（二）骨髓间充质干细胞与成骨细胞

骨髓间充质干细胞（bone marrow stem cell，BMSC）是存在于骨髓中的间充质干细胞，具有定向分化或多向分化的潜能，可以分化为骨细胞、软骨细胞或脂肪细胞等。其显著特征是：易于贴壁和形成纤维样克隆，作为滋养层支持造血干细胞生长，具有定向分化和多分化性。

成骨细胞（osteoblast）是骨形成的主要功能细胞，负责骨基质的合成、分泌和矿化。骨重建过程包括破骨细胞贴附在旧骨区域，分泌酸性物质溶解矿物质，分泌蛋白酶消化骨基质，形成骨吸收陷窝，成骨细胞移行至被吸收部位，分泌骨基质，一个成骨细胞在 3~4 天内可分泌其 3 倍体积的基质，然后自身埋于其中，即变为骨细胞。骨基质矿化而形成新骨。破骨与成骨过程的平衡是维持正常骨量的关键。

基于骨髓间充质干细胞的多分化性和强增殖能力，骨组织工程中多倾向于以其作为种子细胞。骨髓间充质干细胞的分离方法主要有全骨髓法和密度梯度离心法。全骨髓法是基于干细胞的贴壁优势特性，在低血清培养基中培养骨髓细胞时，定期换液除去非贴壁细胞，经纯化扩增而获得骨髓间充质干细胞。密度梯度离心法即根据骨髓中各细胞成分比重的不同而进行分离。此外，也有流式细胞仪法、免疫磁珠法等的探索。

（三）骨组织工程支架

骨组织工程支架（bone tissue engineering scaffold）是模拟细胞外基质，为种子细胞的增殖和分化提供适宜的微环境和生长空间的多孔材料结构体。骨组织工程支架在骨组织工程中具有非常重要的作用：作为连接细胞和组织的框架，引导组织生长成特定形态；承载并缓释生物活性物质；为细胞生长输送营养，排出代谢产物；抵抗外来的压力，维持组织形状和完整性。

骨组织工程支架的基本要求包括：①良好的生物相容性和表面活性，有利于细胞的黏附与铺展，对细胞无毒性;②可生物降解吸收,降解速率与新骨生长速率相匹配,降解形成的微环境适宜成骨细胞生长;③具有适宜的孔径和孔隙率,孔道相互贯通,孔径大小适合细胞的黏附和生长以及新骨的长入,同时为骨组织输送营养物并排出代谢产物;④具有良好的骨传导性和骨诱导性,能有效控制材料的降解速度,具有诱导骨髓间充质干细胞向成骨细胞分化并促进其增殖的能力;⑤具有一定的机械强度,在一定周期内维持完整性。

可用于骨组织工程支架构建的材料有很多,需根据不同骨缺损修复要求及修复条件进行选择。常用的骨组织工程支架材料主要有:①胶原、壳聚糖、明胶、琼脂、葡聚糖、透明质酸等天然可降解高分子材料,其特点是降解产物易被机体吸收,但强度和加工性能较差;②聚乳酸、聚乙醇酸、聚己内酯、聚醚、聚碳酸酯等合成可降解高分子材料,其中聚乳酸(PLA)和聚乙醇酸(PGA)应用较多;③磷酸钙水泥、磷酸三钙、生物活性陶瓷等可降解无机生物材料;④多组分复合材料,如聚乳酸-羟基磷灰石等。典型的骨组织工程支架如图7-7所示。

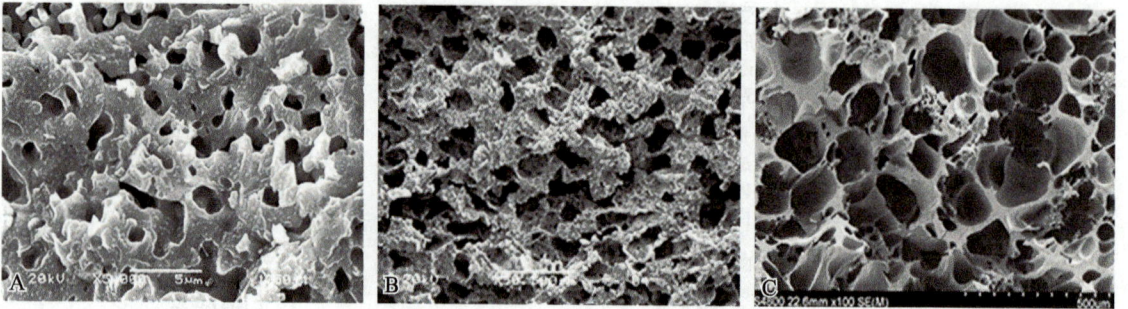

图7-7 几种典型的骨组织工程支架
A. A-W生物活性玻璃支架;B. 模压成型-溶剂滤沥工艺制备的β-TCP/PLLA复合支架;C. 超临界二氧化碳发泡制备的PLGA支架。

(四) 骨组织工程的生长因子

应用于骨组织再生修复的生长因子主要有骨形态发生蛋白(BMP)、血管内皮细胞生长因子(VEGF)、成纤维细胞生长因子(FGF)、血小板衍生生长因子(PDGF)、转化生长因子(TGF)、胰岛素样生长因子(IGF)等。

骨形态发生蛋白BMP-2是效应最强的骨生长因子,能刺激BMSC不可逆地分化为成骨细胞,促进成骨相关蛋白碱性磷酸酶(ALP)、Ⅰ型胶原(Ⅰ-COL)、骨钙素(OCN)等的表达合成。

血管内皮细胞生长因子VEGF对血管生成具有较强的诱导作用,促进内皮细胞的增殖、迁移和分化,通过诱导血管新生从而间接诱导成骨。

碱性成纤维细胞生长因子bFGF为有效的有丝分裂原,能够促进多种细胞的分裂和增殖,调节生长因子的表达,诱导血管生成和骨形成。

由于骨缺损的修复包含细胞增殖(proliferation)、成骨分化(differentiation)、矿化(mineralization)以及血管化(angiogenesis)等诸多方面,因此单一的生长因子作用往往不能达到有效促进新骨生成的目的。在骨组织工程中,一般利用多生长因子的协同作用增强成骨促进效应。有研究表明,BMP-2、VEGF和bFGF协同作用能有效促进成骨化和血管化,并表现出明显的剂量依赖性和时间依赖性(图7-8)。

特别值得一提的是,已有研究证明,不适当的生长因子作用可能产生毒性效应而导致异位成骨、血管畸变及纤维瘤的发生。这在骨组织工程研究和应用中值得高度关注。

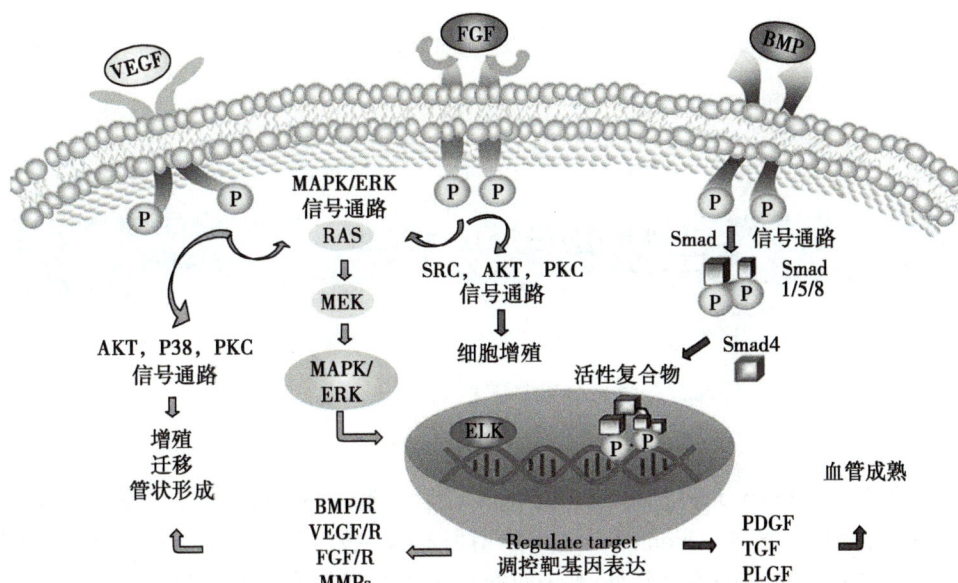

图 7-8 BMP-2、VEGF 和 bFGF 的信号通路及相互间的联系

本章小结

生物医学材料是融合生物学、医学和材料学的原理和方法而设计、合成并应用于人类疾病诊断、治疗与康复以及病损组织和器官修复、替换及功能重建，能发挥特定的生物功能并产生特定的生物学效应的生物相容性材料。生物医学材料广泛应用于组织（器官）缺损修复、植入器械及人工器官构建、药物/基因载体及医学诊疗介质，为现代医学的发展奠定了坚实的物质基础。

生物医学材料应用过程中，对特定的生物组织环境产生影响和作用，生物组织对生物医学材料也会产生影响和作用，两者的交互作用一直持续，直到达到平衡或者植入物被去除。因此，材料与活体的交互作用包括宿主反应和材料反应两个方面。

生物医用材料产业是植入性医疗器械的核心上游环节，也是植入医疗器械的主要构成部分。从产业链角度来看，随着植入性医疗器械产业的迅猛发展，现代生物医用材料产业已初具雏形，并进入高速发展阶段。

当前生物医学材料研究的整体趋势是在不断改善材料的生物相容性和生物功能性的基础上，提高材料的仿生性并赋予材料生命活性，以调动并发挥机体自我修复和完善的能力，重建或康复受损的人体组织或器官。生物医学材料的复合化、纳米化和活性化，组织与器官修复的自体化、诊疗一体化等是其发展的主要趋势。

（尹光福）

思考题

1. 从生物医学材料定义的演变看生物医学材料的发展。
2. 简述生物医学材料的基本性能要求。
3. 按照材料的化学组成可将生物医学材料分为哪些类型？各举一典型代表，分析其组成、结构、性能及应用。
4. 简述组织工程的基本原理。分析组织工程三要素对构建组织工程修复体的意义。

生物医学光子学　第八章

生物医学光子学（biomedical photonics）是物理、工程与生命科学相互交叉与渗透而形成的一门新兴学科，与"生物医学光学"（biomedical optics）有所不同。按通常的定义，光往往是指处于特定频段光子流，主要包括紫外、可见光及红外；光子即指光量子，包括整个电磁波谱范围内的能量子，涉及伽马射线、X射线、紫外线、可见光、红外线、微波、无线电波等频率。因此，生物医学光子学是利用整个电磁波谱来开展生物医学研究与应用的学科，包括生物医学光学成像检测，医学诊断、治疗，甚至疾病预防等。

本章首先介绍生物医学光子学的起源与发展，进而重点介绍生物医学光子学的学科内涵。

第一节　生物医学光子学的起源与发展

光在生物医学中的应用可以追溯至古代，人们认为日光不仅可以治疗肉体疾病，还能疗愈精神。随着科技的发展，光对生物医学的贡献变得尤为重要。尼尔斯·芬森医生提出利用紫外线治疗红斑狼疮，成为光疗成功应用于临床的典范，并于1903年获得诺贝尔生理学或医学奖。

生物医学光子学作为一门学科起源于20世纪三次科技革命的汇合，即上半叶的量子理论革命、中叶的技术革命和下半叶的基因组学革命。理论与技术进步通常呈现"螺旋式"发展，在起步阶段通常进展缓慢，之后进入一个迅速发展阶段，再趋于平稳（图8-1）。下面介绍三大科技革命及其如何影响并推动生物医学光子学的学科形成与发展。

一、量子理论革命

量子理论是20世纪最让人惊奇的一个发现，它实现了经典物理向现代物理的范式转换。"范式"由托马斯·库恩在《科学革命的结构》一书中提出，科学家在一个能够被共同接受的一组假设框架中展示工作，这些假设构成一个范式。在任何界定的时期，特定研究领域的科学集团都有一个占主流的范式在这个领域形成、定义和指导研究活动。人们通常都依附他们的范式，直到有一个新的范式转换。如笛卡尔的机械哲学理论和牛顿的科学革命就是17世纪一个范式的转换，前者确定了科学知识的坚定信仰，形成了笛卡尔哲学体系的基础以及源于其中的世界观；牛顿的《自然哲学的数学原理》奠定了人们对世界的物理规律的基本理解，开创了光学、力学、天文学以及其他学科的新纪元。

牛顿在《光学》中描述了关于光的折射、颜色、薄膜现象等现象，以及显微镜和望远镜等光学仪器。1865年，英国物理学家麦克斯韦系统地描述了电磁波的传播理论。赫兹于1887年发现光电效应后，引起了科学家对光的本质的讨论。1905年，爱因斯坦第一个成功地解释了"光电效应"，从而奠定了近代物理学，也开创了物理学中的不朽的范式——量子理论。他提出光波是由一个个具有单个能量的光子组成，每个光子都有一个与电磁波的频率对应的能量，高频的光子拥有更高的能量。因其在理论物学方面的成就，特别是对光电效应定律的发现和解释，爱因斯坦获得了1921年诺贝尔物理

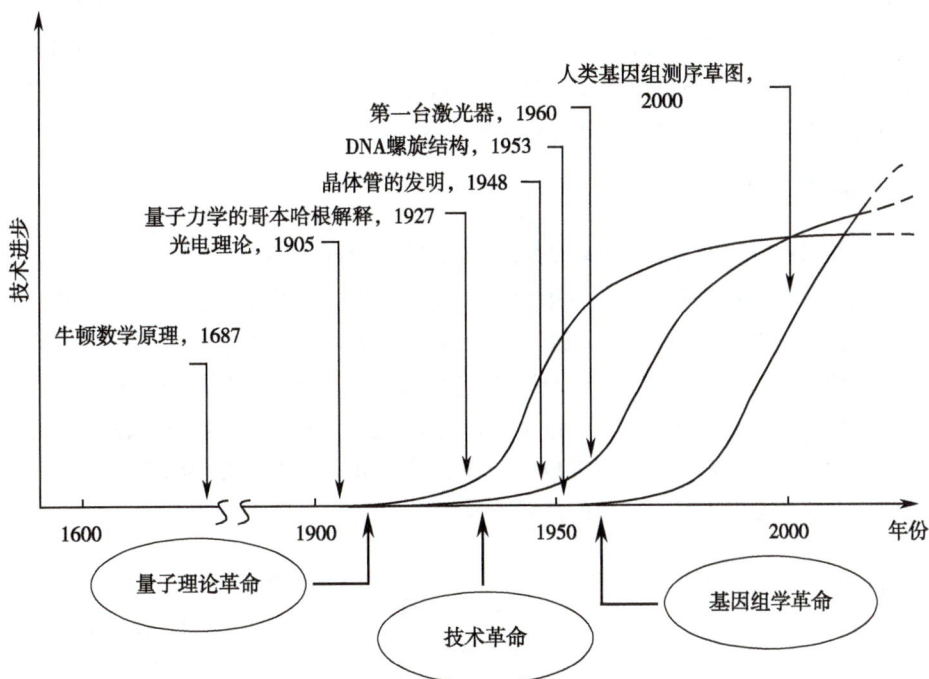

图 8-1　20 世纪的三次科技革命逐步形成了生物医学光子学学科

学奖。后来,由卢瑟福和波尔引领的科学研究对量子理论作了进一步补充;1926—1933 年,海森堡、薛定谔、迪拉克等在数学上给出了精确描述,从而确立了量子理论基础。但量子理论世界观真正完成了它的范式转换还是在 20 世纪 30 年代,泡利阐明了自旋所遵从的一条原理,即泡利不相容原理。

量子理论革新了光子学的一个重要领域:分子光谱学。分子光谱学是 20 世纪 50 年代中期生物医学光子学形成的基石,同时,也引导了生物医学光子技术的发展,让人们能够在分子水平分析生物系统、揭示疾病的发生发展机制,如分子是怎样聚在一起的? 怎样形成 DNA 并导致细胞生长? 疾病的发展在分子水平上是怎样进行的? 这些过程都有量子理论基础。由于光与生物体存在相互作用,可以通过测量生物样本的吸收特性、发光特性和散射特性,即测量光通过生物样本后的吸收谱、荧光谱、拉曼光谱、弹性散射光谱以及圆二色谱等光学信息,来理解生物体的信息,从而实现疾病的诊断、疗效的监控以及药物的筛选。

二、技术革命

在西方,亚里士多德保守派坚守的"抽象思想""非实证主义"等思想统治科学界长达近 2000 年。17 世纪,著名物理学家伽利略的小球实验使其成为科技革新中的关键人物,他改进望远镜后,又使得天文学得到重大发展。后来,显微镜的发明及应用再次强有力地证明了科学与技术的交互。从此,科学和技术的相互依赖变得越来越重要。

1960 年 5 月 16 日,美国科学家梅曼宣布获得了波长为 694.3nm 的激光。激光的发明不仅仅是光学界的重要里程碑,更是生物医学光子学发展中一个重要的里程碑。在成像与诊断中,激光因其良好的单色性,得以与内镜结合,实现诸如消化道、呼吸道疾病的直接观测;在介入治疗中,因其准直性及高强度的特点,被用作手术刀,同时,其止血的特点也减少了感染概率,现已广泛应用于临床。

微芯片的出现与发展对生物医学光子学产生了巨大的影响。小型化和规模化的传感器以及高密度的光学传感器阵列已经从根本上改变了探测和成像方式,也从根本上革新了生物医学成像与检测技术,为揭示致病基因及分子组成提供了重要的手段,高分辨率的成像方法已经能够实现癌前病变及其他早期病变的诊断。

纳米技术的发展在生物医学光子学领域引起巨大的变革,包括分子成像、诊断、操控与治疗等。光子学和纳米技术的结合让人们能在活体水平跟踪生化过程,获取亚细胞结构信息,并能观测它们之间的相互作用,从分子水平探索细胞机制、描述生命过程;光镊技术可以在高强度聚焦光的焦点处产生压力来夹取细小的微粒,随意地移动细胞或细胞器等。

三、基因组学革命

1953 年,沃森和克拉克发表的 DNA 双螺旋结构具有划时代的意义,它开启了 21 世纪的基因组学革命。1986 年,美国能源部提出人类基因组倡议;与此同时,美国科学家、诺贝尔奖得主杜尔贝克在《科学》上撰文,正式提出测定人类基因组全序列的必要性和艰巨性,提出这是一项可与人类征服宇宙媲美的国际级项目;1990 年,美国能源部和卫生院正式启动人类基因组计划;2000 年 6 月,科学家们宣布人类基因组序列草图诞生;2003 年 4 月,中、美、英、日、法、德六国宣布共同成功绘制人类基因组序列图;2004 年 10 月,人类基因组完成并公布。基因组序列的完成,为生物医学的研究提供了一个新的途径。图 8-2 给出了基因革命的发展历程。

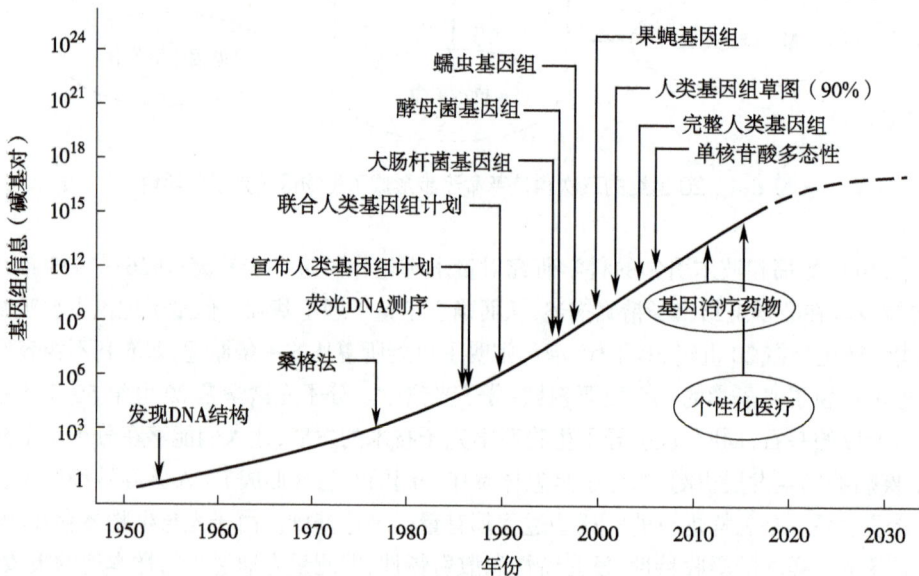

图 8-2 基因革命的发展历程

生命科学的每一次飞跃都离不开技术的创新,生物光子技术的发展为 DNA 序列的测定提供了重要工具。1986 年,Leroy Hood 等发明了一项新技术,用荧光染料对 DNA 着色代替以往的放射性标记、X 射线图,获取 DNA 序列。也可以很容易从特定的组织、器官或肿瘤中抽查大量的基因以及各种基因产物,研究成千上万的基因和蛋白质是如何协调并完成一系列生化过程的。利用这类方法,已经查明很多疾病的相关基因。

在后基因组时代,先进的光子技术为药物研发提供了新的手段与方法,可以预测可能的蛋白质结合位点,并在大量的特异蛋白中发现新的药物靶点。与此同时,荧光报告基因及各种荧光探针也为药物的研发提供了强有力的工具。这些新型的自动化、高通量的技术让人们能够系统研究生物和医学问题,这包括药物的研发和个性化治疗。

综上,量子理论革命推动新型光子技术的发展,光子技术与纳米技术结合创造了新装置和新仪器,当利用它观测、破译人类的基因密码时,人们得以理解生命的本质并推测疾病的产生原因,实现由科学推动到技术推动的转变。在科学知识的探索上,科学和技术都有着独特的优势,两者对人类的进步和社会的发展起着同等重要的作用。正是因为从经典物理学向量子理论的范式转变、多种技术的进步以及生命科学的重要需求,三大科技革命成就了生物医学光子学这门新兴学科,并推动其快速发展。

第二节 生物医学光子学的内涵

生物医学光子学的研究内容包括生物系统中光子的产生、传输、成像、探测与操纵。它涉及生物系统的发光、光子传输以及对这些光子的探测,进而理解其携带的有关生物系统的结构与功能信息,此外,利用光子技术还可能对生物系统进行加工与改造。在生物学领域,主要研究分子水平的机制,监测分子结构与功能;在医学领域,主要研究生物组织结构与功能,能对生物体以非侵入的方式实现宏观与微观分子水平的疾病探测、诊断和治疗。

本节首先介绍光与生物体的相互作用,进而介绍生物系统的发光、生物介质的光传输、生物光学成像与诊断以及激光治疗的原理与应用。

一、光与生物体的相互作用

光与生物体的相互作用可分为吸收与散射(图 8-3,见文末彩图)。散射可以改变入射光的传播路径,也会改变其偏振特性或光谱特征,通过对散射信息的分析可实现对生物组织的成像与诊断。光子被生物分子吸收后,将引起电子能级或振动能级的跃迁进入更高的能级状态,而处于高能级的分子并不稳定,会以光子辐射(例如荧光)、非弹性散射或超声波来重新发射,因其携带了组织微观结构和分子组分信息,从而可实现高灵敏成像与诊断。

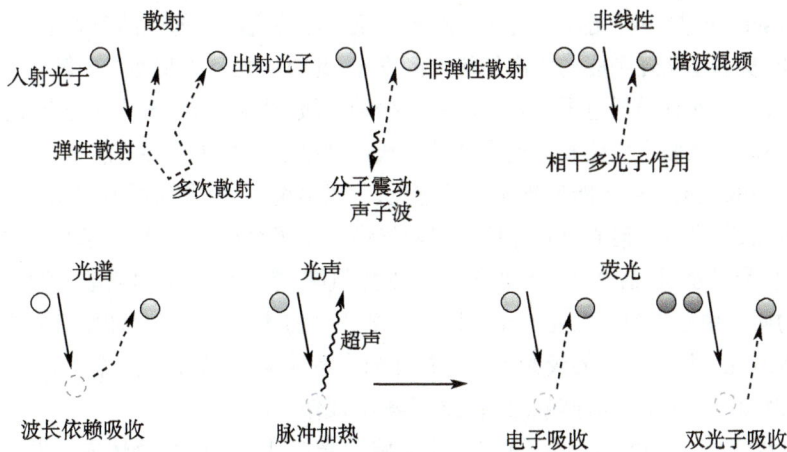

图 8-3 光与生物体相互作用:光诊断与成像基础

另一方面,生物体内固有的内源性分子或引入的外源性分子,在光的照射下,吸收光子后会将光能转换成热能、机械能、化学能等,进而引起组织、细胞形态与功能的改变,从而达到治疗的效果。这就是光生物效应,包括光热效应、光机械效应、光化学效应及光刺激效应等,是利用光来进行手术或治疗的基础(图 8-4,见文末彩图)。

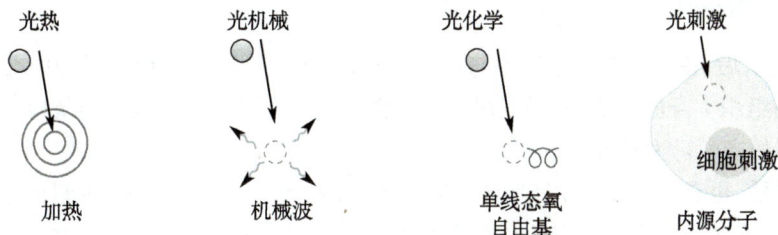

图 8-4 光手术与光治疗的基础:光生物效应

二、生物系统的发光

生物系统的发光现象可分为三种：与代谢或破坏过程相联系的超微弱发光，生物系统的化学发光，受辐射诱导的荧光。

几乎所有的生物体都能够产生超弱光子发射，是一种已被实验证实的普遍现象。具有发光强度极其微弱[$10^2/(s\cdot cm^2)$]、量子效率低($10^{-14}\sim10^{-9}$)、波长范围广($180\sim800nm$)等特点。生物超微弱发光与生物体内的细胞分裂、细胞死亡、光合作用、生物氧化、解毒作用、肿瘤发生、细胞内和细胞间的信息传递与功能调节等重要的生命过程有密切联系。虽然生物体超微弱发光的机制并不十分清楚，但并不影响其在医学、药学、农业、食品检验与环保等领域的应用。

生物系统的化学发光是大自然中存在的一种生命现象，是存在于有机生命体中的一种特殊类型的化学发光，酶能在能量及氧存在的条件下催化底物，利用生物化学能激发电子跃迁，分子由激发态回到稳态时产生光子，即把生物化学能转化成光能，如萤火虫、发光细菌、海萤等生物的发光。化学发光包含两个基本过程：首先，化学反应中化学键的断裂与生成，产生足够的能量，激发体系中的分子至激发态；随后，处于激发态的分子以一定的量子产率发射光子，产生光现象。这种发光的特点为：有着极高的量子效率，最高可达100%；不同生物的功能化学发光有着专门的光谱范围，且光谱范围较窄；更为重要的是发光强度较大，比超弱发光高好几个量级，因此，很多情况下可以直接用人眼观测。目前，生物系统的化学发光在分析检测、报告基因、生物发光成像等领域均有着广泛的应用。

荧光(fluorescence)是一种光致发光的冷发光现象。当特定波长的光照射到生物分子或原子时，会产生电子跃迁，从基态跃迁到能量更高能级的激发态，此时生物分子将通过内转换过程把部分能量转移给周围分子，自己回到最低电子激发态的最低振动能级，即亚稳态，再从亚稳态回到基态，同时能量会以光的形式释放，从而产生荧光。电子从基态跃迁到激发态时所需要的能量，往往要大于电子从亚稳态返回到基态的能量。由于能量越高波长越短，一般情况下，荧光辐射出的光子波长比吸收的光子波长要长。所以，荧光的发射光谱较相应的吸收光谱产生了红移，这被称为斯托克位移。在生物体中，本身存在一些荧光物质，诸如芳香环的氨基酸如酪氨酸、色氨酸和苯丙氨酸，黄素类化合物等，称为内源性荧光物质。由于内源性荧光分子可以提供某些生物体内结构和代谢状态等重要信息而被用于生物化学分析研究。但内源性的荧光团在生物体内含量较少，荧光量子产率不高，且大多数处于紫外和可见波段，因而限制了其在活体或组织内的检测与成像应用。

随着生物医学光子学的发展，研究人员通常会将荧光探针引入到生物体内。根据荧光色团发光机制，可分为三类：基因编码荧光探针、荧光纳米探针和荧光分子探针。基因编码是一种可遗传、由DNA编码、蛋白质组成的荧光探针，包括普通荧光蛋白和光可变荧光蛋白；荧光纳米探针指基于纳米材料构建的荧光探针，包括以金属纳米簇、半导体量子点、上转换纳米颗粒和碳纳米材料等荧光纳米材料代替常规的荧光染料分子作为探针的信号报告单元；荧光分子探针是一类以分子荧光团如有机荧光染料或稀土配合物为主体构建的荧光探针。利用荧光探针对生物体进行特异性标记，已被广泛用于生物光学成像与检测中。

三、生物组织中的光子传输

光照射到组织后，在边界会发生反射与透射，而进入组织中的光在传播过程中会经历吸收和散射。这些过程与组织本身的性质和光的波长相关，常用组织光学特性参数来定量地描述生物组织对特定波长所具有的光学行为能力。

光既有波动性，也有粒子性。在经典的电磁理论中，光就是一种具有连续能量的振荡电磁场。在现代量子理论中，光波由一个个具有单个能量的光子包组成。每个光子能量都和电磁波的频率 ν 相对应。光子的能量与光波频率之间满足公式(8-1)：

$$E = h\nu = hc/\lambda \tag{8-1}$$

式中 h 是普朗克常数，c 为光速，λ 为光的波长。

因此，描述光在生物组织中传输常结合两种理论：经典的电磁理论常被用于描述光传输的动力学问题（如关于散射截面的计算），光子的概念常用于描述诸如吸收、光子发射与拉曼散射等分子跃迁过程。

在紫外及可见光波段，光在组织中的多重散射很显著，所以直接应用电磁理论来解释组织光学问题异常复杂，且无法求解。因此，在生物医学光子学中，采用的都是辐射传输理论（radiative transfer theory）。它把光的传输看成是一群分散的光子流在介质中的吸收与散射过程，且认为散射不改变能量，即便荧光或拉曼频移时发生时会使得能量发生变化。光与组织的相互作用可用吸收截面、弹性散射截面及反映散射分布的相函数决定。

辐射传输理论是一个经验模型，与描述多重散射的电磁理论不同，它缺乏严格的物理基础，也不涉及光的干涉与衍射，认为各粒子的辐射各自独立，其重点考察的是光的能量，而忽略了光的波动性，如波的幅度和相位。尽管辐射传输理论的物理基础并不严格，但其在研究光在绝大多数生物组织中的传输规律时能与实验结果很好地吻合。但肌肉组织例外，这可能是肌纤维的排列使得光的干涉效果过于明显，而不能看作是一种随机的散射。即便如此，辐射传输理论仍然得以快速发展，并广泛应用于生物医学光子学领域。

四、生物医学光学成像及应用

显微镜的发明、发展与应用在人类发展史上具有非常重要的作用，它将人类的视野从宏观世界扩展到了微观领域，使人们得以在微观领域寻找生命现象的本质规律，探求疾病的发生和发展过程。显微镜的发明推动细胞学说的形成，而随着激光与光子技术的发展，各种新型的生物光学成像能够在分子水平观测生命活动，高灵敏度、高时空分辨率地获取分子、细胞、组织甚至器官等的结构与功能信息，为生命活体的探索发现、疾病的发生发展以及药物作用机制的研究提供了重要工具。由于篇幅限制，以下主要介绍几种典型的生物光学成像技术，包括显微光学成像、光学相干层析成像、扩散光学成像及光声成像等。

（一）显微光学成像

早期的光学显微镜（optical microscope）主要局限于单纯的放大功能。后来，通过对样品进行特异性标记，结合荧光激发与发射而发展了荧光显微镜，使得能在特定的平台内提取生物分子信息，但仍仅限于宽场的二维信息。直到 20 世纪 80 年代，通过引入激光"扫描"和"共聚焦"两个关键技术，使得能够在成像过程中对焦平面以外的信号进行抑制，从而获得较高的图像信噪比和纵向分辨率，能在亚细胞水平获取三维的组织结构信息，该技术被称为激光扫描共聚焦显微成像。但由于生物组织对波长较短的可见光表现出强烈的散射，所以该技术的成像深度通常只有几十微米。

非线性光学显微镜利用激发光与目标物质非线性光学相互作用所产生的光信号进行显微成像。随着波长的增加，组织对光的散射会显著降低，因此，借助长波激发的多光子荧光显微镜，能将成像深度从几十微米上升到数百微米，甚至到毫米量级；此外，长波激发光所具有的低细胞毒性使其更适合活细胞的长期观测。谐波产生过程是另一类非线性光学效应，二次谐波是指双倍频光波（即波长为原始波长的一半），而三次谐波是指三倍频光波（波长为原始波长的三分之一）。二次谐波或三次谐波扫描显微镜，往往无须对样品进行染色或荧光标记便能对较厚的生物样品进行三维层析成像；由于不涉及介质对光的吸收，且所用激发光波长一般较长，这类技术具有低光毒性的特点。相比二次谐波成像，三次谐波的产生对材料的对称性没有要求，并且在介质表面和内部都可以产生，因此在对大组织内部进行成像方面更有优势。拉曼散射与分子振动能级有关，利用拉曼散射信号可获得样品中分子的化学键振动信息，但自发的拉曼散射信号通常非常微弱，10^7 个入射光子中仅有 1 个光子会发生这种散射，因此，直接利用其进行成像是非常困难的。利用相干非线性激发可以有效增强拉曼散射信号，称为相干拉曼散射,而采用相干拉曼散射效应进行显微成像的技术就称为相干拉曼显微成像,包括相干受激拉曼显微成像和反斯托克斯拉曼显微成像,这两种成像同样具有免标记或无损特点,不但可以对目标物质的结构进行定性分析,而且可以进行定量检测。

由于处于激发态的分子或原子有一段相对较短的亚稳态,因此当撤去激发光之后,荧光并没有马上消失,而是随着时间呈指数衰减。荧光强度衰减到初始荧光强度的$1/e$时所需的时间称为荧光寿命,荧光寿命是荧光分子的固有特征参数,它表征荧光分子由激发态返回基态(亦称退激过程)的速率,与荧光分子的绝对发光强度无关。由于荧光分子的退激过程容易受到其周围微环境变化的影响,因此通过测量荧光寿命可对荧光分子周围的微环境变化进行监测,而利用荧光寿命进行显微成像的技术就称为荧光寿命显微成像。

传统光学显微镜由于受衍射极限限制,其分辨率极限大约为200nm。近20年,随着荧光探针、激光器、探测器等相关技术的快速发展,以及生物医学对细胞内亚细胞结构和大分子等研究需求的日益增加,显微成像技术领域涌现出了各种可以"突破"该衍射极限的新型荧光显微成像技术,被称为超分辨显微成像(super-resolution microscopy imaging)。超分辨显微成像根据其实现原理的不同可分为两大类:一类采用超衍射极限模式的激发方式,也称为基于点扩展函数调制或结构光调制的超分辨显微成像;另一类则是基于分子定位。这些技术的发展让超分辨显微镜的分辨率可达20nm,且能用于活细胞的超分辨显微成像。

(二)光学相干层析成像

光学相干层析成像(optical coherence tomography,OCT)是20世纪90年代逐步发展而成的一种新的三维层析成像技术。最早由麻省理工学院的Huang D等人于1991年首次提出。它基于弱相干干涉原理获得深度方向的层析能力,通过扫描可以重构出生物组织内部结构的二维或三维图像,其信号对比度源于生物组织内部光学反射(散射)特性的空间变化。该成像模式的核心部件包括宽带光源、迈克尔逊干涉仪和光电探测器,其轴向分辨率取决于宽带光源的相干长度,一般可以达到$1\sim10\mu m$,而径向分辨率与普通光学显微镜类似,取决于样品内部聚焦光斑的尺寸,一般也在微米量级。OCT具有非接触、非侵入、成像速度快(实时动态成像)、探测灵敏度高等优点。目前,OCT技术已经在临床诊疗与科学研究中获得了广泛的应用。

第一代的OCT以迈克尔逊干涉仪为主体,利用逐点扫描、记录宽带光源弱相干干涉的时域信息,亦称时域OCT,这种机械扫描机制直接限制时域OCT的成像速度。

1995年Fercher等人提出了频域OCT概念,通过记录弱相干干涉的光谱信号,利用傅里叶分析,实现纵向的空间结构信息的并行获取,因此成像速度得以极大提高。这也被称为第二代OCT。根据干涉光谱信息的获取方式不同,频域OCT又分为光谱域OCT和扫频OCT。两种技术仍以迈克尔逊干涉仪为主体,前者利用线阵相机同时记录宽带光源(如超发光二极管)的弱相干干涉光谱信号,而后者利用点探测器分时记录宽带扫频光源的低相干干涉光谱信号,进而通过傅里叶变换,实现样品内部纵向信息(深度方向)的并行获取。

OCT自诞生以来,在成像深度、成像速度、成像分辨率和灵敏度等性能方面都获得了极大的提高。成像深度的提高拓展了光学相干层析技术的适用范围;成像速度的提高使得实时的三维成像成为可能;而成像分辨率的提高使得成像技术的分辨能力扩展到细胞与分子生物学水平,这为肿瘤等疾病的早期检测提供了可能。OCT也与其他成像技术相结合,实现了功能拓展,如与多普勒技术、光谱技术、偏振技术等结合,则可以获得三维空间分辨的组织功能信息。将OCT与动态散射技术结合,可实现无标记的三维血管结构及血流灌注成像。

目前,OCT已经广泛用于眼科、心血管科的临床诊疗。研究表明,OCT在脑科学、肿瘤、消化道、呼吸道、皮肤、发育等医学领域也有着重要的科学价值与应用前景。未来OCT的研究方向可能还是会集中在更高速度OCT的研制、更高分辨率OCT的发展、功能OCT的进一步优化拓展以及OCT技术的实际应用。

（三）扩散光学成像

根据生物组织中光传播的物理过程，透过生物组织的光子分成三种类型：弹道光子、蛇形光子和扩散光子。弹道光子几乎没有散射、直接沿着直线路径传播；蛇形光子仅经历有限次数的散射、准直线路径传播；扩散光子经历多次散射、走过蜿蜒曲折的路径才从组织体出射。对于较厚组织（如大于几个毫米），由于强烈的散射，出射光中的弹道光子和蛇形光子所占比例非常少，在组织边界检测到的光基本上是扩散光子。基于扩散光子进行成像的方法，称为扩散光学成像（diffuse optical imaging）。扩散光学层析成像和荧光分子层析成像是扩散光学成像中最重要的两种方法。

扩散光学层析成像利用近红外光穿透深度相对较深的特点，结合生物组织光子输运模型的图像重建技术，从多点激励下表面扩散光的时间、空间和光谱分布测量信息中反演组织体内部光学特性参数的三维分布，并使之与该组织的生理状态（血红蛋白浓度及氧饱和度等）相关联。经过数十年的发展，扩散光学层析成像已在成像原理、成像系统、重建算法等方面取得了较大突破，现已从实验室研究进入临床试验阶段，包括乳腺癌及其他肿瘤的早期诊断、大脑功能成像及脑疾病的诊断等。

荧光分子层析成像以特定分子探针作为成像对比度源，首先在多个位置或角度下，以特定波长的激发光照射荧光探针标记过的生物体，然后用高灵敏度的光学探测器在体表采集荧光探针发出的荧光信号，最后结合激发光和荧光在组织中的传输模型，重建出荧光探针各种物理特征（如浓度、荧光寿命等）的三维空间分布，从而在特定生物组织甚至小动物全身实现细胞或分子水平的三维、定量的成像。该技术现已应用于小动物成像，即临床前研究，如肿瘤成像、药物研发。在临床研究方面，研究人员也尝试将其用于乳腺的成像。

（四）光声成像

光声成像（photoacoustic imaging）是近年发展起来的一种非侵入式、非电离式的，以光学吸收差异为区分，以超声波为信息载体的新型生物医学成像方法。脉冲激光照射到生物组织时，组织吸收光能后转换成热，致使局部组织产生微小升温及瞬间热膨胀，从而发射出超声波。由光激发产生超声的现象即为光声效应，产生的超声信号即为光声信号，光声信号被超声换能器接收后，即可利用重建算法推出组织内部的光吸收分布，从而实现光声成像。

光声成像结合了光学在成像灵敏度与分辨率、超声在成像深度方面的优势。由于用来重建图像的信号是超声信号，生物组织对超声信号的散射要比对光信号的散射低 2~3 个数量级，因此光声成像可以更高的分辨率获取更深的组织信息。而光声成像根据不同组织对可见光、近红外光甚至微波波段电磁波的选择性吸收，利用特定波长的激光脉冲对组织进行照射，对脉冲能量在生物组织中吸收分布进行成像，成像的是被"吸收"的光能，因此相比单纯超声成像，光声成像具有更高的组织光学对比度与灵敏性。此外，利用生物组织光谱选择性吸收的差异，光声成像能够实现组织的选择性激发，不仅可以反映组织结构特征，也能够实现功能成像。此外，光声成像也易于与传统光学成像、超声成像进行结合，实现一体化的光/声多模态多参量的成像。

光声成像作为一种新兴的生物医学成像技术，能够在厘米量级的深度下获得微米量级的分辨率，填补了现有生物医学光学成像与其他影像技术（MRI、PET）之间的空隙，可提供反映组织生理病理特异性的结构和功能信息，极具临床应用潜力。目前主要的研究集中在：心血管内易损斑块的高分辨成像及组分识别；微血管形态、结构成像及氧饱和度、血流等功能参数检测，用于肿瘤新生化血管早期检测和治疗监控；功能分子探针介导的靶向疾病检测及药物代谢监控；皮肤深层畸形血管病变的高分辨检测；面向临床的光声皮肤镜、光声内镜及光声显微镜的研发及应用。这些研究为生物医学应用领域提供了重要研究及监测手段，具有良好的发展前景和广泛的应用前景。

五、激光治疗原理及应用

激光作用于组织并被吸收与散射后会导致光学量发生可鉴别的改变，这就是光诊断的基础。激光被组织吸收后也可能引起组织机能和形态发生有利于治病的改变,即激光生物效应,这就是激光治疗的基础。激光治疗可以是用激光束照射靶组织,对照射靶点产生直接破坏;也可以是间接的破坏,如发生化学反应,进而杀死病变的组织;还可以通过照射促进被照组织的修复等。激光治疗通常经历两个过程:初级激光生物作用与次级激光生物作用。初级激光生物作用是指组织吸收激光能量后,发生不同形式的能量转换,如光热、光化学、光机械等;经历初级激光生物作用后,可能导致生命物质在分子、细胞、组织或系统水平上发生形态或机能等生物学改变,从而达到治疗效果,被称为次级激光生物作用。光与生物组织相互作用中,常常伴随多种光生物作用过程,所以分类也有所不同。本部分从光生物效应的角度出发,分别介绍激光治疗的原理及应用。

(一) 光热效应

组织吸收光能后导致局部温度升高,这就是生物体的光热效应(photothermal effect)。光生热主要通过两种途径来实现,一方面,是生物分子吸收能量较小的红外光子后,把光能直接转变成生物分子的振动能或转动能,从而引起升温;另一方面,生物分子吸收可见和紫外激光后跃迁到较高的电子能级,这种处于激发态的生物分子向低能级转换时以无非辐射跃迁的方式释放能量,使光能转变成为热能,也可使受照生物体的温度升高。

根据所需温度不同,以及目标组织的体积及光学特性参数,可以选择不同的激光参数及辐照方式,从而达到热敷、热凝、汽化、碳化,甚至组织消融等现象。热敷的温度一般为 42.5~43.0℃,组织凝固和焊接的典型温度为 60~70℃;温度继续升高则会汽化(100℃)和碳化(300~450℃),从而导致组织消融。根据肿瘤比正常组织对热更敏感,持续一段时间的热敷也可以选择性地杀死肿瘤细胞;较强激光的热作用可用于组织焊接、止血、凝固坏死;高热引起的组织消融甚至可以达到组织切除的效果。

在皮肤的激光治疗中,基于选择性光热作用原理,可以选择性破坏局部组织,而不会对周围正常组织造成损害或伤害极小,现已广泛应用于皮肤美容。这是因为皮肤中不同成分对光有着不同的吸引,只要选择合适的光照参数,如波长、脉冲持续时间、能量等,就可以保证有效治疗病变部位的同时,对周围正常组织的损伤最小。此外,光热治疗的另一个进展,基于磁性纳米粒子、纳米金颗粒等热敏剂来选择性地定位于病变的组织,从而将热量更好地集中在靶向肿瘤细胞,可以诱导高热或热消融,现已经显示出巨大的应用潜力。

(二) 光机械效应

激光作用于生物组织后往往可以对组织产生类似手术切除的效果,这就是光机械效应(photomechanical effect)。其实,从光与生物体相互作用原理上讲,产生机械效应的原理并不相同,主要包括紫外光子蚀除、等离体切除及光致破裂等。

ArF(193nm)、KrF(248nm)、XeCl(308nm)等准分子激光器照射生物组织后,生物分子吸收高能量的紫外光子后,分子的共价键将会破坏,从而引起剥脱性的离解反应,进而达到切除组织的目的。切除过程中的生成物与激光波长相关,波长越短,产物越轻,切除表面越光滑,ArF(193nm)的切除效果就最好。这种切除方法是通过离解反应实现的,因此本质上是一种光化学作用。同时,在切除的过程中几乎完全没有热作用,所以也被称为"冷刀",目前主要用于屈光性角膜切削术。

利用高功率密度(10^{11}W/cm^2)的激光照射组织时,可产生 10^7V/cm 电场强度,从而在短时间内使得生物分子的外层电子突破静电势垒而逸出,成为自由电子与离子,进而形成致密的等离子体,其典型密度达 10^{18}/cm^3。剧增的等离子体会对光产生强烈的吸收,这种吸收远大于一般情况下组织对光的吸收,从而达到切除的效果。与高能量光子诱导的光切除不同的是,等离子体的产生与光子本身的能量大小无关,因此把这种现象称为光的电磁场作用。目前,这种方法主要用于屈光性角膜切削术及龋齿治疗。

当激光脉冲能量很高时,等离子体的能量也很高,发生在软组织或流体中的光击穿将产生严重的空化效应和射流现象,这种机械冲击所导致的组织切除,我们称之为光致破裂。等离子体诱导蚀除在空间上只局限于电击穿区域,而光冲击波空化效应会传播到相邻的组织,因此光致破裂的定位性不太好,一般用于晶状体的碎化与结石的碎石等。

(三) 光化效应

生物体的光化效应(photochemical effect)并不限于激光,即使是普通的光也可引起光化作用,且作用原理相同。光化作用的两个阶段,即原初光化学反应与继发光化学反应。原初光化学反应是指一个处于基态的分子吸收足够能量的光子后,受激跃迁到电子激发态,在它从激发态返回基态的弛豫过程中,多出来的能量消耗在自身的化学键断裂或形成新键上而发生化学反应。由于原初光化学反应过程中形成的产物多具有高度的化学活性,会继发光化学反应,直至形成稳定的产物。继发光化学反应在有光或无光环境中均可发生。由于原初光化学反应,分子必须吸收适当能量的光子,使其发生电子激发态的跃迁,因此光化学反应具有波长选择性。但对任何原初光化学反应中,每个光子只和一个分子(离子或原子)反应。对于确定波长的激光,其光化效应只取决于光的总能量。

光化作用主要分为光致分解、光致氧化、光致聚合、光致敏化作用。光致分解是因吸收光能而导致化学分解反应的过程。其实,准分子激光切除组织时,发生的就是光致分解反应。光致氧化是指吸收光而导致氧化反应的过程,在生物系统中的光致氧化反应多涉及分子氧参与。因吸收光而导致化学聚合反应,形成二聚体、三聚体同原分子或促成链式反应而形成大分子的过程,称为光致聚合作用。光致敏化是生物系统所特有的、在敏化剂参与下、由光引起的一种化学反应。光致敏化中,吸收光能的物质是敏化剂,它只相当于催化剂。有些光敏化反应需要有分子氧的参与,有些则不需要。

在生物体的光化效应中,研究与应用最多的就是光动力效应。在光动力效应中,光、光敏剂和氧气等三要素缺一不可。光敏剂吸收光能后被激发到单重态,通过系间转换过渡到寿命较长的三重态,进而产生单线态的氧自由基,从而杀死病变组织或细胞。由于光敏剂能够选择性潴留于病变组织,因此可以达到靶向治疗的效果。目前,光动力学疗法已经被临床批准用于多种肿瘤的治疗,包括膀胱癌、肺癌、皮肤癌、食管癌、脑癌、卵巢癌、胆管癌、浅表性非黑色素瘤皮肤癌治疗等,也被广泛用于老年性黄斑变性、光化性角化病、寻常痤疮、鲜红斑痣的治疗,此外,也用于血制品的病毒灭活等。

(四) 光刺激效应

当用弱激光照射生物组织时,不会对生物组织造成明显的表观影响,其升温不超过 $0.1\sim0.5\,^{\circ}C$,却会对机体产生一定的刺激或调节作用,称为生物体的光刺激效应(photobiological effect)。弱激光的生物刺激作用有如下特点:对激光剂量表现出刺激作用或抑制作用,低剂量照射生物组织时产生刺激作用,而当用高剂量照射时则表现出抑制作用;存在累积效应,小剂量激光照射生物组织时所发生的生物刺激效应,需通过小剂量激光多次照射,经过一定累积过程才产生有效的治疗效果;抛物线效应,弱激光辐射治疗的照射次数存在阈值,低于这一阈值时不会产生生物学效应,超过该阈值后,生物学效应逐渐增强,在达到极大值后,继续增加辐照次数则刺激作用减弱或变成抑制作用。

弱激光对生物体的刺激效应可以用于调节机体免疫功能、神经系统功能和血液循环功能、治疗过敏及内分泌紊乱等。另外,弱激光辐射在促进溃疡愈合、加快软组织修复、骨折再生和坐骨神经再生、增进皮肤活力,以及治疗各种炎症疾病如关节炎、脉管炎、周围神经炎甚至脑疾病等方面也表现出一定的临床应用价值。虽然激光生物刺激效应在生物医学治疗领域的应用效果已得到了国内外研究人员的认可,但对其机制还未有统一的解释。但这并未影响其在临床的广泛应用。

六、展望

生物医学光子技术在对生命活动基本规律的探索与发现、对疾病发生发展机制的揭示以及疾病的诊疗等方面均有着显著优势。在体生物光子学方法已经被提出能够适用于癌症和其他疾病的早期检测、诊断。多种技术已经从实验室走向临床,并覆盖到整个医学领域,包括从无创筛查、分子诊断到内窥成像、术中成像等多个方面。

针对离体组织的显微成像而言,其发展方向不只是更高的分辨率,更应关注更大组织的三维高分辨整体结构成像,即精准介观成像。近年发展起来的基于自动切削或光学切片原理,为三维整体组织的精准成像提供解决方案。显微光学切片断层成像(micro-optical sectioning tomography)，通过全自动切削技术，边切削边成像，成功解决了传统切片图像配准难的问题，能够在单细胞水平获取全脑神经网络图谱，为神经科学的研究提供了强大的工具。基于光学切片的光片显微成像技术(light-sheet microscopy)，则需要依赖于组织光透明技术(tissue optical clearing)，通过物理化学方法将组织进行透明化处理后，可实现大组织器官甚至小鼠全身的三维整体结构、快速成像。由此可见，随着技术的不断发展、完善，显微成像将不再局限于基础医学的探索与发现，未来有望用于临床的病理检测。

当然光学成像技术远不止于文中提及的以上几种，正如前所述，生物医学光子学涵盖了整个电磁波的范围，短到γ射线、X射线，长到无线电波。其中，X射线与γ射线在计算机断层扫描(CT)、正电子发射断层成像(PET)及其在放射治疗中的应用已经改变了现代医学，无线电波和磁场使磁共振成像(MRI)在临床得以广泛应用。考虑到相关内容在其他章节中有所介绍，这里不再赘述。

相比之下，激光治疗技术的发展更为成熟。自1960年激光问世以来，就开始应用于医学的基础研究，20世纪70年代就进入临床研究与应用阶段。随着激光技术的不断发展，现已广泛应用于临床，如果说屈光性角膜成形术、肿瘤光动力治疗、激光心肌打孔这些新型的治疗手段正在为临床医生提供新的工具，那么基于选择性光热治疗原理的激光美容及激光理疗则直接走进了大众的生活。

生物光学成像与相关诊疗技术的发展与应用，推动了生物医学光子学的产业迅猛发展。在过去的一些年，全球生物医学光子学市场正以每年30%以上的速度增长，且这种势头正在持续。生物医学光子学市场的这种快速增长很大程度上依赖于新技术的不断发展与应用以及基础研究的不断创新。由此可以看到生物医学光子技术的广泛应用前景，产业的需求必将进一步推动生物医学光子学学科的发展。

本章小结

生物医学光子学是物理、工程与生命科学相互交叉与渗透而兴起的一门新兴学科，本章概述了学科的起源、发展及内涵三个方面。

生物医学光子学的产生源于20世纪的三大科技革命，即量子理论革命、技术革命及基因组学革命。量子理论革命推动技术的发展，基于量子理论发展起来的光子技术与纳米技术结合创造了新装置和新仪器，当利用它观测、破译人类细胞的基因密码时，人们得以揭示生命的本质、推测疾病的产生原因，在此基础上发展多种光学成像、诊断与治疗技术，不仅广泛应用于基础医学的研究，而且广泛应用于临床诊疗。

(朱玢)

思考题

1. 为什么说生物医学光子学源于20世纪的三大科技革命?
2. 浅谈显微光学成像对生命科学医学研究的重要性。
3. 浅谈光诊断与治疗如何改变人们的生活。
4. 简述生物医学光子学的产业发展前景。

第九章

生物医学工程中的伦理与原则

生物医学工程的快速发展,无疑为人类征服疾病、维护健康提供了有力的工程技术支撑,但同时也使人类医疗保健所涉及的道德问题变得越来越复杂,给医务工作者、生物医学工程师,其至整个社会带来了新的问题。为此,生物医学工程从业人员应具备伦理意识和社会责任感,掌握生物医学工程伦理的基本规范,提高生物医学工程伦理的决策能力。

第一节　生物医学工程中的伦理问题

一、道德与伦理

道德(morality)来源于拉丁文 moralis,包含了美德、德行和品行的含义。"道德"这一概念在中国文化中可以追溯到老子的《道德经》:"道生之,德畜之,物形之,势成之。是以万物莫不尊道而贵德。道之尊,德之贵,夫莫之命而常自然。""道"是万事万物最原始的源头和规则,"德"是遵循这种规则去行动而有所得。现代使用的道德一般是指个人的思想品质、修养境界、道德评价等,是调整人们之间关系和行为的准则。道德作为人类社会特有的现象,是物质世界或者其他生物界不具备的。伦理学(ethics)来源于希腊文 ethos,是"习俗"的意思。伦理学又称道德哲学,是以道德作为研究对象的人文学科。这两个概念的区别在于"道德"突出个人因为遵循规则而成为有品质、有德行的人,是社会的行为准则,而"伦理"是指依照规范来处理人与人、人与社会、人与自然之间的关系。伦理学不关心人类行为的具体评判准则,只是客观分析人们"应该做什么"。伦理规范既是行为的指导,又是行为的禁例,既包括广泛适用性的一些准则,也包括特殊领域应该被遵循的行为规范。生物医学工程伦理,也就是属丁生物医学工程领域中的伦理规范。

二、生物医学工程中的主要伦理问题

(一) 知情同意问题

知情同意(informed consent)是指研究者在向受试者告知了一项临床试验相关情况后,受试者自愿确认同意参加该项临床试验的过程。1946 年制定的《纽伦堡法典》明确了十条涉及人体的生物医学试验的伦理规范,最为关键和核心的一点为"受试者的自愿同意是绝对必要的"。这部法典是国际上第一部关于人体试验的法律规范。1964 年世界医学会制定的《赫尔辛基宣言》进一步加强了对人体试验的规范,该宣言确立了人体试验的基本原则,其中最核心的原则为:"在涉及人类受试者的医学研究中,个体研究受试者的安康必须优于科学、社会的兴趣和其他所有利益。"由此确定了人体试验中的两大基本原则,即受试者知情同意和对人体试验进行充分的伦理审查。知情同意应遵循"完全告知、充分理解、自主选择"的原则,并给予受试者包括其家属或其法定代理人充足的考虑和商量的时间。知情同意常见的主要问题有:受试者的自我知情同意权的保护意识缺乏或淡薄;知情同意书的

信息不完整;知情同意书的语言文字表达过于专业,或者部分研究者告知受试者的信息不全面、内容不具体,使得受试者未能达到"充分理解";在签署过程中出现的例如筛选失败的受试者未签署知情同意书;知情同意书签署时间滞后于参加临床试验的时间;试验过程中涉及试验的重大新信息,研究者未再次取得受试者同意等问题。知情同意书是确认每位受试者自愿参加某一临床试验的文件证明,必须妥善保存。

(二) 风险逐利问题

医疗健康产业是当下最具活力的新兴产业之一,新产品、新应用层出不穷。但是这些新的医疗设备和新型药物的研制、生产、推广都是需要投入巨大的资金,资本的逐利性对生物医学研究的影响不容忽视。例如在新药的研发和临床应用过程中,一些制药企业急功近利,为追求名利,在研究过程中不履行保护受试者权益的义务,对出现的严重不良反应没有及时公布甚至竭力隐瞒,导致一些受试者受到严重的伤害,甚至选择一些不符合试验条件的患者进行试验。有些企业缺乏试验数据,伪造假的试验材料以获得新药的批准证书。国外曾出现多次抗肿瘤药不进行 I 期试验就上市的情况。生物医药产业的链化周期长达数十年,其中药物发现和临床前/临床试验几乎占整个周期的 80%,有的制药企业为了缩短周期、分散研发风险,将医药研发过程中的一些非核心技术外包,引发一些新的风险,如质量问题等。

(三) 学术不端行为

学术不端行为一般指捏造数据、篡改数据和剽窃三种行为,也包括一稿多投、侵占学术成果、伪造学术履历等。部分生物医学期刊自身为了追求经济利益,降低了对学术论文的出版要求,导致论文质量良莠不齐等。

(四) 滥用医疗技术

滥用或过度使用医疗技术是指不当且无充分理由使用医学诊断与治疗技术,包括滥用药物、滥用辅助检查以及不当运用手术治疗等。

第二节　生物医学工程伦理基本原则

一、生命神圣与价值原则

生命神圣思想作为一条古老的伦理观念,逐渐发展成为人们应对各种生命伦理难题的重要理论参考。我国古老医典著作中就有对生命神圣提出相关的论述。《黄帝内经》是现存最早的中医理论著作,其中指出"天覆地载,万物悉备,莫贵于人";唐代的"药王"孙思邈在他的《千金要方》中也有谈到"人命至重,有贵千金,一方济之,德逾于此"这样的观点。在西方发展史上,基于理性主义的生命神圣思想最早源于古希腊哲学思想,认为"生命是神圣的,因此我们不能结束自己或别人的生命"。这种观点的确影响到了当时的医学实践,如《希波克拉底誓言》强调:"我要保护自己生命和技艺的纯洁和神圣。"

生命价值是现代伦理学分支生命伦理学的一个范畴概念,自古以来就是人类价值体系中最为根本的一块基石。李康《运命论》中说:"天地之大德日生",认为天地有"生生之德,怜生之意"。宋代儒学大师朱熹把中国传统道德核心的"仁"解释为"生",认为"仁者,天地万物之心""'仁'字有生意,是言人之生道也"。医学自古以来就被视为专门拯救和保障人的生命健康的职业,把拯救患者的生命作为行医的最高道德准则和医师的神圣职责。

确立生命价值原则作为医学伦理的最终依据和最高原则,具有重要的理论价值和实践意义。从理论上看,生命价值原则为医学伦理奠定了一个最具普遍性和确定性的理论基石,可以克服现有医学伦理学中一些规范不一致、不明确的现象,有利于有效地将古今中外一切优秀的医学伦理成果融会贯通起来,去构建现代中国的医学伦理体系。从实践上看,它为医务工作者提供了一个既简单明确又规范具体,具有普适性的道德行为准则,可以减少人们对医学伦理理解不同而造成的歧义和误解。它表明拯救和保障患者的生命价值是一切医疗行为的最高原则,应该以这一原则来规范自己的行为,协调医患关系,做好自己的工作。同时,生命价值原则具有最大的普适性,因而不会因时因地的变化而失效,这也有利于减少医疗工作者道德选择的难度或成本,使道德选择更加及时和有效。

二、有利与不伤害原则

有利与不伤害原则是指在诊治过程中既要有利于患者,而且还不能使患者的身心受到损伤,这是医务工作者应遵循的基本原则。

自古希腊文明的西方医学开始,各种为卫生保健系统的工作人员制定的准则和誓言中就一直包含了"行善"和"不伤害"这两条道德原则。行善就是提供帮助;不伤害就是避免伤害。在我国被分别改为"有利原则"和"不伤害原则",或者合称为"有利与不伤害原则",是生命伦理学的基本原则之一。"有利与不伤害原则"既是中国传统道德智慧的体现,也拓宽了西方生命伦理"行善原则"和"不伤害原则"的研究视域。

随着现代科学技术的发展,实验研究获得的知识、临床试验得到的结果以及统计方法验证的数据等都在不断充实医学知识,指导医疗活动。这种医学与科学之间的持续合作已经成为现代医疗技术发展的主要源泉,使得医学的治疗、预防和康复能力明显提高,从而也将"有利"推到了道德的前沿。但是,日新月异的医疗技术也带来了很大的不确定性,人们很难断定究竟什么会给患者带来最大的益处和最小的伤害。

三、尊重与自主原则

随着医学的发展和人类理性的成熟,越来越多的人意识到生命自主是每个人应有的权利。"尊重与自主原则"是生命伦理学基本原则之一,包括知情同意权、隐私权和保密权,其核心是知情同意权。尊重自主是指尊重患者是一个自主的主体,承认患者拥有坚持某种观点的权利、做出选择的权利和根据自己的价值观和信仰来采取行动的权利。对患者的尊重是医务人员的一项基本义务,而自主原则从根本上表达了患者的选择权利。

尊重与自主原则是医患关系建立的必要条件,也是人们生命价值观不断发展的结果。古今中外历来推崇贵人、尊生、爱人的思想,人的生命价值是内部价值和外部价值、自我价值和社会价值的统一,不仅具有生命本身的价值和神圣性,同时具有对他人和社会的意义、责任、贡献的价值。人想要最大限度地实现自身的生命价值,必须有自由意志,能够为自己的生命做主,而不只是被动地顺应客观规律。

四、公正与公益原则

公正(justice)以人生来平等为基础,人们有平等分配资源的权利,享受自由及对自我尊重的支持。社会公正是人类永恒的追求,只有社会公正才能保证社会和谐,它需要通过制度加以确认。制度公正既是社会公正的反映,又是社会公正的保障。在医疗卫生实践中,公正原则体现在两个方面,即医患交往公正(公平对待患者)和资源分配公正。资源分配公正是当今医疗卫生领域最主要的方面,它是指根据生命平等的要求,按合理的或大家能接受的道德原则,给予每个人应得的医疗服务。

公益(public good)是指社会公共的利益。公益来自公正,是公正的前提和条件。在医疗实践中,公正原则涉及平等地对待每一个患者,而公益原则代表了绝大多数人的利益,它们涉及的核心问题都是医疗资源的分配。公正与公益原则要求医务人员从社会的持续发展和人类后代利益出发,公正合理地解决医疗活动中出现各种利益矛盾,使医疗活动不仅有利于患者,而且有利于社会与人类后代,同时运用国家干预确定医疗保障制度,确保医疗卫生秩序良性运行,满足大多数人的共同利益。

第三节　伦理决策与审查

一、动物实验的伦理审查

学者将实验研究的必备4大基本因素概括为AEIR,即动物(animal)、设备(equipment)、信息(information)、试剂(reagent)。实验动物作为人类的"替难者",为人类的健康事业承受痛苦,为科学的发展作出巨大牺牲和贡献,理应得到人们的尊重、照顾和感谢。善待动物本身即维持动物心理、生理的稳定,亦是科学实验的需要。如何善待实验动物以及如何保障实验动物得到善待是需要解答的问题,动物实验的伦理审查应运而生。

与动物实验的伦理审查密切相关的一个概念是"动物福利"。"动物福利"泛指动物应该享有免受虐待和享有适当生活标准的福利,即为了让动物在康乐的状态下生存、在无痛苦的状态下死亡所采取的一系列行为和给动物提供相应的外部条件。世界公认的"动物福利"包括五大自由:享受不受饥渴的自由,保证提供动物保持良好健康和精力所需要的食物和饮水;享有生活舒适的自由,提供适当的房舍或栖息场所,让动物能够得到舒适的睡眠和休息;享有不受痛苦、伤害和疾病的自由,保证动物不受额外的疼痛,预防疾病并对患病动物进行及时治疗;享有生活无恐惧和无悲伤的自由,保证避免动物遭受精神痛苦的各种条件和处置;享有表达天性的自由,被提供足够的空间、适当的设施以及与同类伙伴在一起。

在实验动物身上,人类很难做到既兑现体现动物福利的五大自由,又不损害它们的健康。因为对它们不得已的伤害往往是研究的必经过程。在动物痛苦与科研需要之间,应尽可能兼顾动物福利和动物实验者利益,在综合评估动物所受的伤害和使用动物的必要性基础上进行科学审查并确定相应试验方案。目前普遍认同的平衡点是3R原则,即替代(replacement)、减少(reduction)、优化(refinement)。

1. 替代　是指使用没有知觉的实验材料代替活体动物,或使用低等动物替代高等动物,并获得相同实验效果的科学实验方法。所有能代替整体实验动物进行实验的化学物质、生物材料、动植物细胞、组织、器官、计算机模拟程序等都属于替代物。包括低等动物植物(如细菌、蠕虫、昆虫等)以及小动物替代大动物(如转基因小鼠替代猴等);同时也包括方法和技术的替代(如用分子生物学方法代替动物实验来鉴定致癌物等)。需注意的是,"替代"不等于"取代",非动物模型只能反映部分有关特征,必须考虑其与动物模型以及人体之间的差异。

2. 减少　是指在动物实验时,使用较少量的动物获取同样多的实验数据的科学实验方法。减少的目的主要为了保护动物,用最少的动物实验量达到所需要的目的。禁止无意义地滥养、滥用、滥杀实验动物;制止无科学意义和社会价值或不必要的动物实验。

3. 优化　是指在必须使用动物进行有关实验时,要尽量减少非人道程序对动物的影响范围和程度的科学实验方法。可通过改进和完善实验程序,避免或减轻给动物造成的疼痛和不安,或为动物提供适宜的生活条件,提高实验动物福利,以保证动物的健康、康乐和动物实验结果的可靠性。要兼顾实验科学性和实验动物的权利,对实验目的、预期利益与造成动物的伤害、死亡进行综合评估,优化实验,减少动物所受痛苦。在实际的饲养及实验中尽量防止或减少动物的应激、痛苦和伤害,坚决抵制虐待动物的不良行为,优化实验条件实现处置动物过程中动物所承受痛苦最小化,实施人道终点,动物实验的方法和目的应符合人类的道德伦理标准和国际惯例。

一切采用动物进行科学研究的项目开展前都要进行动物实验伦理审查。通俗意义上说,动物实验的伦理审查是指评定研究人员所开展的动物实验是否违背伦理,审查工作由伦理审查委员会执行。伦理审查委员会的构成及一切活动受有关法律、法规的约束,但不受实验涉及的其他组织或个人影响,其在动物实验的伦理审查工作中的职责为在兼顾动物福利和动物实验者利益的基础上,审查和监督开展的有关实验动物的研究、繁育、饲养、生产、经营、运输,以及各类动物实验的设计、实施过程是否符合动物福利和伦理原则。世界医学协会制定的《赫尔辛基宣言》中在其第21条中明确规定："为研究所使用动物的福利应给予尊重。"开展动物实验的伦理审查不仅是尊重生命的要求,更是科学、人道科研的要求。

动物实验伦理审查的内容有很多,其中重点可分为2个方面:一是审查科学项目的科学意义、社会价值以及采用动物实验的必要性;二是审查科学研究是否符合动物福利和伦理原则。审查的关注点包括实验动物的用途、饲养管理或实验处置方法、预期出现的对动物的伤害、处死动物的方法等。伦理审查委员会依据以下几点进行审查:

(1) 项目采用动物进行实验的必要性,主要指可否找到其他的、非生命类的实验替代方法,例如采用计算机仿真模拟、细胞培养等,即使必须使用生命类实验方法也要考虑是否可以用低等动物替代高等动物开展实验。

(2) 实验相关人员资格和实验相关单位是否合适。

(3) 项目中所用实验动物的数量,主要审查实验设计方案进一步优化以及提高实验动物质量、减少使用量的可能性。

(4) 实验方案中关于动物的处理方式,主要审查实验方案中关于实验方法、实验观测指标以及动物处死方式是否可进一步优化,是否尽最大可能善待动物。

(5) 实验设计、实验技术方法及用于实验的动物数量是否合理可行。

即便实验研究方案通过有关伦理审查,当出现以下情况和事件时,研究者应及时向伦理审查委员会报告:

(1) 实验方案出现变更时,需重新接受审查,同时还需申请人出具材料说明必须进行变更的原因以及具体的变更内容,因为变更可能会影响到实验动物福利或研究的实施。

(2) 与实验实施和研究产品有关的、严重的不良反应,以及针对该反应研究者采取的应对措施。

(3) 可能影响研究受益/风险比的任何事件或新信息。

申请人在进行动物实验的伦理审查时需要向伦理审查委员会提交申请材料,一般包括:

(1) 实验动物或动物实验项目名称及概述。

(2) 项目负责人、执行人的基本信息,实验动物从业人员上岗资格证书编号。

(3) 屏障环境应注明实验动物使用许可证编号,实验开始时应补充实验动物质量合格证及实验动物相关资料。

(4) 项目的科学意义、社会价值及必要性,项目实验方案中涉及动物福利和伦理问题的详细描述。

(5) 遵守实验动物福利伦理原则的声明。

(6) 伦理审查委员会要求补充的其他材料。

总体来说,通过动物实验的伦理审查应注意的问题有:动物选择的正确性、动物实验的必要性;动物实验方案设计的合理性;动物运输、饲养、实验过程;动物的处死、尸体的处置;人员培训、兽医、合用动物、方法和仪器的改进;使用低等动物、使用高质量动物及缓解疼痛等。

二、涉及人的研究的伦理审查

不可否认,生物医学研究对人类社会的贡献不容小觑。伴随着一系列卓越成就的出现,例如人工器官的研制等,受到学者乃至公众的一致赞誉,但是,判定研究成果的有效性以及临床应用价值必须依赖于涉及人的试验或研究。在上述研究中,有两个问题不容忽视,其一涉及人的研究应具备什么样的条件才能被允许进行,其二如何保障参与研究的受试者的自身权益。在我国,涉及人的生物医学研究方面的法规起初以对药物临床试验的规范为主,主要有《药物临床试验质量管理规范》《药物临床试验伦理审查工作指导原则》等,之后随着医疗器械的发展,又出台了医疗器械类的相关规定,但是对涉及人的研究中非注册研究部分并没有做出明确的规范。随着这一缺陷暴露程度的不断加深,为了弥补不足,2007 年卫生部发布了《涉及人的生物医学研究伦理审查办法(试行)》,2016 年国家卫生和计划生育委员会颁布《涉及人的生物医学研究伦理审查办法》(以下简称《办法》),其中涉及人的生物医学研究包括以下活动:

(1) 采用现代物理学、化学、生物学、中医药学和心理学等方法对人的生理、心理行为、病理现象、疾病病因和发病机制,以及疾病的预防、诊断、治疗和康复进行研究的活动。

(2) 医学新技术或者医疗新产品在人体上进行试验研究的活动。

(3) 采用流行病学、社会学、心理学等方法收集、记录、使用、报告或者储存有关人的样本、医疗记录、行为等科学研究资料的活动。

涉及人的研究伦理审查工作贯彻的原则主要有四个,即"尊重""受益""不伤害""公正"。具体来说是要尊重人的尊严,尊重受试者的自主选择权、信息保密权、知情同意权;研究目的绝不能超越受试者的健康、福利和安全利益;研究受益和负担在社会所有团体和阶层中公平分配。《办法》对上述伦理审查原则进一步细化,分为以下几个原则:

(1) 知情同意原则。尊重和保障受试者是否参加研究的自主决定权,严格履行知情同意程序,防止使用欺骗、利诱、胁迫等手段使受试者同意参加研究,允许受试者在任何阶段无条件退出研究。

(2) 控制风险原则。首先将受试者人身安全、健康权益放在优先地位,其次才是科学和社会利益。研究风险与受益比例应当合理,力求使受试者尽可能避免伤害。

(3) 免费和补偿原则。应当公平、合理地选择受试者,对受试者参加研究不得收取任何费用,对于受试者在受试过程中支出的合理费用还应当给予适当补偿。

(4) 保护隐私原则。该原则要求切实保护受试者的隐私,如实将受试者个人信息的储存、使用及保密措施情况告知受试者,未经授权不得将受试者个人信息向第三方透露。

(5) 依法赔偿原则。受试者参加研究受到损害时,应当得到及时、免费治疗,并依据法律法规及双方约定得到赔偿。

(6) 特殊保护原则。对儿童、孕妇、智力低下者、精神障碍患者等特殊人群的受试者,应当予以特别保护。

《办法》提供了涉及人的研究伦理审查的依据和原则,同时在第二十二条中明确了 7 项审批标准,即审查项目是获得批准需达到的要求,具体包括:

(1) 坚持生命伦理的社会价值。

(2) 研究方案科学。

(3) 公平选择受试者。

(4) 合理的风险与受益比例。

(5) 知情同意书规范。

(6) 尊重受试者权利。

(7) 遵守科研诚信规范。

判定是否达到审查标准依据对项目内容的审查,主要包括:

(1) 研究者的资格、经验、技术能力等是否符合试验要求。

(2) 研究方案是否科学,并符合伦理原则的要求。中医药项目研究方案的审查,还应当考虑其传统实践经验。

(3) 受试者可能遭受的风险与研究预期的受益相比是否在合理范围之内。

(4) 知情同意书提供的有关信息是否完整易懂,获得知情同意的过程是否合规恰当。

(5) 是否有对受试者个人信息及相关资料的保密措施。

(6) 受试者的纳入和排除标准是否恰当、公平。

(7) 是否向受试者明确告知其应当享有的权益,包括在研究过程中可以随时无理由退出且不受歧视的权利等。

（8）受试者参加研究的合理支出是否得到了合理补偿;受试者参加研究受到损害时,给予的治疗和赔偿是否合理、合法。

（9）是否有具备资格或者经培训后的研究者负责获取知情同意,并随时接受有关安全问题的咨询。

（10）对受试者在研究中可能承受的风险是否有预防和应对措施。

（11）研究是否涉及利益冲突。

（12）研究是否存在社会舆论风险。

（13）需要审查的其他重点内容。

涉及人的研究伦理审查方式与动物实验的伦理审查方式类似,其中适用快速审查的情况有两种,其一是需要做出明确具体的、较小的修改或澄清的研究项目,其二是申请人修改后再次送审。两种研究的审查程序较为类似,最大的区别在于申请材料的不同,涉及人的研究伦理审查需提交的信息更为全面,主要包括:

（1）伦理审查申请表。

（2）研究项目负责人信息、研究项目所涉及的相关机构的合法资质证明以及研究项目经费来源说明。

（3）研究项目方案、相关资料,包括文献综述、临床前研究和动物实验数据等资料。

（4）受试者知情同意书。

（5）伦理委员会认为需要提交的其他相关材料。

"知情同意"在《办法》中作为一个独立的章节出现,使得对受试者的保护工作更加明确。同时知情同意书必须包含的基本信息在《办法》中也进行着重明确:

（1）研究目的、基本研究内容、流程、方法及研究时限。

（2）研究者基本信息及研究机构资质。

（3）研究结果可能给受试者、相关人员和社会带来的益处,以及给受试者可能带来的不适和风险。

（4）对受试者的保护措施。

（5）研究数据和受试者个人资料的保密范围和措施。

（6）受试者的权利,包括自愿参加和随时退出、知情、同意或不同意、保密、补偿、受损害时获得免费治疗和赔偿、新信息的获取、新版本知情同意书的再次签署、获得知情同意书等。

（7）受试者在参与研究前、研究后和研究过程中的注意事项。既为伦理审查工作提供了强有力的法规依据,又有助于保障审查质量。

第四节　器官移植中的伦理问题

器官移植是将一个器官整体或局部从一个个体用手术方式转移到另一个个体的过程。人体器官移植是指摘取人体器官捐献人具有特定功能的心脏、肺脏、肝脏、肾脏或者胰腺等器官的全部或者部分,将其植入接受人身体以代替其病损器官的过程。器官移植从20世纪初的提出,到1954年世界上第一例肾移植手术宣告成功,再到今天成为绝大多数器官衰竭患者的必然诉求,克服了血管缝合、组织配型、免疫排斥等一系列的技术难题,是医学领域一次成功的划时代的变革。随着医学技术的进步和人民生活水平的提升,器官移植在医疗实践中得到了越来越广泛的应用。同时,器官移植过程中存在的伦理问题也引起了人们的重视。为此,世界卫生组织发布了《人体细胞、组织和器官移植指导原则(草案)》,我国于2007年开始实施《人体器官移植条例》,明确规定人体器官捐献应当遵循自愿、无偿的原则。任何组织或者个人不得以任何形式买卖人体器官,不得从事与买卖人体器官有关的活动。其目的是规范人体器官移植,维护公民的合法权益。

一、移植器官的来源

目前器官移植按来源分类主要有三种:活体器官移植、尸体器官移植和异种器官移植。随着科学的发展,还出现了克隆器官供体、人工器官、干细胞移植等新的供体来源。

(一)活体器官移植

活体器官移植是指从健康的供体身上摘取部分器官移植到受体的身体中。来源主要包括亲属活体供体、非亲属活体供体以及器官市场。活体器官移植一直就存在着较大的争议。按我国《人体器官移植条例》规定,"人体器官捐献应当遵循自愿、无偿的原则""任何组织或者个人不得摘取未满18周岁公民的活体器官用于移植""活体器官的接受人限于活体器官捐献人的配偶、直系血亲或者三代以内旁系血亲,或者有证据证明与活体器官捐献人存在因帮扶等形成亲情关系的人员"。

活体器官捐赠倡导的是自愿、无偿捐献,这也不可避免地带来了合理性上的质疑。健康的供体在自愿的情况下被摘除器官,需要承担手术过程中以及术后的种种风险却不能得到补偿,这也许是不合理的。有人据此提出对活体器官捐献进行"合理补偿",这又涉及供体器官的商业化合法性等问题。

活体器官移植中存在的诸多伦理困境已经限制了其发展,只有妥善解决其伦理问题才能保持器官移植科学的蓬勃发展,为更多的患者带去福音。首先,应遵循尊重生命的基本原则。对供体而言,不仅要尊重其勇于奉献的高尚品德,更应该充分考虑生命的神圣性,考虑其术后的生活质量;同样,对受体而言,也应该尊重生命的神圣性,考虑其术后的生存时限及生活质量。其次,应该尊重患者的知情同意权。临床医生必须向患者提供包括诊断结论、治疗决策、病情预后及诊治费用等方面真实、充分的信息,使患者或家属经过深思熟虑后,自主做出选择。此外,应通过教育、宣传等手段改变人们的传统观念,树立正确的生死观。

(二)尸体器官移植

尸体器官是构成器官移植的主要来源。自愿捐献是目前不少国家立法支持的器官移植获取途径之一。自愿捐献是指捐献者生前就同意捐献器官,死后由医生进行器官收集。

目前涉及我国尸体器官移植的主要伦理问题有以下几点:

(1)传统观念的阻碍。由于传统观念的束缚,很多人不愿意死后还被摘除器官。

(2)当死者生前没有提出捐献遗体器官的意愿,但也无反对表示,此时应如何处理?

(3)如何判定死亡?器官移植要求供体越新鲜越好。在国内死亡判定标准方面,医生不能贸然摘取脑死亡但尚存心跳的患者器官,但如果按心跳停止判定患者死亡再按其生前意愿摘取器官则难以保证器官的活性。

(三)异种器官移植

异种移植是指将一物种的细胞、组织、器官作为移植物,移植到另一物种体内。异种移植将非人的动物活细胞、组织或器官移植、植入或灌注进人类受体,或者人的体液、细胞、组织或器官在体外与活的非人动物的细胞、组织或器官进行接触。异种移植的提出源于移植器官的严重匮乏。从医学方面来讲,与同种移植相比,异种移植会引起更多的排斥反应和器官衰竭,异物种携带的特有的病原体可能感染受体。虽然目前异种移植中的跨物种感染是否存在依然不明确,但由于人类在进化过程中没有发展出抵御动物病毒感染的免疫机制,一旦跨物种病毒感染有机会发生,其后果不堪设想。

除了纯粹的科学问题,异种器官移植涉及的伦理问题主要有以下几点:

(1)违反自然进化法则(原理)的问题。

(2)物种间的感染问题。

(3)异种器官移植出现的"混合人"的问题。

(4)动物的权利问题。移植过程必须遵守保护动物尤其是珍稀动物的法律和道德,在异种移植的漫长发展过程中,伦理学家逐渐认为动物虽然没有绝对的权利,但它们有自己利益及内在的价值,因此移植过程不应该给它们施加不必要的伤害和过多的痛苦。

笔记

（5）接受动物器官移植的患者的心理问题。即使异体器官在患者体内成功存活,人对于自身器官被动物器官所代替也可能会产生心理上的抵触,对自身作为一个生理上的人的完整性产生怀疑。

二、收集器官的途径

收集器官途径主要是按死者或活体意愿捐献。

活体器官的收集主要依赖于患者的配偶、直系血亲或者三代以内旁系血亲,在器官收集的过程中要确保供体自愿无偿捐献,排除经济和其他因素的影响。

尸体器官捐献有多种途径,在荷兰、美国、英国等国家都推出了官方的推广器官捐献的倡议,倡导成年公民填写器官捐献资料,在自己过世后将器官捐献给需要的患者。我国于2007年颁布的《人体器官移植条例》指出,公民捐献其人体器官应当有书面形式的捐献意愿。2010年,中国公民身后自愿器官捐献试点工作正式启动。2012年,中国人体器官捐献管理中心成立。2013年,我国根据试点经验全面推行公民自愿捐献器官,颁布《人体捐献器官获取与分配管理规定（试行）》,形成了器官捐献的部门法规,以确保符合医学伦理原则的器官来源。

应该指出的是,这种通过书面形式表达捐献意愿的活动,不能绝对保证是捐献者的真实想法。例如,是否出于自愿登记,是否一时冲动,因此也存在一定的弊端。

三、受体选择的伦理问题

器官属于稀有资源,供不应求,应该如何公平公正地选择受体也是一个难题。

器官移植受体的选择是一个医学问题,也是一个价值判定的伦理问题。受体选择的标准有二——医学标准和社会标准。医学标准即根据医学发展的水平和技能作为判断基础,对受体各方面指标进行评估,例如适应证、配型符合程度、年龄适宜度、复发和康复的可能性、有无影响移植成功的因素等。但当面临多个医疗条件相同的待移植患者时就难以抉择了,此时社会标准就起到补充作用。社会标准是指对患者的社会因素进行分析评估,包括患者的经济支付能力、患者的社会价值和患者等待器官移植的时间等。

第五节　基因工程伦理

基因工程（genetic engineering）又叫DNA重组技术和分子克隆,通过体外的人工剪切和转接,将不同来源的DNA分子按照预先设计的蓝图,重新组合成一个杂合DNA分子,然后导入宿主细胞复制扩增和表达,改变生物原有的遗传特性。基因工程打破了物种之间的界限,使得原核生物和真核生物,动物和植物,甚至人和其他生物之间的遗传信息可以进行重组和转移。

基因工程技术自发明以来,在很多领域都得到了应用,尤其是在农业、制药和医疗方面。在农业上,基因工程对农作物进行转基因,现在已经有了转基因玉米、转基因水稻、转基因抗虫棉、转基因牛和转基因鱼等,农作物的产量和生存能力得到提高,成为解决饥饿和贫困不可或缺的技术,既可以让人类在有限的耕地上生产更多的粮食解决温饱问题,同时又不会因为过度使用化肥和农药对环境造成污染。在制药方面,基因工程技术的出现极大地提高了生物体资源的提取率,解决了化学上难以合成的难题,尤其是那些在生物体内含量非常少的物质。在医疗方面,大多数遗传病都难以根治,其主要原因在于遗传病的发生是因为细胞核或者细胞质里的基因发生了突变。基因工程技术为一些遗传病的治疗提供了可能,只要把突变的基因"修正"过来或者用正常的基因代替,就可以达到治疗的目的。

基因工程技术是一把"双刃剑"。它的出现为粮食、能源、疾病等全球性问题提供了解决方法,推动了社会的进步,改善了人们的生活状况。但是由于基因工程关系到生物遗传物质的改变,特别关系到人类的健康、生存和遗传性质的改变等重大问题,因此随着基因工程的兴起,一系列的伦理问题也引起了人们的思考和争论。

一、基因工程中的生命伦理

《生命伦理学百科全书》中对生命伦理学的定义是"生命科学和卫生保健领域中对人类行为的系统研究,以道德和原则检测此范围内人的行为"。可见生命伦理学是关于合理生存的科学,有助于人们对幸福和创造性的生命作出更合乎理性的选择。在基因工作中,生命伦理主要探讨了两个问题:人是什么和生死问题。

从起源上讲,人是自然界进化的结果,个体是自然生育的产物。从功能上说,人是具有智慧的、能制造和使用工具的动物。然而,随着基因工程的发展,利用基因工程技术,科学家可将人的有关基因移植到动物身上,在动物身上长出人的器官,然后再将其移植到需要的人身上,这就是"转基因器官"。例如,将一个人的心换成利用转基因技术在猪身上长出来的心,那这个人还是"人"吗?既然可以将其他物种的基因或动物器官移植到人身上,那么人的自然属性就发生了改变,"人是什么"的问题在基因工程面前受到挑战。利用基因工程技术,可以在受精卵阶段就进行基因重组,创造一个优秀的婴儿。那么,人类就分成了两类:用基因工程技术改造的和自然繁殖的,人类可能从根本上脱离其自然属性,彻底成为用技术手段制造的"产品",到那时,人还是"人"吗?

生死问题是基因工程中的生命伦理需要探讨的另一个问题。科学研究发现,人体细胞染色体末端有一小段 DNA-蛋白质复合体,称为端粒。端粒与细胞凋亡、细胞转化和永生化密切相关,DNA 分子每次分裂复制,端粒就缩短一点,一旦端粒消耗殆尽,细胞将会立即激活凋亡机制,走向凋亡。而在癌细胞中却存在能够延长染色体端粒长度的酶,所以癌细胞可以无限分裂下去。在正常人体细胞中,制造这种酶的基因处于"关闭"状态,所以正常细胞的分裂次数有限,人也会衰老。试想一下,如果激活人体正常细胞中的端粒酶基因,使得正常细胞也可以无限分裂,那么就有可能延长寿命,甚至可以实现"长生不老"。一旦这个基因成功激活,对人会不会产生其他变异,对自然界又会产生怎样的影响,这都是充满了危险的未知数。就算真的安全实现了长生不老,这对人类来说就是好事吗?人之所以对生命崇高价值予以孜孜不倦的追求,在艰难困苦中仍对未来充满信心,就在于生命的短暂,就在于人只有一次生命。如果连这样的一个内在源泉都不存在了,人生单调和生活缺乏意义的状况就会出现。

所有基因工程技术的研究和应用都必须建立在尊重和维护人的生命尊严的基础上,任何对人类基因的改造、对致病基因的控制、对其他任何生物的改造,都应该是为了让人类更健康自由地生活。

二、基因工程中的人的权利

在基因工程的发展过程中,一项基础性的工作就是分析基因。1990 年,人类基因组计划正式启动,其最大任务在于探索人体基因的所有奥秘。对于是否开展临床基因检测,支持者认为,通过基因检测可以让致病基因携带者预先知道自己可能发生的疾病,改变生活环境、生活方式,进行预防性治疗,对未来生活做出合理安排,从而最大程度地防止疾病发生。另一方面,基因检测可以促使患者尽早就医,有利于早发现、早治疗,以免错过最佳治疗时间。反对者认为,基因检测弊大于利,主要是因为目前的医疗水平无法治愈很多遗传疾病,即使患者知道了遗传信息也没有任何价值,甚至会增加患者的精神压力,导致抑郁乃至自杀。基因工程中的人的权利主要涉及三个内容,一是人对自身基因信息的隐私权,二是人对转基因食品的知情权,三是当代人类究竟有没有权利对未来人类的遗传特征进行人为干预。

1. **基因信息的隐私权**　伦理学界和法学界早已达成共识,每个人的基因所组成的遗传信息属于个人信息,享受隐私权。每个人的基因组中都含有脆弱的基因或是缺陷基因,有可能会带来不良后果,所以人类有权利保守个人遗传信息的秘密,保证自身的利益不受到伤害。基因检测部门也有责任对个人的基因信息保密,但是这些信息可能还是会通过各种渠道泄露出去,流向企业、保险公司、收养机构等,而遗传信息的泄露必然会带来歧视问题。对于一个群体来说,有些少数民族由于某种基因缺陷,使他们得不到公平的对待,这会影响民族和睦、国家安定。针对此类情况,我国部分科学家曾就人类基因组的研究及其成果应用向国际社会提出四点建议:①应该集中用于疾病的治疗和预防;②应始终坚持知情选择的原则;③应保护个人基因组的隐私权,反对基因歧视;④应努力促进国际和平、民族和睦与人际关系。

2. **对转基因食品的知情权** 从 1994 年第一例转基因食品在美国被批准上市以来,不到 30 年的时间,转基因食品的品种和数量迅速增长。对于大多数普通消费者而言,转基因是一个陌生的概念,转基因食品的安全性问题并没有一个确定的结论,而转基因食品却在不知不觉中走上了消费者的餐桌。根据报道,受调查的消费者中有 62.8% 不知道自己食用了转基因食用油,而有 95% 的人希望转基因食品在出售时能够标明。在这样的背景下,保障消费者对转基因食品的知情权就格外重要。我国《消费者权益保护法》规定:消费者可以根据商品或者服务的不同情况,要求经营者提供商品的价格、产地、生产者、用途、性能、规格、等级、主要成分、生产日期、有效期限、检验合格证明、使用方法说明书、售后服务,或者服务的内容、规格、费用等有关情况。所以转基因食品的生产者和销售者有义务向消费者提供准确而又全面的信息,无论商品的优点、缺点,均应向消费者如实地介绍,满足消费者的知情权。

3. **当代人有没有对未来人类遗传特性进行干预的权利?** 其争议点在于,如果技术条件允许的话,人们有没有权利根据自己的意愿对未来人进行遗传物质上的改变。一个人的遗传特征来自父母遗传物质组合的偶然性,这是自然随机组合的结果。如果通过基因工程技术对人的基因进行人为干预,这种干预所产生的风险和后果需要未来人来承担。那么是否可以在没有经过当事人(未来人)同意并且也不可能征求其同意的情况下置他于风险之中呢?

三、基因工程中的生态伦理

生态伦理就是人类处理自身及其周围的动物、环境和大自然等生态环境的关系的一系列道德规范。人类的一切活动都离不开其所处的自然环境,在生物演变过程中,自然发生的变异是相当缓慢的,要历经千百年才能积累出现有利的变异,然而,用基因工程技术只需几十年甚至几年就可以实现变异。基因工程技术的广泛应用可能会破坏自然界原有物种间的竞争合作关系,甚至威胁其他物种的生存,破坏生态环境的和谐,这种潜在的危险引起了生态学家的担忧。因此,必须站在生态伦理学的高度去理性地处理人和大自然的关系。

基因工程技术很重要的一个应用就是药物研发,在基因工程药物的研发过程中,需要对一些生物体进行基因重组,如果这些携带外源基因的生物逃逸到自然界中,就会引起生态结构的变化,打破自然界长期形成的生态平衡。例如,转抗性基因生物的逃逸会因其竞争力的增强而使该物种过量繁殖,这将会使与之有竞争关系的其他物种更快地灭绝,从而破坏物种的多样性。如果重组 DNA 过程所用的病原体逃逸到环境中,便会直接危害自然界中的生物。其次,重组质粒和经过基因工程操作过的微生物新型株的逃逸,很可能使人类产生各种抗药性,也可能人为创造出能侵害人类的新病原。一旦出现这种情况,不仅所有抗生素,还可能包括其他许多药物的临床应用效果将减效或失效,而人类自身产生抵抗新病原的免疫力的速度要远低于实验室中新病原的创造速度,如果上述情况真的发生,这将是毁灭性的灾难。

基因工程的另一个应用成果是转基因动植物。将转基因技术应用于植物选种育种,可以人为改变植物的遗传性状,培育出产量高、生存能力强的农作物。但在生态伦理方面,对环境保护带来的负面影响也是不可能回避的。自然界中生物通过有性繁殖使染色体重组而产生基因交换,同样基因工程作物也通过有性繁殖的过程将基因扩散到其他同类作物上,即遗传学上的"基因漂散"。这种人工组合的基因,通过转基因生物扩散到其他栽培生物或自然界野生物种上,并成为后者基因的一部分,这就是"基因污染"。基因漂散可能使某些野生物种获得新的性状,如耐寒、抗病、速长等,使之具有更强的生命力并打破自然界的生态平衡。同样,基因漂散也可能产生新的耐抗生素细菌或新的超级病毒或病害,对生物甚至非生物目标造成伤害,对自然界的生物多样性形成严重威胁。许多研究资料表明,大量种植经遗传改良的植物会导致编码有利性状的转基因转移到这些植物的野生种、近缘种甚至附近的其他野生植物中,例如,能抵抗除莠剂的转基因油菜就会使其附近的野生芥菜受到感染,从而使除草剂对野生芥菜失去作用,产生"超级杂草"。动物的生理系统比植物更复杂,转基因动物技术存在盲目性和不可预测性的特点,导致转基因动物可能带来的危害比转基因植物更大。外源基因引入动物受体细胞时,可以随机插入细胞的任何位置,有很大的概率会破坏内源有利基因的结构,导致基因失活,甚至有可能激活有害基因。对于现存的生物来说,其基因都是经过数万年的自然选择保留下来的,是最能适应所处的环境的,改变基因可能导致该种动物不能适应环境而灭绝。

第六节　医疗器械有关的伦理问题

确保患者得到安全、有效的诊断与治疗是生物医学伦理学最基本的原则。从这个角度讲,医疗器械的正确使用在实践生物医学伦理原则中具有举足轻重的作用。医疗器械研发与使用中任何敷衍或不负责任的行为都可能造成医疗器械产品不能正常使用或达不到正常的诊治效果,甚至造成对患者的伤害。我国于 2016 年发布的《医疗器械临床试验质量管理规范》,明确规定医疗器械临床试验应当遵循依法原则、伦理原则和科学原则,应当遵循《赫尔辛基宣言》确定的伦理准则。可以说,遵循伦理与道德原则已成为医疗器械临床试验及使用质量规范的一个基本要求。对生物医学工程工作者来讲,必须将生物医学伦理的原则与理念贯穿于生物医学工程研究与设计、产品开发、注册上市、使用与维护的全过程之中。

一、医疗器械临床试验的伦理审查

医疗器械是生物医学工程的一个重要组成部分。根据《医疗器械监督管理条例》,医疗器械是指"直接或者间接用于人体的仪器、设备、器具、体外诊断试剂及校准物、材料以及其他类似或者相关的物品,包括所需要的计算机软件"。其目的是用于疾病的诊断、预防、监护、治疗或者缓解;损伤的诊断、监护、治疗、缓解或者功能补偿;生理结构或者生理过程的检验、替代、调节或者支持;生命的支持或者维持;妊娠控制;通过对来自人体的样本进行检查,为医疗或者诊断目的提供信息。

该条例强调"医疗器械的研制应当遵循安全、有效和节约的原则",明确国家对医疗器械按照风险程度实行分类管理:第一类是风险程度低,实行常规管理可以保证其安全、有效的医疗器械;第二类是具有中度风险,需要严格控制管理以保证其安全、有效的医疗器械;第三类是具有较高风险,需要采取特别措施严格控制管理以保证其安全、有效的医疗器械。

为确保其安全有效,国家对医疗器械实行产品注册与备案制度。第一类医疗器械实行产品备案管理,第二类、第三类医疗器械实行产品注册管理。第一类医疗器械产品备案,不需要进行临床试验。申请第二类、第三类医疗器械产品注册,应当进行临床试验。但有下列情形之一的,可以免于进行临床试验:一是工作机制明确、设计定型,生产工艺成熟,已上市的同品种医疗器械临床应用多年且无严重不良事件记录,不改变常规用途的;二是通过非临床评价能够证明该医疗器械安全、有效的;三是通过对同品种医疗器械临床试验或者临床使用获得的数据进行分析评价,能够证明该医疗器械安全、有效的。

医疗器械临床试验可分为临床试用和临床验证。医疗器械临床试用的范围为市场上尚未出现过的新型或改进型医疗器械,其安全性、有效性有待确认。医疗器械临床验证是指通过临床使用来验证该医疗器械与已上市产品的主要结构、性能等要素是否实质性等同,是否具有同样的安全性、有效性。

医疗器械临床试验开展之前,须向医疗机构伦理委员会提交临床试验的审查申请,提供开展临床试验的资质证明和试验方案等。医疗器械的伦理审查要点包括:试验设计的科学性;临床试验的安全

性;知情同意;临床试验的统计学检验;不良事件的处理;质量控制。医疗器械临床试验的伦理批准标准包括:

(1) 试验产品满足开展临床试验的前提条件。

(2) 试验实施者或研究者具备开展该研究的资质。

(3) 临床试验设计科学、合理,试验方案规范、细致,试验具有可行性。

(4) 受试者在试验过程中的安全风险最小化。

(5) 受试者的安全风险相对于对受试者的预期受益或预期知识发现的重要性来说是合理的。

(6) 受试者的选择是在公平、自愿、充分知情条件下进行的。

(7) 每位受试者或其法定代理人对参加的临床试验知情同意,且知情同意具有相应的文件证明。

(8) 有充分的安全监察计划保证受试者的安全。

(9) 有充分的规定保护受试者的隐私。

(10) 必要时,有保护弱势群体受试者的措施。

二、医疗器械不良事件报告中的伦理理念

医疗器械不良事件是指获准上市的质量合格的医疗器械在正常使用情况下发生的,导致或者可能导致人体伤害的各种有害事件。医疗器械不良事件主要包括医疗器械已知和未知作用引起的副作用、不良反应及过敏反应等。

我国发布的《医疗器械监督管理条例》第六十一条明确规定:"国家建立医疗器械不良事件监测制度,对医疗器械不良事件及时进行收集、分析、评价、控制。"其第六十二条要求:"医疗器械生产经营企业、使用单位应当协助医疗器械注册人、备案人对所生产经营或者使用的医疗器械开展不良事件监测;发现医疗器械不良事件或者可疑不良事件,应当按照国务院药品监督管理部门的规定,向医疗器械不良事件监测技术机构报告。其他单位和个人发现医疗器械不良事件或者可疑不良事件,有权向负责药品监督管理的部门或者医疗器械不良事件监测技术机构报告。"医疗器械不良事件报告,是对获准上市的、合格的医疗器械在正常使用情况下发生的或可能发生的任何与医疗器械预期使用效果无关的有害事件进行控制、监测、反馈,从而更好地达到质量控制效果的一种报告制度。特别的,我国法规明确要求医疗设备的用户与制造者、经营商等一起承担医疗器械不良事件报告的责任。

由于人体的特殊性和医疗器械研制的通用性之间可能存在的矛盾,加上新型医疗器械自身亦有一个不断完善的过程,在具体医疗实践中会出现获准上市的、合格的医疗器械在正常使用情况下可能发生的导致人体伤害的或与医疗器械预期使用效果无关的有害事件。根据我国有关部门统计数据显示,2002—2016 年,国家食品药品监管总局药品评价中心累计收到《可疑医疗器械不良事件报告表》1 675 299 份。其中,2016 年共收到 353 240 份,同比增长 10.0%;我国每百万人口平均可疑医疗器械不良事件报告数为 264 份,同比增长 24 份。按实际使用场所统计分析,"医疗机构"的报告有278 561 份,占 79%;"家庭"的报告有 37 343 份,占 11%。按报告来源统计,使用单位上报 297 435 份,占总报告数的 84.2%;生产企业上报 6 604 份,占 1.9%;经营企业上报 49 002 份,占 13.9%;还有 190份报告来自个人,占 0.05%。

从以上数据可以看出,医疗器械不良事件报告仍主要来源于使用单位,其次为经营企业。而生产企业提交的报告占比不足 2%,其比例严重偏低,与其医疗器械使用安全第一责任人的地位不符,表明其履行职责的自觉性有待提高。这反映出有一些企业片面认为报告医疗器械不良事件是暴露了产品中存在的问题和缺点,会影响单位的利益和形象。从伦理角度来看,医疗器械不良事件报告制度为及时发现不良事件,避免同样事件重复发生以及保护公众安全提供了有效保证,是社会伦理公平正义的基本体现,是构建和谐医患关系的重要基础。作为研发、生产医疗器械的生物医学工程管理与技术人员,不能认为医疗器械不良事件报告只是用户的事情,应明确其为医疗器械使用安全第一责任人的职责,必须将医学伦理的相关要求、理念根植于医疗器械研发、使用、维护、改进的全过程中,必须熟悉医

疗器械审批及使用规则与程序,与用户一起形成控制医疗器械不正当使用的良好社会机制,切实保障医疗器械的安全性、有效性,使其真正造福于人类。

本 章 小 结

　　现代生物医学工程的快速发展,带来了一系列的伦理与道德难题。本章从生物医学工程中的主要伦理问题出发,介绍了生物医学工程伦理的基本原则,即:生命神圣与价值原则、有利与不伤害原则、尊重与自主原则、公正与公益原则。同时简要介绍了动物实验的伦理审查和涉及人的研究的伦理审查问题。最后,通过对生物医学工程中的几个具体案例的介绍,强调生物医学工程工作者必须将生物医学伦理的原则与理念贯穿于生物医学工程研究(包括临床试验)、产品设计与开发、产品注册、产品使用与维护等过程之中,熟悉、掌握有关医疗产品的审批程序及使用规定,控制、杜绝医疗产品的不当使用,确保医疗产品的安全性、有效性。

(郑小林)

思考题

1. 如何理解生物医学工程职业道德和伦理素养是生物医学工程从业人员必备的重要素质之一?
2. 在动物实验中减少动物使用量的常用方法有哪些?
3. 如何理解滥用医疗检查和治疗问题? 试举两例进行具体分析。
4. 试从生物医学伦理角度分析人工智能、AI 医疗等新技术存在哪些伦理问题。

笔记

第十章

现代生物医学工程

第一节 生理系统建模与仿真

生理系统的建模与仿真,其本质与传统系统建模与仿真相通,即基于生理系统与工程系统的共性或相似性,通过建立不同模型(如物理、化学和数学模型等)来模拟生理系统,对生理系统的运行机制等进行探究。传统生物医学领域的生理系统研究方法主要有临床试验与动物实验两类方法,临床试验即在人体上进行直接测量和实验,动物实验则采用动物进行测量和实验。然而这两类方法仍具有一定的局限性。随着计算机科学的蓬勃发展,生物医学建模与仿真技术不断完善,弥补了上述传统实验的不足之处,现已在生物医学领域中被广泛应用,大大提升了科研工作者的研究效率,在生物医学工程领域具有重要的意义。

本节首先介绍生物医学建模与仿真的基础以及常用方法,然后介绍模型的验证,并列举相关生物医学建模与仿真实例加以说明。

一、生物医学建模与仿真基础

(一) 系统建模与仿真的基本概念

1. 系统建模的基本概念

(1) 系统:即由具有特定结构和功能的若干要素,根据其相互联系、相互作用、相互依赖等关系结合而成的具有一定功能、处于一定环境下的整体。在不同领域对于系统的具体定义不同。在生物医学领域,系统被定义为:生物机体内能够完成共同生理功能而组成的多个器官的总称,如循环系统、神经系统、运动系统等。

(2) 系统模型:是由反映相应系统本质或特征的主要因素或信息构成的对现实系统的抽象与模仿。系统模型是以某种确定的形式(如文字、符号、图表、实物、数学公式等)提供关于该系统的信息,对系统某一方面本质属性进行描述。因此,为研究某一系统,对系统进行建模,即构造一个系统模型进行实验,已成为系统分析与研究的有效手段。在模型研究中,被研究的实际系统被称为原型,而原型的等效替代则被称为模型。

(3) 系统建模:即构造系统模型的过程,又称模型化。实际系统的类型多种多样,所要描述的本质属性与关系也各异,因此实现系统建模这一过程的方法有很多,这里以生理系统建模为例。所谓生理系统建模,即为了研究、分析生理系统的运行规律或特性等而建立一个与真实系统具有某种相似性的模型的过程,通常可分为以下几个基本步骤。

1) 实验设计:即设计在某一条件下通过给予适当的输入信号作用于未知系统(或部分未知系统),以使其输出响应中尽可能多地包含能反映系统本质特性的最大信息量。从数学角度上来说,就是选择适当的输入函数和目标函数,以使其目标函数极小/大化。

2) 模型结构的确定:观察实验现象,并结合一些物理、医学、生理等科学规律和经验知识,利用分析、归纳和推理的方法,对生理系统进行定性描述和推测,并用数学方程建立一个初步的假设模型,作为模型的结构表示。通过以下两个步骤的多次反复,最终确定模型结构。①模型参数的估计:这里主要是数学上的目标最优化问题,在模型结构假定的情况下,依据输入、输出的数据,利用统计学的方法来估计参数。②模型验证:即在模型结构及参数初步确定后,用采集的实验数据测试模型的可信度。如果模型输出与实验数据吻合得很好,达到实验预期目标,那么意味着该系统模型可正确预测生理系统的反应,系统建模完成。反之,则需要对模型的结构与参数进行反复修改,直至满足模型目标函数的最优化条件。

2. 系统仿真的基本概念　在系统仿真时,真实系统称为原型。要进行系统仿真,首先要建立一个在某一特定方面与原型具有相似性的系统,这种系统就称为该原型系统的模型。然而,尽管模型是建立在与其原型具有某种相似性的基础之上的,但是,相似并不是等同。尤其是对生理系统的模型而言,试图建立其完美的仿真模型是不可能也是不值得的。

对于数学模型,建立后尚不能直接进行仿真实验。因为数学模型的仿真一般要借助计算机来实现,即建立仿真模型和进行仿真实验。因此,仿真模型是系统原数学模型的一种近似,仿真模型在计算机上的运行则形成了仿真实验。

(1) 仿真模型:即面向仿真应用的能在计算机上运行的数字模型,是将数学模型通过某种数字仿真算法转换成用计算机语言编程的适合于计算机运行的一类数学模型。

(2) 系统仿真:即把仿真模型放入同实际系统相同的环境条件下,亦即赋予仿真模型符合实际的各种参数值,进行模拟实验,达到对未知系统研究目的的过程。系统仿真主要包含三个基本步骤,即构造系统模型、建立仿真模型和进行仿真实验。在生理系统建模与仿真的过程中,还贯穿对模型及仿真结果的校核、验证与确认。

(二) 系统与模型的常见分类

1. 系统的常见分类　系统类别多种多样,关于系统的分类,尚未有统一的分类标准,常用的分类方法如下:

(1) 按照系统的输入与输出关系是否满足齐次与叠加的准则,可以将系统分为线性系统与非线性系统。

(2) 按照系统的输入、输出和状态向量的各个分量是连续取值,还是离散的数值,可以将系统分为连续系统与离散系统。

(3) 按照系统的结构与参数是否随时间发生变化,可将系统分为时变系统与时不变系统(亦即定常系统)。人体许多生理系统严格上说为时变系统,例如心血管系统在不同生理状态下血压、脉搏均会发生变化,因此是一个时变系统。但时变系统的研究相对比较困难,因此常常将心血管系统近似作为短时时不变系统进行研究。

(4) 按照系统中是否有反馈,可分为闭环系统和开环系统。一般的生理系统均为带反馈的闭环系统。

2. 模型的常见分类　模型的分类方法有很多,在生物医学建模中,所建立的各种模型基本上可分为四类。

(1) 物理模型:即按照实际系统的特性而构造的实体模型。常用的物理模型按模型与实际系统在几何形态、动力学、生理特性方面的相似性可分为几何相似模型、力学相似模型、生理特性相似模型等。如构造心脏模型时,常采用时变液压方式建立力学相似模型模拟心脏收缩时的压力时变特性。还有一种常用的物理模型为等效电路模型,即用一个等效电路来模拟与描述实际系统的动态特性,如构造血流的等效电路中,常将血压等效为电压,血流等效于电流,血流阻尼等效为电阻。物理模型的特点是直观形象、接近实体、易于理解,对于模型中的参数也有具体明确的物理意义,还可为数学模型的建立提供一些数据。但存在花费较大、制作周期较长、容易受到加工、材料影响等局限性。

(2) 概念模型:即图表、文字和符号式的模型,是一种既可反映系统中属性、实体、过程间的相互关系,也可反映系统的组成原理、实现目标、运行过程等概念框架描述的模型。通常概念模型可作为仿真系统建模开发的向导,辅助检查系统功能是否具有完整性、连贯性、相容性和正确性。

(3) 数学模型:即采用数学符号与数学表达式对系统内在属性、运行规律及与外部作用关系进行抽象或形式化描述的模型。如研究血液在血管中的流动特性,可用流体力学公式进行描述。数学模型中的各个参数也代表了实际系统的固有特性,如血管弹性系数下降对应于动脉硬化,血流阻尼系数增大对应于血液的黏稠度增加。当模型中的不同参数变化时,可理解为构建了不同的病例。借助数字计算机以及数学工具,人们可对数学模型自由地进行演变、分析和推理,因此数学模型是系统建模中最常用的模型。不同的数学模型对应描述诸多不同的系统,常用的数学模型分类与定义归纳如表10-1 所示。

表 10-1　常用的数学模型分类与定义归纳

常用数学模型分类	一般定义及举例
按提供的信息分为: **黑箱、灰箱与白箱模型**	➢ **黑箱模型**:描述未知系统的内部特性,只能根据试验中测量系统的响应数据,应用辨识方法建立系统的数学模型 ➢ **灰箱模型**:描述已知系统的部分特性,但仍存在未知机制的系统的数学模型 ➢ **白箱模型**:描述已知系统结构、组成和运动规律的系统的数学模型
按时间刻度分为: **连续模型与离散模型**	➢ **连续模型**:描述运动规律随连续时间变化的系统的数学模型,模型中的时间是一个连续变量,如微分方程、传递函数等 ➢ **离散模型**:描述运动规律随离散时间值变化的系统的数学模型,模型中的时间是一个离散变量,如差分方程、状态方程等
按参数与输入-输出关系分为: **线性模型与非线性模型**	➢ **线性模型**:描述输入-输出关系满足叠加原理的线性系统,其中参数可用线性函数表示,满足叠加原理和均匀性的数学模型 ➢ **非线性模型**:描述非线性系统,其中参数一般不满足叠加原理的数学模型
按参数与时间的关系分为: **定常模型与时变模型**	➢ **定常模型**:描述定常系统,其中参数不随时间的变化而改变的数学模型 ➢ **时变模型**:描述时变系统,其中参数随时间变化而改变的数学模型
按模型的表达形式分为: **参数模型与非参数模型**	➢ **参数模型**:采用推理的方法所建立的数学模型,可以由非参数模型转化而来,如状态方程和差分方程 ➢ **非参数模型**:描述从一个实际系统的实验过程中,直接或间接地所获得的响应的模型,如阶跃响应、脉冲响应、频率响应
按参数的性质分为: **分布参数模型与集中参数模型**	➢ **分布参数模型**:描述系统状态参数是时间和空间的函数的数学模型,一般为偏微分方程组 ➢ **集中参数模型**:描述系统状态参数仅是时间的函数的数学模型,一般为常微分方程组
按模型与时间的关系分为: **静态模型与动态模型**	➢ **静态模型**:描述系统处于稳态时各状态变量之间关系的数学模型,一般不是时间的函数,如代数方程等 ➢ **动态模型**:描述系统处于动态过程时各状态变量之间关系的数学模型,一般为时间的函数,如微分方程、差分方程等
按模型的使用形式分为: **离线模型与在线模型**	➢ **离线模型**:描述在对系统进行试验,获取全部数据后,对数据进行集中处理的方法,一般模型中的参数估计采用离线辨识法 ➢ **在线模型**:描述在对已知其结构和阶次的情况下,可根据获得的新输入、输出数据进行模型参数在线辨识、更新、修正的数学模型,一般采用递推辨识法进行模型参数估计

(三) 生物医学建模与仿真的意义与作用

传统生物医学领域的生理系统研究方法主要有临床试验与动物实验两类,临床试验即在人体上进行直接测量和试验,动物实验则采用动物进行测量和实验。然而这两类方法仍具有一定的局限性。

就动物实验而言,虽然实验设计较简单,且活体实验结合临床验证有较强说服力,但动物模型因与人体仍存在一定差异,因此将动物实验所得结论推广至人体还需一定的考量,动物实验的可信度亦需验证。就临床试验而言,由于受伦理道德的限制,许多实验不能直接在人体上进行。而且,临床试验与动物实验都存在以下两方面局限性:

(1) 由于两类实验均存在个体差异,因此为获得具有统计规律的结论,需进行大量的重复性实验。对于活体实验,这也增加了实验的难度,并需要耗费大量人力物力。

(2) 可能受客观的实验技术条件或实验手段的限制,例如涉及一些需要极端条件的实验假定,或者实验的周期过长等因素的限制。

生物医学建模与仿真技术的发展,弥补了上述传统实验的不足之处。且随着计算机科学的蓬勃发展,生物医学建模与仿真技术不断完善,现已在生物医学领域中广泛应用,大大提升了科研工作者的研究效率,并显现出许多其他实验手段所无法比拟的优越性,主要体现在以下几个方面:

1) 可以实现不同时空尺度下的实验:对于系统建模与仿真的时空尺度,可以不等同于实际的时空尺度,因此常常可以利用系统仿真进行回溯或预测研究,如仿真实验出数百年后的事件,或对宇宙空间进行仿真实验。

2) 可以实现某些极端条件下的实验:现实中可能无法实现的某些极端条件实验,可通过系统建模与仿真完成,并可突破实际条件限制,随意考察系统在不同极端条件下的可能反应,如许多要求实验条件严苛的生理系统模拟仿真等。

3) 可以作为预研手段探索研究真实生理系统变化规律:通过预先大量的系统仿真实验,将一个复杂系统合理简化以便于分析找出系统变化的规律,摸索系统运行机制,可以为后续的活体实验验证提供支撑,提高科研效率,缩短实验周期。

（四）生物医学建模与仿真的发展历史

生物医学建模与仿真的发展大体可分为两个阶段,物理建模与仿真和数学建模与仿真,即从直观模仿阶段、模拟实验阶段发展为功能模拟阶段。物理建模与仿真是指按照真实系统的性质构造并运行实体模型进行实验。在计算机尚未普及的年代,生物医学建模与仿真主要利用物理模型。随着计算机科学和生物医学技术的发展,生物医学建模与仿真慢慢转向为利用数学模型描述系统特性,并在计算机上建立仿真模型进行相关实验。因此,生物医学建模与仿真的发展趋势已由最初的静态发展为多维动态建模与仿真,由形态相似的实体模型发展为特性和功能相似的电路模型,由用简单公式描述的数学模型发展为用计算机程序语言描述并仿真运行的复杂运算模型。例如,早期心血管系统的物理建模一般采用实体电路元件模拟心血管系统的功能特性。随着计算机建模与仿真技术的发展,采用更加直观和动态化的数学模型进行模拟和仿真心血管系统,通过改变模型中的一些参数(血压、血流、外周阻力等),可以仿真人体心血管系统不同的生理病理状态,从而分析研究不同病理发生机制以及预测某些疾病的发展趋势。随着现代生物医学影像技术的发展,CT 三维影像重建技术与三维有限元分析技术也被广泛应用于心血管系统建模,如用 CT 扫描重建血管模型,利用三维有限元法对复杂结构、形态、载荷和材料力学性能进行应力分析比较,获取血管各项参数,为心血管系统建模与仿真提供数据信息。

二、生物医学建模与仿真常用方法

（一）生物医学建模的基本方法与建模原则

1. 生物医学建模的基本方法分类　系统建模没有固定程式,主要根据系统状况、建模目的、建模要求及背景确定建模方法。对于生物医学建模,主要有几种基本方法:数学模型建模法、物理模型建模法、动物模型建模法以及混合模型建模法。

以心血管系统建模研究为例,常以数学模型建模法为主,物理模型建模法与动物模型建模法为辅。数学模型建模法采用变量来描述系统的状态,利用数学方程式定量反映各变量之间的相互关系,用递推公式描述系统状态的发展变化情况。这里主要介绍常用的数学模型建模方法:

(1) 系统辨识法:是一种随机信号的分析方法,一般用于黑箱模型的建立。由于人体生理信号具有较强的随机性,近年来,系统辨识法已被广泛应用于生理系统建模与脑电、肌电、心电等生理信号的处理研究中。在心血管系统建模方面,系统辨识法将整个心血管系统看作一个黑箱系统,内部细节(即传递函数)未知,只通过外部输入与输出信息来研究心血管系统的特性。黑箱模型的目的是运用数学上的统计学方法,按照某些先验准则求解传递函数,使其能与实际数据较好地拟合。系统辨识法简单易行,无须严格遵循和考虑心血管系统的生理结构,通过外部输入输出数据即可建立数学模型,可较好地处理系统的非线性问题,因此对复杂系统的建模仿真具有一定的优势;其缺点是模型结构与参数的生理意义不明确,仅强调了系统整体性能,且模型准确性容易受外部输入与输出数据的影响,局限性较大。

(2) 电网络模型法:根据心血管动力学原理以及流体网络与电气网络的等效关系,可得到血液流体传输与电气网络的等效电路,其中用电压表示血管的压力,电流表示血液的流动,电阻表示血流阻抗,电容表示血流顺应性,电感表示血流的惯性特性,血液循环各支路间的耦合关系可采用基尔霍夫节点定律进行描述,即可建立血液循环系统的参数模型。电网络模型按其复杂程度与研究目的可分为集总式与分布式:集总式模型结构简单,最经典的弹性腔模型将整个动脉系统视为一个弹性腔,在血液循环分析中应用广泛,但研究精度不太高;相对而言,分布式模型复杂程度较高,如整体循环分布式模型可较精确地描述循环系统的解剖学特性。

(3) 有限元分析法:力学分析中的一种常用方法,即利用有限数量的简单单元对真实系统进行模拟逼近,是一种数学近似方法。由于心血管系统具有非线性特性,因此可建立其有限元模型。如利用有限差分方程对动脉血流进行分段模拟,可以较准确地实现动脉硬化等病变的模拟仿真。但有限元分析法需要详尽了解动脉系统的生理结构与物理参数及意义,因此计算量大,且目前医学界对于心血管参数计算仍未明确,因此难以应用于模拟整个动脉系统,导致该方法应用受限。

(4) 键合图法:一种以图形方式描述系统动态结构的建模方法,普遍适用于流体系统的动态数学建模。在心血管系统建模中,常将血液循环流动看作功率流,以此研究分析心血管系统的动态特征。利用键合图法,首先将系统的主要结构与动态影响因素用功率键合图形式表示,然后根据键合图建立系统的动态数学模型,亦即状态空间方程,最后在数字计算机上对状态方程进行求解。功率键合图法形象直观,有利于数值计算,得到状态空间方程。但其需要区分功率键、结点以及它们所代表的生理结构及意义,建立过程较烦琐,容易出错。

随着计算机科学的发展,系统建模与仿真的技术也在不断发展完善,诸如人工智能辅助建模方法、深度学习建模方法等也逐渐应用于生物医学建模与仿真中,满足不同研究背景、研究目的的系统建模研究。

2. 一般建模原则 为更深入地了解、分析生理系统的功能特性、运行机制等规律,生物医学建模一般遵循下述原则。

(1) 模型开放性原则:以心血管系统模型为例,一个良好的心血管系统模型,不单能准确地描述一个生理现象,还应是开放性的,可在原来基础上进行扩充,逐步完善,更细致准确地描述心血管系统特性,如经典的弹性腔模型,后人在其基础上扩充改进,形成多种适应不同研究需求的更完善的心血管系统模型。

(2) 模型设计模块化原则:系统中的各单元在不同程度上都是相互关联的,但在系统分析中绝大部分联系是可以忽略的,因此模块化设计可以更加准确地描述生理系统的局部特性,如人体的心血管系统建模可分为心脏、主动脉、大动脉、小动脉、毛细血管等多个模块进行建模。

(3) 模型适应性原则:模型设计应从其鲁棒性、适应性等角度进行考量和完善,一个良好的生理系统模型,在动态运行时,应尽可能适应不同生理状态下的变化,系统模型能给出与实际系统相符的反应。模型的输入量和输出量也应具有可观测性。

(二)系统辨识的基本原理

1. 系统辨识的基本思想 系统辨识是现代数学建模最重要的理论基础之一。对于系统辨识的定义,1962年 L. A. Zadeh 提出的较为经典:系统辨识就是在输入和输出数据的基础上,从一组给定的模型类中,确定一个与所测系统等价的模型。1978年 L. Ljung 对该定义进行完善,并可以概括为系统辨识的基本思想。

系统辨识有三要素,即数据、模型类和准则。其中,数据是辨识的基础,准则是辨识的依据和优化目标,模型类是辨识的模型的范围。系统辨识就是按照一个准则在一组模型类中选择一个对数据拟合得最好的模型。随着系统辨识理论的发展,近年来也有学者提出系统辨识的四要素理论,即在三要素基本思想的基础上加入优化方法,基于四要素的系统辨识定义为:通过设计适当的输入信号,利用实验的输入输出数据,选择一类模型,构造一种误差准则函数,用一种优化方法确定一个与数据拟合得最好的模型。

在生物医学建模中,还有一种系统辨识方法被广泛应用,它只利用观测到的系统输出数据,对模型及输入信号进行辨识,称为盲系统辨识,是盲信号处理的一个分支。例如,可将心血管系统视为一个单输入多输出系统,利用已知的多路外周动脉脉搏波观测信号,实现对心血管系统模型及中心动脉脉搏波信号的无创估计。系统辨识的具体实例在本节第四部分将详细叙述。

本节依据上述系统辨识的基本思想,着重介绍系统辨识的三个主要因素,即候选数学模型集、辨识准则及辨识算法(基于数据)。

(1)候选数学模型集:数学模型有很多分类方法,可按连续与离散、定常参数与时变参数、集中参数与分布参数、线性与非线性、动态与静态、确定性与随机性、宏观与微观、精确与模糊等方式进行分类。对于实际问题,可选用适当的模型集作为候选模型集。为了简化计算,能用线性模型解决的问题最好采用线性模型。随着计算机技术的发展,较为复杂的样条函数模型集、指数函数模型集、超越函数模型集、有限元和有限体积元、神经网络等构成的模型集都可作为候选模型集。

系统辨识主要包括系统结构辨识和参数估计。系统结构,即候选模型结构,是系统数学表达式的形式。如在生物医学建模中,对常用的系统传递函数而言,系统参数就是传递函数分子分母多项式的系数,系统阶次就是传递函数分母多项式的次数;对单输入单输出的线性系统而言,模型结构就是系统的阶次;对状态空间模型而言,系统参数就是状态空间模型的矩阵,系统阶次就是状态向量的维数或矩阵的维数。

(2)辨识准则:辨识准则是用于衡量模型接近实际系统的标准,通常为极小化实际系统输出与模型输出的误差的函数,即极小化某种误差准则函数。误差准则函数,也称为损失函数或目标函数,其中一种常用形式可以表示为:

$$J=\int_0^\infty [y(t)-\hat{y}(t)]^2 dt = \int_0^\infty [y(t)-Gu(t)-v(t)]^2 dt \quad (连续系统) \tag{10-1}$$

或: $$J=\sum_0^\infty [y(n)-\hat{y}(n)]^2 = \sum_0^\infty [y(n)-Gu(n)-v(n)]^2 \quad (离散系统) \tag{10-2}$$

其中,$u(t)$ 和 $y(t)$ 为系统的输入和输出,$v(t)$ 为随机干扰的噪声,G 为要辨识的系统模型,待辨识系统如图 10-1 所示。

因此,系统辨识即从给定的输入输出数据中,依据辨识准则,辨识确定系统的模型。若误差准则函数 $J=0$,那么对任意时间 t,模型输出完全等同于系统输出,这是最理想的情况。但现实中不可能存在,因为系统总是受到各种各样的干扰,测量总是包含误差,这里可用噪声 $v(t)$ 表

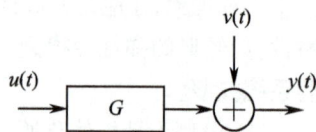
图 10-1 待辨识系统示意图

示,有 $v(t)=y(t)-Gu(t)$。系统的辨识准则总是希望误差准则函数 J 越小越好,即系统模型输出越接近实际系统测量输出。此外,还有一些其他准则,如最小方差准则、最大似然准则、预报误差准则等。

（3）辨识算法：对于给定的候选数学模型集，根据辨识准则建立模型的方程组后，系统辨识变成极值优化计算问题。不同的辨识准则结合不同的优化方法可以构成不同的辨识算法。辨识算法的种类很多，按其计算方式可以分为一次完成算法、递推辨识方法和迭代辨识方法；按其实时性可以分为在线辨识方法和离线辨识方法，前者在系统运行过程中边测量边辨识，通常采用递推算法逐点进行辨识，不断用新测量数据修正当时的估计值；后者称为事后处理，即先记录或存储实验时的一批输入与输出数据，待实验后统一处理。

按其优化方法的不同，可以将辨识算法分为最小二乘估计算法、最小均方估计算法、梯度估计算法、随机逼近估计算法、极大似然辨识算法、递阶辨识方法、贝叶斯辨识方法等，时不变参数估计方法和时变参数估计方法，以及随机参数估计方法等。

2. 系统辨识的内容和步骤　系统辨识主要包括实验设计、模型结构辨识、模型参数辨识、模型验证四个方面。对于一个给定的系统，辨识流程大致如图 10-2 所示。

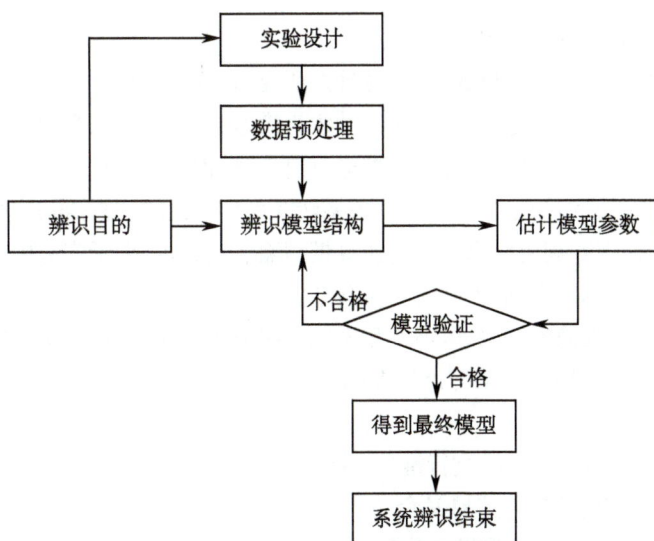

图 10-2　系统辨识基本流程图

对于系统辨识，往往是一个多次重复辨识、验证，以得到最佳辨识模型的过程。如图 10-2 所示，系统辨识的首要步骤是明确辨识目的，根据具体应用背景与场景，确定辨识精度与方法。根据辨识的目的，利用先验知识，初步确定模型的结构，采集数据并进行适当处理，接着进行模型结构和参数辨识，最后通过验证得到最终的模型，具体模型验证方法将在本节第三部分中详细介绍。

（三）生物医学仿真的基本方法

1. 仿真的基本算法　仿真算法是将系统结构模型或量化分析模型转换成适合于计算机编程运行的一类数字仿真算法。一般在仿真中，通过计算机对数学模型进行数值评估，通过实验收集测量数据来估计该模型的期望特征，并与真实系统观测值进行比较。在生物医学领域，根据生理系统特性，系统仿真算法主要有以下两种：

（1）集中参数系统数字仿真算法：集中参数系统的数学模型通常由一阶常微分方程组表示。常用的仿真方法有数值积分法、离散相似法、置换法、根匹配法、增广矩阵法等。其中数值积分法与离散相似法均为离散化算法。因为从本质上讲，连续系统的数字仿真就是建立一个与该系统等价的离散模型（差分方程）。离散相似法与数值积分法区别在于，离散相似法每一步计算量较小，稳定性也明显较高，因而其步长也较大；但通常只适合线性定长系统的仿真，存在一定局限性。而根据系统的属性特征，可以将集中参数系统的仿真算法分为线性系统仿真算法、一般非线性系统仿真算法、病态系统仿真算法等。

（2）分布参数系统数字仿真算法：分布参数系统一般由偏微分方程描述，常用的仿真算法主要有有限差分法和有限元法。由于一些实际系统的定解问题往往不具有解析解，或者其解析解不易计算，因此需要采用可行的数值解法。有限差分法和有限元法就是其中两种常见的数值解法。利用差分法求解，即从初始值出发，沿着时间增加的方向，通过构造差分格式，逐步求出微分方程的近似解。有限差分法具有结构简单、操作灵活以及通用性强等特点，方便在计算机上实现。有限元方法就是将连续的求解域离散为一组单元的组合体，用在每个单元内假设的近似函数来分片表示求解域上待求的未知场函数，近似函数通常由未知场函数及其导数在单元各节点的数值插值函数来表示。从而使一个连续的无限自由度问题变成离散的有限自由度问题。

2. 仿真的实现　系统仿真与系统建模的关键一步均是建立模型，区别在于系统仿真需要在系统建模后将建立的数学模型转换为仿真模型，进而在计算机上进行仿真实验。因此，系统仿真的首要工作是建立数学模型和仿真模型。实现仿真的物质实体是仿真计算机和仿真软件，而仿真实验则是仿真过程中的主要活动。

系统仿真过程一般分为以下步骤：

（1）提出问题：根据研究背景及目的，提出并确定所要研究的问题。

（2）系统建模：由所提出的问题出发，将系统抽象为模型，一般生物医学建模主要建立数学模型。

（3）收集数据：开展实验收集数据，并对数据进行定义、标识。

（4）仿真建模：将数学模型描述的数学逻辑关系转换为计算机的仿真语句序列。

（5）装载：设计仿真实验，利用仿真软件将仿真模型输入计算机，记录实验中的模型变量。

（6）仿真实验：运行仿真模型，输出并记录实验结果。

（7）分析结果：分析仿真输出结果，可与实际系统观测值进行比较，用评价准则函数进行评估。

（8）完善模型：根据仿真输出结果与评价准则函数，对模型进行修改和完善，反复实验并分析，直至取得满意的结果为止。

（9）系统维护和文档：对仿真模型进行维护，并形成文档记录仿真情况。

（四）生物医学建模与仿真常用工具简介

1. Simulink 简介　生物医学建模与仿真的常用工具有很多，这里简要介绍其中应用较广泛的 Simulink 软件。Simulink 是 MATLAB 最重要的组件之一，它操作简便、功能强大，为使用者提供了一个动态系统建模、仿真和综合分析的集成环境，是一个结合了框图界面和交互仿真功能的非线性动态系统仿真工具和可视化仿真平台。近几年来，Simulink 已广泛应用于信号处理、电力系统、通信、控制、视频及图像处理等与生物医学工程交叉的领域。

2. Simulink 系统建模与仿真的实现　使用 Simulink 进行系统建模与仿真主要包含：建立仿真模块、设置模块参数与属性、连接仿真模块和运行仿真四个流程，其具体实现步骤如下。

（1）绘制系统草图：在建模前先将所要仿真的系统根据功能划分成几个小的子系统，选择 Simulink 已有模块库中的模块搭建子系统并绘制系统草图，体现系统结构的层次性，方便后续在 Simulink 上建模与仿真，以及分析排错。

（2）建立仿真模块：启动 Simulink 命令，新建一个空白模型，在 Simulink 模块库中选择所需模块并拖到空白模型窗口中，根据系统草图进行布局。如果系统较复杂，可通过子系统的方式将实现同一功能的模块和信号进行封装，添加层次结构，方便明晰。

（3）设置模块参数与属性：在所建立的模型窗口中，通过选中相应的模块，右击鼠标，选择"Block parameters"选项，即可打开该模块的参数设置对话框进行设置。

（4）连接仿真模块：根据草图及功能布局，连接对应的仿真模块。每个模块一般都有一个或者多个输入口或输出口，输入口通常为模块左边的">"符号，输出口通常为模块右边的">"符号。

（5）运行仿真：当参数设置和模块连接完成后，保存模型，模型文件一般后缀名为 .mdl。运行仿真，观察仿真结果。

（6）调试模型：若仿真结果与预想结果不符，需按照可能弹出的错误提示框排查出错原因，并检查选取模块是否合适、模块连接是否有误，以及模块属性和仿真参数设置是否有误。若仍运行有误，需分层对模型进行调试，以查看模型运行在哪一级出错，直至排错完成，保存模型，记录仿真结果。

（7）验证模型。

三、模型的验证

校核、验证与确认（verification，validation and accreditation，VVA）是仿真建模中必不可少的环节，用来确保模型符合行业规范，并满足其应用需求。校核、验证与确认是质量管理系统 ISO 9000 等的重要组成部分。根据美国 PMBOK（Project Management Body of Knowledge）指南，校核是指关于一个产品、服务或系统是否符合规定、要求、行业规范或使用条件的评价，而验证是要评价一个产品、服务或系统是否符合用户的需求。本部分主要介绍模型的验证，包括模型验证的分类、内容、方法等。

（一）模型验证的分类

根据模型的应用，及验证的不同时间、条件、需求，验证可分为前瞻性验证（prospective validation）、回顾性验证（retrospective validation）、同步验证（concurrent validation）、全面验证（full-scale validation）、部分验证（partial validation）、交叉验证（cross-validation）、再验证（re-validation or periodical validation）等。

1. 全面验证与部分验证 全面验证是指对模型的全部性能进行验证，通常在模型正式投入应用前进行。部分验证是相对全面验证来说的，是指由于时间、条件等原因，只对模型的某几个重要方面（如精确度、可重复性等）进行验证。如验证某一心血管模型估测中心动脉脉搏波的准确性时，通常首先验证其准确度和可重复性，再考虑系统的其他性能。

2. 交叉验证 在预测问题中，为了验证模型的性能，通常将数据集分为两组，一组为训练集，一组为验证集。训练集用来训练模型，获取模型参数；验证集用来验证模型的精度、性能。当样本量相对较小时，无法保证单一的分组方式可以代表整个样本集，即数据集的分组存在偶然性，这时较常用的方法就是交叉验证。交叉验证在生物医学建模与仿真中较常用，是一种用来评价模型对某一数据集的普适性的方法，尤其适合样本量偏小的情况。总的来说，交叉验证就是采用多种分组方法将数据集分为训练集和测试集，从而保证评价模型对数据集的普适性的方法。

（二）模型验证方法

1. 主观确认法 直观地评价方法的有效性，比较容易掌握和使用，可用于对方法有效性的初步评价，但很大程度上受到分析人员主观意志的影响，同时也受分析人员经验的限制。

2. 动态关联方法 包括回归分析方法、灰色关联度方法等，适用于多维输出数据，对数据没有独立分布的要求。这两种方法都可以用来分析两种方法之间的关联程度，或一个模型中各参数对模型的影响。如评价动脉硬化程度的指标有很多种，如颈动脉-股动脉脉搏波传播速度（carotid-femoral pulse wave velocity，cf-PWV）、脉搏波增强指数等，通常可采用回归分析或灰色关联度方法分析在动脉硬化程度不同时，脉搏波增强指数与脉搏波传播速度（金标准）的关联程度。

3. 数理统计方法 在生物医学工程领域，数理统计方法是应用最广泛的模型验证方法，主要包括参数估计、参数假设检验、非参数假设检验等内容。

（1）参数估计方法：在验证模型的性能时，常常需要根据已有的有限数据，分析或推断数据反映的本质规律，即根据样本选择统计量去推断总体的分布或数字特征等，这就是参数估计。参数估计主要包括点估计、区间估计和递推参数估计等，生物医学建模仿真领域常用的是点估计和区间估计。

点估计可以依据样本估计总体分布中所含的未知参数（如数学期望、方差等）或未知参数的函数。

区间估计是依据抽取的样本，根据一定的精度的要求，构造出适当的区间，作为总体分布的未知参数的真值所在范围的估计。置信区间是区间估计理论中最基本也最常用的概念。置信区间展现的是这个参数的真实值有一定概率落在测量结果的周围的程度。

（2）参数假设检验方法：在假设检验中，若总体分布的类型已知，但某一参数未知，而假设检验只涉及对该未知参数的检验,则称该检验为参数假设检验。验证生物医学模型时常采用的参数假设检验方法主要包括 t 检验、F 检验和 χ^2 检验等。

参数检验只有在关于总体分布的假设成立时,所得出的结论才是正确的。在总体分布未知的情况下进行的假设检验称为非参数假设检验。参数检验中的方法在非参数检验中都可以找到一个或几个对应的检验方法。如 t 检验可以对应非参数检验中的两个独立样本的中位数检验或秩和检验。

四、生物医学建模与仿真实例

这部分通过介绍两种常用的心血管系统模型来说明生物医学建模与仿真的过程和方法。心血管建模通常是指通过数学或物理模型仿真心血管系统的物理状态,从而将复杂的心血管系统简单化、数字化、形象化。初步介绍基于心血管数学模型的中心动脉压的无创估测方法和 CircAdapt 模型的心血管系统仿真模型。

(一) 实例研究一:基于系统辨识的中心动脉压无创估测

中心动脉脉搏波是指升主动脉根部的压力波形,蕴含丰富的心血管系统状态的信息,可以用来预测和诊断心血管系统疾病。因而,中心动脉压的无创检测至关重要。目前,常用的方法是通过建立心血管系统的数学模型或力学模型,采集外周动脉脉搏波,重建中心动脉脉搏波。在现有方法中,应用最广泛的是自回归各态历经(auto regressive eXogenous,ARX)数学模型。基于采集的主动脉与肱动脉脉搏波数据,采用最小二乘法辨识模型的参数,得到 ARX 模型。为验证模型的精度,现从以下几个方面验证模型的性能。

首先通过主观确认法初步判断模型的性能,即对比重建与实测的中心动脉脉搏波形(图 10-3,见文末彩图)。

另一方面,由于临床应用时需要提取重建的中心动脉脉搏波形的一些特征参数,可通过重建波形预估的特征参数与实测波形计算得到的特征参数的对比来定量地判断模型的精度。图 10-4(见文末彩图)为中心动脉 SBP 预估值与实测值的 Bland-Altman 对比图。注意,这里的 Bland-Altman 表示的是估测值与真值之间的对比,即描述的是模型的精确度,而不是模型的可重复性。由图可知,预估的与实测的收缩压表现出较高的一致性。收缩压的平均误差基本为零,其置信区间为 $[-6,6]$。

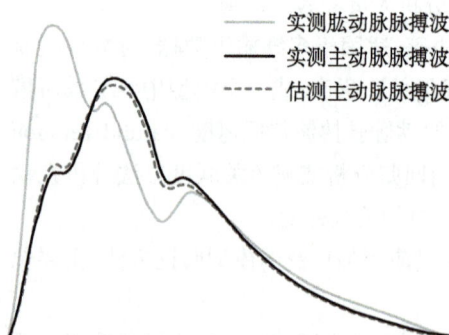

图 10-3　重建的中心动脉脉搏波、实测的中心动脉脉搏波及实测的肱动脉脉搏波的对比

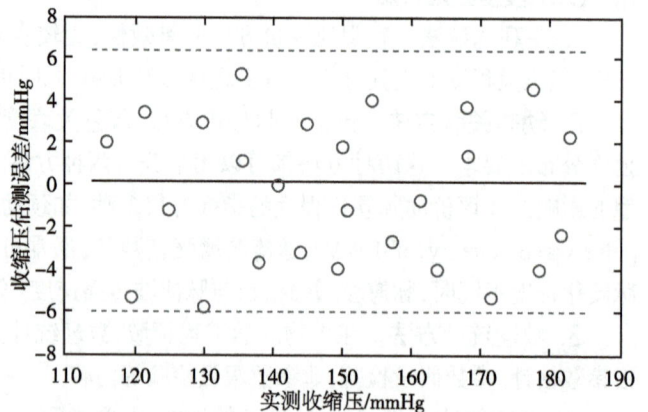

图 10-4　采用 ARX 模型预估的中心动脉收缩压与实测的中心动脉收缩压对比

由以上分析可知,采用通用 ARX 模型可以较好地估测中心动脉脉搏波的波形。从临床应用角度考虑,可实现中心的动脉收缩压及射血时间的精确估测。

(二) 实例研究二:基于 CircAdapt 模型的心血管系统仿真

CircAdapt 是荷兰马斯特里赫特大学开发的模拟人类心脏和循环系统的数学模型,并在此基础上开发了开源的 CircAdapt 模拟软件。该模型全面考虑了人体心血管系统的重要血流动力学特性,是心血管仿真模拟的典型例子。由于其并未充分考虑心血管系统的细节(如动脉树的分布等),目前多用于教学。

CircAdapt 模型可以实时仿真出心血管内的多种血流动力学信号,如心脏各个腔内以及大血管内的压力、心房和心室的容积或心脏瓣膜的血流量。它是由多个模块组成的网络,包括心肌、心脏瓣膜、大血管、外周血管系统等(图 10-5,见文末彩图)。大血管和静脉由非线性弹性血管表示;心房和心室由可收缩的心肌组织构成的腔体来表示;三个心肌壁(左心室壁、室间隔、右心室壁)在同一处连接在一起,组成左心室和右心室;通过保持连接点的张力稳定模拟了左心室和右心室之间的相互作用。心肌组织由非线性弹性材料模拟,这些心肌组织中包含有去极化后可收缩的心肌纤维。心肌组织的机械特性(应力-应变关系)用来描述左右心室的压力-容积的关系。血管和心室之间通过心脏瓣膜相连,心脏瓣膜可以造成血流惯性和伯努利压力损耗(伯努利效应)。外周动脉血管和肺动脉血管通过一个非线性阻抗模拟。采用一个环绕整个心脏的被动弹性薄膜模拟心包膜。

CircAdapt 软件的主界面如图 10-6(见文末彩图)。其中 "Reference" 表示正常状态下适龄人的血

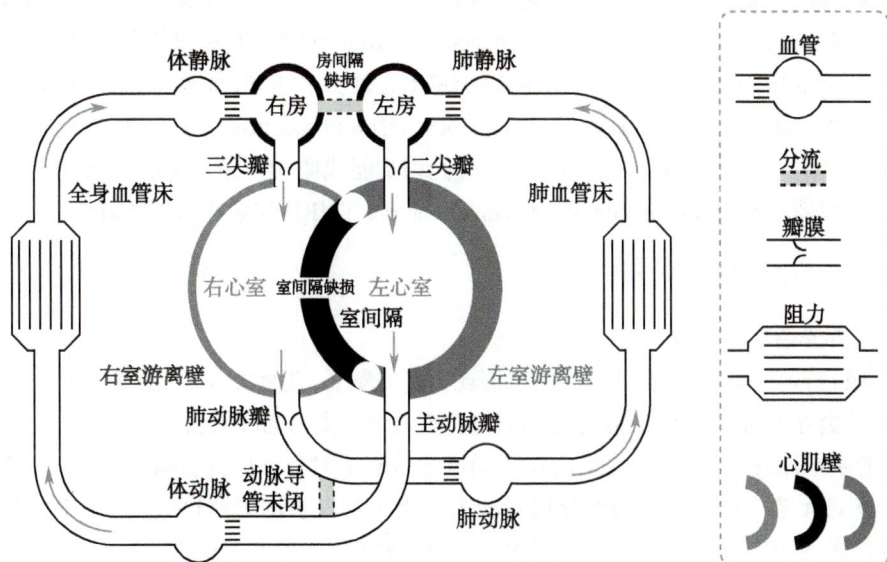

图 10-5　CircAdapt 模型的设计

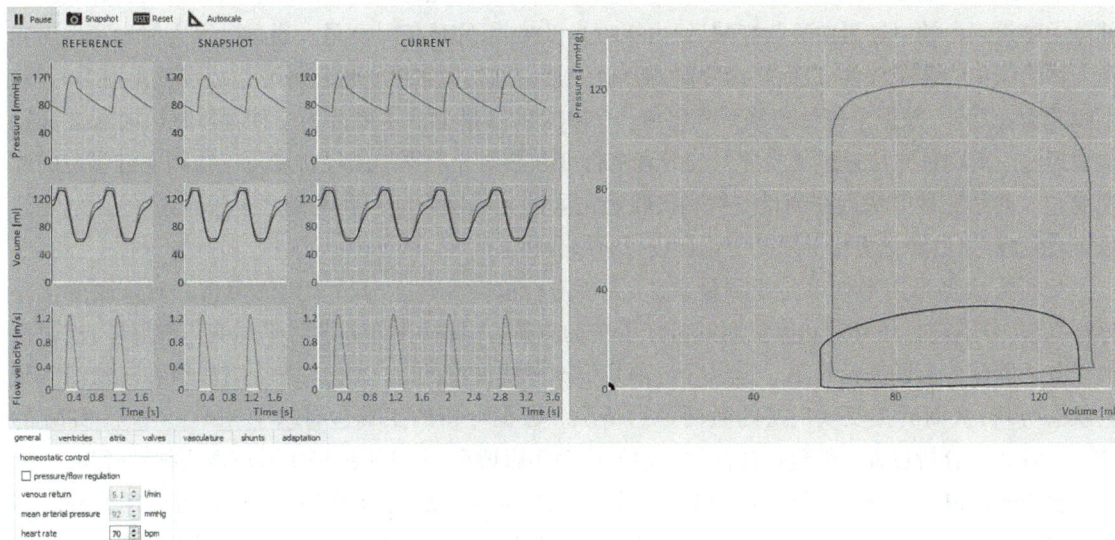

图 10-6　CircAdapt 软件主界面

压波形，"Snapshot"是快照功能，用于把当前的瞬时波形截图保存下来，"Current"是当前参数下的实时波形显示，最右侧可以显示左心室、右心室、左心房、右心房四个腔室的容量-压力环，图10-6只显示了左右心室的容量-压力环。界面下方可以设置心血管系统心室、心房、瓣膜、血管的生理参数，可以模拟室间隔与房间隔缺损、动脉导管未闭等非正常心血管状态，还可以模拟人体在安静到运动状态下心血管状态的变化。

(徐礼胜)

第二节 神 经 成 像

一、神经影像概述

目前有多种测量神经活动和神经功能的方法，包括相对直接的记录方式：如脑电图（electroen-cephalography，EEG）、皮层脑电图（electrocorticogram，ECoG）、脑磁图（magnetoencephalography，MEG）技术；或者间接地记录神经细胞代谢活动的成像：如正电子发射断层成像（positron emission tomography，PET），磁共振波谱（magnetic resonance spectrum，MRS），血氧水平依赖效应功能磁共振成像（blood oxygen level dependent fMRI，BOLD-fMRI），磁共振扩散加权成像（diffusion weighted imaging，DWI）及近红外光谱功能成像（functional near infrared spectroscopy，fNIRS）等。

下面重点介绍代表性的几种方法，包括近红外光谱功能成像、脑电图、脑磁图、正电子发射断层成像、功能磁共振成像（functional magnetic resonance imaging，fMRI）和磁共振扩散成像。

二、神经影像技术及应用

(一)近红外光谱功能成像

大脑在执行特定任务时，兴奋的神经元会消耗更多的氧气，进而会引起相应脑区的局部脑血流量升高，所以也就会导致血液中氧合血红蛋白的升高，脱氧血红蛋白的降低。

fNIRS的基本原理是：利用血红蛋白在不同氧合状态下对近红外光具有不同吸收谱这一特性，使用近红外光对大脑中血红蛋白的变化进行测量。当不同波长的光照进大脑组织时，不同的物质因为对近红外光的吸收率不同会发生不同程度的吸收和散射，如水主要吸收900nm以上的近红外光，而血红蛋白吸收集中在600~900nm频段的光，且相应的吸收程度存在差异。因此，fNIRS选用700~1 000nm的近红外光进行脑功能成像。此范围的近红外光进入大脑组织后，大部分会被散射，小部分由脑组织内的血红蛋白吸收衰减后，由接收光极接收，完成信号测量。通过计算入射光和出射光在人体组织中的衰减程度，进而间接测量得到血红蛋白的相对浓度。近红外光谱成像仪由发射光源、接收光源探测器、数据采集处理单元等组成。fNIRS的测量方法主要分为三种：频域法、时域法和连续波形法。前两种方法通过测量散射光的衰减程度和散射光的平均路径长度可以得到血红蛋白的浓度变化。而第三种方法则在测量发射和接收极之间的光强度衰减程度基础之上进行朗伯-比尔定律修正，将血红蛋白转化为相对浓度变化再进行后续分析。

分析方法多采用平均单曲线测量方法，主要进行浓度变化差分析和延迟分析。对浓度变化差分析来说，分别进行任务期和休息期的血红蛋白的测量，对比得出任务期时平均变化浓度差，进而反映任务功能区皮层的激活情况。延迟分析则是根据曲线波峰的时间位置，开展对照组和正常组的延迟状态分析，进而间接反映皮层的激活延迟情况。数据分析的工具包有基于MATLAB和SPM的SPM-fNIRS。分析过程一般包括数据预处理如运动伪影矫正等；分析模型多采用通用线性模型。

自Jobsis FF首次提出近红外光谱成像仪之后，fNIRS逐渐被用来进行脑科学方面的研究。与fMRI相比，由于NIRS近红外光的穿透能力有限（厘米级），因此常用来测量大脑皮层的功能状态。但其成本较低、便携性强，具有较高的时间分辨率，因此可以进行实时监测。

目前 fNIRS 已经在语言研究和精神疾病研究如抑郁症等取得了一定的进展。当然,fNIRS 空间分辨率相对较低,且由于穿透深度有限,大脑颅骨对近红外光的散射也产生了一定的影响,因此局限于皮层区域的研究,对深度大脑功能研究的价值有限。

(二) 脑电图神经成像

脑电图(EEG)神经成像技术的生理基础为大脑中的脑电信号。人脑中存在大量神经细胞,能够自发产生电信号或在外界刺激下产生诱发电信号,经由突触连接而成的网络进行传导。脑电信号由大脑神经元突触后电位整合而成,是脑神经细胞群电生理活动的综合反映,蕴含着丰富的生理信息。

脑电信号强度很小,一般为 $10\sim100\mu V$,频率范围为 $0.5\sim100Hz$,其中主要信息集中于 $0.5\sim35Hz$ 内。国际上将脑电信号按照波的重复节律不同,统一分为 δ、θ、α、β 四个主要频带,其中 α 波和 β 波统称为慢波,δ 波和 θ 波称为快波。各波段特点如下:

(1) δ 波:频率 $0.5\sim4Hz$,幅度 $10\sim20\mu V$,主要分布于大脑额部,只发生于皮质内,一般出现于儿童、深度睡眠的成年人或严重器质性脑疾病患者。

(2) θ 波:频率 $4\sim8Hz$,幅度 $20\sim40\mu V$,主要由大脑额区、颞区产生。θ 波是中枢神经系统抑制状态的表现,一般出现于成年人疲倦时,若清醒状态下产生高 θ 波则为异常。

(3) α 波:频率 $8\sim13Hz$,成人振幅 $10\sim100\mu V$,儿童较高。α 波是成人的基本节律脑电,是大脑皮层处于清醒、放松状态时的主要电活动,呈正弦波形状,波幅会周期性地逐渐升高和降低。

(4) β 波:频率 $14\sim30Hz$,振幅 $5\sim30\mu V$,主要分布于大脑额叶、颞叶和中央区域。β 波多出现于注意力集中、思考或情绪紧张时,是大脑皮层紧张激动时的主要表现,常以在病理波上叠加的形式出现。

记录脑电信号有两种方式,一种使用非植入式头皮电极,另一种使用植入式皮层电极。两种方式各有优劣,所测量的脑电信号特征有一定区别。头皮脑电的采集无创,可以做大量实验,但目前能达到的较多通道数为 128,空间分辨率低。皮层脑电(颅内脑电)与头皮脑电相比,具有高的空间分辨率和高的信噪比,但由于信号采集为有创,通常只能借助患者神经外科手术实现信号采集,无法做大量实验。因此现有研究中采集的脑电多为头皮脑电。

由于采集到的原始 EEG 信号微弱且背景噪声复杂,需要进行特征提取以获得有效信息。EEG 特征提取方法包括两大类:

传统 EEG 特征提取主要集中在时域、频域、空间特征的提取上。原始 EEG 信号为多通道时域信号,从时域上对信号进行分析往往难以看出明显规律。时域分析方法较少,已有方法包括周期幅值分析方法、自回归模型(auto regressive,AR)等。频域分析方法包括傅里叶变换、小波变换等,研究频域中各子带信号特征。多通道 EEG 信号来自分布于头皮不同位置的电极,蕴含大脑活动的空间信息,可通过主成分分析(principle component analysis,PCA)、独立成分分析(independent component analysis,ICA)、共空间模式算法(common spatial pattern,CSP)等提取有效空间信息。

第二类是基于深度学习的 EEG 特征提取算法。相较于传统方法,不再受限于某一类的脑活动信号,不再依赖于对 EEG 信号的充分认识,而且能够分层提取 EEG 时空及频域特征信息。这类算法有:①深度信念网络(deep belief network,DBN);②深度自编码器(deep auto encoder,DAE);③卷积神经网络(convolutional neural network,CNN);④循环神经网络(recurrent neural network,RNN)。DBN 与 DAE 现已不常用,CNN 以其对结构化数据的良好性能、RNN 以其对序列数据的良好性能而得到广泛应用。

EEG 具有高时间分辨率的优点,能够充分挖掘脑信号中的时间和频率信息,在脑功能及脑疾病诊断中应用广泛。

在临床上,EEG 常用于鉴别脑器质性和功能性病变,如癫痫预测及诊断,肿瘤诊断等。对脑外疾病如代谢紊乱、内分泌紊乱、中毒等所引起的中枢神经系统紊乱,EEG 也有临床价值。对于精神性疾病,如抑郁症、精神分裂症,可做 EEG 排查。此外,EEG 在疾病随访中也可作为一种观察方法,可指导抗癫痫药的使用等。

在脑神经科学领域,可通过构建基于 EEG 的功能性脑网络、因效性脑网络,来研究脑功能;可通过基于高频皮层脑电技术,来实现对大脑语言等功能区的定位。随着脑认知学科发展,基于脑电的情绪识别成为新型情绪识别的重要方法之一;可通过 EEG 信号评价特殊人群,如阿尔茨海默病、吸毒者等的认知损伤程度。通过对人夜间睡眠时的 EEG 信号进行采集分析,可研究人的睡眠分期、睡眠质量,对提升睡眠质量具有指导意义。在脑机接口的研究中,从 EEG 信号中可识别出语义信息,转化为控制指令以控制设备执行任务。

(三)脑磁图成像

脑磁图(magnetoencephalography,MEG)是一种非侵入性的脑功能成像技术。通过测量微弱的脑磁场信号,MEG 可直接反映大脑皮层活动,并解析出皮层中神经电生理活动的空间分布。这种技术的时间分辨率达毫秒量级,空间分辨率为 2~3mm。相比于 PET 与 fMRI 等依赖于活体代谢过程或血氧水平变化的脑功能成像技术,MEG 具有测量直接、高时间分辨率等突出优势。

脑磁场是由生物电流产生的磁场。当神经系统受到外界刺激时,大脑皮层特定区域的活动被激发。此时,细胞膜内外的离子由于离子浓度梯度定向移动而产生电流。电流不断变化产生了生物磁场。通常可将产生生物电流的神经元视为一个电流源,其产生的生物磁场可穿透脑组织和颅骨。利用探测器阵列测量并记录头皮表面的磁场变化即可得到脑磁图。由于对于球对称导体,只有垂直于球体表面的电流分量才对导体外磁场有贡献,故而 MEG 主要反映了来自皮层裂沟的神经活动。而这正是所有大脑中所有感觉皮层分布的地方,因此 MEG 对人体感觉系统研究具有重要价值。

由脑磁图可以解析出脑内信号源的精确位置与强度,进而可以用于研究大脑功能。MEG 研究的主要问题是根据测得的脑磁场值重建皮层内的信号源分布。

脑磁图测量系统主要由磁屏蔽室、探测器、计算机和专用神经刺激系统组成。脑磁场极其微弱,因此需要良好的磁屏蔽室,去除外界磁场的干扰,如地磁场。微磁场探测器主要包括磁通变换器和超导量子干涉器件(superconducting quantum interference device,SQUID)。其工作原理是:脑磁场会随距离的增加而迅速减弱,当这样的磁场靠近两个大小相等的超导线圈时,远近两线圈感受到的磁场强度不同,因此感应出的电流大小也就不同,这种电流的差异,可以通过超导线圈的失超导技术转换成电压信号,并由此电压信号可推算出该检测点磁场强度。MEG 信号探测器由超导传感器阵列组成,覆盖全头的 MEG 探测器可配备 250 个以上传感器。

MEG 主要应用于两大方面:脑疾病诊断应用和大脑功能研究。脑疾病应用方面有:诊断识别癫痫病灶,诊断帕金森病、精神病,神经外科手术前皮层功能区(如语言学、记忆、感觉运动等功能区)定位,功能性疾病(如戒毒)的外科治疗等。MEG 还促进了神经发育紊乱疾病的研究。自闭症在病理学上与临床学上表征复杂,目前主要通过行为学表征诊断。MEG 作为一种可直接反映脑活动的神经影像技术,可通过对听觉、视觉、体觉系统和大脑高级功能的观测评估,有效辅助自闭症神经生理学机制的研究。研究人员还尝试利用 MEG 进行产前胎儿感知系统发育进行评估,这对高风险人群产前诊断具有重要意义。

在大脑功能研究方面,MEG 已经用于脑神经科学、精神医学和心理学等各个领域的基础研究。例如,近年来,利用 MEG 研究大范围脑神经网络中长距离功能性神经连接(functional connectivity)备受关注。

(四)PET 成像

正电子发射断层成像(positron-emission tomography,PET)是一种核医学功能成像技术,用于观察活体内代谢过程。神经 PET 成像中,正电子发射放射性同位素通常由回旋加速器产生,这些被标记的放射性示踪剂被注射进入人体并最终通过血液循环进入大脑,参与新陈代谢。PET 扫描仪系统检测体内的由发射正电子的放射性核素间接发射的伽马射线对,然后计算检测器收集的数据来重建放射性示踪剂在大脑中分布的图像。其中较为常用的示踪剂是用于反映神经递质活性的不同方面的各种配体,最常用的 PET 示踪剂是葡萄糖的标记形式,例如[^{18}F]-FDG(fludeoxyglucose,氟代脱氧葡萄糖)。

PET 神经影像能对在正常情况下和疾病状态下的脑功能提供独特的信息。PET 不仅能够提供代谢变化的空间定位,而且能够量化其分布,这对于临床应用具有较高价值。例如,使用[^{18}F]FDG 进行葡萄糖代谢脑成像对于评估顽固性癫痫发作、鉴别癫痫灶和帮助手术计划具有重要价值;脑葡萄糖代谢也有助于诊断痴呆等神经退行性疾病,已有诸多文献报道阿尔茨海默病、痴呆和额颞叶变性等几种变体具有不同的典型代谢减退模式。最近,随着美国联邦药物管理局对[^{18}F]氟比卡必尔(florbetapir)成像的批准,PET 脑成像达到了另一个里程碑,可用于检测淀粉样斑块在脑中的累积,是阿尔茨海默病的主要组织病理学标志。这或许翻开了新兴示踪剂的篇章,在不久的将来,期待新的 PET 示踪剂可以改善更多临床应用(包括帕金森病和创伤性脑损伤)中的诊断和预后信息。

目前最新的 PET 技术是飞行时间(time-of-flight, TOF)-PET,该技术可以测量记录两个光子的到达时间,通过计算到达时间之间的差异,将信号源的位置缩小到某一部分。此外,使用 TOF 信息可以提高图像的信噪比。

(五) 磁共振扩散成像

磁共振扩散成像能够检测组织的水分子布朗运动,其基本的成像原理是通过施加额外的扩散编码梯度使信号由于水分子的扩散运动而产生强度衰减,形成扩散加权对比度。水分子的扩散运动受到组织结构的约束,具有各向异性的扩散特点。通过检测水分子扩散运动的强度、各向异性、方向等信息,可以间接了解组织的结构特性与变化。扩散成像是一种重要的神经影像技术,它可以用于多种神经疾病的诊断,例如多发性硬化症、脑卒中等,还可以用于大脑神经纤维束追踪,进行大脑结构连接的分析。目前,人脑连接组计划(human connectome project, HCP)所依赖的主要技术之一便是扩散成像,旨在通过扩散成像数据绘制精细的人脑神经结构连接网络。

为理解扩散梯度编码的原理,首先需要理解 MRI 成像中信号的散相(dephasing)与聚相现象(rephasing)。根据拉莫公式,磁共振信号的进动频率由磁场强度决定,假设只存在主磁场 B_0,则进动频率 ω 为:

$$\overline{\omega} = \gamma B_0 \tag{10-3}$$

γ 为旋磁比。通过施加额外的空间变化的梯度磁场,能够使不同位置产生不同的进动频率:

$$\omega(r) = \gamma B_0 + \gamma g \cdot r \tag{10-4}$$

该公式中 r 是对应信号的空间位置。具有不同频率的信号经过时间积累会产生不同的相位,若是在像素内产生了不同相位的信号,称之为散相。散相时,因为像素内不同信号的相位差异,其信号之和的幅值会减小,造成整体像素值的降低。当施加了随着空间位置变化的梯度场时,因为不同位置的磁场强度不同,产生了频率和相位的差异,即散相。若在其后施加一个相反的梯度编码,则会抵消之前产生的相位差异,信号之和的幅值得到完全恢复,称之为聚相。

然而,当存在水分子扩散运动时,像素内水分子的位置会产生变化,这就使得信号即使通过了相反的梯度编码,仍然无法聚相,从而产生信号衰减。这种因水分子扩散运动造成的信号衰减是扩散成像的基本原理。需要注意的是只有沿着施加扩散梯度方向的运动才会破坏梯度编码的聚相,垂直于扩散梯度的运动理论上不会干扰聚相,这就使得我们能够通过施加不同方向的扩散编码梯度来得到组织水分子的不同扩散方向信息。

扩散加权成像(diffusion weighted imaging, DWI)是基于上述扩散信号衰减原理而产生的技术。不同于传统磁共振 T_1 或者 T_2 加权成像,扩散加权成像能够产生独特的图像对比度,当病变组织的水分子扩散性质产生变化时,能够反映在图像的幅值高低上。

在扩散加权成像中,最经典和常用的扩散编码技术为 Stejskal-Tanner 序列。如图 10-7 所示,在 90°激发脉冲后,施加第一个扩散梯度,然后在 180°聚相脉冲后施加第二个扩散梯度。两次扩散梯度完全相同,而 180°脉冲会将第一个扩散梯度产生的相位完全颠倒,因此在不存在水分子扩散时两次扩散梯度会完全抵消,而对于存在水分子扩散则根据梯度磁场强度与扩散方向对信号产生衰减。

平面回波成像是现在临床上最为常见的磁共振扩散成像采集方法,若整个 k 空间在一次激发内

Stejskal-Tanner序列

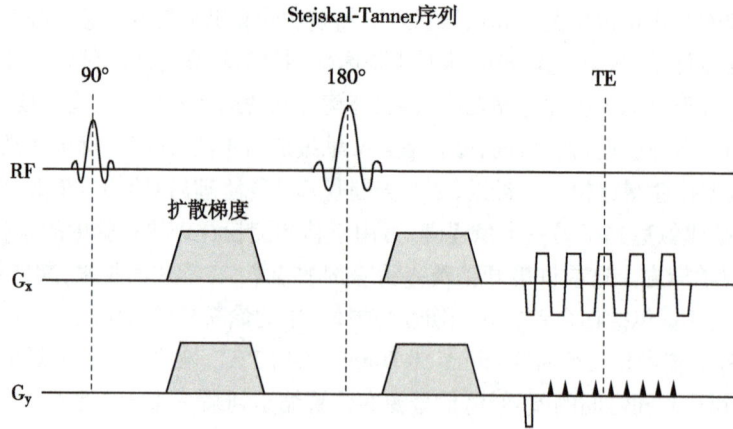

图 10-7　Stejskal-Tanner 序列示意图

扩散梯度场分别施加到自旋回波 180° 脉冲的两边。

完成采集,称之为单次激发平面回波成像(single-shot EPI,ss-EPI),基于该方法的扩散成像序列示意图如图 10-7 所示。

为了解决单次激发平面回波成像固有的图像变形、图像分辨率低,以及由于 T_2^* 的信号衰减造成的图像模糊等问题,学者提出了使用多次激发的平面回波成像。在扩散成像中,常见的多次激发平面回波成像序列包括交错采集平面回波成像(interleaved EPI,iEPI)以及分块读出平面回波成像(readout-segmented EPI,RS-EPI)。由于多次激发的每一次激发的数据读出时间变短,T_2^* 的信号衰减不明显,信号采集带宽变大,得到的图像变形小,解析度更高。

在磁共振扩散成像中,一般使用单指数模型表示信号的衰减程度:

$$S = S_0 \exp(-bD) \tag{10-5}$$

其中 S_0 和 S 分别表示施加扩散编码梯度前后的信号强度,D 表示扩散系数,b 表示施加的扩散编码梯度的强度。如果同时沿一个方向施加 2 个不同 b 值的扩散编码梯度,则可以由公式 10-5 拟合计算出扩散系数 D。实际中计算出来的 D 是一个像素内的平均扩散系数,因此 D 又被称为表观扩散系数(apparent diffusion coefficient,ADC),如图 10-8 所示。在人体中,正常的大脑白质 ADC 范围为

$b0$ 图像　　　　　　DWI　　　　　　ADC 图

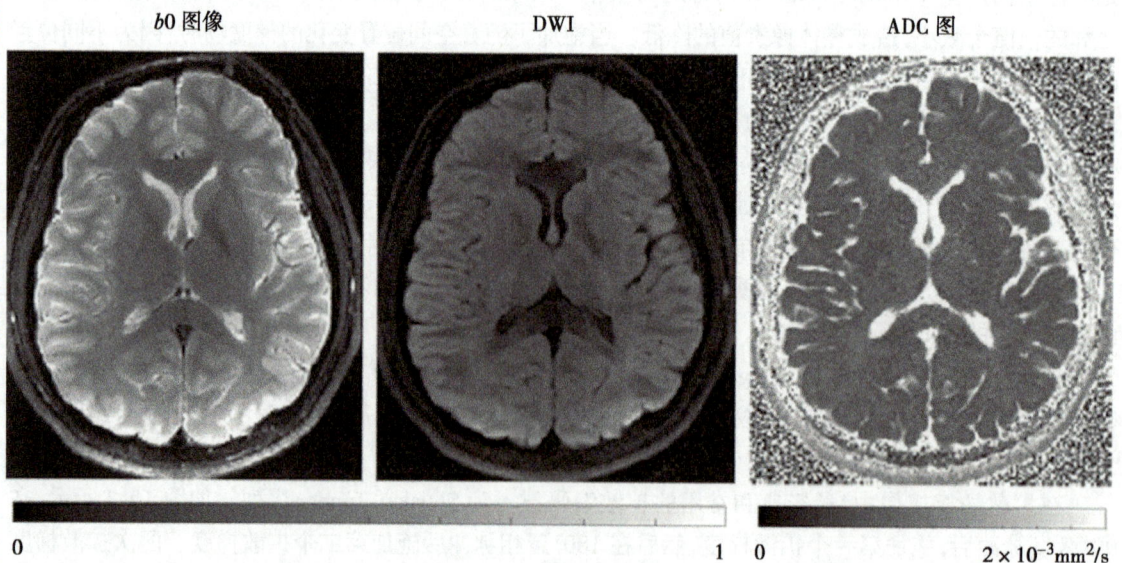

图 10-8　表观扩散系数

从左到右:没有施加扩散梯度的 $b0$ 图像,扩散权重图像(DWI)和拟合出来的 ADC 图($b0$ 图像和 DWI 图像用相同的窗宽窗位显示),可以看到施加扩散编码梯度后,图像信号明显衰减。

$(0.60{\sim}1.05){\times}10^{-3}mm^2/s$。值得注意的是，单指数模型在低 b 值的时候拟合比较准确，在高 b 值的时候，则需要使用更加复杂的模型来研究。

在生物组织中，水分子的扩散运动受到多种结构的影响，如大分子、细胞器、细胞膜和其他细胞以及亚细胞结构。这些结构在沿某些特定的方向限制水分子的扩散运动，这种现象叫扩散各向异性。只用 ADC 不能完整地描述具有扩散异性水分子的扩散特性。一种更好的方法是使用如下的二阶张量：

$$\mathbf{D} = \begin{bmatrix} D_{xx} & D_{xy} & D_{xz} \\ D_{xy} & D_{yy} & D_{yz} \\ D_{xz} & D_{yz} & D_{zz} \end{bmatrix} \tag{10-6}$$

式 (10-6) 中，每个 D 代表了沿着不同方向的扩散系数，下标 xyz 则是空间中的三个垂直坐标轴。公式的扩散张量矩阵 $\mathbf{D}$ 是在实验室坐标系下定义的，为了消除实际中扫描对象方向不同的影响，可以通过特征值分解，将扩散张量矩阵对角化成如下形式：

$$\mathbf{D} = \begin{bmatrix} \lambda_1 & 0 & 0 \\ 0 & \lambda_2 & 0 \\ 0 & 0 & \lambda_3 \end{bmatrix} \tag{10-7}$$

λ_1、λ_2 和 λ_3 为计算出来的特征值，每个特征值的特征向量对应一个扩散方向。其中最大的特征值称为主扩散系数，对应主扩散方向。一个更加直观的表述是：扩散张量在空间上表现为一个椭球体，而椭球体在各个轴方向的半轴长分别是 λ_1、λ_2 和 λ_3，如图 10-9 所示。

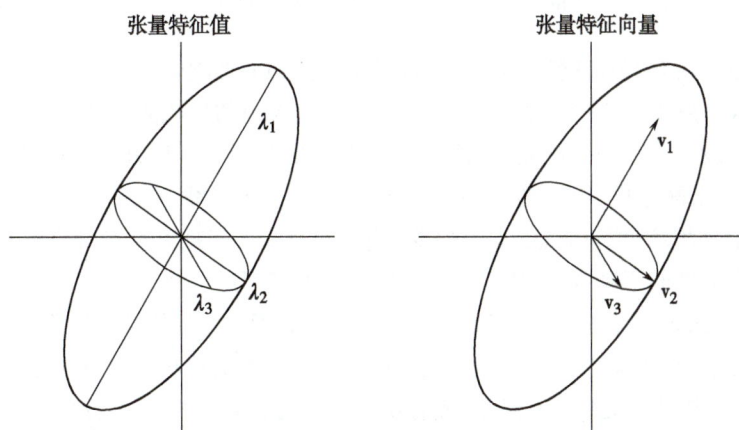

图 10-9　扩散张量模型示意图

扩散张量成像中每个像素的扩散强度可以通过扩散系数表示为椭球形分布。通过对扩散系数矩阵进行特征值分解可以进一步得到张量的三个特征值以及特征向量。

将三个特征值做平均，可以得到平均扩散系数 (mean diffusivity, MD)。为表示该像素扩散的各向异性，利用这些参数可以计算各向异性分数 (fractional anisotropy, FA)：

$$FA = \sqrt{\frac{1}{2}} \frac{\sqrt{((\lambda_1 - \lambda_2)^2 + (\lambda_2 - \lambda_3)^2 + (\lambda_3 - \lambda_1)^2)}}{\sqrt{\lambda_1^2 + \lambda_2^2 + \lambda_3^2}} \tag{10-8}$$

FA 取值为 0~1，越高说明各向异性成图越高。

这些参数是扩散张量成像中最为常用和重要的参数，能够体现组织的扩散强度及方向信息，对临床诊断的定量分析有重要作用。

为了计算扩散张量矩阵，至少需要施加 1 个 b 值(不包括 $b=0$)，且扩散编码方向不少于 6 个，这种技术也称为扩散张量成像(diffusion tensor imaging, DTI)。通过 DTI 成像可以得到平均扩散系数和部分各向异性图等。通常，还可以将主扩散向量的方向(对应特征向量 v_1)通过颜色编码显示出彩色 FA 图(color-coded FA, cFA)，更形象地展示扩散的各向异性，如图 10-10(见文末彩图)，绿色表示前后方向，红色表示左右方向，蓝色表示头足方向。

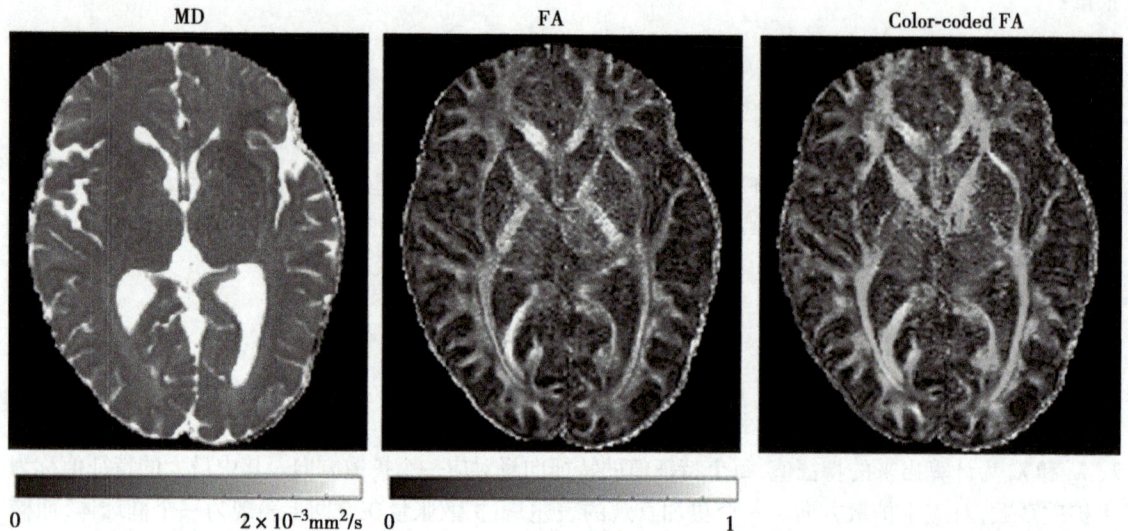

图 10-10　彩色 FA 图

从左到右：一个健康志愿者的平均扩散系数(MD)图，部分各向异性(FA)图和彩色编码部分各向异性(cFA)图。

神经纤维束主要由轴突和髓鞘组成，其中轴突又包括轴突细胞骨架和轴突膜。三种结构都会阻碍水分子垂直于神经纤维方向的扩散运动，沿着神经纤维走向的扩散能力高于垂直神经纤维走向方向。如果进一步假设水分子的主扩散方向即为某一位置的神经纤维束方向，则可以无创地映射神经纤维束走向，这一技术称为纤维束追踪(fiber tracking)技术。神经纤维束追踪的常见方法包括确定性(deterministic)追踪和概率性(probabilistic)追踪，确定性追踪基于现有神经纤维方向的最佳估计，而概率性追踪考虑到追踪的不确定性，从而可以评估连接的概率或可靠性。确定性纤维追踪的主要思想就是从初始点的局部张量方向出发获取下一体素的方向，通过重复执行该过程直到满足终止条件，比如超出大脑白质区域，体素局部各向异性(FA)过低等。该方法重建速度快，但由于单一纤维，使得前面节点的错误估计影响后面的追踪结果，而且由于纤维的交叉多方向，这种单一方向的追踪不足以表达这种情况。概率性追踪首先对张量模型和其他局部信息的不确定性进行估计，并对该不确定的概率密度分布进行采样，获得下一单位纤维段位置的信息进行追踪，重复上述过程直到终止条件结束。通过多次扫描获得统计信息的概率，决定纤维走向。概率性追踪一定程度上具有更好的抗噪性、更准确的白质纤维束结构，并在一定程度上解决了交叉追踪问题。这种方法能有效减少误差，但计算量和存储空间较大。

使用更加高级的扩散模型，如扩散波谱成像(diffusion spectroscopic imaging, DSI)和高角分辨率扩散成像(high angular resolution diffusion imaging, HARDI)等，还可以研究更加复杂的神经纤维结构，如弯曲和交叉的神经纤维束(图 10-11，见文末彩图)。

磁共振中的扩散成像技术是目前活体测量水分子扩散运动的唯一影像手段。它对神经科学的研究、脑疾病的诊断以及神经外科手术的规划与指导，具有非常重要的意义。在神经科学方面，扩散成像技术可以提供大脑结构连接信息。目前国内外已经有多个国家和地区开展了大脑结构组成和功能连接相关的重大研究项目。例如欧盟的连接组计划(CONNECT)，将纤维束示踪技术和微结构测量结合起来，以得到更好的人脑连接组。这对于理解大脑的结构和组织，以及神经系统疾病的发病机

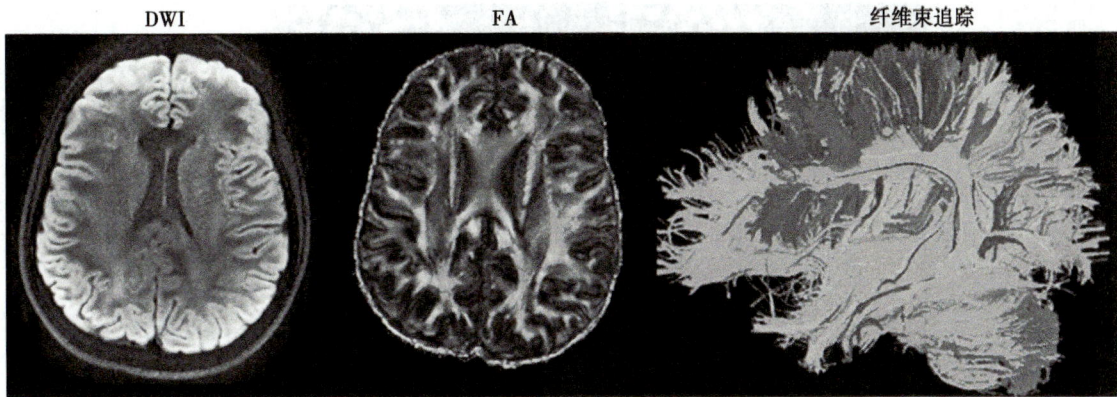

图 10-11 扩散加权成像、扩散张量成像和应用扩散成像计算得到的全脑白质纤维追踪图谱示意图

制,具有重要的意义。美国的人脑连接组计划(HCP),计划使用多模态的成像方式,采集 1 200 个健康成年人的数据,分析大脑的连接、功能以及个体差异。我国也在逐步开展自己的"脑计划"(脑科学与类脑科学研究计划)。这些研究项目都离不开磁共振扩散成像技术。在临床应用方面,纤维束成像结合导航技术可以帮助神经外科医生确定纤维束走向以及其和肿瘤的位置关系,在术前制定更加合理的手术方案,在术中更加直观地展现病变和周边纤维束的关系,从而避免损伤重要正常脑组织。所以 DTI 的神经示踪结合导航技术在大脑病变的诊疗方面极具应用价值。

(六)功能磁共振成像 fMRI

当大脑中的神经活动增强时,其相应脑区的耗氧量会增加,进而引发局部血流上升。但局部血流上升的幅度与消耗量不成比例,反而会大于消耗的比例,导致局部脑区有氧血红蛋白增加,而去氧血红蛋白浓度降低,使得磁共振信号发生改变,通过 MRI 可以检测大脑的活动状态。其中最普遍的功能磁共振成像是检测基于有氧水平依赖的 BOLD 信号,这种方法依赖于血流、血容量、血氧消耗、扫描参数等诸多因素,因此它并不能直接反应神经活动信号,容易受生理信号改变的影响。图 10-12 给出了 BOLD 信号产生的一种模型。

对于 fMRI 实验通常有两种模式,一种称作任务态,即被试在做任务或者接受外部刺激时来检测其大脑的 MRI 信号,然后与不做任务或不给予刺激时的 MRI 信号做比对,进行统计分析,计算特定的任务或者刺激引起的大脑功能激活。图 10-13 给出了任务态的 fMRI 实验步骤,图 10-14(见文末彩图)是视觉实验对应得到的视觉平层激活图。

另外一种是静息态,相对于任务态 fMRI,受试者只需放松、清醒地躺在 MRI 扫描仪中,不需要做任何实验刺激,然后采集一段时间的 MRI 图,比如 8 分钟,就完成了信息的采集。Biswal 等人在 1995 年通过分析低频(<0.1Hz)BOLD 信号发现,在非任务状态下,人脑中两侧半球的运动皮层 BOLD 信号具有显著相关性。之后发现这种自发同步现象不仅在运动皮层,在听觉皮层、视觉皮层、语言区等均有这种现象存在,这种连接模式又被定义为听觉网络、视觉网络、语言网络及与执行任务呈负相关的默认网络。与任务态功能性磁共振成像相比,静息态功能性磁共振成像扫描时间短,且无须被试配合执行特定任务,因此更具有临床应用前景。Mantini 等人认为大脑无任务状态下时,大脑处于自发意识活动的稳态之中,此时

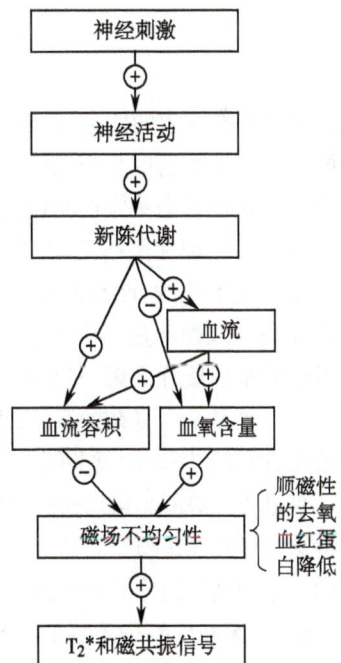

图 10-12 BOLD 信号产生机制示意图

⊕表示增加,⊖表示减少。粗细的箭头表示变化的大小差异。此模型表示,大脑受到外界神经刺激后,会得到增长的 MRI 信号。

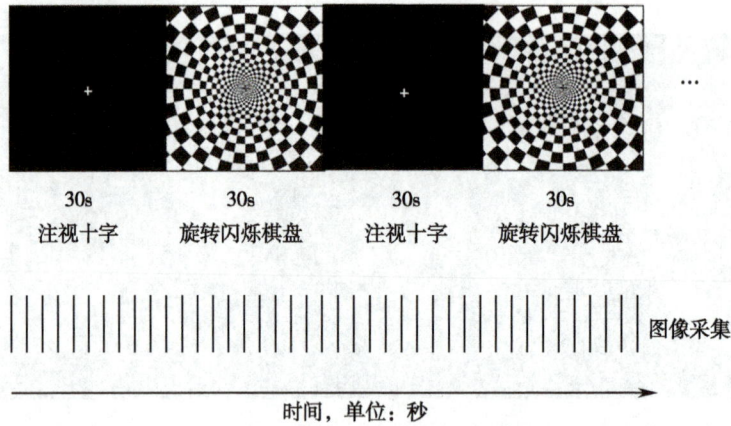

图 10-13　基于任务态的 fMRI 实验步骤

这是一个受试者接受视觉刺激的 fMRI 实验：首先让受试者盯住屏幕中的十字30s，然后播放 30s 的旋转的闪烁的棋盘，同时 MRI 机器一直采集大脑的图像（例如每 2s 采集全脑图像一帧）。依次重复（例如 3 次），完成一次 fMRI 图像采集。

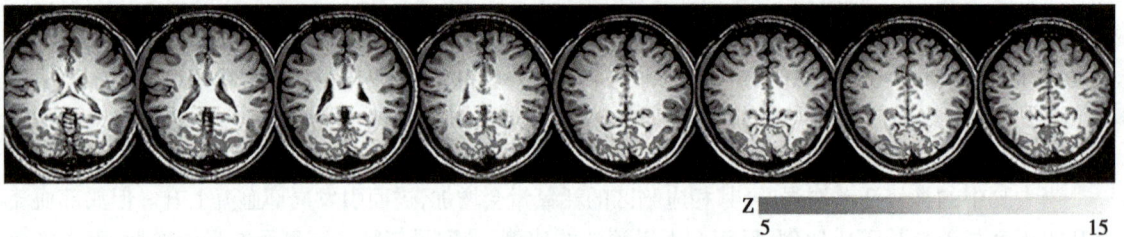

图 10-14　接受视觉刺激视觉皮层的激活图

背景图为 T_1 加权图，叠加的彩色图为激活区域。

大脑集中在脑内的信息处理，当受到外界任务刺激时，大脑自发意识稳态减弱，大脑进入任务响应阶段。静息态的这些系统网络的发现，拓展了人们对于脑功能网络的理解。早期的 fMRI 研究假定大脑活动在静息态一定时间内是稳定不变的，并在此基础上定义了静息态功能连接和功能网络，为探究网络的功能和网络之间的交互提供了可能。近年来，大家逐渐认识到大脑活动在静息状态下并不是一成不变的，而动态信息能够为理解疾病的病理机制提供更多信息。实际上大脑的不同脑区的动态一致性不是孤立存在的，功能的表现一定程度上有大脑结构的支持。通过扩散磁共振成像得到的脑白质纤维束一定程度上反映了大脑的脑区之间的结构连接关系。

大脑是一个复杂的系统，大脑的各个脑区协同工作的方式及产生异常的原因是一直以来研究的重点，而基于图论的复杂网络分析方法为理解大脑的工作模式提供了有效的分析手段。网络分析的一个重要优势就是可以通过评估脑网络的不同脑区的信息传递效率而探测脑网络的系统性或者局部特殊的路径连接损伤。基于图论的网络分析方法，简单来说就是将脑网络抽象成具有节点和边的图，然后应用基于图论的分析方法，可以进一步研究大脑不同脑区的连接路径，不同脑区之间信息传输的状态，甚至在疾病中造成的大脑某些路径连接的损伤。对于描述脑结构的 DTI 连接，表征的是大脑的相对稳定的结构连接。而基于 fMRI 或者 EEG/MEG 节点的信号记录，则是针对一定的大脑状态对应的一种连接，不同的任务模式对应了大脑不同的功能连接。而结合结构连接和功能连接联合分析，则反映了脑连接效能等方面的状态。

由于 fMRI 不具有侵入性和电离辐射，从 20 世纪 90 年代开始大量用于大脑功能研究方面，研究者使用该技术可以定义大脑内部的功能分区，对大脑有了更深入的认识。临床研究人员也使用该技术对重要功能区进行术前定位，用于指导手术计划。比如，在癫痫患者的病灶移除手术前，可以利用

fMRI 对运动区和语言区定位,保证患者的预后和生活质量。因为静息态功能磁共振不需要受试者做任何任务,因此操作简单,在临床上有非常好的应用前景。研究发现,很多精神疾病患者的大脑在静息态下,大脑活动相比于正常人会有不同。静息态功能成像已经尝试应用到各种精神疾病的临床研究中,如抑郁症、自闭症、多动症等。

(郭华)

第三节　神　经　工　程

神经工程是神经科学与工程学相互交叉与融合形成的一门新兴的学科。神经科学着重于研究神经系统的结构、功能和演化规律及其对人类的影响,而工程学则着眼于探索现有知识对自然的改造。神经工程融合了这二者的长处,利用神经科学获得的相关知识,采用工程学的方法实现神经系统与外部世界的直接交互。神经工程的相关研究成果为医疗、军事、航空航天等诸多领域提供了新的发展思路和应用前景。

本节首先介绍神经工程的起源与发展,进而重点介绍神经工程的主要领域。

一、神经工程概述

神经工程,是一门利用工程技术研究神经系统功能,并对受损神经功能进行修复、替代,或对正常神经功能进行强化的新生物医学工程学科。更通俗地说,神经工程是通过研究电子智能设备和神经系统的交互方式及其作用规律,并利用这些研究成果达到修复或增强人体功能的目的。

神经工程起始于人类对脑部疾病诊治的强烈愿望。人类曾利用开颅等手段治疗癫痫等脑部疾病,由于对脑部疾病机制的认识不足,这些治疗方式大多以失败而告终,但仍然构成了利用工程化手段解决神经系统疾病的雏形。神经工程的真正发展则是在近代工业革命之后,彼时,神经科学兴起,新的工程化技术不断出现,为神经工程的发展奠定了基础。

1924 年,德国精神病学家 Hans Berger 首次观察并记录到脑电信号,脑电作为一种神经成像方式,以其高时间分辨率和易于观测的特点,迅速成为神经工程研究中的常用成像技术。此后,陆续出现了例如脑磁、磁共振成像等多种神经成像技术,这些神经成像方式为神经工程的发展提供了坚实有效的技术手段。

作为一门新兴学科,神经工程的存在历史尚短但在近年来发展迅猛,涌现出许多标志性的成果。2008 年,科学家将电极植入猴子的大脑,训练猴子控制机械臂抓取食物。2014 年,巴西世界杯开幕式上,一位高位截瘫少年利用脑-机接口技术控制机械外骨骼开出了世界杯的第一球,将这项技术呈现在世界面前。同年,人类首次绕过了传统的感觉器官,利用非侵入式技术实现了直接的脑-脑通信,证明脑-脑通信模式的可能性。

神经工程作为一门高度交叉学科,其基础来源于多个不同的领域,主要有两大类。

1. **神经科学**　神经科学着眼于研究神经系统的结构、功能和演化规律及其对人类行为和认知的影响,神经科学旗下囊括认知神经科学、行为神经科学、计算神经科学等诸多学科分支,从不同维度对神经系统进行探索。神经科学为神经工程提供了坚实的理论基础和指导方向。例如,神经科学对中枢神经系统及周围神经系统感觉运动信息的生成、传递和作用方式展开基础性研究,其研究成果为神经工程开发可修复或替代患者感觉运动功能损伤的医用设备提供了开发思路;神经科学对脑认知与学习模型的量化研究则为神经工程探索新的脑信息获取途径、开发新的脑功能调控方法提供了理论指导。

2. **工程学**　工程学是通过利用物理、化学等基础学科的知识,来对自然加以改造利用的一门学科。工程学的涵盖范围很广,对神经工程而言,涉及的工程学主要是指那些与人的改造相关的工程学学科。工程学为神经工程提供能理解复杂神经系统并与之交互的工具。例如,基于电磁场理论开发的脑电、脑磁采集技术及调控技术,为神经工程理解和调控神经系统活动提供了可能性;基于核磁共振理论设计的核磁共振成像技术,则提供了神经系统结构的直观影像,加深了神经工程对于神经系统活动的理解。

神经工程的主要目标正是利用神经科学和工程学的相关研究成果,在理解人体神经系统活动规律的基础上,利用工程化的手段实现神经系统和人工智能设备的直接交互,从而修复或增强人体功能。当前,神经工程主要着眼于研究感觉神经系统和运动神经系统编码和处理信息的机制,以及这些机制在不同病理条件下发生的变化,并利用工程手段实现人体受损功能的修复或重建。例如,神经工程针对运动功能损伤患者开发由中枢神经系统直接驱动的功能性电刺激技术,在体外构建运动功能通道,从而逐步恢复受损运动功能;针对截瘫患者,神经工程结合机器人学、肌骨动力学等多门学科,设计由中枢神经系统控制的人工假体,使患者重新获得运动能力。

神经工程是 21 世纪最具发展潜力的学科之一,结合了神经科学、医学、生物学、计算机技术、工程技术等众多领域的先进研究成果,在此基础上进行融合再创新,革新了人类与外部智能设备的交互方式,加深了人类对自然的再认识,并对人体自身受损功能进行修复或替代,对人体已有功能进行增强或拓展。某种意义上,神经工程促成了人体生物性和非生物性的双重进化,是人类进行自我革新的重要手段。

二、神经工程技术与应用

从上文了解到神经成像、神经调控、神经接口等众多神经工程技术是脑科学研究的重要研究方法,通过结合工程技术可以有效实现脑疾病的诊断与治疗、脑功能的增强、修复与替代等目标。因此,近年来伴随着脑科学的兴起,神经工程技术发展突飞猛进。随着脑科学研究的不断深入,神经工程技术必将在其中发挥更大作用。下面将从神经成像技术、神经接口技术、神经调控技术、神经假体技术、神经仿生与智能机器人技术以及神经再生与修复技术等六个方面简单介绍一下神经工程技术及其应用。

(一) 神经成像技术及其应用

神经成像,泛指能够直接或间接对神经系统(主要是脑)的结构、功能和药理学特性进行成像观察结构、功能分析和药理仿真追迹的成像新技术。神经成像是近代医学、神经科学和心理学交叉、拓展的新兴成像领域。近几年神经成像技术得到了飞速提高,已能通过影像方式和图像处理将器官、组织、细胞以及分子各个层面的生理结构与功能信息都直观地展示出来,主要包括计算机断层扫描成像、功能磁共振成像(尤其扩散磁共振成像)以及光学神经成像技术等,如图 10-15 所示。

CT 是一种对被成像物内部某个横断层面从多个不同角度进行透视扫描测量,再经计算机做数值组合处理后,重建断面结构细节影像的图像重建数学模型与成像技术,能够在不切开破坏物体情况下逐层仔细观察物体内部结构。CT 技术主要用于预防医学的病灶显影,例如直肠 CT 能预测是否具有癌变高风险,全动态心脏扫描能判断是否有心脏病疾患。CT 也是脑出血、外伤性脑损伤等脑部伤病的有效确诊手段。CT 对于内出血、钙化以及神经系统的脊髓、椎体病变有独特优势,而且成像速度快,是临床使用率最高的一类成像检查设备。

功能磁共振成像(functional magnetic resonance imaging,fMRI)是用以获得神经系统功能信息的一项新兴神经影像学技术。它可以动态无损地探测大脑神经活动,并将活动信息与特定思维任务或知觉情感联系起来,为认识脑、保护脑、创造脑提供科学依据。其对大脑功能活动无创、高空间分辨率的检测,使得其在研究大脑功能活动相关的许多领域有着重要的应用价值。比如利用 fMRI 对脑功能进行定位以制定手术方案,以及利用 fMRI 开展许多疾病如脑卒中、老年性痴呆、癫痫、药物成瘾等的临床研究。

扩散磁共振成像(diffusional MRI,dMRI)技术发展相对较晚,是以生物组织中水分子的随机扩散运动为物理基础,通过研究水分子的扩散运动特征来获得局部组织微观环境的几何特征,然后将这些特征信息提取并重建,最终通过可视化的形式来展示微观结构。如今,扩散磁共振成像主要应用于

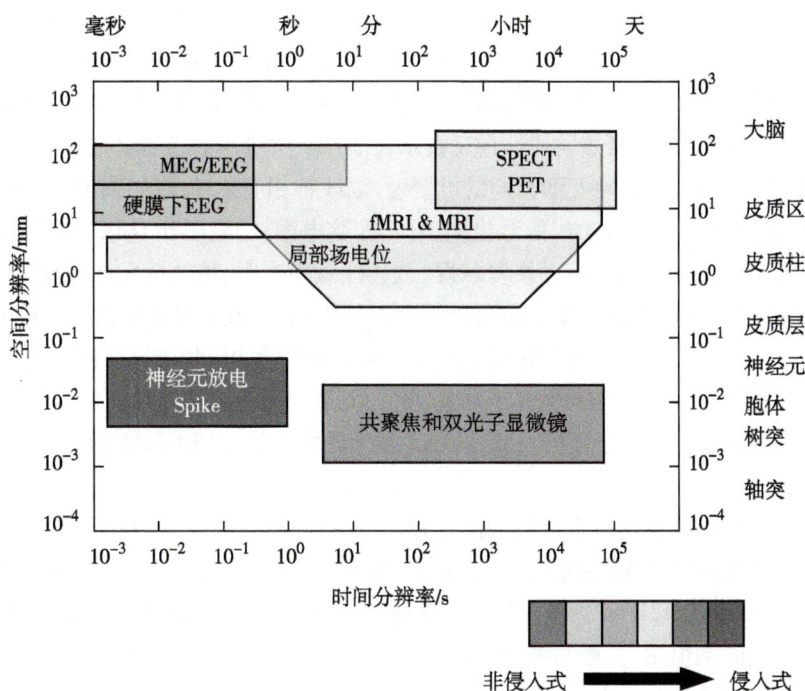

图 10-15　各种神经成像手段的时间、空间分辨率比较

神经科学以及与其相关的临床领域,例如,神经学、神经外科,甚至在精神病学中都具有比较重要的应用价值。

光学神经成像技术,具有实时、高分辨、无损、多参数检测等特点,在神经元(分子与细胞水平)、神经元网络、特定皮层功能构筑、系统与行为的神经功能分析等方面具有显著优势。目前主流的光学神经成像有光子激发荧光显微成像、内源光信号成像、激光散斑成像和近红外光成像原理,及其结合光学分子标记和微电极阵列技术等。光学神经成像技术可以用于神经元、神经元网络、特定脑皮层功能构筑以及系统与行为等不同层次的神经信息处理,为揭示神经信号转导、神经网络信息加工处理等提供重要的理论依据,促进脑科学研究的进一步发展。

(二)神经接口技术及其应用

神经接口技术是研究神经系统和利用工程技术方法增强或替代神经功能的重要手段。对于神经系统损伤患者或者特殊场景下,神经接口系统为人脑与外界之间建立一种直接的通信与控制途径。科学家利用电极记录神经系统工作信息或刺激特定的神经组织以激活恢复其功能,其中微电极阵列可用于研究神经网络,利用光学神经接口的最新光遗传技术可以使神经元对光敏感以实现对神经元的直接调控,近年来发展迅速的脑-机接口技术已有大量实际神经接口应用探索。下面主要介绍一下脑-机接口技术、植入神经接口与微系统技术及其应用。

1. **脑-机接口技术及其应用**　1999 年第一次脑-机接口(brain-computer interface,BCI)国际会议提出了 BCI 基本定义:"脑-机接口给予用户以不依赖于脑外围神经和肌肉正常输出通路的交流与控制渠道。"由此定义可以知道,BCI 作为一种非神经肌肉的通信系统,能在大脑与计算机或其他电子设备之间建立直接交流和控制通道,是一种全新的对外信息交互方式,其对辅助治疗部分或完全丧失运动和交流能力的患者具有重要意义,可帮助恢复其行为表达能力,并可用于特定任务环境下的外设控制。尤其在脑神经疾病治疗与运动功能康复的临床应用中显其特有的优势,并随着神经科学、工程学、心理学、计算机科学和康复医学等学科飞速发展,BCI 技术应用已广泛涉及康复医疗、生活娱乐、交通运输、工业控制与国防军事等领域。

目前 BCI 技术已成功应用于重度肢体残疾人群的辅助控制中,即应用于辅助技术(assistive

technology,AT)领域的应用。如通过BCI技术控制机械臂完成简单抓取动作,控制电动轮椅完成身体移动,控制计算机进行对外语音交流等。针对有严重肢体运动障碍而非认知障碍的人群,BCI技术由于并不要求肢体运动,所以具备广泛的辅助应用前景。而在治疗学中对于运动、认知或情绪功能恢复的BCI技术的应用仅仅处于开始阶段。BCI技术在治疗学中应用的独特之处在于该反馈设计是为调节持续的大脑活动,诱发或指导大脑长期的可塑性,以改善相应运动或认知功能。BCI技术在治疗学中的研究焦点主要集中于非侵入式信号检测手段,如脑电图、脑磁图和fMRI,治疗方向包括:终止或避免癫痫发作,改善脑卒中后的运动恢复状况,改善注意力表现、情绪反应和其他认知过程以及疼痛控制等。除了在辅助技术及神经康复与治疗学方面的应用外,近年来针对正常人群的BCI应用也得到越来越多研究者们的青睐,称之为非医学应用。BCI技术的非医学应用可以分为三个主要类别,第一类包括改善、稳定或调整传统神经系统功能;第二类是增强传统神经肌肉原有性能,超越其本身的能力;第三类是拓宽或丰富生活经历。此外,BCI技术的非医学应用发展方向还可以扩展到诸如神经营销学等学科领域。

　　2. 植入神经接口与微系统技术及其应用　　神经科学家、计算机学家、电子工程师等领域的专家们共同提出的植入神经接口和微系统技术,是通过功能替代和重建的方式来帮助神经功能受损患者。植入式神经接口与微系统(以下简称植入神经微系统)与一般神经接口技术的主要区别在于植入方式不同,其采取侵入皮肤和组织、直接与神经系统接触的植入式神经电极,进行神经电活动信号测量或者刺激反馈,甚至直接将整个微电子系统长时间稳定放置在人体内。到目前为止,从头部到四肢,植入神经微系统在人体中得到了广泛应用。比较典型的植入神经接口系统的应用范例有植入式感觉神经假体、植入式微电子神经桥以及神经控制假肢。其中已经实现的植入式感觉神经假体包括人工耳蜗、视觉神经假体和触觉刺激器,主要是通过植入相应的神经接口与微系统技术代替相应感官功能损伤或消失的患者的感觉功能;植入式微电子神经桥的基本技术途径是采用可植入体内、与中断脊髓神经接口的微电子系统,实现受损神经信道的有源(即具有信号放大和处理的)桥接、神经信号的中继再生和瘫痪肢体的功能重建;神经控制假肢主要针对由于事故等意外伤害造成肢体残缺但部分神经传导功能尚正常的残缺肢体功能康复问题,目前较为成功的神经控制假肢实例有多指多自由度仿生假手、智能膝关节动力假肢、植入式骨整合假肢等。

(三) 神经调控技术及其应用

　　神经调控技术致力于通过能够增强或抑制神经系统活动的药物、电信号或其他形式的刺激,在大脑受损区域重建平衡以治疗神经系统疾病或损伤,或增强、减弱甚至改变大脑区域的功能。下面主要介绍几种实现神经调控的工程技术方法及其应用。

　　1. 功能性电刺激技术及其应用　　功能性电刺激(functional electrical stimulation,FES)技术属于神经肌肉电刺激(neuromuscular electrical stimulation,NMES)类物理疗法,是通过预先设计的低频序列脉冲电流以特定的波形、强度和重复频率,按照既定程序刺激一组或多组肌肉,诱发肌肉模拟正常自主运动或依据治疗方案完成特定动作。目前,在脊髓损伤和脑卒中等神经康复领域,FES技术作为一种效果显著、实施方便、安全度高的理疗技术被广大医师和患者认可与接受。不仅如此,FES在促进神经系统康复和改善患者体质方面同样具有十分积极的作用。现有FES主要分为在体表进行刺激的非植入式功能性电刺激和植入体内的植入式功能性电刺激两种。其中,非植入式功能电刺激习惯上被称为无创式功能性电刺激。其中植入式FES的优点是定位精准、可控性好,并且功耗低、稳定、占用空间小,有较好的刺激效果。但这种方式是有创的,需要患者通过手术植入,并且还要考虑生物相容性的问题,因此造价较高。其通常应用在体内比较精细而重要的器官,如心脏、耳蜗、膀胱等,其中最典型的应用就是心脏起搏器。无创式FES主要的商业化产品有上肢运动功能康复训练系统、下肢运动功能康复训练系统以及其他的缓解肌肉疲劳、增强肌力的保健系统。通过电刺激控制肌肉的神经达到使目标肌肉收缩的目的。通过FES刺激人体对应骨骼肌完成抓握、行走、踏车等运动从而实现相关功能的修复与增强是最常见的FES技术应用。在康复替代的同时,FES也可增加肌肉力量、加强循环和血流量、减少痛觉、促进组织愈合、抑制肌肉萎缩及减少硬化,还可以用于帮助患者抑制疼痛、改善患病肌肉状态、修正自主神经系统的活跃性、消除水肿、促进骨康复等。

2. 电磁神经调控技术及其应用　电磁神经调控技术主要是通过电刺激和磁刺激的方式探索和增强生物组织神经系统生理功能的主要方法。这里主要介绍电磁神经调控技术的三种技术手段:经颅电刺激、经颅磁刺激、深部脑刺激。

经颅电刺激(transcranial electric stimulation,TES)是使用持续的微弱电流直接对脑部特定区域进行电刺激的理疗技术,使用电流的强度在 1~2mA,是一种无创的神经调控技术。经颅电刺激最初用来治疗有脑部损伤的患者,如脑卒中患者等。随着科学技术的发展,研究者们发现,将经颅电刺激施加在不同脑区能够影响健康受试者在执行不同任务时的神经认知表现。现如今,经颅电刺激技术已经被广泛应用于增强语言能力、数学运算能力、注意力范围、记忆能力和协调能力等众多神经认知科学领域。经颅电刺激常见的三种形式为:经颅直流电刺激(transcranial direct current stimulation,TDCS)、经颅交流电刺激(transcranial alternating current stimulation,TACS)、经颅随机噪声刺激(transcranial random noise stimulation,TRNS)。其中 TDCS 应用最为广泛,是使用直流电流(通常小于2.5mA)直接改变受试者皮质神经元的静息膜电位的一种技术;TACS 与 TDCS 不同,是使用特定频率的振荡电流对神经元膜电位产生影响,其主要参数为频率和电流强度,一般来讲,电流强度应不超过1mA;TRNS 是一种特殊的 TACS,是使用无规律的微弱电流作用在受试者的大脑皮层上,其主要参数也是刺激频率与电流强度,通常使用的频谱分布在 0.1~640Hz 之间。TDCS 是应用最为广泛的 TES,在神经增强、神经康复、心理及神经系统疾病治疗等领域均有较广泛的应用。具体来讲,TDCS 对于人的感知、学习、决策、情绪等高级认知功能均有作用,且对于包括重度抑郁症、精神分裂症以及帕金森病等在内的多种疾病具有治疗效果。相比于 TDCS,目前对于 TACS 的研究较少,主要认为 TACS能够调节参与认知过程的神经元的振荡节律(rhythmic oscillations),从而持续提高皮质兴奋性,在学习等认知领域中均能够产生显著效应。

经颅磁刺激(transcranial magnetic stimulation,TMS)是将时变脉冲磁场作用于中枢神经系统,改变皮质神经细胞膜电位,使之产生感应电流,影响脑内代谢和神经元电活动,从而引起一系列生理生化反应的磁刺激理疗技术,同样是一种无创的神经调控技术。TMS 目前已经在认知神经领域的科学研究、临床康复及治疗中发挥了巨大的作用,例如其可以用于研究包括海马、运动皮层、视觉皮层等多种脑结构的可塑性;可以用于实现对于语言功能区、运动功能区、视觉功能区、体感功能等多种脑功能的定位;此外,还可以应用于肌体运动康复以及抑郁症、躁狂症、精神分裂症、帕金森病以及癫痫等多种疾病的治疗。除了可以单独应用外,TMS 还可以与认知科学领域中使用较多的神经影像技术例如EEG、EP 技术、fMRI 技术以及 PET 技术等联合使用,目前已广泛应用于认知研究中。

深部脑刺激(deep brain stimulation,DBS)与前面几种 TES 不同,是一种侵入式神经调控技术,通过植入大脑的电极,可以直接影响局部或者分散式的脑部网络,不仅可以提供临床帮助,还可以从更加基础、新颖的角度了解大脑功能。DBS 具有高靶向性、可调节性和高时空分辨率等显著优势,但其必须借助手术将电极植入脑皮层内部,存在一定的风险。DBS 最主要的临床应用病症之一是难治性运动障碍,其中帕金森病是最常见的运动障碍疾病,亦是常见神经退化疾病。此外也可以用于治疗癫痫、特发性震颤、肌张力障碍、慢性疼痛以及抑郁情感障碍等多种疾病。

3. 经颅超声刺激技术及其应用　经颅超声刺激(transcranial ultrasound stimulation,TUS)技术是一种新的神经系统疾病物理治疗手段,其利用低强度聚焦超声波(low intensity focused ultrasound,LIFU)穿过颅骨作用于神经组织,对神经元产生生物机械效应,影响神经电活动,从而引起一系列生理生化反应的无损脑神经调控技术。与电磁刺激相比,经颅超声刺激具有穿透深度大、空间分辨率高的特点。目前在动物实验中,可以将 TUS 与微泡结合,通过临时提高靶向区域中血脑屏障的渗透性(可逆),进而局部化、非侵入性地进行药物递送。此外,TUS 同样适用于对安全性有较高要求的神经调控。目前已经进行了大量动物以及人类神经调控相关实验研究并取得了较大进展。动物实验研究结果表明 TUS 可以以较小的波形失真穿过动物头骨并对大脑皮层及深部区域实现精准聚焦(分辨率<1mm),可调控刺激区域的神经电活动及其生物化学反应,此过程仅伴随微小的温度变化,无组织损伤。人类研究结果表明,TUS 具有精确的空间选择性和高穿透能力,对人类神经系统可以产生瞬时局部刺激以及调控作用,并且具有良好的安全性。目前 TUS 已经可用于治疗原发性震颤、帕金森病、癫痫、脑局部性缺血、神经性疼痛、抑郁症、强迫症等的治疗。

4. 光遗传学技术及其应用　　光遗传学(optogenetics)也称光刺激基因工程(optical stimulation plus genetic engineering),是一项结合光学技术和遗传技术实现控制细胞行为的方法。它能够精准地对特定活体细胞行为进行定向调控,故又称为光遗传学技术。这种调控技术速度极快(可达到毫秒级),而且空间精度高(可做到对单一细胞的控制)。因此,人们可以借助光遗传学技术来开启或关闭某类细胞的功能。光遗传学技术克服了传统药理学低时间分辨率及电生理学技术缺乏细胞选择性的弱点,为神经科学和细胞生物学信号通路研究提供了一种变革性的新手段。光遗传学技术能够精准地调控特定活体细胞的行为,因此为研究脑高级功能研究提供了必需的干预工具,尤其是用于探索特定神经元活动范式与行为改变之间的因果关系。近几年,光遗传学技术广泛应用于神经环路结构和功能的研究中,建立神经系统模型,进一步解决临床上还没有良好治疗方法的精神疾病,探索疾病发生的神经机制和神经编码过程,包括恐惧与焦虑、成瘾、抑郁症、自闭和精神分裂症、神经系统疾病、学习记忆以及睡眠-觉醒节律等多种神经环路的研究。

(四) 神经假体技术及其应用

神经假体(neuroprosthesis)是用以帮助神经损伤后恢复大脑感觉和意识功能或肢体运动及生理代谢功能的医疗电子装置。它通常以 FES 技术代替大脑发出有关的神经冲动信号,通过所构造的神经假体或矫形器件控制相应器官的功能活动,从而达到修复或替代相关功能的目的。神经假体根据功能可分为感觉神经假体、运动神经假体和中枢神经假体。其中感觉神经假体包括视觉神经假体、听觉神经假体以及触觉神经假体,视觉神经假体是利用电子刺激装置代替视觉通路中某段缺损来修复视觉。人工耳蜗是一种典型的听觉神经假体,它能代替耳蜗把声音信号转变为电信号直接刺激听神经纤维,从而产生听觉,帮助重度耳聋、极重度耳聋或全聋患者恢复并获得听觉。目前国际上还无公认的触觉神经假体准确定义,根据神经假体的概念,触觉神经假体可定义为:帮助人体恢复受损或丧失触觉功能的医疗装置。运动神经假体(motor neuroprosthesis)是用人工神经电刺激的方法代替大脑发出的神经控制命令,起到控制肌肉、恢复肢体肌肉活动功能的作用。中枢神经假体也称为记忆假体(memory prosthesis)是一种可植入脑部海马区的记忆设备,记忆假体所做的不是将记忆放回大脑内,而是在大脑内放入生成记忆的能力。

(五) 神经仿生与智能机器人技术及其应用

神经仿生是利用工程技术手段从微观神经元、突触传递到宏观神经网络、神经功能系统等不同层次模拟其神经组织结构、运动或认知功能,从而移植再生或人工再造新的神经仿生和人工智能产品与技术,如学习算法的突破,神经系统功能的替代、补偿和重建等,实现神经工程学科的理论创新与技术突破。神经仿生的主要目的是利用有关神经系统的知识来开发与中枢神经系统潜能相一致的技术设备,从而解决生物体神经系统和自动机之间有效交互的问题。它旨在从客观上利用人工的可植入的信息处理加工系统来代替人类大脑和脊髓功能缺失、受损的部位。目前,神经仿生的主要研究方向包括感觉器官模拟、神经元和神经网络模拟以及脑模拟等。此外,神经仿生也是人工智能学科极具代表性的分支领域之一。智能机器人是神经工程学与人工智能学联手破解大脑智能奥秘、模仿再造人体功能的最高水平成果。神经仿生技术赋予了原本只能死板地按照人规定的程序工作的工业机器人类似人类的感受、识别、推理和判断能力,使其更加智能,可以进行自我控制。神经仿生技术的不断发展,也为其他如神经接口技术、神经假体技术等神经工程技术的发展提供了新的理论基础和技术支持。

(六) 神经再生与修复技术及其应用

神经系统常见病损有脑卒中、颅脑外伤、脊髓损伤、周围神经损伤等,患者的神经系统都会受到不同程度的损伤,因此需要对患者受损的神经进行修复或者再生。近年神经移植物、细胞移植、分子治疗及组织工程修复等神经再生与修复技术发展迅速,丰富了临床治疗的手段。由于神经系统分为由脑神经和脊神经组成的周围神经系统,包括脑和脊髓在内的中枢神经系统,神经再生与修复技术也可分为周围神经再生与修复和中枢神经再生与修复两类。下面分别介绍这两种神经再生与修复技术及各自的应用。

周围神经再生与修复即在神经损伤后,采取合适的手段和措施保护受损神经、促进神经再生,最大限度恢复神经正常组织结构和生理功能的过程。临床上往往根据神经损伤严重程度采取不同的修复办法。神经内膜管或神经束膜保持完整,受损神经能自行恢复或者有自行恢复的可能,一般采用非手术修复的方式以保护受损神经元,促进神经再生和成熟;神经干完全断裂或者仅通过神经外膜保持神经连续性(Sunderland Ⅳ度及以上程度的严重神经损伤),则必须进行手术修复。人工神经移植物、组织工程神经技术是两种比较主要的长距离神经缺损的手术修复方法。人工神经移植物是用以修复神经损伤的生物材料支架的统称,主要包括神经导管及其管腔内的生物材料填充物,是最早修复神经缺损的治疗策略之一。随着生物可降解材料的出现,生物可降解人工神经移植物得到了快速发展,目前已经出现了包括聚乙醇酸人工神经移植物、胶原人工神经移植物、壳聚糖人工神经移植物、丝素人工神经移植物以及 3D 生物打印人工神经移植物在内的多种生物可降解人工神经移植物。组织工程是应用生命科学和工程学的原理与方法,研究、开发用于修复、增进或改善损伤后人体各种组织或器官生物替代物,达到恢复其正常形态和功能的一门新兴交叉学科。组织工程神经技术就是采用组织工程的方法来实现受损神经的再生和修复。目前比较常见的组织工程神经技术有干细胞组织工程神经、生长因子缓释组织工程神经、细胞基质化组织工程神经以及血管化组织工程神经等。

中枢神经再生与修复策略主要包括两个方面:保护神经元以避免或减少神经元功能障碍和死亡,去除再生抑制因素并促进神经再生。临床上依据中枢神经损伤的类型和程度,再生与修复手段分为保守治疗和手术干预。保守治疗即基于中枢神经损伤机制的研究,使用神经保护剂或低温治疗等方法保护受损神经元和降低继发损害,是目前的基础治疗手段。手术干预一般是通过手术去除外伤、出血、缺血等病因以利于中枢神经的功能恢复。随着研究的进展,出现了进一步辅助和促进中枢神经再生的修复技术(脊髓损伤修复研究为主),主要有神经组织移植、细胞移植、分子治疗以及组织工程修复等,为临床上治疗中枢神经损伤提供了新的治疗方法。

三、展望

近年来,随着细胞生物学、临床神经科学、电子工程学及生物医学工程技术的紧密结合与飞速发展,以神经科学理论和神经工程技术为基础的神经工程产业正处于大发展、大变革的新时期。未来几十年,神经工程将不断涌现革命性突破,并面临前所未有的发展机遇和挑战。如何从复杂的科学-技术-产业动态互动关系中,探索出关键性科技发展路径,加快整体布局,已经成为具有全局性影响的重大战略事项。下面从神经科学原理、工程技术手段和实际应用场景三个角度展望神经工程的未来发展趋势。

(一) 神经科学原理

神经科学的进步为神经工程学的发展提供了更为先进的理论依据。神经科学是神经工程学研究的重要组成部分,人类大脑拥有约 1 000 亿个神经元和 100 万亿个神经突触,包含着巨大奥秘。围绕大脑功能开展的神经生理与病理学、神经心理学、神经工效学、神经电生理信号检测与处理、神经网络及模型建立等都极大地丰富了神经工程学的内容,从科学层面为工程上的设计和创新提供了保障。

从目前进展情况来看,全球对于人脑的研究仅处在发展初期,人类脑计划的目标是利用现代化信息工具,建立神经信息学数据库和有关神经系统所有数据的全球知识管理系统,从基因到行为各个水平加深人类对大脑的理解。例如,绘制脑图谱,探索智力和意识本质,揭示神经元信息处理工作原理,探索脑区基本结构与功能单元,模拟大脑处理信息的基本法则;研究神经发育,彻底解析神经元及神经环路发育和建立,绘制脑发育图谱;解析神经环路信息编码的基础,重点解析神经元之间建立选择性联系的机制、神经环路中神经信息的处理与整合,实现对跨脑区复杂神经环路的高时空分辨率的精细操控;从大尺度、整体层面探索人类学习、记忆机制,揭示人脑如何实现自我学习;进一步开展风险决策、群体抉择的神经机制研究,加强与心理学、行为经济学交叉融合研究,发展神经经济学;开展基因-神经元-环路-网络-行为的多层次、多尺度研究,全面解析人脑重要的认知功能;将深度学习等机器学习过程与已有的结构化知识相融合,发展逻辑推理。

随着人类脑计划的开展,绘制人类大脑复杂的神经回路图、理解大脑的运转机制,已经成为人类与科学面临的最伟大挑战之一。揭示人类大脑的工作原理及思维的本质是多个领域科学家的共同梦想,是神经工程学研究的重要目标。神经科学研究的深入促进了神经工程相关仪器的设计与开发。

(二)工程技术手段

神经工程学作为一门蓬勃发展的新兴学科,融合了包含机器人学、计算机工程学、组织工程学、材料科学和纳米技术等学科。借助于神经工程技术,人类将更有能力进行各种神经疾病的诊断和治疗,修复重建受损的神经功能,探索挖掘人类认知潜能,研发残障人士的康复设备。

在神经成像方面,现有的磁共振成像更多是用于已知病灶的诊疗,而随着成像技术的日臻成熟和应用领域的不断拓展,"防患于未然"已经成为该技术应用和发展的必然趋势。随着技术的完善,基于磁共振成像技术的应用已经不局限于疾病诊疗,它在个性化医疗和教育领域也起着重要的推动作用。通过磁共振成像技术可以较为系统地研究人的个体行为、进行大数据分析、预测学习与认知表现及健康状况。大脑的3D电脑成像正在逐渐成为研究的新工具,具备全脑和全神经系统成像能力的脑部成像技术为成像领域带来了新的前进动力。由于认知功能依赖的并非是某条单独的神经,而是需要不同神经之间相互配合,全神经网络成像的意义在于能够较为清晰地显示出这种连接关系。

在神经接口方面,在神经信号探测意念可行的前提下研究脑-脑接口,实现人与人之间的心灵沟通更加值得期待。该项技术能够实现人际信息传输,构建"大脑网络"实现协同脑-机交互,提高脑-机接口的整体性能。人体协同脑-机接口研究还处于起步阶段,相信随着研究的不断深入,这种脑-机交互新方式将大大提高脑-机接口指令输出的准确性,拓展其应用范围。

在神经刺激与调控方面,无创脑刺激技术为认识和改变大脑功能提供了新的思路,例如经颅磁刺激和经颅直流电刺激,可以通过磁场或电流暂时性地抑制或增强局部脑区的激活,从而验证传统脑功能成像的研究结果。TMS 和 TDCS 能够增强正常健康人的特定认知能力的文献正在迅速增加。更新出现的光遗传学能够操控单个神经元放电,将人类无创干预大脑的技术推进到神经元层面。这些研究成果正在逐步改变人们对大脑和人类思维意识的认识,将为人类认识大脑和改造大脑提供强有力的技术手段。

人工智能和大数据技术是神经工程发展的"加速器"。重视大数据技术和新一代互联网技术,进一步提高大数据智能分析能力,尤其是与神经科学密切相关的脑图谱、神经信号等数据收集、分类、识别和综合处理能力。实现数据采集智能化,数据传输零等待,数据存储"学习"化,数据分析"类脑"化。神经机器人技术结合神经科学、机器人学和人工智能,研究如何在机器设备中嵌入和仿真神经系统,对神经系统认识的深入必然促使人们产生制造"大脑"的冲动,人脑运转的高效率和低功耗特性在现代计算机设计中仍是巨大挑战。模仿人类大脑将是未来计算机的重要发展方向,也是各大高科技公司争相投资的领域。总之,在神经工程学中人脑是研究的核心内容。大脑可视化、无敌记忆力、数字化永生等高端技术,随着研究与发展也许将是下一波经济发展的动力。从长远的意义上来看,神经工程学与大数据的应用可能会推动人类在非传统生物学意义上的高度进化。

(三)实际应用场景

神经工程解决众多与神经功能障碍相关的基础和临床问题,包括通过分析感觉和运动信息表达结合神经肌肉系统刺激以控制肌肉激活和运动;从单细胞到系统水平的多尺度复杂神经系统分析和可视化以认识神经系统的潜在机制；开发应用于神经工程学科的电子或光子技术与设备；为重建或增强受损的感觉和运动系统功能设计和开发脑-机接口系统和神经假体等。其主要目标是通过神经系统与人造设备间的直接交互来修复和增强人的功能。目前大多数研究聚焦于认识感觉与运动系统的信息编码和处理机制、定量研究病态下的信息处理方式以及研究如何直接与脑-机接口、神经假体等人造设备交互。

神经工程的相关成果可在脑科学研究、神经疾病防治、康复医学、运动医学、智能控制、航空航天、公安反恐等多个领域得到广泛应用，有着重要的科学与社会意义和诱人的发展前景。例如，神经工程学的发展将认知活动的特点体现出来，使得人们得以解码大脑，逐渐实现"读心"。无论是传感成像，还是脑-机接口，它们的发展都加强了人们对认知活动的理解。神经工程学可用于情绪的检测与调控。在未来，科学家或可通过将"情绪地图"与脑电图结合，进一步探索情绪产生和发展的整个过程。这一研究成果同时将为某些由器质性病变引发的精神疾病的治疗提供参考。

现代人机交互技术越发向着人与机器自然适应的方向发展，特别是针对被工作空间狭小、工作负荷大、航天服束缚多等问题困扰的在轨航天员等特殊人群，脑-机接口技术大有用武之地。如果只需要航天员"意念一动"，机器就能心领神会完成相应的操作，会极大地节省人力物力，使人投入到更加有意义的工作中去，脑-机接口可以成为人类的第三只臂膀。尽管这种探索还处于起步阶段，但是它的研究前景广阔，相信随着以脑-机接口技术为核心的人机交互技术日臻成熟，相关技术会越来越多地出现在航天活动中。

神经系统科学的应用并不局限在医学领域。比如可应用于军人的选拔，神经成像和大脑刺激技术能帮助军方对新招募的士兵进行筛选，发现他们的潜在素质；用脑电信息监测士兵的状态，并提高其战斗能力也是一项前景广阔的研究。脑-脑通信及控制也在军事上具有较强的潜在应用价值。利用脑-脑通信技术有望在军事上实现装备的远程替代操作，还可发展为士兵之间的静默通信。

（四）学科交叉发展

神经工程作为新兴的交叉学科，它将工程学、计算机科学、物理学、化学和数学等科学技术应用于生物神经系统的研究，从分子、细胞、神经网络至认知行为来解读生物神经系统的结构及工作机制，从本质上探索神经系统错综复杂的动态特性。近年来，以信息技术为基础的神经工程研究极大地推动人工智能、智能医学及航天医学等相关学科的发展，各学科之间联系紧密，相互促进，有望为医工交叉与军民融合提供新的合作发展契机。

（明东）

第四节 体 外 诊 断

一、体外诊断概述

（一）体外诊断基本概念

体外诊断（in vitro diagnostics，IVD）是指在人体之外，通过对人体的样本（血液、体液、组织等）进行检测而获取临床诊断信息的产品和服务。与体外诊断相对的是体内诊断，是指用物理学或电子学的方法，直接对人体进行检测而获得诊断信息，如超声、CT、磁共振等。目前临床诊断信息的70%~80% 来自体外诊断，如常见的血糖、血脂、肝功能、肾功能、炎症检测、遗传基因等检测。目前体外诊断在医院对应的科室主要是检验科。

体外诊断产业主要指体外诊断相关产品，主要包括体外诊断试剂及体外诊断仪器设备或系统。体外诊断产业是医疗器械产业最大的细分市场，在我国处于高速发展期，2014 年行业市场规模为 300 亿元，2019 年增加到 705 亿元，五年复合增长率为 18.6%，而全球外体外诊断市场规模约为 700 亿美元，仍是目前增长最快的医疗器械细分市场之一。

(二) 体外诊断的发展简史

希波克拉底用看、嗅、尝等感官方式对患者的尿液进行检查,这是人类历史上被记录的最早的医学检验方式,为现代医学的尿检发展产生奠定了基础。显微镜的发明和首次发现微生物,最早记录肌纤维、微血管中的血流,使生物医学实验成为可能。

到 20 世纪中后期,随着科学技术的蓬勃发展,新的诊断技术不断涌现,体外诊断得到极大的发展,目前能为临床提供生化诊断、免疫诊断、分子诊断等越来越重要的诊断信息。

二、体外诊断技术及应用

(一) 生化诊断

1. 生化分析的基本概念 生化分析主要就是通过化学反应、酶学反应以及抗原抗体反应来检测人体样本中的生物化学指标。通常根据试剂是液相还是固相,将其分为湿化学和干化学两种。湿化学是指将待测样品加入装有液态试剂的反应杯中混匀,让它们发生化学反应。干化学是指将待测样品加入已固化的试剂载体上,待样品中的水将固化的试剂溶解后发生化学反应。化学反应和酶学反应是通过比色法来测定样品中待测物的含量,抗原抗体反应是通过比浊法来测定样品的待测物的含量。

2. 主要技术

(1) 比色法:也叫分光光度法。朗伯-比尔定律是比色法的理论基础。当一束单色平行光垂直入射某一均匀非散射的吸光物质时,其吸光度 A 与吸光物质的浓度 C 和厚度 L 的乘积成正比。在溶液厚度 L 固定时,通过测量吸光度就可以计算出待测物的含量。在实际使用时,一般采用标准比较法,即先通过测量浓度已知的标准溶液的吸光度,建立浓度-吸光度标准曲线,然后再测量待测溶液的吸光度,通过该标准曲线来计算待测物的浓度。

(2) 比浊法:当可溶性抗原与相应的抗体特异性结合,且二者比例合适时,在缓冲液中形成一定大小的抗原抗体复合物并出现浊度。根据朗伯比尔定律,当一定波长的光线通过溶液时,由于抗原抗体复合物的形成使得入射光的吸收量增多,入射光的吸收量与抗原-抗体复合物形成的量呈正相关(图 10-16)。测量已知标准品抗原的吸光度值即可获得标准曲线,可通过标准曲线函数计算出样本中待测物的浓度。

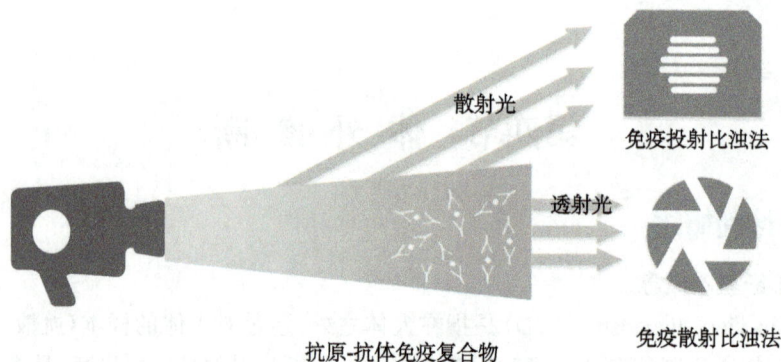

图 10-16 比浊法原理图

3. 生化分析的临床应用 生化分析是临床诊断中最常用的诊断手段之一,主要是定量测定血清、血浆、尿液或其他体液的各种生化指标。表 10-2 列出部分生化分析的常见项目及其临床意义。

(二) 免疫诊断

1. 免疫诊断基本概念及主要技术

(1) 基本概念:免疫诊断是根据抗原抗体特异性反应的原理,借助化学手段进行标记、示踪和判

表 10-2 部分生化分析的常见项目及其临床意义

检测项目	临床意义
总蛋白(TP)	反映营养和蛋白合成状况
白蛋白(ALB)	反映肝细胞状况
总胆红素(TBIL)	诊断肝细胞性和阻塞性疾病,如急性黄疸肝炎
直接胆红素(DBIL)	反映黄疸程度
谷氨酸氨基转移酶(ALT)	反映肝损伤情况和心肌功能
天冬氨酸氨基转移酶(AST)	诊断肝胆疾病,如肝硬化、胆囊炎等
γ谷氨酰基转移酶(GGT)	辅助诊断肝癌也是酒精性肝病的重要指标
碱性磷酸酶(ALP)	诊断胆管阻塞和肝病变
乳酸脱氢酶(LDH)	诊断急性心肌梗死
肌酸激酶(CK)	反映心肌损伤程度
α-羟丁酸脱氢(HBDH)	诊断心肌疾病和心肌损伤程度
同型半胱氨酸(HCY)	是患心脏病和卒中的危险指标
尿素(UREA)	反映肾功能,尿素越高病情越严重
尿酸(UA)	过高时极有可能形成肾结石或关节结晶
肌酐(CREA)	诊断肾小球滤过功能
总胆固醇(CHOL)	反映脂类代谢情况
甘油三酯(TR)	筛查高血脂
低密度脂蛋白胆固醇(LDL-C)	抗动脉粥样硬化保护因子
高密度脂蛋白胆固醇(HDL-C)	动脉粥样硬化危险指标
载脂蛋白 A1(APO-A1)	反映 HDL 水平
载脂蛋白 B(APO-B)	小于 APO-A 是心血管疾病危险指标

断,检验患者体液中的各类免疫学指标,以辅助诊断疾病的诊断方法。

(2)主要技术

1)胶体金免疫分析技术:胶体金是指氯金酸在还原剂作用下,可聚合成一定大小的金颗粒,形成带负电的疏水胶溶液,由于静电作用而成为稳定的胶体状态。胶体金免疫标记技术(也称免疫金标记技术)类似酶免疫技术,它是用胶体金标记单克隆抗体,在金标蛋白结合处,在显微镜下可见黑褐色颗粒,当这些标记物在其标记处大量聚集时,肉眼可看见浅红色斑点(图 10-17,见文末彩图)。此方法可

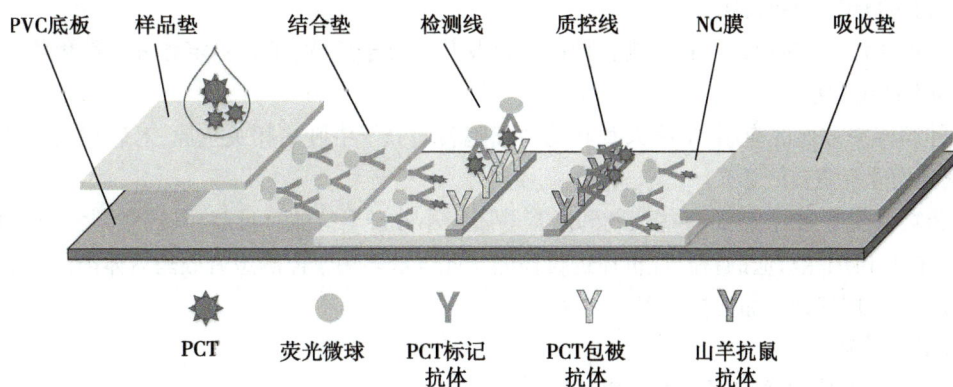

PVC底板　样品垫　结合垫　检测线　质控线　NC膜　吸收垫

PCT　荧光微球　PCT标记抗体　PCT包被抗体　山羊抗鼠抗体

图 10-17 胶体金免疫分析原理图

用于快速检测蛋白质类和多肽类抗原,如激素、HCV、HIV 抗原和抗体测定。

2) 酶免疫技术:是将酶对底物反应催化放大的作用与抗原抗体反应特异性相结合的微量灵敏的免疫分析技术。酶标记抗原或抗体,抗原抗体特异反应时,标记的酶催化水解底物并发生显色,显色反应代表了待测抗原或抗体存在,颜色可以用肉眼观察也可以用分光光度计进行定量测定。根据抗原抗体反应结束后是否需要将结合抗体的与游离的酶标记物分离,把酶免疫分为均相酶免疫和异相酶免疫两类。异相酶免疫又分为固相和液相。常用的酶免疫测定方法是固相酶免疫测定,主要是指 ELISA,核心是将试剂固定在固相载体上,待测物与之反应后,用洗涤、离心等方法分离出抗原抗体复合物。

3) 化学发光免疫分析法(chemiluminescence immunoassay,CLIA):是将化学发光的高灵敏度和免疫反应高特异性结合起来的一种分析技术。化学发光是指某些物质在一定条件下,在一起反应时会发出光,例如吖啶酯在碱性环境中,加入过氧化氢就会发光。以直接化学发光双抗体夹心法为例来说明化学发光免疫分析法的测量原理(图 10-18,见文末彩图)。要测量待测抗原的含量,可以采用两种抗体,第一种为包被磁珠的抗体,另外一种为标记了吖啶酯的抗体,将含有待测抗原的样本加入一起进行反应,通过一段反应时间后,会形成磁珠抗体-抗原-标记吖啶酯的抗体复合物,通过磁场,将没有结合的标记了吖啶酯的抗体冲洗掉后,再加入过氧化氢和氢氧化钠,此时就会发光,发光强度与待测抗原的含量成正比。与荧光免疫不同的是,CLIA 技术不需要用到外部提供的激光,从而消除了杂散光对实验结果的影响,使得实验结果更准确,并且化学发光不会对人体有害,也不会产生污染,因此准确、安全、环保是 CLIA 技术的优点。

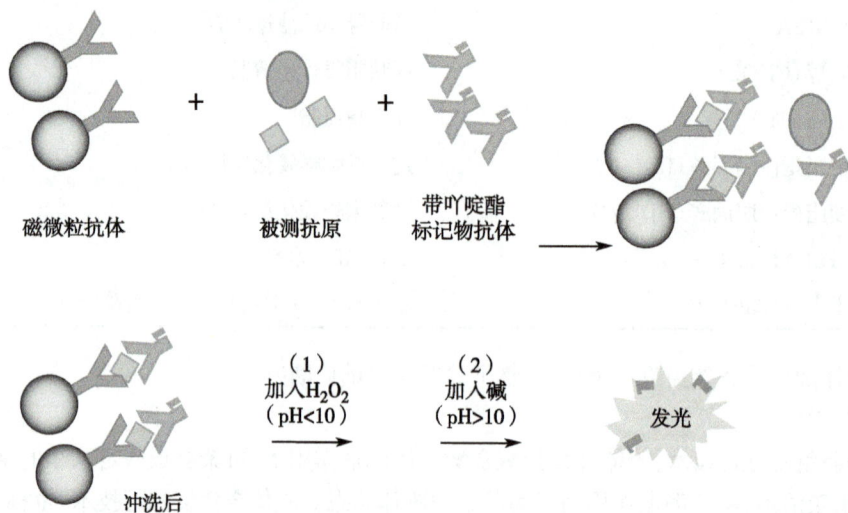

图 10-18　化学发光免疫分析原理图

2. 免疫诊断的临床应用

(1) 传染病诊断方面的应用:检测各种微生物及其大分子产物,可以鉴定和分类微生物,以诊断传染病、研究菌苗和疫苗。

(2) 肿瘤相关方面的应用:检测人类和动物细胞表面分子中肿瘤相关抗原,对癌症的诊断、治疗以及研究其病理有重要的意义。

(3) 药物浓度监测的应用:有些药物和激素等属于小分子半抗原,可以将其偶联到大分子载体上合成人工抗原,再用相对应的特异性抗体进行检测。此方法多用于监测患者服药后体内的血药浓度,也用于运动员服用违禁药品的检测等。

(三) 分子诊断

1. 分子诊断的基本概念及主要技术

(1) 基本概念:分子诊断是运用分子生物学方法检测人体及病原体的各类遗传物质的结构、组成及表达水平的变化,以辅助对疾病的诊断。

(2) 主要技术

1) PCR 扩增技术:以 DNA 为模板,以特定的引物和四种 dNTP 为底物,在温度适宜的环境中,在 DNA 聚合酶的作用下发生酶促聚合反应,生成目的基因。反应分为三个步骤,分别是变性、退火和复性(图 10-19,见文末彩图)。首先双链 DNA 在高温下打开双链变性成单链 DNA,其次特定引物在低温下与单链 DNA 互补配对,最后引物在适宜温度和 DNA 聚合酶的作用下沿着模板 DNA 延伸,形成目的基因。生成物呈指数形式增长,由此可得到大量目的基因。

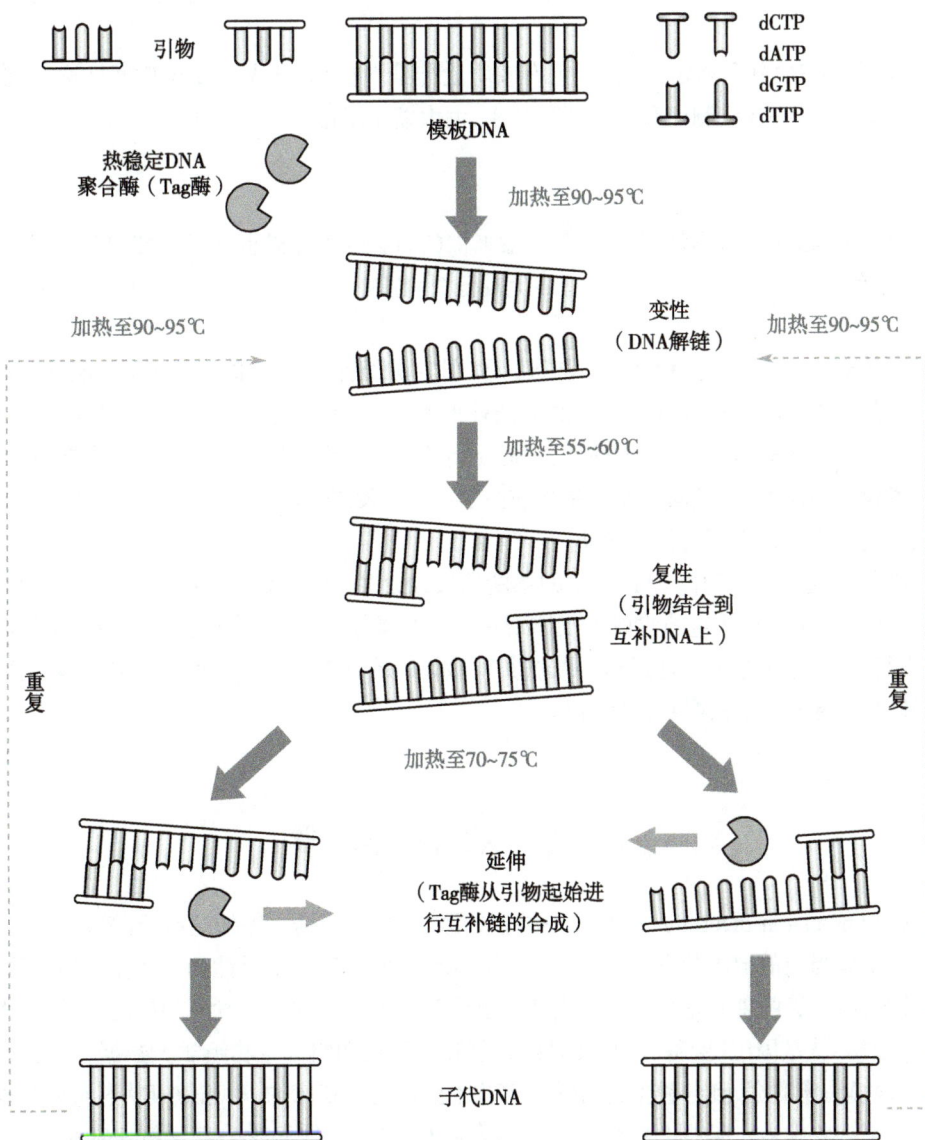

图 10-19　PCR 扩增示意图

2) 荧光原位杂交(fluorescence in situ hybridization,FISH)技术:源于以核素标记的原位杂交技术,结合了探针的特异性和组织定位的优势,FISH 技术可检测和定位染色体上的 DNA 序列或完整的细胞。一般在染色体是染色单体的状态下,如果被荧光标记的探针分子和待检测染色体的靶 DNA 是同源互补的,二者经过变性后可杂交,于是染色体上带有荧光标记物而显带,再用荧光显微镜检测,分析结果。

3) 生物芯片技术:将大量的可寻址分子(DNA 片段、蛋白质、抗体抗原等分子)有序地点阵固定排列于一个面积很小的芯片上,然后与相应的标记分子结合或反应,结果以化学发光、酶显色、荧光等指示,用特定的仪器快速高效地分析结果。

2. 分子诊断的临床应用

(1) 遗传性疾病的分子诊断应用:产前可用 FISH 技术对胎儿进行染色体数目异常的诊断,且速度快,患者等待报告时间大大缩短。对于单基因遗传病,如地中海贫血、镰状细胞贫血、血友病等可用 PCR 技术进行诊断,以便尽早发现。

(2) 恶性肿瘤的分子诊断应用:恶性肿瘤常伴有基因的易位和缺失,可用分子诊断技术进行检测。同时恶性肿瘤会存在复发的危险,因此分子诊断技术对微小残留病灶的监测以进一步调整治疗方案至关重要。

(3) 传染性疾病的分子诊断应用:要想有效防治传染性疾病,首先就要对病原体进行准确检测。分子诊断技术采用新一代的测序和生物芯片技术,大大缩短了检测的时间。

三、展望

1. 高通量全自动化 为满足大型医院日益增加的患者的检测需求,体外诊断产品正朝高通量全自动化的流水线方向发展,实现"生化分析+免疫分析+血液学分析+分子诊断+样本转移"的全自动分析。

2. 即时检测(point of care test,POCT) 针对分级诊疗的发展方向和基层医疗机构的实际需求,POCT 省去了标本在实验室检验时的复杂处理程序,且不需要专业检测人员的参与,从而大幅度缩短诊断时间,且在样本用量、样本种类、试剂便利性和对操作者的专业性要求都具有较大优势。

3. 个性化 精准医疗、靶向诊断等是当前医学的一个发展方向。要求把诊断和治疗整体进行考虑,针对疾病进行个性化用药的伴随诊断。

4. 智能化 随着人工智能(AI)技术的不断发展,AI 软件在实验室自动化发展过程中发挥了越来越多的作用。智能化实验室的建设不仅体现在便捷的操作管理,还体现在对检验中海量数据的深入分析与理解,进行数据挖掘。通过这些数据实现检验后的智能管理和决策辅助支持,对检验结果进行自动审核、分析和解释,并提供诊断建议。

(张会生)

第五节 精 准 医 学

精准医学(precision medicine,PM)是一种新的医学模式,根据个体的遗传、环境和生活方式等信息,精准诊断个体当前的健康状态,预测未来疾病风险,从而实现有针对性的个体化疾病预防和治疗。精准来自计算,而计算的基础是大数据。现代生物医学工程技术的全面发展和广泛应用,产生了大量的生物医学数据,从基因组、宏基因组、转录组、蛋白质组、代谢组等生物组学大数据,到医学影像、电子病历等大规模临床数据,到各种生物医学传感技术获取的非临床的、动态健康状态监控数据。在精准医学时代,需要将生物大数据与医学大数据融合起来,应用生物医学信息学方法和技术,分析和挖掘其中的信息,提炼生物医学知识,由此建立准确的疾病风险评估模型和诊断模型,为疾病的预防和治疗提供决策支撑。

一、精准医学及其生物医学大数据基础

(一) 精准医学

精准医学是在转化医学和个体化医学背景下进一步发展起来的,通过对基因、环境和健康状态的精准检测,获取生物医学数据,经过系统分析,深刻认识人类重大疾病的发生、发展及治疗响应,由此实现基于个体全景健康数据的疾病准确诊断,建立疾病预防措施,优选治疗方案,发展新的疗法,实施

个性化用药。2015 年 1 月,奥巴马在美国国情咨文中提出"精准医学计划",希望推动医学发展进入一个新时代。美国率先启动了精准医学大旗下的百万人队列计划,该计划于 2017 年 2 月更名为"全民健康研究计划"(All of US Research Program),预计到 2019 年建立 100 万人规模的队列。通过这个庞大的研究计划,全面地收集人群生物医学数据,系统地研究遗传、生活方式、健康之间的相互作用。进入队列的每一个志愿者必须同意共享其健康数据,提供生物样本,并协助今后至少 10 年的跟踪访问。同时,在生物技术大力发展的前提下,特别是高通量 DNA 测序成本大幅度降低的前提下,可以进一步对队列中的生物样本进行大规模生物数据采集。我国在 21 世纪初就开始关注精准医学,2016 年科技部将精准医学列为科学技术发展重点专项,并计划在 2030 年前向精准医学领域投入 600 亿元。我国的精准医学专项研究有五大主要任务,包括新一代的临床用生命组学技术的研发,大规模人群队列研究,精准医学大数据的资源整合、存储、利用与共享平台建设,疾病防诊治方案的精准化研究,精准医学集成应用示范体系工程。

　　精准来自计算,而计算的基础是大数据。现代生物医学工程技术的全面发展和广泛应用,产生了生物医学大数据。医学信息技术的推广应用,形成了多层次的临床数据,各大医疗机构的医院信息系统、实验室信息管理系统、医学影像信息系统、电子病历、电子健康文档等已经积累了大量的数据,特别是医学影像信息系统和电子病历提供了大量的关于患者个体的临床数据,包括病变组织的形态和功能变异,以及系统的临床记录。而生物信息技术的发展,如 DNA 芯片、DNA 测序技术,则产生了更大规模的组学数据,尤其是以 DNA 测序为核心,演化出各种生物组学检测技术,获取的数据包括基因组、转录组、表观基因组、宏基因组等,为从分子水平认识疾病提供了数据支撑。此外,在生物医学工程领域开发了多种传感器,可动态获取个体的健康状态数据,为疾病的预警、治疗后跟踪提供了很好的技术手段。在精准医学时代,需要将生物大数据与医学大数据融合起来,应用生物医学信息学(biomedical informatics,BMI)方法和技术,分析和挖掘其中的信息,提炼生物医学知识。

(二) 生物医学大数据类型

　　生物医学大数据是疾病预防、诊断和治疗的重要基础。与个体健康相关的生物医学大数据分为三大类,分别是生物组学数据、临床数据和生理监控数据(图 10-20)。

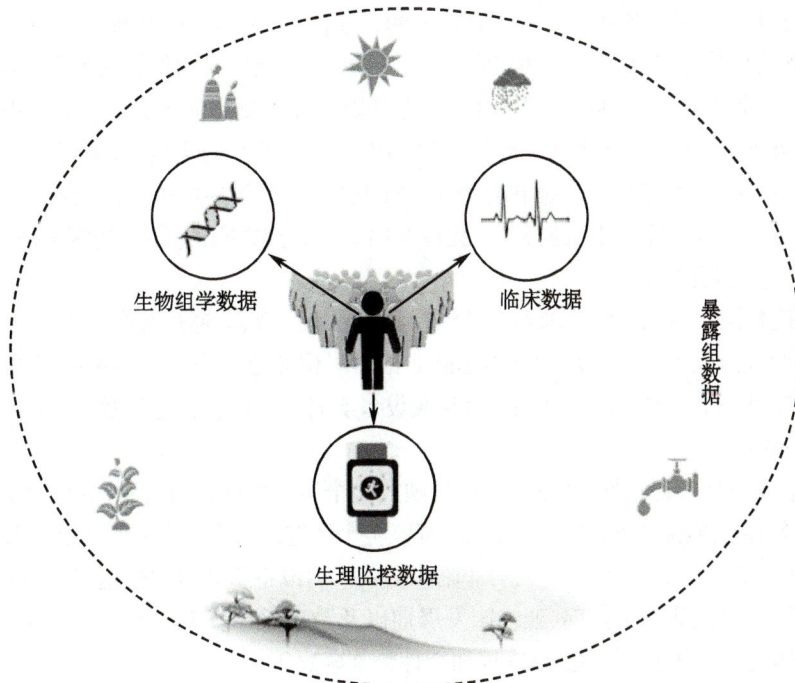

图 10-20　生物医学大数据及环境暴露数据

1. 生物组学数据 生物组学数据包括基因组、表观基因组、转录组、蛋白质组、代谢组数据等,它们反映细胞内生命信息传递过程中各种生命分子活动状态及活动规律。人体健康是遗传与环境相互作用的结果,环境是外因,而生物组学大数据体现的则是人类健康的本质影响因素,是关键的内因。

DNA 测序是生物组学数据的重要来源。高通量 DNA 测序是一个基本的生物大数据产生平台,在这个平台上,人们能够:①获得全基因组 DNA 数据,分析基因组多态性及基因组变异;②采集转录组 RNA 数据,分析基因的表达规律,研究非编码 RNA 的功能;③获取蛋白质因子与 DNA 结合的数据,分析基因的调控机制;④采集表观基因组数据,包括 DNA 甲基化、组蛋白修饰、染色质结构数据等,研究表观遗传状态的分布规律及表观调控机制;⑤获得宏基因组数据,分析人体微生物环境。通过分析各种类型的测序数据,挖掘疾病的分子机制,发现与人类重大疾病密切相关的基因变异和基因表达异常,为疾病的预防、诊断和治疗提供信息。

DNA 微阵列也是一种高通量生物数据获取技术。DNA 微阵列又称基因芯片,可用于检测基因组变异或单核苷酸多态性,然而实际应用中更多的是用于检测基因表达,从全基因组水平定量或定性检测基因转录产物 mRNA,获得各个基因转录的水平。

2. 临床数据 从精准医学的角度来看,既需要精准的基因型,也需要精准的表型,以准确地反映个体健康状态或疾病发展程度。而表型最大的来源就是医学的临床数据,可以从各类临床数据中提炼准确的、定量的表型。

医学影像是重要的定量表型数据来源。医学影像数据不仅能提供病变组织的形态和结构信息,还可以提供功能信息。不同的医学成像技术提供不同的医学信息,常用的技术包括超声成像、X 射线成像、计算机断层扫描、磁共振成像等。传统的成像技术在器官或组织层次检测生理或病理信息,而前沿的分子影像技术则可以检测细胞内分子的状态与活动。通过对医学影像数据的分析,提取个体病变组织的形态及功能特征,并与基因组数据关联分析,发现其背后的遗传背景。影像基因组学(imaging genomics)利用生物信息学技术整合大量样本的临床数据、影像学数据、生物组学数据,研究疾病的基因多态性及基因表达与影像表型之间的联系,探索与影像特征相关的生化通路和基因调控网络,并构建基于基因组特征和影像特征的疾病风险预测模型和预后判断模型。

电子病历(electronic medical record,EMR)是表型数据的另一个重要来源。电子病历(EMR)或电子健康文档(EHR)存储了各种疾病或健康相关的详细信息,包括疾病诊断表型、人口特征、环境因素、家族史、药物治疗信息、临床检验数据等。EMR/EHR 的出现使人们能够从大数据的角度,系统地研究疾病、表型、生物标志物之间的复杂联系,挖掘基因型和表型之间的相互关系,构建疾病预测模型,提供临床决策支持。EMR 记录中有大量的文本数据,属于非结构化数据,需要运用自然语言处理技术及文本挖掘技术,将非结构化数据转化为结构化数据,然后再利用计算机实现数据的自动处理、分析和挖掘,并与对应的生物组学数据融合,提炼基因型与表型之间的关系,挖掘疾病-疾病、疾病-表型、表型-表型之间的深层次联系。

3. 生理监控数据 精准医学要求融合基因型数据和表型数据,通过综合分析发现疾病的生物学基础,进而实现健康风险预警或疾病的准确诊断。医学影像和电子病历是与疾病相关的表型信息来源,而表型信息的另一个重要来源则是利用可穿戴设备实时获取的各种生理数据,这类数据可以反映个体健康状态的变化。

电子病历记载的是患者的临床医疗信息,反映的是个体在医院检查、治疗和恢复的情况,而健康监测设备(包括各种可穿戴设备和特殊传感器)可以将个体健康状态的监控延伸到医院外,进入家庭和工作、学习场所,延伸到日常生活中。来自非临床健康监测设备所获得的数据与电子病历数据互补,通过健康监控设备,在疾病发生前期、亚临床发展期以及治疗后等多个环节,获得个体的各种生理参数,由此分析个体的健康状态,指导健康维护和个性化临床决策。

疾病的早期诊断是生物医学研究人员面临的一项挑战。标准的临床研究只有在患者具有显著临床疾病表型之后才开始收集数据,不能捕获有关健康和亚临床状态的数据,这限制了对疾病的预警或早期诊断。健康监测设备能够提供患者从健康到亚健康、再到亚临床状态的变化信息,提供疾病发展到临床显著病理症状的动态信息。健康监测设备可以有效地发现疾病早期的蛛丝马迹,探查出疾病的早期症状。如果能够结合基因检测结果,则可以实现重大疾病的早期预警。

随着生物医学传感器技术的迅速发展,已经出现各种医疗健康类可穿戴设备。利用可穿戴设备获得多种生理数据,跟踪健康状态,监控生命体征。实时的生理数据包括:①运动数据,如行走距离、行走步数、步态及姿势;②能量吸收与消耗数据,如每天燃烧的卡路里数量;③心肺系统数据,如呼吸频率、心率、血压、血流量、血氧饱和度等;④代谢系统数据,如血糖水平;⑤睡眠质量。更复杂的传感设备还能够采集其他生理信号,如脑部活动(脑电图)、心脏活动(心电图)、肌肉活动(肌电图),甚至可以通过泪液检测血糖水平,通过汗液分析代谢物和电解质情况,通过皮肤传感获得皮肤湿度和皮肤阻抗数据。除了可穿戴设备之外,还有家庭传感器,用于实现对尿液、唾液、呼吸气体等检测。

除了上述的生物组学数据、临床数据和非临床生理监控数据外,生物医学研究还关注环境数据。人体健康状态是遗传与环境相互作用的结果,环境数据是与人类健康、疾病易感(如肺癌)息息相关的重要数据。暴露组是人体环境暴露的总和,包括空气质量、光照、气候变化、挥发性有机化合物、水土污染程度等。将暴露组数据与生物组数据及健康状态数据进行融合分析,有助于阐明环境因素与遗传的相互作用机制,预测个体健康风险。

(三) 面向精准医学的大数据融合及挖掘

在生物医学大数据背景下,精确医学需要将生物组学大数据与各种医学大数据融合起来,全面地研究疾病产生和发展机制,发现疾病各种影响因素之间的联系,建立疾病预测模型。精准医学的研究重点之一是基因型和表型的关联分析,通过关联分析,认识表型特征或疾病与基因多态性之间的关系。实现精准的疾病分析,需要精准的基因型和精准的表型。目前可以获得的组学数据比较系统和全面,因此基因型数据是精准的。但是,现阶段在进行基因型和表型关联分析时,主要采用的是离散的,甚至是二值化的表型数据,如疾病的有无。因此,表型数据与基因型数据不对称,需要更准确的定量表型数据,而医学影像系统 PACS 和电子病历则能够提供丰富的表型数据,同时生理监控设备还能够提供表型变化的动态数据。因此,将生物组学数据与临床数据及生理监控数据结合起来,进行融合分析,对疾病的发生发展机制研究、风险评估和预防治疗等具有重大的意义。

将生物组学数据、临床数据及生理监控数据融合起来进行荟萃分析,可以阐明疾病的个体差异,发现遗传特质与疾病表型之间的深层次关系,阐明各种健康状态特征与疾病表型之间的相互作用效应。斯坦福大学医学院 Snyder 研究组进行了一项动态分子特征和健康表型特征的研究,其总体策略是准确地测定个体基因组序列,根据个体的遗传信息评估疾病风险,同时动态监测生理状态的变化,从而研究健康状态的动态变化和疾病发展。他们对一名 54 岁的男性志愿者进行了全面、动态的健康数据采集和分析,收集其血液成分,分离出外周血单核细胞,并进行了综合的生物组学分析。他们首先测定了受试者的全基因组序列,并与转录组学、蛋白质组学、代谢组学和自身抗体谱集成起来形成多尺度生物组学数据。通过基因组序列分析,发现该受试者存在与高甘油三酯血症和 2 型糖尿病有关的基因变异,疾病风险显著偏高。该受试者没有与糖尿病有关的环境和健康因子,不吸烟、体重正常、试验阶段前期的葡萄糖水平也正常。但是在呼吸道合胞病毒(RSV)感染后,血糖水平升高,并且随后一直维持高水平,暗示 2 型糖尿病发作。其他检测结果也表明受试者的症状与 2 型糖尿病一致。在改变饮食和运动习惯后,同时在摄入低剂量阿司匹林后,观察到血糖水平逐渐降低,8 个月后恢复到发病前水平。该项研究还发现在非糖尿病状态和糖尿病状态变化的各个阶段,与生理状态变化相伴的转录组、蛋白质组和代谢组的变化,获得了疾病的全景动态数据。该项研究结果最重要的生物医学价值在于表明可以使用基因组序列来估计健康个体的疾病风险,并且通过生理监测,跟踪疾病的发生与发展过程,为疾病的早期诊断和治疗提供科学依据,同时,通过整合与不同生理状态相关的多组学数据,有助于全面和深刻认识疾病的分子机制。这是国际上第一个综合个体动态生物组学和生理分析的生物医学研究。

二、面向精准医学的生物医学大数据分析及挖掘技术

（一）复杂疾病的生物组学数据分析

随着高通量技术的快速发展，人们可以大规模地获取基因组、宏基因组、表观基因组、转录组、蛋白质组、代谢组等各种生物组学数据，系统研究复杂疾病的分子机制，实现疾病的准确诊断。

1. **基因组、转录组数据分析及疾病诊断**　DNA 微阵列与 DNA 测序是获取基因组和转录组数据的两种主要技术。DNA 微阵列也称为基因芯片，是一种高通量生物数据获取技术。DNA 微阵列主要分为 cDNA 微阵列和寡核苷酸微阵列两种，能够在全基因组水平上高通量地定性或定量检测基因转录产物 mRNA 的丰度，获得基因表达数据，并构建成基因表达矩阵。该矩阵的每一行反映一个基因在不同实验条件下或不同样本中的表达值，行向量就是一个基因的表达谱；矩阵的每一列表示一种条件下或一个样本中所有基因的表达值，列向量代表一种实验条件或一个样本。基因表达数据分析主要包括以下几个方面：①基因表达数据预处理，包括对丢失数据进行填补、清除不完整的数据或合并重复数据等数据清洗流程，根据分析的目的进行数据过滤，以及针对分析方法选择合适的数据转换和标准化方法等；②基因表达差异的显著性分析，这类分析的目的是识别在两种实验条件下（或两类样本，如疾病样本和正常样本）具有显著表达差异的基因，常用的显著性分析方法有倍数分析、t 检验或方差分析、建模分析（如贝叶斯分析）；③基因表达谱聚类分析，其目的是将共表达基因（表达变化趋势一致）或共调控基因聚集到一起，常用方法来自模式识别领域中的各种聚类方法，主要有层次聚类、K 均值聚类、自组织特征映射网络等；④基因表达数据的分类分析，其目的是根据基因表达数据（基因表达矩阵的列向量），将所有待处理的样本分类，如分成疾病样本和正常样本，以便建立疾病诊断模型，常用的方法有朴素贝叶斯分类法、K-近邻法等。

DNA 测序是另一种高通量生物数据获取技术。DNA 测序技术从 1977 年问世至今发展迅速，极大地推动了生物医学的研究。目前，广泛应用的是第二代测序技术，数据通量非常高。针对二代测序数据的基本分析主要包括以下几个方面：①测序数据的质量控制与预处理，评估测序质量，通过质量控制和预处理获得高质量的测序序列；②序列组装，将测序短片段组装或拼接成大规模基因组序列，直接从已测序的小片段序列中寻找彼此重叠的测序克隆，然后依次向两侧邻接的序列不断延伸，最终将小片段的测序片段组装成目标序列；③序列回贴，将测序得到的短序列片段映射到参考基因组上，获得序列片段在基因组上的具体位置；④突变检测分析，基因组重测序对有参考基因组的物种的不同个体进行 DNA 测序，在全基因组范围内分析不同个体或群体间的差异性，包括单核苷酸多态性、拷贝数变异以及插入缺失多态性等基因突变的检测分析；⑤基因表达量统计，通过转录组测序，计算各个基因的表达丰度；⑥基因功能注释，在获得基因序列信息之后，对基因功能进行注释，了解基因所参与的生物学过程，认识基因与疾病的关系。

在精准医学中，基因组分析的重点是识别与疾病相关的基因变异。人类基因组计划获得的是所有人类共同的基因图谱，然而个体之间存在着基因差异，这种差异既导致每个人对疾病的易感性不一样，也导致不同的人对药物治疗效果不一样。同样的疾病，同样的药，有的人经过药物治疗之后痊愈了；有的人没有治疗效果，疾病依然如故；极端情况下，有的人甚至产生严重的药物毒副作用。因此，从疾病的诊断、治疗和预防的角度来看，需要了解个体的遗传特质，认识个体基因的差异。个体基因差异主要体现在单核苷酸多态性（single nucleotide polymorphism，SNP）。SNP 是指在基因组水平上由单个核苷酸的变异所引起的 DNA 序列多态性，是人类可遗传的变异中最常见的一种，占所有已知多态性的 90% 以上。SNP 在人类基因组中广泛存在，平均每 500~1 000 个碱基对中就有 1 个，估计其总数可达 300 万个甚至更多。SNP 可能导致基因、基因表达或基因产物发生变化，因而与疾病相关。对于 SNP 检测的基本技术是 SNP 芯片。SNP 芯片是一类特殊的 DNA 微阵列，专门用于检测基因组多态性，获取个体的 SNP 数据。SNP 芯片最基本的临床应用就是检测个体的疾病易感性，而生物医学研究最典型的应用就是全基因组关联分析（genome-wide association study，GWAS）。通过 GWAS

研究,发现与疾病显著关联的 SNP 位点。GWAS 将全基因组中数以百万计的 SNP 位点作为分子遗传标记,检测多个个体的 SNP,进而将基因型与表型性状进行群体水平的对照分析或相关性分析,从而发现影响复杂性状、与疾病相关的基因突变。比如,近年来通过 GWAS 已经发现并确定了 90 个乳腺癌风险相关的 SNP 位点。随着高通量 DNA 测序技术的迅速发展,现在已经能够以较低的成本对个体进行全基因组测序或外显子组测序,由此获得个体基因组变异数据。相比 SNP 芯片,DNA 测序技术有非常大的优势,通过 DNA 测序能够得到基因组全部序列,获得所有位点的 SNP 数据以及稀有序列变异数据,同时还能够检测出核苷酸片段的插入或丢失,甚至可以检测出与疾病相关的大规模基因组结构变异。例如,2013 年我国呼吸疾病国家重点实验室的研究人员通过对人群的大规模队列研究,发现具有肿瘤抑制功能的基因 *WWOX* 在发生拷贝数变异后,患者罹患肺癌的概率增加了 94%。现在国际上已经有一些 SNP 数据库,如美国国立生物技术信息中心(NCBI)的 dbSNP,收集了所有已发布的 SNP 数据。

转录组分析的重点是发现与疾病相关的基因表达异常。基因序列的变异会导致疾病,基因表达的变化也可能引发细胞活动的异常,从而引发个体健康状态的异常,形成疾病。基因表达是指储存遗传信息的基因经过一系列步骤表现出其生物功能的整个过程,典型的基因表达是基因经过转录、翻译,产生具有生物活性的蛋白质的过程。基因表达变化体现在基因相关 RNA、基因产物蛋白质的变化,反映在这些生物分子丰度、结构或功能的变化,如转录本 RNA 丰度的变化、转录剪接结果的变化、蛋白质结构的变化等。基因表达与疾病关系最典型的情况就是实际表达与期望表达严重不一致,当一个基因该表达时却没有表达,比如抑癌基因 *TP53* 的失活导致肿瘤的发生和发展。利用 DNA 微阵列或 DNA 测序技术,可以获得基因表达活动的中间结果,即 RNA 数据,通过多个样本的表达数据分析,发现异常基因表达,发现疾病样本与正常对照样本显著差异表达的基因。

2. 宏基因组数据分析与疾病研究 人体健康不仅与基因组息息相关,并且还与生活环境的微生物基因组密切相关,包括体外的空气、水土等微生物环境,以及人体内部的微生物环境,如肠道微生物环境。相比于人体外环境,内环境微生物对人类健康的影响更大。人体内含有 10 倍于人体细胞的微生物细胞,体内微生物基因数是人体基因数量的 100 倍。环境基因组又称为宏基因组,是环境微生物群落中所有物种基因组的总和。由于肠道微生物群落在人类营养代谢、感染抵抗和药物应答等过程中发挥着重要的作用,所以研究较多的是肠道宏基因组。最新的科学研究结果表明,肠道宏基因组与人类健康的关系非常密切,肠道宏基因组不仅与代谢系统疾病有关,如肥胖、2 型糖尿病,而且还与脑与认知障碍有关,如自闭症。

由于自然界中仅有不足 1% 的微生物可以单纯培养,而宏基因组学的研究方法使得微生物的免培养研究成为可能,所以宏基因组学逐渐成为研究微生物的主流方法。宏基因组学的首要任务就是分析环境群落的物种多样性,在此基础上研究微生物群落的功能。宏基因组学的另一个重要任务就是研究不同环境下的宏基因组之间的差异,如疾病患者与正常人肠道宏基因组的差异,从而解决实际的生物医学问题。

目前应用高通量测序技术对宏基因组分析已经比较成熟,大量不同环境的微生物群落的多样性分析已经得到报道,包括人体环境(如皮肤、口腔、肠道和阴道等)和自然环境(土壤、水体、海洋和极地等)。以高通量测序技术为工具,通过对大量健康和疾病人体样本不同部位的微生物群落进行测序,分析其测序数据,从而研究人体健康与其不同身体部位微生物群落的关系。美国华盛顿大学医学院基因组科学中心通过对 44 对双胞胎及其母亲排泄物样本的微生物宏基因组测序,分析个体的肠道微生物菌群,从而研究居住环境、人体肥胖情况和自身肠道微生物的关系,结果表明:肥胖与微生物门类的变化、细菌多样性降低以及细菌基因和代谢途径的改变有关。我国深圳华大基因研究院也致力于人体宏基因组研究,鉴定出大约 60 000 个 2 型糖尿病相关的分子标记,发现了 2 型糖尿病与肠道微生物之间的联系,从分子水平上阐明了中国人群中糖尿病患者与非糖尿病患者在肠道微生物群落构成上的差异,该项研究成果提示肠道宏基因组分析在糖尿病诊断方面具有很好的应用前景。

　　宏基因组样本比较或分类是分析疾病相关宏基因组样本差异的前提,也是宏基因组测序数据分析流程中的重要环节。以人类肠道宏基因组为例,通过对不同个体肠道菌群的宏基因组样本进行分类,从而鉴别疾病和健康个体。宏基因组样本的分类,可以是按不同微生物群落类型将其分类,例如,不同的宏基因组样本,可能是来自不同的水体、土壤,也可能来自人体的不同部位。由于来自不同环境的宏基因组样本差异往往较大,所以这种分类较为简单。更复杂的问题是如何识别同样环境下不同表型的宏基因组样本,例如,对炎症性肠炎患者与健康人群的肠道宏基因组进行分类。

　　实现宏基因组样本比较或分类的基本数据分析原理是通过计算,得到样本的微生物物种丰度和基因丰度等信息,将每个样本表示为一个高维向量,计算不同样本之间的差异。在此基础上,通过模式识别和机器学习,建立分类器,对于一个新的样本,可以根据其宏基因组检测结果,预测其是疾病样本还是正常的健康样本。

　　3. 表观基因组数据分析与疾病机制研究　　表观基因组是可遗传的所有基因组 DNA 修饰的集合,包括 DNA 和组蛋白的化学修饰以及染色质结构的组装。每个生物体需要保持一个正常的表观基因组状态,打乱正常的表观基因组状态会导致生命活动的异常,从而导致疾病。表观基因组的改变可能导致基因表达的变化,导致基因组功能的变化,从而导致健康状态的异常。相对于稳定的个体基因组而言,表观基因组则可能在环境的影响下产生动态变化,影响生物体发育,影响组织分化。表观基因组数据有 DNA 甲基化、组蛋白修饰、染色质结构等。

　　DNA 甲基化可以在不改变 DNA 序列的前提下,改变 DNA 片段的活性,改变基因的表达。在基因启动子区域的 DNA 甲基化通常会抑制基因的表达。在许多疾病过程中,基因启动子发生异常超甲基化,导致基因转录沉默,并且会传递到子代细胞。在癌症的发生和发展过程中,DNA 甲基化的改变被认为是影响癌症的重要因素。例如,在胃癌方面,科学家认为 DNA 甲基化在胃癌病变过程中扮演着重要的角色,DNA 甲基化是检测胃癌的分子标记,可以通过血清、血浆、胃部清洗物等不同生物样本实现 DNA 甲基化分子标记的体液非侵入式检测。

　　组蛋白修饰有许多类型,如组蛋白的甲基化、乙酰化、磷酸化等。组蛋白将 DNA 组装成核小体,形成紧密的染色质结构。组蛋白修饰是一类重要的表观调控机制,调节基因的转录,控制基因功能的执行。有的组蛋白修饰会激活基因转录,而另外一些组蛋白修饰则会抑制基因的转录过程。既然组蛋白修饰会影响基因的活性和工作,那么自然也会影响疾病相关的生物过程。

　　染色质结构有两个层次,一是局部的核小体结构,二是染色质全局的相互作用结构。染色质结构对于基因组的稳定性和基因调控至关重要,开放的染色质结构有利于基因转录激活,而封闭的染色质结构则会抑制基因的活性。染色质结构影响基因的作用,影响生理和病理过程。

　　可以通过 DNA 微阵列技术或 DNA 测序技术,大规模获得个体的 DNA 甲基化数据、组蛋白修饰数据及染色质结构数据,如全基因组甲基化芯片、用于检测组蛋白修饰的 ChIP-chip 或 ChIP-Seq 技术、染色质构象捕获技术 Hi-C 等。利用上述技术获得表观基因组数据,结合个体的临床数据,挖掘表观遗传与疾病之间的关系,进一步通过人工智能的机器学习算法,建立基于表观遗传标记的疾病诊断或癌症风险预测模型,实现重大疾病(如癌症)的早期诊断和提前预防。

　　4. 蛋白质组数据分析与疾病诊断　　蛋白质组是指一个细胞或组织所表达的所有蛋白质的集合。蛋白质组学的主要研究内容包括蛋白质的表达模型、蛋白质结构和功能关系、蛋白质间相互作用以及蛋白质与其他细胞成分间相互作用等。相比于基因组学,蛋白质组学从蛋白质水平上研究生命活动规律,揭示重要生理、病理现象本质,捕获基因活动的动态表达信息。蛋白质是生命活动的执行者,健康组织和病灶组织的细胞,或者同一疾病不同发展阶段的细胞,其蛋白质表达具有显著的差异,通过蛋白质组学技术分析比较这些差异表达的蛋白质,寻找与疾病相关的标记物,对于疾病的早期诊断、治疗和药物靶点的开发都具有重要意义。

　　5. 代谢组数据分析及疾病诊断　　代谢组是指生物体内源性代谢物质的集合,除了核酸、蛋白质之外,还包括糖类、脂类等生物大分子以及其他小分子代谢物质。代谢组学定量测量生物体在不同病理生理刺激下和基因修饰后,体内相关的代谢反应发生的动态变化。在疾病相关的代谢组学研究中,需要结合基因组学和蛋白质组学技术,建立从基因水平到功能性蛋白质再到最终产物的系统模型,寻找具有疾病诊断价值的特异性代谢标记物。从代谢的角度描述疾病病理过程中代谢分子的动态改变,揭示疾病整体代谢变化,对于研究疾病的发病机制、早期诊断、治疗和预后分析都具有重要意义。

(二) 基因组数据与医学影像数据的融合分析

1. 医学影像是重要的定量表型数据 实现精准医学需要有精准的基因型和精准的表型,以DNA测序为龙头的基因组技术可以为复杂疾病研究提供高通量的、精准的基因型数据,而医学影像则是精准表型的一个重要数据来源。通过对影像数据的处理和分析,提取与疾病或健康状态相关的定量表型,如肿瘤组织的大小、形态、纹理等。在获得定量表型之后,将其与基因型数据及其他生物组学数据融合起来,进行综合分析和系统挖掘,通过深度机器学习,发现影像定量表型特征与基因组特征的联系,建立基于医学影像特征及基因组特征的疾病诊断、预后预测及疗效评估模型(图10-21)。这就是目前国际上前沿的影像基因组学的核心。

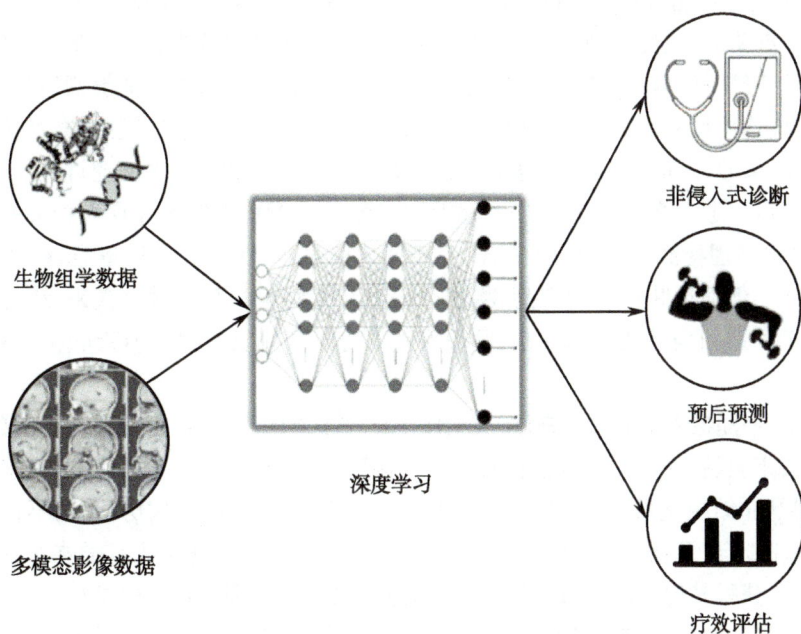

图 10-21 生物组学数据与医学影像数据的融合

2. 影像特征和基因组特征提取 在实施数据融合分析之前,首先对医学影像数据进行处理,提取病变组织或病灶区域的图像特征。例如,对于乳腺癌的动态增强磁共振成像,常用的影像特征可以分成6类,包括形态、大小、纹理、动力学曲线、增强方差、薄壁组织增强等。实际图像处理过程中,可能提取的图像特征非常多,产生高维特征向量,需要借助于人工智能技术,通过深度机器学习,从高维影像特征中筛选出具有特异性和稳定性的关键影像特征。

基因组数据也需要进行特征提取,找出与疾病密切相关的基因或基因多态性位点。基因组数据或来自DNA测序,或来自DNA微阵列。通过前期的生物信息分析,筛选出与特定疾病相关的基因组多态性SNP位点,或基因拷贝数变异CNV,或在疾病过程中显著差异表达的基因。在此基础上,将影像特征数据集与基因组特征数据融合起来,进行联合数据分析和数据挖掘。

3. 基因组数据与影像数据融合分析 基因组数据与影像数据融合分析的一类基本方法就是关联统计分析。在影像特征与基因组多态性特征关联分析方面,常用单变量关联统计分析和多变量关联统计分析。单变量关联分析方法只考虑单个SNP位点(或CNV)与特定影像表型之间的关联程度。例如,统计定量影像变量(如大脑皮层厚度、海马体积)与遗传变量之间(如SNP)的线性相关关系。但是,单变量分析忽略了多位点对特定影像表型的联合效应,而多变量关联分析方法可以解决这个问题。影像特征也可以与基因表达特征进行关联分析。例如,加州大学洛杉矶分校研究人员分析了353名乳腺癌患者的基因表达数据,获得显著差异性表达基因,并建立这些特征基因与26个MRI影像特征之间的关联,其中12个影像特征和乳腺癌特征基因表达之间存在显著关联。随着人工智能的发展,机器学习算法也被广泛地应用于影像基因组学。可以直接在机器学习算法的输入端进行基因组特征数据与影像特征数据的融合,输出端是疾病诊断、疾病风险或预后预测的结果。影像基因组学的一个重要应用就是通过挖掘基因组特征与影像特征之间的联系,利用影像特征反映基因活动,实现疾病相关基因活动的非侵入式诊断。

(三)电子病历(EMR)的表型信息挖掘

1. EMR含有丰富的表型信息 计算机及信息技术大大促进了医学的发展,医学信息系统已经成为医学研究、疾病诊断和预防的重要支撑。医学信息系统中与个体健康和疾病相关的信息载体包括主要是EMR。

EMR的出现使人们能够从大数据的角度,系统地研究疾病、表型、生物标志物之间复杂的关系,因此,EMR具有重要的生物医学研究与应用价值。在生物医学研究中,EMR是重要的表型信息来源。表型可以是特殊的疾病,如肺癌、糖尿病、风湿性关节炎等,也可以是能够观察到的生理病理特征,如身高、肤色、药物反应、临床症状、行为障碍等。与传统简单的、定性表型或离散数值表型相比,EMR能够提供复杂的、定量的、动态的表型,信息更详细,信息量更大,从而允许更加深入的基因型表型关联研究。可以通过数据处理、加工、分析和挖掘,从EMR提取各种疾病相关的信息,包括疾病症状信息、生化生理检测信息、诊断信息、疾病环境信息、疾病家族遗传信息、药物治疗信息等。这些信息从不同的侧面反映疾病的表型,将这些信息与生物组学数据融合起来,综合分析,系统研究复杂疾病的基因型和表型之间的关系,发现疾病的分子机制,为疾病的诊断、治疗和预防提供信息支撑。

2. 从EMR中提炼表型信息的方法 EMR中含有丰富的疾病相关信息,其记载的临床诊疗数据描述了各种临床表型。EMR的内容有的是结构化数据,如疾病诊断代码、实验室检测结果、药方数据等;有的则是非结构化数据,是以文本形式记录的数据,包括门诊病历、药物不良影响、诊断评估、疾病家族史、临床记录、出院小结、放射报告、病理报告等。结构化数据存储在关系数据库中,用户可快速访问,并获得其他关联信息,同时很容易进行数据分析和挖掘。非结构化数据是计算机难以直接分析和挖掘的数据,大量疾病相关信息隐藏在文本中,需要预先将各种信息从文本数据中提炼出来。

对于结构化的数据,提取表型比较容易,例如,直接根据疾病诊断代码、实验室检测结果确定表型。但是,对于EMR中的非结构化数据,需要运用自然语言处理(natural language processing, NLP)技术及文本挖掘技术,将非结构化数据转化为结构化数据,在此基础上提炼表型信息。EMR中含有大量的文本数据,利用NLP技术及文本挖掘技术解析EMR非结构化数据大大提高了EMR的价值,从中获取更多的表型信息,或者提取对结构化数据注释的信息,如特定疾病的症状、生理表现等。EMR的文本挖掘包括两个主要过程,一是命名实体识别,识别独立存在的实体对象,如患者、疾病、表型、解剖学组织、基因、药物等。在一个EMR文档数据中,人们感兴趣的内容是其中有哪些疾病,临床症状有哪些,有哪些特殊的表型描述等。例如,与神经系统疾病相关的表型描述可能是"异常神经发育""智力障碍""焦虑""郁闷""偏执"等。二是实体关系提取,包括疾病与表型之间的关系、疾病与疾病之间的关系、疾病与药物之间的关系。例如,通过文本挖掘分析疾病表型之间的相似性,由此探索两种疾病之间的联系,对于存在联系的疾病,它们的致病分子机制之间往往也可能存在着很强的关联性。

斯坦福大学研究人员发展了一种方法,利用NLP及文本挖掘技术从EMR中挖掘神经精神疾病的表型特征。神经精神疾病有多个种类,但是不同疾病的界限难以界定。为此,他们研究了如何通过

EMR 文本挖掘和统计分析来阐明三种重要精神疾病(孤独症,双相情感障碍,精神分裂症)的表型边界。相关的表型包括发育延迟、精神障碍、综合性精神发育障碍、语言困难、起立困难、焦虑、郁闷、狂躁、偏执、嗜睡、酒精滥用、药物滥用、肥胖、心衰等。研究人员使用自动化文本处理流程分析了7 000多名患者的医疗记录,通过文本数据挖掘发现,孤独症表型与其他两类神经精神疾病表型明显分离,精神分裂症表型与双相情感障碍表型之间存在显著重叠,同时还可以根据每种疾病的表型模式从EMR 数据中识别对应的患者。

三、展望

随着国际上对精准医学发展的重视和投入的不断增加,精准医学将会迅速发展,各种面向个体和群体的生物医学大数据获取、分析和应用技术不断产生,使得人们能够深刻认识人类重大疾病发生、发展的生物学机制,在此基础上建立新型疾病预防、诊断和治疗技术,提高人类健康水平。

首先,大规模生物医学数据获取技术将快速发展,推动全面提取人类健康与疾病信息。以 DNA测序为龙头的高通量生物组学技术将从实验室研究走向应用,走向临床,全方位获得疾病相关生物数据,从基因组、表观基因组、宏基因组,到转录组、蛋白质组、代谢组,促进系统认识细胞内各种生命分子的活动,深刻理解生物分子及其网络与疾病之间的关系。医学信息技术的发展将推动全面获得各种临床数据,从生化检测数据到影像数据,从结构化的指标到非结构化的文本描述,从社区卫生服务中心就诊信息到大型综合医院信息系统。目前,世界上大部分国家都非常关注医疗大数据技术的发展,大力推动建设完善的医疗信息系统,收集完整的患者医疗信息。因此,临床医疗数据的规模会越来越大。关键问题是临床医疗数据的标准化和互联互通,解决存在各级医疗机构信息系统中的数据结构多样化、数据交互非标准化等突出问题,保证多源异构数据间的交互,进而实现数据集成与融合。生物医学传感器技术和物联网技术的不断发展将促进产生个体的全景生理数据,从呼吸系统到血液循环系统,从运动、神经系统到消化、泌尿系统,通过各种生理数据的时序动态变化,监控个体健康状态,实现疾病的早期发现和预警。

其次,生物医学大数据融合技术不断产生,促进人们系统认识人类复杂疾病。精准医学研究的一个重要策略是通过队列形式大规模获取疾病相关的各种数据,包括基因型数据、表型数据,甚至环境数据。中国和美国已经启动了百万人规模的队列研究项目,正在收集队列大数据。未来,借助生物医学信息学,进一步实现生物数据与医学数据的融合,通过队列大数据的融合、分析和挖掘,深入了解基因型与各种表型之间的关系。表型信息可能来自临床数据,也可能来自非临床的、动态的生理监控数据。经过进一步的数据挖掘,还能够了解疾病及疾病之间的关系,认识不同表型之间的联系。人类疾病是基因与环境相互作用的结果,在获取生物医学大数据的前提下,今后将会不断融入环境数据,系统认识基因与环境相互作用对人类健康的影响。环境数据涉及自然环境、社会环境、个体生活方式等,今后,这些数据将从描述型的定性数据发展为准确的定量数据。

最后,迅速崛起的人工智能技术将在生物医学大数据领域中不断推广应用,提升疾病诊断的准确率,优化疾病治疗方法,实现早期疾病风险预警。已有认知计算系统应用于医学大数据分析和疾病诊断,可以实现肿瘤分析及治疗指导。在大数据与人工智能领域也有基于医学影像分析的疾病诊断软件,如通过深度机器学习掌握患者的影像特征,建立眼病的诊断模型,实际诊断时根据视网膜图像分析结果,可以像训练有素的眼科医生一样诊断视网膜病变。未来,人工智能技术将会全面应用于医学领域,特别是复杂疾病的分析和诊断。肿瘤是一种复杂疾病,同一肿瘤中可以存在很多不同的基因型或者亚型,同一种肿瘤在不同的个体可表现出不一样的治疗效果及预后,甚至同一个体身上的肿瘤细胞也存在不同的特性和差异。对于这样的复杂疾病,需要借助于人工智能技术,对相关的生物医学大数据进行深度学习,发现其中的内在联系和规律,提炼对复杂疾病诊断、治疗和预防有用的生物医学信息,指导医疗过程,由此全面提高复杂疾病的医疗水平。

(孙啸)

第六节　肿瘤放射治疗物理学

肿瘤放射治疗物理学是生物医学工程中的一门重要学科，是放射肿瘤学的重要基础。从1895年伦琴发现X射线至今，肿瘤放射物理学发展迅速，新技术和新设备的不断涌现使得肿瘤放射治疗剂量更加精准，治疗效果不断提高，目前放射治疗已是治疗肿瘤的三大手段之一。本节简述肿瘤放射治疗的物理学相关知识及其临床应用和未来发展。

一、肿瘤放射治疗物理学概述

肿瘤放射治疗（简称放疗）是利用放射线治疗肿瘤的一种手段。放疗与手术治疗、化学治疗是恶性肿瘤治疗的三种主要手段。放射线包括天然射线和人工射线，天然射线是由放射性同位素产生的 α、β、γ 等射线；人工射线是由各类X射线治疗机或加速器产生的X射线、电子线、质子束及其他粒子束等。大约70%的肿瘤患者在治疗过程中需要使用放疗，约有40%的肿瘤患者可以用放疗根治。

（一）肿瘤放射治疗的机制与发展历史

放射线承载着一种特殊能量，称为辐射。辐射在自然环境中可以诱发癌变，而在放疗中，辐射则可作为杀灭癌细胞的一种有效手段，通过射线与癌细胞间能量的传递，引起癌细胞结构和细胞活性的改变，最终杀死癌细胞。细胞吸收任何形式的辐射能量后，射线都可能与细胞发生作用，直接或间接地损伤细胞DNA，导致细胞死亡。直接损伤主要由射线作用于有机分子而产生自由基引起DNA分子出现断裂、交联。间接损伤主要由射线对人体组织内的水发生电离，产生自由基，这些自由基再和生物大分子发生作用，形成不可逆损伤，致细胞死亡。

1895年，伦琴发现了X射线，1896年即用X射线治疗了第1例晚期乳腺癌。1896年，居里夫妇成功分离出了放射性元素镭，并首次提出"放射性"的概念，为放射诊断学和放射治疗学奠定了基础。1934年，Coutard提出了延长治疗时间的分次治疗方案，是目前放射治疗的基础。1959年，Takahashi教授首先提出了三维适形放射治疗，开创了使用射野挡块实现适形放射治疗的技术。1974年，Larsson等人提出用医用电子直线加速器替代 ^{60}Co 进行立体定向放射治疗的建议，开创了以医用电子直线加速器为放射源的精确放疗新起点。1977年，Bjardgard等提出了调强适形放射治疗（intensity modulated radiotherapy，IMRT）的概念，是当前主流的临床放疗技术手段。2003年至今，陆续推出了以医用电子直线加速器为核心的调强适形放射治疗设备和影像引导放射治疗设备（image-guided radiotherapy，IGRT），标志着放射治疗设备已进入以"调强适形"和"影像引导"为核心技术的精确放疗新阶段。

（二）肿瘤放射治疗的物理学基础

一个多世纪以来，放疗技术的发展及其治疗效果的不断提高，多以物理技术的改进和发展为先导，将现代物理、医学影像、计算机科学等学科研究成果应用于放疗，为肿瘤患者提供更准确更有效的放疗。

1. 核物理基础　原子是构成物体的微小单位，其大小是 10^{-10}m 数量级，原子中心是带正电的原子核，大小是原子的万分之一，数量级为 10^{-14}m；原子核周围是在绕核运动的带负电的电子，每个电子所带的电荷量为 $e=1.602\ 19\times10^{-19}C$。原子核由不同数目的质子和中子组成。中子和质子统称为核子，两者的质量相近，但质子带正电荷e，而中子不带电。原子序数相同而质量数不同的核素，它们在元素周期表中处于同一个位置，故互称同位素。

实验上发现的核素约有2 000种，其中只有近300种是稳定的，不稳定的核素会自发地放出射线，最终变为稳定核素。对于轻核，中子数和质子数相等的核素较为稳定；对于重核，由于核内质子数增多，相互间库仑斥力增大，要保证原子核稳定，就需要更多的中子数来增加相互之间的斥力。如果将稳定核素按照质子数和中子数的奇偶性分类，就会发现大多是偶核，表明质子数和中子数各自成对时,原子核较为稳定。原子序数小于 82 的元素至少存在一种稳定核素,而原子序数大于 82 的元素都不稳定,会自发地放射出 α 离子或者自发裂变成为铅的稳定同位素。

不稳定核素自发放射出射线,转变为另一种射线,这种现象称为放射性,这个过程称为放射性衰变,这些核素称为放射性核素。发出的射线种类可能有 α 射线、β 射线、γ 射线,还可能有正电子、质子、中子等其他粒子。

人工放射性核素在医学中有着广泛的应用,如钴-60、铱-192、锝-99、锶-90 等。利用核反应堆生产是人工放射性核素的主要来源,利用反应堆中强中子束照射靶核使其俘获中子,或者利用重核裂变碎片提取出放射性核素。

2. 电离辐射与物质的相互作用　原子的核外电子因与外界相互作用而获得足够的能量,挣脱原子核对它的束缚,造成原子的电离。电离是由具有足够动能的带电粒子与原子中的电子碰撞引起的,而不带电的粒子本身不能使物质电离,但能借助它们与原子的壳层电子或原子核作用产生次级粒子,随后再与物质中的原子作用,引起原子的电离。由带电粒子通过碰撞直接引起物质的原子或分子的电离称为直接电离。不带电粒子通过与物质相互作用产生的带电粒子引起的电离,称为间接电离。由直接电离粒子或间接电离粒子,或两者混合组成的辐射称为电离辐射。

带电粒子与物质相互作用的主要方式有:①与核外电子发生非弹性碰撞:当带电粒子从靶物质原子近旁经过时,入射粒子和轨道电子之间的库伦力使电子受到吸引或排斥,从而获得一部分能量;②与原子核发生非弹性碰撞:当带电粒子从原子核附近掠过时,在原子核库伦场的作用下,运动方向和速度发生改变,此时带电粒子的一部分动能就变成具有连续能谱的 X 射线辐射出来,这种辐射称为轫致辐射;③与原子核发生弹性碰撞:当带电粒子与靶物质原子核库伦场发生相互作用时,尽管带电粒子的运动方向和速度发生了变化,但不辐射光子,也不激发原子核,则此种相互作用满足动能和动量守恒定律,属于弹性碰撞,也称弹性散射;④与原子核发生核反应:当一个重带电粒子具有足够高的能量(约 100MeV),并且与原子核的碰撞距离小于原子核的半径时,如有一个或数个核子被入射粒子击中,它们将会在一个内部级联过程中离开原子核,其飞行方向主要倾向于粒子入射方向,失去核子的原子核处于高能量的激发态,将通过发射所谓的"蒸发粒子"和 γ 射线而退激。

X(γ)射线与无线电波、红外线、可见光、紫外线一样,都是电磁辐射,但波长更短,在干涉、衍射、偏振等现象上呈现出波动性;同时,X(γ)射线也是一种粒子,在与物质相互作用过程中大多情况表现出粒子性,呈现出波粒二象性。

与带电粒子相比,X(γ)射线与物质相互作用表现出不同的特点:①X(γ)光子不能直接引起物质的原子电离或者激发,而是先把能量传递给电子;②X(γ)光子与物质的一次相互作用可以损失其能量的全部或一大部分,而带电粒子则是通过多次相互作用逐渐损失其能量;③X(γ)光子束入射到物体时,其强度随穿透物质厚度近似呈指数衰减,而带电粒子有确定的射程,在射程之外观察不到带电粒子。X(γ)射线与物质相互作用的主要过程有光电效应、康普顿效应和电子对效应,其他次要的作用过程有相干散射、光致核反应等。

3. 电离辐射测量　X(γ)射线和高能电子束等电离辐射进入人体组织后,通过和人体组织中的原子相互作用,而传递电离辐射的部分或全部能量。人体组织吸收电离辐射能量后,会发生一系列的物理、化学、生物学变化,最后导致组织的生物学损伤,即生物效应。生物效应的大小与组织中吸收的电离辐射能量成正比,因此确切地了解组织中所吸收的电离辐射能量,对评估放射治疗的疗效和它的副作用是极其重要的。目前有多种方法用于吸收剂量的测量,如在实验室中主要应用的量热法和化学剂量计法,以及现场应用的电离室、热释光、半导体和胶片法等。其中电离室法是被国际权威性学术组织和国家技术监督部门确定的用于放射治疗吸收剂量校准及日常监测的主要方法。

吸收剂量 D(absorbed dose)等于 $d\bar{\varepsilon}$ 除以 dm 所得的商。即电离辐射给予质量为 dm 的介质的平均授予能量 $D=d\bar{\varepsilon}/dm$,D 的单位为 J/kg;专用名词为戈瑞(Gray,符号表示为 Gy),1Gy =J/kg。吸收剂量是单位质量受照物质吸收辐射能量多少的一个度量,主要取决于该物质所吸收的辐射能量,适用于所有类型和所有能量的电离辐射,以及受照射的所有物质。

电离室测量吸收剂量的基本过程是,通过测量电离辐射与物质相互作用过程中产生的次级粒子的电离电荷量,由计算得出吸收剂量。电离室的作用是用来测量电离辐射在空气或在空气等效壁中产生的次级粒子的电离电荷。而在空气中每产生一对正负离子对所消耗的电子动能,对所有能量的电子来讲,基本是一常数,即平均电离能为 $\frac{W}{e}$=33.97J/C。用电离室测量吸收剂量可分为两步:首先测量由电离辐射产生的电离电荷,然后利用空气的平均电离能计算并转换成电离辐射所沉积的能量,即吸收剂量。

由于电离的本身特性限制,采用此方法时需要确定电离辐射的能量。中低能 X 射线通常用半价层(half value layer,HVL)来表示,它可以通过 X 射线光子束贯穿某种介质时的减弱程度来定义和确定。与 X 射线不同,每种放射性核素放出的 γ 射线的衰变过程是特定的,根据其衰变特点,可以清楚了解所用放射性核素的 γ 射线能量。高能 X 射线的射线质通常用电子的标称加速电位(nominal accelerating potential)表示,单位为百万伏或兆伏(megavolts,MV),一般用相应 X 射线的标准参考射野的水中不同深度处的百分深度剂量的比值表示 X 射线的能量。

(三) X 射线剂量学

当 X 射线或高能电子束等电离辐射进入人体组织后,会发生一系列物理、化学、生物学变化,其结果是导致组织的生物学损伤,即生物效应。通常来说,生物效应的大小与组织中吸收的电离辐射能量的多少为正相关关系。因此,需要用标准的计量名词和计量单位来对人体内的剂量分布以及放疗计划的疗效和不良反应进行定量的评估。

1. 剂量学名词

(1) 百分深度剂量分布:当射线入射人体(或模体)时,人体(或模体)内吸收剂量将随深度变化。百分深度剂量为射野中心轴上某深度处的吸收剂量率与参考点深度处的剂量率的比值(图 10-22)。

$$PDD = \frac{\dot{D}_d}{\dot{D}_{d_0}} \tag{10-9}$$

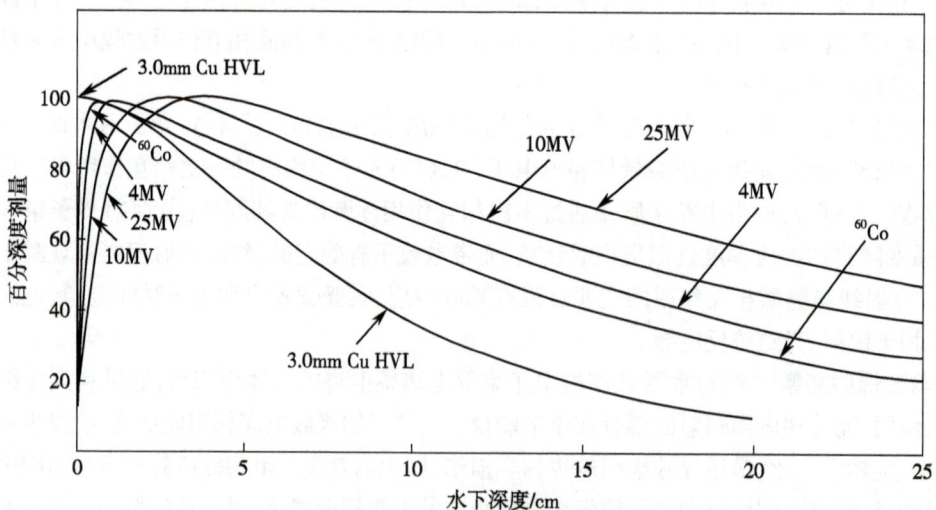

图 10-22　百分深度剂量示意图

通常定义从表面到最大剂量深度区域称为剂量建成区域,此区域内剂量随深度而增加。以下物理原因造成了剂量建成区:①当高能 X(γ)射线入射到人体或模体时,在体表或皮下组织中产生高能次级电子;②这些高能次级电子要穿过一定的组织深度直至其能量耗尽后才停止;③由于①、②两个原因,造成在最大电子射程范围内,由高能次级电子产生的吸收剂量随组织深度增加而增加,并约在电子最大射程附近达到最大;④但是由于高能 X(γ)射线的强度随组织深度增加而按指数和平方反比定律减少,造成产生的高能次级电子数随深度增加而减少,其总效果是,在一定深度(建成区深度)以内,总吸收剂量随深度而增加。

(2) 组织空气比:组织空气比定义为肿瘤中心(旋转中心)处小体积软组织中的吸收剂量率和同一空间位置空气中一小体积软组织中的吸收剂量率。组织空气比是两种不同散射条件在空间同一点的吸收剂量率之比。组织空气比的一个重要的物理性质是:它数值的大小与源皮距无关。因此组织空气比可以理解为无限源皮距处的百分深度剂量。对临床上常用的源皮距,由百分深度剂量换算到组织空气比时引起的误差不超过 2%。

(3) 等剂量分布:模体中百分深度剂量相同的点连接起来的曲线或曲面(图 10-23)。等剂量分布有如下几个特点:①同一深度处,射野中心轴上的剂量最高,向射野边缘剂量逐渐减少;②在射野边缘附近(半影区),剂量随离轴距离增加逐渐减少;③射野几何边缘以外的半影区的剂量主要由模体的侧向散射、准直器的漏射线和散射线造成;④准直范围外较远处的剂量由机头漏射线引起。

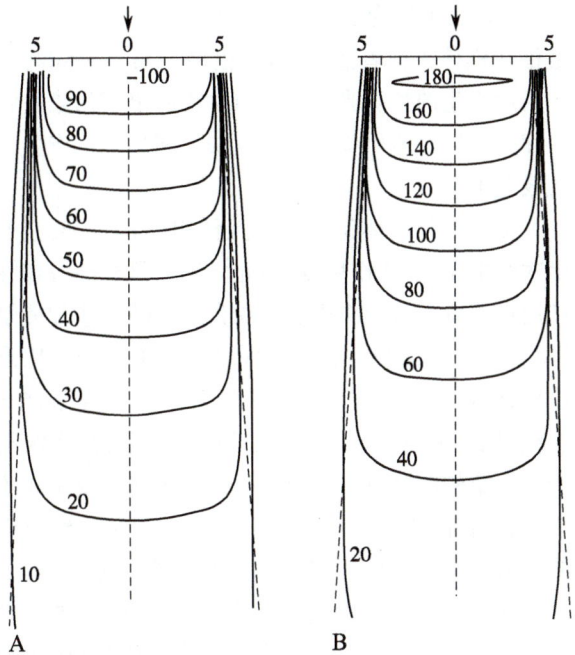

图 10-23　等剂量分布示意图
A. 60Co 射束,SSD=80cm,射野尺寸=10cm×10cm;B. 60Co 射束,SAD=100cm,等中心深度=10cm,等中心处射野大小=10cm×10cm。

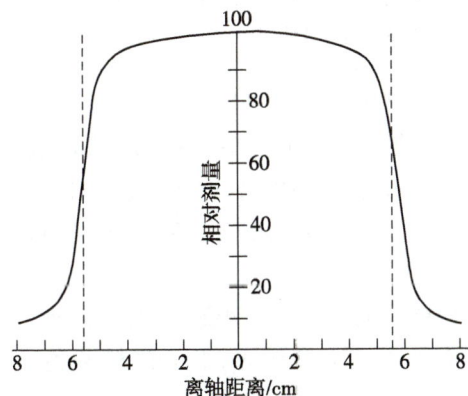

图 10-24　射野离轴比示意图

(4) 射野离轴比:是射野等剂量曲线分布的另一种表示方法,定义为同一深度不同位置的吸收剂量率与对应深度中心轴上的吸收率的比值(图 10-24)。

2. 剂量计算模型　剂量计算是指计算射线照射模体后对能量吸收的空间分布,其目的是快速准确地提供人体内各感兴趣区域在放射治疗时所受照射的剂量数据,让医生可以在治疗前对肿瘤区和周围正常组织区的剂量分布是否满足预定要求进行评判,必要时对放射治疗方案进行修改。国际辐射单位和测量委员会(International Commission on Radiation Units and Measurements,ICRU)第 24 号报告《X 或 γ 射线的放疗患者的吸收剂量测定》中指出,临床研究证明剂量的±5%变化就会降低肿瘤的局部控制率,增加正常组织并发症的概率。综上所述,快速和精确的剂量计算在放射治疗计划中具有举足轻重的地位。

原则上可以通过三维扫描水箱直接测量得到任意平面内任意点的剂量,但是由于数据庞大,需要耗费非常大的人力、物力,并且由于人体组织不均匀等因素影响,即使得到这些测量数据,还是很难直接运用于剂量计算。因此为了得到患者体内任意平面任意点的剂量,必须建立一定的剂量计算模型。

在如图 10-25 所示的直线加速器中,高能电子轰击钨(或金)靶产生 X 射线,经过治疗机头后对患者产生剂量沉积作用的主要有原射线、散射线、原射线的电子污染等。其中原射线包括从靶直接发出的穿过一级准直器、射野均整器和电离室等的始发 X 射线,以及经一级准直器、射野均整器、电离室之后的散射称为治疗头散射 X 射线。散射 X 射线是指在模体内或者患者体内,由原射线与组织相互作用后产生的散射光子。而原射线的电子污染是指治疗头中以及治疗头与患者皮肤之间的空气产生的次级电子。

X 射线与人体组织的相互作用非常复杂,会产生次级电子,离开作用点,因此能量不是全部沉积在作用点位置。对于次级电子在介质中的运输和能量沉积的处理方式有两种:①次级电子不离开作用点位置,能量全部沉积在作用点位置上,适用于低能 X 射线、低能原射线光子、低能散射线光子;②次级电子有一定的能量,具有一定的射程,运动一段距离才能停止,将能量传给作用点外的组织,高能射线产生的次级电子射程可达数厘米,必须要考虑电子输运。

除了次级电子的输运与能量沉积问题,进行剂量计算另一个关键的问题是患者组织的不规则轮廓和不均匀性密度,这些因素对剂量分布造成的影响是非常显著的,剂量计算必须要考虑。

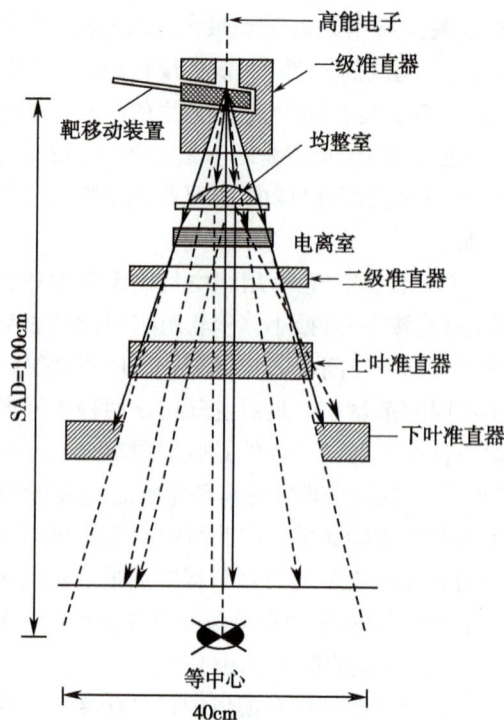

图 10-25 直线加速器治疗头

精确的剂量计算模型需要同时考虑组织不规则轮廓、不均匀性密度和次级电子的能量沉积。但是在电子平衡的条件下,可以忽略电子输运的影响,体模中任意一点的剂量可以分成原射线剂量和散射线剂量的相加,即体模内的吸收剂量为:

$$D(x,y,z)=D_p(x,y,z)+D_s(x,y,z) \tag{10-10}$$

$D(x,y,z)$ 表示点 (x,y,z) 的剂量,$D_p(x,y,z)$ 表示原射线剂量,$D_s(x,y,z)$ 表示散射线剂量。体模对原射线的吸收符合多能光子的指数衰减规律,而散射线的剂量主要来自周围体模的散射,它与射野大小、形状、体模的材料和计算点的位置相关。在均匀介质中,某一作用点的剂量为:

$$D(x,y,z) = D_m[f(r_\theta)TMR(d,0) + \int_0^{2\pi} d\theta \int_0^{r_\theta} f(r_0+r) \cdot (dTMR/dr)dr] \tag{10-11}$$

r_0 表示经典电子半径,d 表示深度,D_m 表示最大剂量点处剂量,r_θ 表示离轴距离,$f(r_\theta)$ 表示包括离轴比变化在内的原射线的衰减,微分散射最大剂量比 $(dTMR/dr)$ 从 TMR 值推导出来,用于确定来自扇形单元 $rd\theta$ 内的散射贡献,r 表示离开 r_0 的径向距离,$f(r_0+r)$ 表示入射到扇形单元 $rd\theta$ 原射线的离轴分布。当电子平衡失去时,剂量计算则必须要对上式进行修正。

同时考虑到组织不规则轮廓、不均匀性密度和次级电子的能量沉积问题的剂量计算模型还有很多,其中放射治疗计划系统中常用的剂量计算模型是笔形束模型。由于计算时间等因素限制,蒙特卡罗方法还没有运用于临床。

(1) 笔形束模型:笔形束模型的基本思想是基于两个假设的:①将放射治疗设备形成的不规则射野离散成一个个无限小的笔形束,每个笔形束都会在模体内产生剂量分布,该剂量分布被称为剂量沉积核。②模体内任意一点的剂量可以看成所有笔形束在该点沉积剂量的叠加。

从笔形束模型的基本思想可以看出,该剂量计算模型主要由两个部分组成:笔形束剂量沉积核和光子通量分布,即射野强度分布。其中剂量沉积核描述了无限小笔形束入射到无限大均匀介质中的能量分布。射野强度分布是指患者体内剂量计算点所接受的射线强度,将两者进行卷积即获得剂量分布。若在剂量计算点 (x,y,z),s 表示射野,$\phi_E(x,y,z)$ 表示能量为 E 的粒子的强度,$\varphi(E,s,x,y,z)$ 是预先获取的剂量沉积核,则按照笔形束模型计算剂量的公式为:

$$D(x,y,z) = \int_E \iint_s \phi_E(s)\varphi(E,s,x,y,z)d^2sdE \tag{10-12}$$

笔形束方法的关键步骤之一是获取剂量沉积核,而不同的射线类型、射线的能谱分布和射线的形成机制,其剂量沉积核是不一样的。当前主要采用直接实验测量法、高斯函数逼近法、蒙特卡罗模拟法、解卷积法获取剂量沉积核。

1) 直接实验测量法:为了简化测量需要尽可能地减少准直器的散射,在测量时需要选择合适的限光和准直装置,其把测量获取的二维小平面的剂量分布当成剂量沉积核计算剂量。可是由于测量技术的限制,该方法只能获取一个有限面积的近似剂量沉积核,测量的误差会严重影响剂量计算精度,是一种非常粗糙的获取剂量沉积核方法。

2) 高斯函数逼近法:建立剂量沉积核的模型,即采用高斯函数解析式来逼近三维或者二维的剂量沉积核,可以减少数据的存储和加快计算速度。可是该方法只适用于小角度散射,无法体现大角度的散射、二次散射和光子轫致辐射效应。

3) 蒙特卡罗模拟法:可以体现射线与光子作用的所有效应,获得的剂量沉积核的精度是最高的。但是蒙特卡罗模拟法需要提供射线信息、计算时间长。

4) 解卷积法:相对其他四种方法而言比较简单可靠,它从实验测量的剂量数据中用解卷积的方法抽取出剂量沉积核,所以此剂量沉积核包含了全部射线与物质相互作用的信息。

(2) 卷积叠加模型:卷积叠加(convolution/superposition,C/S)方法是通过卷积核或点扩展函数卷积光子能量通量分布来实现剂量计算,其数学模型可表示为:

$$D(x,y,z) = \iiint \phi(x',y',z')k(x-x',y-y',z-z')dx'dy'dz' \tag{10-13}$$

式中 $D(x,y,z)$ 表示点 (x,y,z) 的剂量,ϕ 表示照射野的光子能量通量分布,k 表示卷积核或者点扩展函数。

卷积叠加的算法计算剂量需要求出在特定照射条件和当前患者密度分布的比释总能 T(terma),其体现的是作用点处原射线释放给单位质量介质的总能量。

(3) 蒙特卡罗剂量模型:蒙特卡罗剂量计算模型可以运用于任意吸收介质和适用于任意射线的随机模拟采样,特别是,它还可以用于任意几何形状的体模的剂量计算。它用蒙特卡罗方法模拟大量的单个光子在输运过程中与物质的相互作用过程,通过对作用过程的随机采样,对每次作用使用放射物理定律来预测和统计作用的结果。

蒙特卡罗方法是由 Ulam 和 Neuman 提出的,Goldberger 率先将其运用于高能粒子产生的原子核裂变实验中。该方法是运用随机抽样技术模拟光子与物质的相互作用,在剂量计算中其模拟的 3 个过程包括:原射线的能谱及其离轴分布,原射线及散射光子在介质中的输运过程,由光子与物质相互作用后产生的次级电子的输运和能量沉积过程。目前比较著名的蒙特卡罗程序有 ETRAN、EGS、ITS、MCEF 等。

目前,蒙特卡罗剂量计算方法在剂量计算中起着多方面的重要作用:首先,它是适应性最强的三维剂量计算方法,可以用于计算几乎所有情况下的剂量分布;其次,它是目前公认精度最高的剂量计算方法,可作为其他剂量计算方法的精度验证工具;再次,它是一种获取剂量沉积核的方法;最后,它还可以运用于分离原射线和散射线。

当然,蒙特卡罗剂量计算方法也存在缺点,主要是进行剂量计算的时间太长,不能达到临床要求。该缺点主要是受当前计算机的计算能力限制,是一个可以最终解决的问题。

3. 计划优化 放射治疗作为一种局部的肿瘤治疗手段,一直以来都期望在肿瘤得到最大控制率的前提下,最大限度地保护周围正常组织和危及器官。放射治疗计划的优化就是一种寻求肿瘤高控制率和保护周围正常组织、危及器官的一种方式,也是放射治疗计划个体化、改进放射治疗计划的过程。因此放射治疗计划优化应该贯穿于整个治疗计划设计和治疗计划实施的过程中。

传统放射治疗计划的优化方式是人工优化,医生或者计划设计者按照治疗方案的要求,结合自身经验选择射线种类、射线能量、射野方向、射野剂量权重、外加挡块等,计算患者体内的剂量分布,最后评估计划,若是接受则确定治疗计划,否则重复优化。这是一种正向的计划设计,治疗方案的好坏关键影响因素就是医生或者计划设计者的经验,给出的治疗方案往往是可以接受的治疗计划,该治疗计划还有可以改进的空间。随着计算机技术、放射治疗技术等技术的发展,治疗计划的优化方式发生重大变革,从正向的计划优化转变成逆向计划优化。逆向计划优化从治疗的预期结果出发,用靶区及危及器官的三维剂量分布来表达预期治疗结果,建立目标函数,最后运用优化算法求解获得射线种类、射线能量、射线方向、射野能量和/或粒子注量等参数。逆向计划优化过程中,优化目标函数和优化算法是非常重要的内容,对治疗计划的质量影响非常大。

（1）目标函数:目标函数是优化和评价一个治疗计划的重要指标,它不仅联系了输出剂量与输入参数,还可以作为治疗计划的评价指标。在放射治疗计划优化过程中,目标函数的选择是至关重要的,它是多参数的函数,自变量数目需要考虑到肿瘤的形状、大小、位置、对正常组织的保护、肿瘤的控制率和正常组织并发症发生率等。

目标函数可以分成物理目标函数和生物目标函数。物理目标函数通过给定或者限定靶区和危及器官应达到的物理剂量分布,实施准确的计划优化。生物目标函数限定应达到要求的治疗结果,如正常组织并发症发生率等,实施优化。物理目标函数比较常用,目前几乎所有的商用放射治疗计划系统都采用物理目标函数,已经非常成熟。生物目标函数反映了治疗后患者生存质量的好坏,是治疗的最高原则和根本目标,但是生物目标函数要进入临床使用阶段,还需要更深入地研究。

治疗计划优化的目的是使靶区得到足够剂量的前提下,尽量保护周围正常组织和危及器官,将这个问题转换为数学的形式,可以有 3 种可能的途径:①危及器官作为约束条件,对靶区剂量函数进行优化;②靶区剂量作为约束条件,对危及器官剂量进行优化;③靶区剂量和危及器官剂量一起构成函数进行优化。其中第 3 种方法最为常用,目标函数一般形式为:

$$f = \sum_{n=1}^{N} p_n^T f_n^T + \sum_{m=1}^{M} p_m^{OAR} f_m^{OAR} \tag{10-14}$$

式中 f_n^T 是第 n 个靶区的目标函数,p_n^T 是第 n 个靶区的惩罚因子(权重),f_m^{OAR} 是第 m 个 OAR 的目标函数,p_m^{OAR} 是第 m 个 OAR 的惩罚因子(权重)。

目前临床研究和应用最为广泛的物理目标函数有基于剂量的目标函数、基于剂量体积的目标函数和基于等效均匀剂量的目标函数。以剂量-体积为基础的目标函数已经成为公认的标准,这种方法易于使用,不复杂,速度快,对于多数治疗部位都能得到较满意的治疗计划,可以作为常规临床实践的首选。而以等效均匀剂量为基础的优化是一种颇具竞争力的替代方法,它的表达式简单,容易计算,且在一定程度上模拟了被照射器官的生物效应。它是物理目标函数到生物目标函数的过渡,在今后的放射治疗中将会得到越来越广泛的应用。

（2）优化算法:对于一个给定的优化模型来说,通常可以采用多种不同的优化算法求解。目前实际运用于放射治疗计划优化的算法可以分成两大类,分别是确定性算法和随机性算法。确定性算法有梯度算法、线性规划法、均方优化法等,其中最常用的是梯度算法;随机性算法中有模拟退火法、遗传算法和混合优化算法。与随机性算法相比,确定性算法的运算速度比较快,可是对于多极值问题,确定性算法方法非常容易陷入局部极值,得不到全局最优解。可喜的是,目前已有研究表明在进行射野强度分布优化时,局部极小值对治疗计划质量影响不大,其原因可能是这些局部极小通常集中分布,与全局最小相近。随机性算法在多个局部极小值的优化问题中,理论上可以跳出局部最小,得到全局最优解,但由于其求解速度通常比较慢,因而不能满足临床要求。

在实际的治疗中,每一个射束的强度高低改变都会产生不同的剂量分布,而这些所有可能的组合可视为目标函数的解集合,在此解集合中必存在着一个或数个组合,可以使得实际的剂量分布与期望分布之间的差距为最小。

二、肿瘤放射治疗物理学应用技术

随着研究的深入,放射治疗物理学被广泛运用于肿瘤治疗。

(一) 放射治疗机

从照射方式上,将放射治疗设备分为体外照射和体内照射两大类。

体外照射又称为远距离照射,简称外照射,是将照射源置于体外一定距离进行照射,放射性射线经过皮肤和正常组织到达肿瘤和病变组织。临床上常用的体外放射治疗设备有:千伏级 X 射线治疗机、^{60}Co 治疗机、医用电子直线加速器、γ 刀等。千伏级 X 射线治疗机和 ^{60}Co 治疗机是早期的外照射设备,前者目前已趋于淘汰,后者由于设备结构比较简单,具有较好的临床意义,目前在医院仍有一定的市场。医用电子直线加速器可以输出不同能量的 X 射线和电子射线,输出能量可以从几兆电子伏到几十兆电子伏,基本可以满足临床需求,且相对成本较低,所以在大型医院和专业性肿瘤医院,医用电子直线加速器是主流照射设备。

体内照射又叫近距离放射治疗。这种治疗技术把高强度的微型放射源送入人体腔内或配合手术插入肿瘤组织内,进行近距离照射,从而有效地杀伤肿瘤组织。这一技术发展很快,它可使大量无法手术治疗、外照射又难以控制或复发的患者获得再次治疗的机会,并有肯定的疗效。如何保证正常组织不受到过量照射,以避免严重并发症,成为放射治疗技术上的一个焦点问题。早期的内照射和近距离照射一般是手工操作,缺点是定位不够准确,照射剂量难以掌握,对工作人员的放射防护也比较困难。这里简要介绍几种常见的放射治疗设备。

1. **^{60}Co 治疗机** 封装好的钴源存储在机头的"源容器"内,需要治疗时,通过特制的机械装置,将钴源自动推到照射窗口,通过准直器等射线控制和遮挡装置镜像放射治疗。治疗结束后,机器自动将钴源拉回"源容器"内储存。^{60}Co 治疗机结构简单,成本较低,目前在中小医院仍有一定的市场。其主要缺点是射线的剂量分布特性不够理想,皮肤受量较大,能量不可调节,要定期更换钴源,对工作人员有较大的潜在放射危险性。

2. **医用电子直线加速器** "电子枪"向加速管发射电子,注入的电子在行波加速管或驻波加速管的作用下,得到高能电子射线,若打靶之后输出,就是高能 X 射线。直线加速器除具有 ^{60}Co 治疗机的优点外,还具有焦点小、无几何半影、穿透力强、剂量率高、易防护和电子束能量可调节等诸多优点。

3. **后装治疗机** 后装治疗机是按照不同部位选用合适的"施源器",并通过腔道或组织间置入的方法将施源器紧贴在病变部位,然后由控制系统自动将放射源送出施源器实施近距离放射治疗。常用的放射源有 ^{60}Co 源、^{192}Ir 源等,主要适用于宫颈癌、食管癌、鼻咽癌、直肠癌和肺癌等肿瘤的腔内治疗。与体外远距离放射治疗相比,后装治疗机具有病灶局部治疗剂量大、正常组织剂量少、全身反应轻等优点。

4. **质子和重离子治疗设备** 质子、重离子治疗是由质子或重离子组成的离子射线作为治疗媒介的一种放射治疗技术。质子或重离子经同步加速器加速,能量达到 100~400MeV 被引出射入人体。在到达肿瘤病灶前,射线能量释放不多,但是到达病灶后,射线会瞬间释放大量能量,形成"布拉格峰",能够对肿瘤病灶进行强有力的照射,同时又避开正常组织,实现疗效最大化。

(二) 放疗临床的物理原理和生物学基础

放射治疗与手术和药物治疗一样,已成为肿瘤治疗的重要治疗手段。放射治疗不论是根治性治疗还是姑息性治疗,其根本目的在于给肿瘤区域很高的治疗剂量而其周围组织和器官接受的剂量却很少。它既可以通过提高肿瘤的治愈剂量和提高肿瘤的放射敏感性,也可以通过减少正常组织损伤的办法来提高放射治疗的治疗增益比。其基本原理涉及剂量学原则、射野设计、时间剂量因子和肿瘤控制概率、正常组织并发症发生率等数学模型。

1. **临床剂量学原则** 根据临床要求和多年的临床剂量学实践,一个较好的治疗计划应满足下列四项条件:①肿瘤剂量要求准确,放射治疗和手术治疗一样,是一种局部治疗手段,照射野准确对应所要治疗的肿瘤区即靶区;②治疗的区域内,剂量分布要均匀,剂量变化不能超过 ±5%,即要求达到 90% 的剂量分布;③照射野设计应尽量提高治疗区域内剂量,降低照射区域正常组织受量范围;④保护肿瘤周围重要器官免受照射,至少不能使它们接受超过其允许耐受剂量范围的照射。

2. 射野设计　既要体现主管医生对患者的治疗要求，又要考虑到治疗计划执行过程中，治疗体位的可实现性和重复性，以及机器所能提供的极限条件。因此计划设计者应对临床和物理技术两方面都应该有清楚的了解。除主管医生外，放射物理工作者也应积极参与计划设计过程，使其射野设计更好地满足临床和物理学两方面的要求。

3. 时间剂量因子　一个多世纪的临床实践证实，分次放射治疗是行之有效的放射治疗的基本原则。它可以理解为必须在肿瘤组织和正常组织的剂量效应之间取得适当的折中位置的剂量，称为靶区最佳剂量，定义为不引起正常组织严重并发症的肿瘤控制剂量。理论上，时间剂量因子模型应全面建立在人类各种组织放射反应的观察的数据上，通过经验和动物实验数据建立了6种形式的时间剂量因子模型：①总剂量与总时间关系的图示模型；②剂量分次的列表模型；③剂量分次的诺模图；④经验数学模型；⑤细胞动力学模型；⑥时间剂量因子经验公式。

4. 肿瘤控制概率和正常组织并发症发生率　肿瘤控制概率（TCP）是消灭肿瘤细胞的概率，随剂量的变化而变化。达到95%的肿瘤控制概率所需要的剂量，定义为肿瘤致死剂量TCD_{95}。正常组织并发症概率（NTCP）是正常组织放射并发症的概率，也随剂量的变化而变化。正常组织放射并发症是指经过照射后造成器官或组织的某种损伤如放射性肺炎、失明、心包炎等。将产生5%或50%相应损伤的概率所需要的剂量定义为正常组织的耐受剂量$TD_{5/5}$或$TD_{50/5}$。临床和实验证明，TCP和NTCP随剂量的变化呈S形曲线。一个好的治疗方案应使得肿瘤得到最大可能的治愈（高TCP）和使正常组织的并发症概率最小（尽可能低的NTCP），它可以量化为无并发症的肿瘤$P_{UTC} = TCP - NTCP + \delta(1 - TCP) \cdot NTCP$，其中$\delta$表示两种概率的相关系数。

（三）治疗计划的设计和执行

放疗患者从就诊、治疗到治疗结束，一般要经过四个环节：体模阶段、计划设计、计划确认和计划执行。治疗计划设计和执行是整个治疗过程中的关键步骤，计划质量的好坏、计划执行的准确性与患者疗效密切。

1. 治疗计划的设计　一个调强放射治疗计划的完成需要借助放射治疗计划系统，需要临床医生、放疗物理师/剂量师、放疗技术员、护士等相关人员紧密配合。临床医生的主要任务是根据解剖结构知识、肿瘤的具体类型、靶区运动情况等勾画靶区（PTV）、靶区周围的危及器官和需要保护的其他正常组织的轮廓线，根据临床相关规范确定处方剂量，周围正常组织、危及器官的耐受剂量，根据肿瘤的类型设置不同的计划设计临床标准和目标、剂量约束条件等。放疗物理师/剂量师的主要任务是确定射线的能量、类型，射野角度、大小、设定剂量约束条件等，结合放射治疗计划系统采用试错方式不断调整剂量约束条件等，以期望得到一个质量更优的计划。在临床医生对计划认可后，由放疗物理师和放疗技术员实施治疗计划。利用放射治疗计划系统设计治疗方案时有两种方法：正向设计和逆向设计，其中逆向设计是通过定义一个目标函数来评测治疗计划的优劣，然后通过数学优化方法不断地迭代，取得最佳结果。逆向设计可以减少设计者参与的时间，而且可以增加照射的复杂度，提高剂量分布的均匀程度。一般来讲，放射治疗逆向计划设计的具体流程包括：①根据扫描的CT图像获得患者的外轮廓和内部解剖结构；②临床医生通过患者的CT图像勾画人体外轮廓、靶区、危及器官、周围正常组织等的轮廓线；③临床医生结合患者的图像和其他检查数据，确定肿瘤的处方剂量和危及器官的耐受剂量等；④放疗物理师/剂量师在放射治疗计划系统的辅助下，依据临床医生勾画好的靶区、危及器官以及给出的处方剂量、危及器官的耐受剂量要求，结合自身经验，调整剂量约束等参数，多次优化，得到一组射野参数，及其对应的剂量分布结果；⑤临床医生检查该计划结果是否满足要求，决定是否需要继续改进计划，若不满足要求则交由放疗物理师/剂量师继续调整剂量约束等参数改进计划，直到得到医生接受并且批准的治疗计划方案；⑥放疗物理师/剂量师与医生共同评估治疗计划是否可行，实施的效率高低等问题，通过计划的剂量体积直方图和CT图像对应的剂量分布分析计划是否满足临床的要求，充分考虑计划是否可以进一步改进，以期得到最优的治疗计划方案。

2. 治疗计划的实施　治疗计划设计好后，在执行该计划前，必须进行治疗计划的确定，在治疗计划系统验证剂量分布是否满足要求和验证计划是否可在治疗机上执行。临床上一般运用模拟机检查设计好的计划能否执行。如果制定的计划在模拟机上可完成,说明该计划可以实施,如果不能完成,要根据模拟机的条件修订或重新制定计划。

治疗计划的执行是指从患者摆位到治疗结束的全过程,其包括治疗机物理和几何参数的设置、治疗摆位、治疗体位的固定等内容。技师是治疗计划执行阶段主要的执行者。

(1) 治疗机物理和几何参数的设置:日常使用中常规的放射治疗设备是比较容易出现故障的,必须对机器的物理和几何参数进行定期的检查和调整,确认设备不影响治疗计划的正常实施。

(2) 治疗摆位:准确的摆位是执行治疗计划的关键。摆位的重复性越好,靶区剂量就会越准确,危及器官和周围正常组织的损伤也会相应降低,疗效也会提高。

(3) 治疗体位的固定:临床采用体位辅助装置和体位固定器,使患者处于正确的治疗体位和在照射过程中保持体位不变。体位固定器还可以让患者体位重复性更好。目前固定装置有真空垫、热塑面膜、乳腺托架等。

(四) 放射治疗技术

1. 常规放射治疗技术 常规放疗属于二维放射治疗技术。治疗前医生根据患者正面和侧面的定位片确定肿瘤的位置,后使用几个矩形的照射野进行治疗。由于定位片是二维影像,且是特定角度下的投影影像,难以推断肿瘤与周围组织精确的三维空间关系。除此之外,矩形射野形状与不规则的靶区形状在二维方向上无法适形,不可避免地会对正常组织造成不必要的照射。该治疗方法不符合"精准治疗"的要求,使用范围越来越小。

2. 三维适形放射治疗技术 三维适形放射治疗(three dimensional conformal radiation therapy,3D CRT)是继常规放疗后发展的第一种三维放疗技术。3D CRT 利用铅块或多叶光栅遮挡肿瘤区域以外的射线,实现特定照射角度下照射野形状与肿瘤形状一致。相比常规的矩形照射野形状,3D CRT 技术可进一步保护正常组织。3D CRT 技术已经非常成熟,虽然可以实现三维方向上靶区体积与肿瘤体积的一致性,但是靶区内的剂量分布均匀性欠佳,主要用于治疗头颈部和体部体积较大、形状不规则的凸形肿瘤。

3. 调强放射治疗技术

(1) 调强适形放射治疗:在调强放疗出现之前,放射治疗使用的都是强度几乎一致的射线,而肿瘤本身的厚度是不均一的,因此造成肿瘤内部剂量分布不均。为了实现肿瘤内部剂量均匀,就必须对射野内的射线强度进行调整。调强适形放射治疗(intensity modulated radiotherapy,IMRT)将一个照射野分成多个细小的子野,给予各子野不同的权重,使射野内产生优化不均匀的强度分布,以达到减少通过危及器官的子野通量,增大靶区子野通量的目的。通过改变靶区内的射线强度,使靶区内的任何一点都能得到理想、均匀的剂量,同时将危及器官所受剂量限制在可耐受范围内,使紧邻靶区的正常组织受量降到最低。

调强放疗一般分为静态调强和动态调强,静态调强(step and shoot)是将射线强度分布转换为由多叶光栅(也称为多叶准直器,Multi Leaf Collimator,MLC)组成的多个照射野及子野,各个照射野及子野分别有不同的形态和剂量,剂量叠加后形成计划的剂量分布强度,其特点是在出束过程中机架和 MLC 都不动,治疗完一个子野后,MLC 改变形状,再继续下一个子野的治疗,直到这个照射野治疗完毕,机架旋转至下一个治疗角度,重复上述过程,直至完成全部照射野的治疗。动态调强(sliding window)的特点是在出束过程中机架不动,MLC 运动,一次性治疗完一个照射野后,机架旋转至下一个照射野,重复上述过程,直至整个治疗结束。上述两种方式的治疗时间都较长,特别是静态调强技术,每个部位治疗时间需要 15~20 分钟,对复杂靶区治疗时间会更长甚至超过半个小时。采用这种调强治疗方式患者在治疗期间可能会有体位移动及器官运动而影响治疗精度,最终会影响到治疗效果。

调强放疗相比常规放疗其优势在于:①采用了精确的体位固定和立体定位技术,提高了放疗的定位精度、摆位精度和照射精度;②采用了精确的治疗计划,逆向计算(inverse planning)即医生首先确定最大优化的计划结果,包括靶区的照射剂量和靶区周围敏感组织的耐受剂量,然后由计算机给出实现该结果的方法和参数,从而实现了治疗计划的自动最佳优化;③采用了精确照射,能够优化配置射野内各线束的权重,使高剂量区的分布在三维方向上与肿瘤的形状适形,有效保护正常组织。

(2)容积调强治疗:容积弧形调强放射治疗技术(volume arc intensity modulated radiation therapy, VMAT)本质上是调强放疗的一种,不同之处在于治疗出束过程中直线加速器机架在旋转,MLC在运动,剂量率在变化,机架旋转一定角度为一个照射野,大大缩短了患者的治疗时间,使得患者的舒适度明显提高,并有效减少了治疗过程中因患者体位变化及器官移动造成的治疗误差,明显提高治疗的准确性。容积弧形调强也明显减少了机器的跳数(monitor unit,MU),照射量的减少也就意味着减少了散射线和漏射线对患者的影响,同时也大大提高了设备的使用效率,降低了机器损耗。相比常规调强放射治疗,采用VMAT治疗技术,其剂量分布更优,对正常组织保护更好,靶区剂量分布更均匀,治疗效果会更好,放疗副反应更小。

4. 图像引导放射治疗技术　图像引导放疗(IGRT)技术在分次治疗的摆位或治疗过程中采集图像(如二维X射线透视图像、三维重建图像、有时间标记的四维图像、超声图像)或其他信号(如体表红外线反射装置反射的红外线、患者体内电磁波转发装置发出的电磁波等),用以引导此次治疗或后续分次治疗,是继3D-CRT和IMRT之后出现的新型放疗技术。

CRT和IMRT在靶区形状和靶区与周围正常组织相对位置都没有发生变化的情况下,可以实现剂量分布与靶区形状的高度吻合,但实际情况下,由于摆位误差、多次分次治疗后肿瘤体积变小、患者体型逐渐消瘦以及呼吸运动、心跳等原因,患者在接受分次治疗的过程中,靶区形状和靶区与周围正常组织相对位置会发生改变,导致剂量投照出现偏差。对于这个问题,CRT和IMRT使用的处理方法是将临床目标体积(CTV)扩展成计划目标体积(PTV),保证在出现摆位误差和靶区运动的情况下,剂量照射范围仍然覆盖靶区。而图像引导放疗有更为出色的解决方案,主要包括在线校位、呼吸门控技术、四维放射治疗、实时跟踪治疗以及螺旋断层放射治疗。

(1)在线校位:在线校位是最简单也是开展研究最早的IGRT技术。在一次治疗中,患者摆位结束之后,会采集一次患者的二维或者三维图像,同模拟定位图像或计划图像比较之后,确定该次治疗的位置误差,若误差值不能接受,则通过控制治疗床的移动来校正误差,然后再进行治疗。

(2)呼吸门控技术(RGS):位于上腹部的肿瘤,如肺部肿瘤、肝肿瘤、胰腺肿瘤等,其位置会由于呼吸运动产生变化,在单次放射治疗中肿瘤的运动最大可达3cm。在实施放疗的过程中会使用呼吸控制技术限制肿瘤的运动范围,如被动加压技术、深呼吸后屏气技术(DIBH)、主动呼吸控制技术(ABC)。这些技术直接作用于胸廓动度的限制或者呼吸的短暂抑制,方法简单易行,但是耐受性差,对于肺功能较差的患者不适用。

呼吸门控技术不需要患者抑制呼吸,是一种通过检测置于人体的标记物的运动来监测患者的呼吸运动,当处于特定的呼吸相位时,才启动照射,以保证每次照射的位置一致。呼吸检测的方法分为体外和体内两种,体外的检测方法有肺活量计、红外线照相/摄像、腹带压力传感器、激光测位等;体内检测方法通常将金属标记物有创植入人体,以标记物的运动代替肿瘤的运动。有研究表明,位于肺部的内置标记物和外置于皮肤的标记物运动的差异较大,但位于腹部的内外部标记物的运动是一致的。

该技术应用较多,缺点是由于在一个呼吸周期中只能实施一次照射,所以整个照射周期变长。

(3)四维放射治疗(4D RT):四维放射是在图像采集、计划设计和实施治疗的过程中明确考虑解剖结构随时间变化的一项技术,即在三维放疗的基础上增加一个时间维度。

4D RT的具体流程为:①获取4D CT,即在每个呼吸时相上获取一组3D图像,所有时相的图像就构成了一个4D图像;②确定形变配准的转换矩阵,以建立不同时相的3D图像的空间坐标变换关系;③在参考时相的CT图像集上勾画靶区和危及器官;④利用转换矩阵将参考时相中勾画好的靶区和危及器官映射到其他的CT图像上;⑤在参考时相的CT图像集上设计放疗计划;⑥设计其他时相的放疗计划,除了射野形状、权重/强度分布需要根据靶区、危及器官的变化作相应调整,其他时相的计划设计与参考时相的相似;⑦将所有时相上的剂量分布整合到参考时相的 CT 图像集上;⑧评估计划;⑨若合格则对患者实施治疗,若不合格则调整计划。其中的步骤②、④、⑥、⑦、⑧、⑨属于自动化过程,从交互的角度来看,3D RT 和 4D RT 的工作流程相似。

这项技术不需要抑制患者的呼吸也不存在照射中断,只是在进行影像定位时对呼吸运动进行监测,并针对不同的呼吸时相设计不同的治疗计划,用以后续的治疗。

(4) 实时跟踪治疗:实际情况下,由于呼吸运动并非严格重复以及患者不自主运动等原因,在影像定位时检测到的呼吸运动规律与治疗时的呼吸运动规律存在一定的差距,因此最完美的方案应是实时跟踪治疗技术。实时跟踪治疗技术包括实时测量和实时跟踪。实时测量最常用的方法是 X 射线实时摄影,但由于此方法会使患者接受额外的照射,会使用红外线、B 超探测、AC 电磁场等方法代替。实时跟踪要求实时调整射线束位置或者患者体位,以实现射线束与靶区的相对位置不变,常用的方法是实时调整 MLC 的叶片位置。

(5) 螺旋断层放射治疗:螺旋断层放射治疗(tomotherapy)将 CT 扫描机和放疗设备结合,使用兆伏级 CT(megavohage computed tomography,MVCT)图像实时引导,是近十几年发展起来的一种调强放疗。其最大的特点是图像引导与治疗使用同一个照射源,其外形结构与螺旋 CT 机相似,只是将传统 CT 机中的 X 射线球管换成了 6MV 的直线加速器,安装在特质的螺旋 CT 滑环机架上。加速器不仅可以出射 3.5MV 的扇形束 X 射线,像传统螺旋 CT 一样扫描患者,产生兆伏级的三维 CT 图像(MVCT),还可以发射 6MV 的扇形束 X 射线。射线经出口处二元多叶光栅快速调制,实现 360° 螺旋断层调强照射治疗。螺旋断层放疗系统可以在每次治疗前进行极低剂量的 CT 扫描,验证患者的摆位精度。除此之外,在治疗的同时,还可以测量达到探测器的射线剂量,进一步实现剂量引导放射治疗(dose guided radiotherapy,DGRT)。

螺旋断层放疗可应用于解剖结构复杂肿瘤,如鼻咽癌等头颈部肿瘤和前列腺癌、宫颈癌,还可应用于解剖结构特殊的肿瘤,如双侧乳腺癌、胸膜间皮瘤,及长度与范围较大的肿瘤,如全中枢神经系统放疗、全骨髓放疗、全淋巴放疗等。

在实施肿瘤放疗的过程中,不仅肿瘤的位置和大小会发生变化,肿瘤和正常组织之间的相对位置也会发生改变,使得实际照射量和计划剂量不符。每一次放疗前,螺旋断层的图像引导不但可以校正摆位误差,还可以计算出每一次治疗的实际剂量分布,从而可以及时调整治疗计划,使得放疗计划更为精准。螺旋断层放疗突破了传统肿瘤放疗的诸多局限,将精准放疗带入新阶段。

5. 自适应放射治疗技术 患者进行多次分次治疗之后,相对于治疗前,肿瘤体积会出现严重退缩,患者的体重也急剧减轻,通过简单调节患者体位可能已经不足以修正剂量投照的偏差,那么在接下来的治疗中需要通过修正患者的治疗计划来减小剂量偏差的影响。针对这个问题,自适应放射治疗(adaptive radiation therapy,ART)于 1997 年提出,是在 IGRT 的基础上发展延伸出的一种新型放疗技术。

ART 从诊断定位、计划设计、治疗实施到验证过程中可进行自我响应、自我修正,是一个闭环反馈过程。在这个过程中,通过图像引导技术(IGRT)系统地监测和记录每个患者治疗光束和内部器官运动的位置变化,并分析治疗与初次计划设计之间的差异,从而指导后续分次治疗计划的重新计划。实现 ART 需要集成诸如电子射野影像装置(electronic portal imaging device,EPID)、CT 扫描仪、治疗验证工具、3D 治疗计划系统、计算机控制的多叶准直器和治疗机等先进技术。

三、展望

肿瘤放疗是一项涉及多环节配合、综合化程度高、高度依赖科技进步的临床学科,是临床医学、生物学、计算机科学和生物医学工程等众多学科高度交叉的重要应用。目前临床针对绝大部分的肿瘤类型患者,出台了整体化程度较高的治疗规范指南。但指南中部分操作和目标的设定是基于群体的简单统计,缺乏对患者个体特性的考虑;此外,由于临床放射治疗过程的复杂性以及放疗过程中的大量不确定性,终将传递至患者使其所接受治疗的优质性难以保障。对此,分别针对上述两个问题,借助当前迅速发展的人工智能技术,使用更先进的计算方法或技术辅助放疗,令其得以模仿人类的认知和智能决策,使得放疗不断地智能化和精准化,从而形成研究前沿的智能放疗和精准放疗,更好地改善放疗过程自动化程度不高、人工不确定度大等缺点。此外,与生物学的有效结合使得免疫治疗等多种其他治疗方式与放疗的联合形成了对肿瘤杀伤更为有效的利器——联合放疗,多管齐下,往往可以取得比单一治疗方式更加优越的效果。

(周凌宏)

第七节　远 程 医 疗

　　远程医疗是集现代医学、计算机技术和通信技术为一体的新兴医疗服务模式,目前已在全球卫生行业得到了广泛重视和应用,并逐渐成为一种被政府、医院管理者、医学专家和患者及其家属普遍接受的新型医疗服务模式。

　　随着生活水平的不断提高,传统的、单一的现场就诊医疗方式已经不能满足人们的医疗需要,迫切需要一种全新的医疗模式出现,计算机和互联网技术的迅速发展为远程医疗系统提供了机遇。通过建设远程会诊、远程诊断、远程教育、双向转诊和远程预约等远程医疗应用,大型医院优质资源得到共享共用,缓解了医疗卫生资源分布不均衡、促进解决群众"看病难、看病贵"等问题,也提高了基层医护人员医疗服务水平及疑难重症救治水平。

一、远程医疗概述

　　随着科学技术的发展,远程医疗的定义也在不断变化。远程医疗(telemedicine)尚处于成长阶段,所涉及的领域不断拓宽、发展、成熟。远程医疗可以涵盖医学检验、监护、咨询、急救、保健、诊断、治疗以及医学教育和管理等诸多方面。世界卫生组织 1998 年对远程医疗的定义是:用交互性的视听设备和数据交流的医疗服务实践,包括医疗服务的传送、诊断、咨询和治疗,以及教育和医疗数据的传输,其中数据传输是核心因素,目标是为医疗健康服务。该定义将远程医疗的内涵拓展为远程健康(telehealth)。远程健康是利用通信、互联网、计算机以及人工智能等科学技术与医学技术整合的一种新兴的健康服务模式。远程健康包括远程诊断及治疗、远程会诊及护理、远程医学教育、远程医疗信息服务、远程医疗保健等等所有医学活动,是旨在提高诊断与医疗水平、降低医疗开支、缓解医疗卫生资源分布不均衡,满足广大人民群众医疗健康需求的医疗服务模式。目前,远程健康医疗技术已经发展到利用高速网络进行数字、图像、语音的综合传输,实现了实时的语音和高清晰图像交流,并且可完成远程手术操作,为现代医学的应用提供了更广阔的发展空间。

　　随着信息技术的发展,互联网、物联网、人工智能等信息产业发展迅猛,医疗领域的信息化产业也正在高速发展。目前远程医疗建设成为提升医疗行业服务水平的新途径,通过建立远程医疗系统,可以有效地解决时间、地域对医疗的限制问题,患者可以通过远程医疗系统与医生、专家建立互动联系,及时进行医疗诊断和治疗。

　　目前远程医疗发展模式主要有以下两种:

　　第一种模式是主要存在于发达国家的网状医疗系统,即以患者为中心,将基于医院的医疗活动转变为直接面向国民的日常医疗保健。譬如心率、血压和血糖水平监测等生理参数测量仪广泛应用于远程监控患者。这一发展模式提高了医疗卫生资源利用率并降低了医疗卫生总费用,同时也降低了慢性病的发病率和死亡率,保障了国民健康和福利水平,缓解了医疗机构分布与人口布局不匹配地区的就医问题。

　　第二种模式是在全国范围构建远程会诊平台,这种模式是发展中国家的首选。尤其是在低收入国家和基础设施有限的地区,远程医疗应用主要用来连接医疗卫生保健机构与专家、转诊医院和医疗中心。世界卫生组织 2010 年指出："发展中国家首要关注的是基本就医问题,而服务水平依然不足。远程医疗可以带来巨大的机会,拓宽医疗保健服务的获得渠道,尤其是幅员辽阔而又缺乏医疗人员的非洲国家,远程医疗给那里的人民带来了福音。"通过发展远程医疗,发展中国家提高了组织和收集患者数据的能力,有助于进行流行病学监测,对大众健康情况变化趋势进行跟踪,可以监测疾病的演变。此外,提供远程医疗服务时涉及的网络数据库和电子记录的保存,可以提高发展中国家的数据管理能力,从而使更多的协调服务受益,提高医院对患者的随访和评估能力。

二、远程医疗中的关键技术

(一) 远程医疗平台构建

远程医疗是一种新的医学服务模式,所要实现的目标主要包括:以检查诊断为目的的远程医疗诊断、以咨询会诊为目的的远程医疗会诊、以教学培训为目的的远程医疗教育和以家庭病床为目的的远程病床监护。应用的目的和需求不同,在远程医疗系统中配置的设备和使用的通信网络环境也有所不同。远程医疗诊断系统主要配置各种数字化医疗仪器和相应的通信接口。终端用户设备包括电子扫描仪、数字摄像机以及话筒、扬声器等。远程医疗教育系统与医疗会诊系统相似,主要是采用视频会议方式在宽带网上运行。远程医疗服务平台还包括远程医疗会诊软件、远程医学培训考试管理系统、视音频交互系统、视频点播系统等软件,实现远程医疗诊断、会诊、视频会议、远程教育培训、学术交流、信息共享和信息统计等功能。

1. 远程医疗系统总体架构 远程医疗平台由客户端、Web 服务器和数据库服务器三层网络架构组成,系统架构如图 10-26 所示。

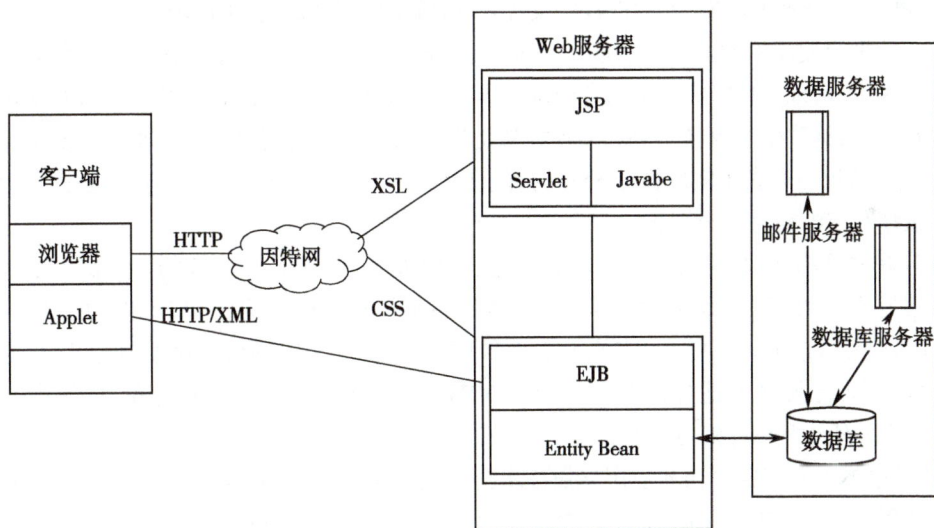

图 10-26 远程医疗系统架构图

客户端由用户浏览器和客户服务程序组成,Web 服务器由服务端网页和企业级应用(EJB)组成,数据服务器由数据库服务器和邮件服务器组成。客户端安装浏览器,通过 HTTP 协议远程访问部署在异地的 Web 服务器和数据库,获取相关的医疗服务资源和信息。

远程医疗平台不仅要充分考虑系统能方便地在各个终端节点进行部署,还要考虑在不同地域、不同时间访问系统,获得在线远程医疗服务。

2. 远程医疗平台功能 远程医疗平台一般包括以下 4 大功能模块:

(1) 信息中心管理模块:通过对数据的自动压缩存储、传输管理,实现对患者的数据统一管理,从而为远程影像设备提供患者电子病历信息及检查数据。数据中心的建设是整个系统的基础,可以支持无线访问技术;支持 HA 集群方式及负载均衡方式;可以同时接收多个不同设备发送的数据,并提供各种资料的存储;还提供系统操作和数据安全日志,记录系统的各种操作和状态,包括用户登录、影像调阅、影像传输等,并提供相应分析工具。

(2)影像诊断模块:医生可根据患者姓名、患者门诊/住院号、检查设备、检查部位、影像号、检查日期时间等组合查询影像信息,同时调阅一个或多个患者不同诊断序列、体位、时期、成像设备的影像进行对比显示和诊断。影像处理支持 MR 和 CT 影像的定位线显示,并可直接定位到对应断层;支持测量与批注功能,单点灰阶、矩形、圆形、多边形、线段,联机夹角、非联机夹角测量及文字、数字、箭头标记;具备 MPR 功能(轴、冠、矢状位、曲面等多平面重建);支持多幅排列显示方式,自动窗宽窗位优化调整;可以标记和显示关键图像。

(3)报告功能模块:医生可以从报告直接调取影像,也可以从影像直接调取报告并远程书写报告,并且可查询当前患者历史诊断报告。书写报告时可根据需求提供标准化诊断报告模板,在允许的范围内支持个性化模板设置,可按需选择图像插入。报告书写及审核权限分为三级:报告、审核、审核后修改权限,审核医生可查看当前患者历史诊断报告。

(4)统计功能模块:统计日、周、月、年等不同时间段患者人数,每台设备工作量、人数、每部位人数、部位数。可统计每月、日等不同时间段放射科医生、放射技师的工作量。

(二)远程医疗中的关键技术

远程医疗是现代化的计算机网络、现代通信、人工智能以及图像处理、文字处理和声音处理等多项关键技术相结合的产物,它是一个开放的分布式应用系统。它以计算机网络通信为基础,通过多种数字传输的方式,实现医疗技术的共享、远程诊断以及其他远程医疗活动。

1. **计算机网络技术** 远程医疗平台一般应用不同模式的网络协议,以适应远程医疗复杂的数据种类,如各种文本、静态的图形、各种视频以及音频等,较常应用基础的 TCP/IP 协议。

远程医疗平台使用中的网络安全性非常重要,网络安全的保障主要就是根据安全套接层(secure socket layer,SSL)实现并且完成双向的身份认证操作。SSL 协议位于 TCP/IP 协议与各种应用层协议之间,为数据通信提供安全支持。SSL 的目标就是提供两个不同应用之间的保密性以及可靠性。基于 SSL 特定的协议可以真正实现管理 SSL 的有效交换,进而实现基于网络开展的远程医疗活动请求以及远程医疗系统内容的身份认证。

目前互联网已渗透到各行各业,加之卫星通信的不断发展,为远程医疗的发展提供了很好的契机。远程医疗平台可以采用多种通信网络,如宽带多媒体异步通信网(ATM)、卫星网、公共数据网(DDN,ISDN)等,目前最理想的是 ATM,动态图像的质量达到电视效果;卫星通信速度快,安全性能好,特别是可移动性强,尤其适合野战部队使用;DDN、ISDN 加快了图像传输速率,提高了会诊质量,但还不能完全胜任远程医疗的各种服务。

2. **通信技术** 远程医疗需要应用通信技术交互式传递信息,开展远距离的医疗服务,同时通信技术已在远程医疗系统中存在近 20 年发展历程,可为远程医疗的实际应用提供有力支撑。通信技术主要为远程医疗提供医学信息的双向传输,如数据和文本、图像、音频与视频等格式信息的传输。视频、音频作为大数据,多数用于远程会诊和手术等医疗服务,视频会议系统的出现使得远程医疗迅速发展;医学影像主要包含运动图像、静止图像,其传输要求以清晰、完整为主。

以远程会诊为例,在 ITU-T 制定的一系列多媒体通信协议中,应用最广的为 H.32X 系列框架协议,其中适合多点视频会议系统的有 H.320 和 H.323 标准,如图 10-27 所示。基于 IP 的 H.323 标准中将各部件连入因特网就可以方便地组建整个 H.323 系统,对于终端用户来说通过以太网接口就可加入,无须另外专门布线,使网络的利用率及系统升级扩展更加灵活方便;H.323 支持更多的音视频和通信标准,并且通过网关可以接受多种标准的终端设备加入,系统的适应性更强。H.323 标准在 LAN 和 WAN 上都能应用,并且基于 IP 的系统组网设备费用相对较低,在网络运营成本上具有优势。目前远程医疗平台通信主要应用适合 IP 网络的 H.323 标准。

远程医疗平台上,数字医学成像标准也有严格的通信要求。美国放射学会(ACR)和美国国家电

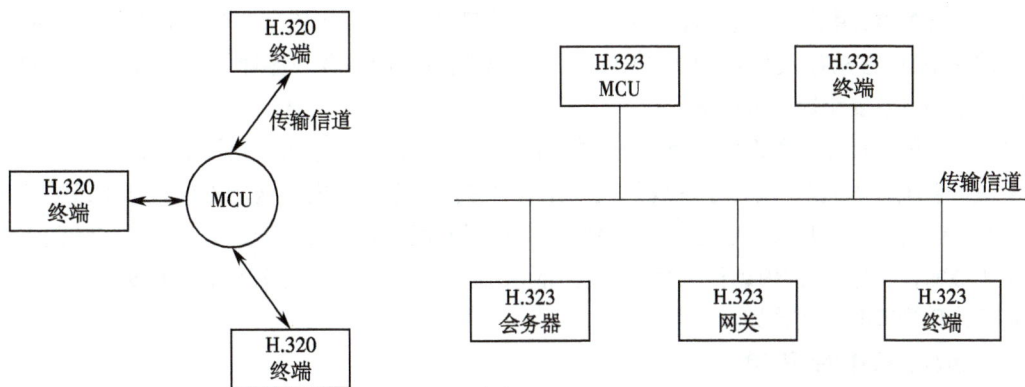

图 10-27　H.320 和 H.323 协议结构图
MCU：微控制单元（Microcontroller Unit）。

气制造商协会（NEMA）组成联合协会，制定了医学影像信息学领域的第一个标准：ACR-NEMA 医学数字成像与通信标准协议（digital imaging and communication medicine, DICOM），以便在各种医疗影像产品之间提供一致性接口，可以利用网络环境实现医学影像设备之间直接联网，实现不同影像设备对影像数据和病人数据的互操作。该标准涵盖了医学数字图像的采集、归档、通信、显示及查询等几乎所有信息交换的协议，规定了接口的硬件和软件规范，整合不同厂商的医疗影像仪器、服务器、工作站、打印机和网络设备，使它们都能整合在 PACS 系统中。许多不同厂商的仪器、服务器、工作站都以 DICOM 为标准，使各种医学影像产品可以通过网络互联，并相互交换数据和共享硬件资源。

3. 医学信息技术　医学信息技术是远程医疗系统的支撑技术，包括信息采集检测、信息显示、信息存储、信息查询、信息处理、图像处理、信息管理等技术类型。医学图像信息量大，在患者信息中一般占有重要的比重，医学图像信息的采集和传输是远程医疗技术中的难点。目前已经成型的信息化系统包括医院信息系统、医疗服务系统、电子病历、放射科信息系统，检验信息系统以及图片存档及通信系统等。

在远程医疗信息系统中需要设计一个 DICOM 网关，同医院的 HIS、RIS、PACS 及 LIS 相连。图像采集工作站接收成像设备发送的图像，将科室采集的 BMP、JPG 等格式图像通过 DICOM 网关转化为 DICOM 格式，然后通过 HIS/RIS/LIS 网关取得该图像对应的患者基本信息，然后把影像和患者信息一起合成一个 DICOM 文件，与放射科采集的图像一起在 PACS 系统中进行统一的处理、传输和保存，以便被本地的图像诊断工作站和远程医疗系统快速安全地提取使用，进行图像显示和感兴趣区域的测量等操作。同时远程医疗系统可以通过 PACS 服务器，完成对相关影像数据的查询、提取等操作。

远程医疗信息系统中的数据质量十分重要。医学影像文件对于诊断具有非常重要的意义，所以对图像质量有很高要求，理想状态下应该采用申请端发送原始 DICOM 文件传输入会诊端的 PACS 系统，再由会诊端本地的 DICOM 浏览器打开。由于医疗机构采用的 PACS 系统不同，对一些 DICOM 影像私有的属性以及加密处理方式可能有差异，导致虽然影像文件有标准的格式，但还是很有可能出现不能打开 DICOM 文件的问题。这种情况下需要双方协商，共同使用对双方机构 PACS 系统导出文件兼容性均较好的第三方浏览器。这些是影像数据的管理与质控中需要注意的技术。

同时还要注意文本形式数据的准确性、完整性及一致性。目前，随着国家对分级诊疗的大力推动，医院对远程医疗过程中的患者人口学信息以及诊疗信息的重视程度越来越高，部分医院将远程医疗的患者信息也等同于医院诊疗患者信息进行归档，这也是未来区域医联体借助远程医疗系统开展分级诊疗必备的信息支撑。

4. 数据库及电子病历技术　远程医疗所处理的医学信息，包括高分辨率的静态和动态图像、声音、文字、生理参数和辅助信息，需要合理地储存于存储介质中。远程医疗系统采用 Internet 技术，客户/服务器（client/server）体系结构，以支持分布式并发和多媒体处理的基于 SQL 的数据库作为主要的后台数据服务器,用以存放病史资料、医学信息及管理信息,将患者信息储存在患者端计算机中,通过软件传送信息,自动存入专家端的数据库中,双方可随时调用患者的各种信息,并为患者信息的检索、统计、维护以及安全性提供保证。

电子病历的发展是远程医疗中重要的前提条件之一,它是将传统的纸质病历完全电子化,提供电子存储、查询、统计、数据交换传输重现的数字化的患者医疗记录。电子病历不仅包括了纸质病历的内容,而且还包括声像、图文等信息,其完整的资料数据处理、网络传输、统计分析等是传统的纸质病历无法比拟的,尤其是在国内远程医疗会诊及国际交流中,大大提高工作效率和医疗质量。电子病历是医院现代化管理的必然趋势。

(三)远程医疗中的新技术

随着物联网技术的发展与智能手机的发展普及,远程医疗也开始与4G通信技术、无线传感器、云计算、云服务、机器学习结合起来,众多的智能健康医疗产品逐渐面世,给广大的普通用户提供了更方便、更贴心的日常医疗预防、医疗监控服务。与此同时,远程医疗也从疾病救治发展到疾病预防的阶段。

1. 现代通信技术　远程医疗中大幅医学图像传输对网络带宽要求非常高,现代4G、5G通信技术可为移动用户提供高质量影像服务,实现三维图像的高质量传输,还能提供通信信息之外的定位定时、数据采集等综合功能。4G通信技术在远程医疗中的应用,解决了以往医学图像、音视频传输不连续、非同步、不清晰而影响远程医疗质量的问题,也将远程医疗扩展到了移动医疗。

基于4G、5G通信技术的远程医疗结合了高速移动通信和多种模式无线通信技术,能够实现无线远程医疗、远程监护、远程医疗教学等。它不仅融合了移动通信和多媒体网络技术,可提供足够的带宽以保证大容量医疗信息的安全高速传输,还有助于医疗资源的高度共享。随着远程家庭监护的推广,患者可以随时随地得到医护人员的帮助和救护,特别是在灾害、事故和战场救援中能够发挥独特的优势。这种实时、高质量的移动远程医疗有助于急救人员和专科医生更迅速地做出明智的临床决策,从而减少诊断时间,最大限度挽救患者的生命。

2. 硬件设备升级　除了通信技术和计算机网络技术的发展,硬件设备的升级也推动了远程医疗的技术进步。以无线传感器网络技术(WSN)为例,它的加入使得远程医疗系统的建立和推广取得了巨大的进步,远程医疗体系也逐步趋于功能化和智能化。

WSN是由大量低成本、低功耗,具有传感、无线通信、数据处理等多功能的传感器节点组成,并通过自组织方式形成的网络。它能够获取周围环境信息,通过无线介质通信,共同协作完成特定的任务,具有感知、计算、通信等能力。网络节点传感器具有体积小、能量低、计算能力差等特点,能够采集各种信息,简单处理并且进行数据的转发,基于WSN的远程医疗监护就是在监测终端使用无线传感器采集相应的信息,对数据进行初步处理,被处理过的数据经过线路传输到汇聚节点,再通过网络传到监护中心,监护中心对信息进行分析处理并做出反馈,同时,还与其他终端进行网络的远程信息交互。

目前,关于WSN协议安全性的研究很多,大多数都是在原有的经典协议上加入安全机制进行改进。WSN的网络能源消耗和安全性在一定程度上是矛盾的,因此调节网络能量消耗与安全性平衡的同时,要综合考量网络时延、可靠性传输等其他因素。设计和改进算法,将分形理论、模糊识别、云计算等一些新的理论加入协议中,优化路由协议的网络性能。

综上,基于无线传感器的远程医疗体系在一定程度上打破了地域空间的限制,缩短急救反应时间,提高了诊断和抢救的效率。但是,由于无线传感器自身的特点,基于无线传感器的远程医疗监护的研究尚在初期阶段。

3. 人工智能　人工智能是研究、开发用于模拟、延伸和扩展人的智能的理论、方法、技术及应用系统的一门新的技术科学。人工智能的核心能力来自感知、理解、学习、推理、控制、操作。借助智能算法和强大的计算能力,与远程医疗协同配合,发展远程医疗人工智能系统,使其不仅能使用复杂算法进行智能决策,而且能通过捕获、分析和调节持续的实时数据流真正地学习,更好地发挥远程医疗服务模式的作用,提高高价值、高水平专家经验的有效利用,加强智能设备辅助的应用,提升慢性病管理水平。

三、远程医疗的发展与展望

(一)远程医疗的发展

远程医疗的发展已有超过 60 年的历史。20 世纪 50 年代末,美国学者 Wittson 首先将双向电视系统用于医疗;同年,Jutra 等人创立了远程放射医学。20 世纪 80 年代至 90 年代中后期,远程医疗传入我国,学术领域开始对远程医疗进行探索,1988 年中国人民解放军总医院通过卫星与德国一所医院进行了一场神经外科远程病例讨论,开启了我国的远程医疗历史。目前我国远程医学服务已进入全面应用与普及阶段,远程医学服务人群快速增长,为解决人民群众看病就医难题、优化卫生资源配置做出了重要贡献。

在美国,会诊中心由多学科专家组成,以家庭为单位对患者进行联合会诊。全美国所有医疗教育资源实现了联网共享,其领先的远程教育水平促进了远程医疗的发展。20 世纪 50 年代后,越来越多的电子技术与通信技术被应用在医疗领域,远程会诊、医学图像远距离传送、远程诊疗等技术越发成熟,越来越多的患者与医院感受到远程医疗服务带来的便捷与益处。目前,美国已建成发达的远程医疗网络。

挪威 1995 年启动首个远程医疗计划,在施行该计划后,成功缩短了急性心脏病从发现到治疗的时间。这种医疗系统既可以在患者家里使用,也可以在前往医院的救护车上使用,设备采集所需的数据传输给医院,医生进行分析后能够进行诊断,并给出紧急治疗方案。目前全挪威有超过 100 辆救护车使用了该系统,心脏病患者的治疗效果因此提高了 15%~20%。

澳大利亚"国家电子医疗战略"自 2009 年起正式实施,分为短期、中期和长期三个阶段,内容包括加强电子医疗的基础设施建设,制定电子医疗的程序标准,制定统一的国家监管框架;制定激励机制,推出优惠政策;制定专业认证和实践标准,政府积极培育国家电子医疗实体;实施"国家宽带网络"计划,基础设施得到进一步更新,执行必要的认定要求;实施电子医疗教育和培训计划,成立电子医疗参考和咨询机构等。同时,建立电子医疗的长效机制,针对电子医疗的新需求,给予提供电子医疗服务的个人和组织更多的权益等。

我国开展远程医疗的研究与应用虽然起步较晚,但发展速度较快。1988 年中国人民解放军总医院通过卫星与德国一家医院进行了神经外科远程病例讨论;1995 年上海教育科研网、上海医大远程会诊项目启动,并成立了远程医疗会诊研究室;1995 年 5 月,卫生部正式启动的"金卫工程"标志着我国远程医疗进入国家战略建设,很多医学院校和医院都成立了远程会诊中心,推动了我国远程医疗网络的快速发展。卫生部于 1999 年颁布了《关于加强远程医疗会诊管理的通知》,明确了医疗责任主体,使远程医疗在规范化的框架下进入高速发展。进入 21 世纪,随着通信、互联网和计算机技术的全面发展,医学信息查询、远程会诊等远程医疗活动大量出现,远程医疗已经初具规模,渗透到医疗的各个领域。

目前,按照国家总体部署,我国远程医疗将在加快推进健康产业科技发展,打造经济发展新动能,促进未来经济增长,引领健康服务模式变革,支撑健康中国建设方面起到越来越大的作用。

(二)远程医疗的展望

随着现代科学技术的不断发展以及相关配套政策及法律法规的不断完善,以新一代信息技术为支撑,建立基于数据、信息、知识的集成、融合、共享、多学科协同的集成式远程医疗服务模式,积极发展移动远程医疗技术产品及服务,加快推动远程技术发展与装备集成,构建覆盖基层的远程和移动医疗健康服务体系建设,优化医疗资源配置,促进医疗服务模式优化升级,将实现支持医疗分级诊疗、区域协同和整合服务,提高我国医疗服务供给质量,改善就医模式,破解医疗资源不足和利用不够的难题,提高医疗卫生服务的可及性,推动医疗服务模式变革,全方位、全周期维护和保障人民健康,大幅提高健康水平,显著改善健康公平,为实现中华民族伟大复兴的中国梦提供坚实健康基础。

(唐晓英)

第八节 人 工 器 官

人工器官是指具有完整复杂的结构,能够完全或部分地代替身体某些器官主要功能的人工装置,属于力学、医学、生命科学、材料科学等基础科学与工程科学交叉融合形成的新兴研究方向,目前在心、肺、肾、肝等重要器官的功能替代方面取得了丰硕的成果,并且进入了临床应用。

本节将以人工心、人工肺、人工肾以及人工肝为例,介绍人工器官的起源与发展、工作原理、关键技术,以及临床应用情况与未来发展趋势。

一、人工器官的起源与发展

多年以来,虽然人类医疗水平快速提高,众多的疑难病症被相继攻克,但是对于由于各种原因造成人体器官功能损伤与衰竭,依然没有有效的治疗方法。目前针对器官功能衰竭,器官移植是最有效的治疗手段。但是在世界范围内,可供移植的器官数量严重不足,直接限制了器官移植的临床开展。正是这种供体数量与需求量之间的巨大差距促使人工器官作为器官移植的替代手段从 20 世纪中叶开始得到了高速发展。

(一)人工心的起源与发展

在心脏移植严重不足的情况下,人工心因为可以替代自身心脏的全部或者部分泵血功能,因而在晚期心力衰竭的治疗中发挥了重要的作用。根据人工心对患者心脏的支持程度,可以将人工心分为两类:心室辅助装置(VAD)与全人工心(TAH)。其中 VAD 可以承担大部分单个心室的功能,而 TAH 完全替代天然心脏,可以承担两个心室的功能。

人工心起源于 1934 年,当时还是医学院学生的 Michael Ellis Debakey 发明了一种滚压泵来帮助临床血液循环(图 10-28,见文末彩图)。1953 年,Gibbon 等研究者研制了体外心肺循环机(CPB),并第一次将该技术应用在临床房间隔缺损修复手术中,开创了机械辅助循环(MCS)时代。机械辅助循环技术在心脏手术中的成功应用为后面提出人工心的想法奠定了方法基础。1963 年,Debakey 医生发布了第一款用于长期心脏支持的人工心样机,并且成功挽救了一名主动脉瓣置换术后心搏骤停患者的生命。随后,Debakey 成功完成了第一例长时间左心辅助的病例。整个辅助时间长达 10 天,取

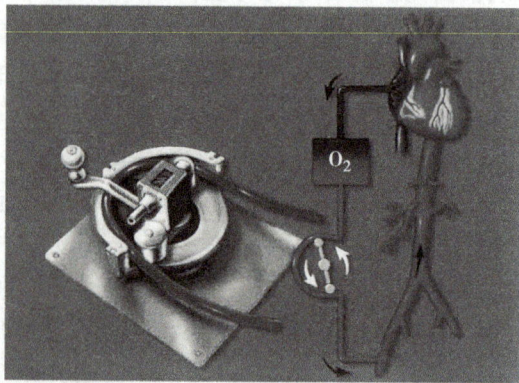
图 10-28 Debakey 医生设计的滚压泵

下装置后,患者仍能够长期存活。同一时期,美国国家心肺研究所制订了人工心脏计划,开展全人工心脏的研究。1969 年,Cooley 团队设计出一种气动型隔板式双心室泵作为心脏移植术前的过渡。该装置运转良好,支持患者 64 小时直到心脏移植术前。随后的 20 年间,TAH 成为人工心的主要研究方向,但是由于前期工程技术与医学材料的限制,患者必须要住院治疗,并且受到电源与控制器体积的限制,患者无法自由活动;同时患者还要经受 TAH 相关并发症的折磨,最后只有两名患者生存期超过 1 年。

由于 TAH 的技术与临床效果并不能满足最初的设计需求,20 世纪 70 年代以后,更多的临床研究重新转向了开发长期可植入的 VAD。1978 年,由美国国家心肺与血液研究所研发的第一款长期 VAD 被用于临床瓣膜置换术后合并心力衰竭的患者的心脏移植前过渡。在获得供体心之前,该 VAD

维持了患者的生命长达 5 天。20 世纪 80 年代,研究者开展了针对完全长期植入的 VAD 的研究。1991 年,第一款可长期植入的 VAD 获得了美国 FDA 认证,用于心脏移植前的过渡,如图 10-29 所示。

今天虽然已经有了多款 VAD 与 TAH 可供临床医生选择,但是目前人工心的优化与改良仍然是业内的研究前沿与热点。

(二)人工肺的发展

人工肺,又称氧合器或气体交换器,是一种代替人体肺排出血液内二氧化碳、摄取氧气、进行气体交换的人工器官,其中具有人体肺的气体交换功能的部件被称为膜肺,是一种在膜两侧进行气体和血液之间交换的装置。目前进入临床研究与应用阶段的人工肺主要包括五种类型,分别为:体外膜氧合器(ECMO)、体外二氧化碳清除设备(ECCO$_2$R)、动静脉二氧化碳清除设备(AVCO$_2$R)、静脉内氧合器(IVOX)以及全人工肺(AL)。目前只有 ECMO 已经进入了临床应用阶段,其他三种类型的人工肺均处于实验研究阶段,因此本节主要介绍 ECMO 的发展历史。

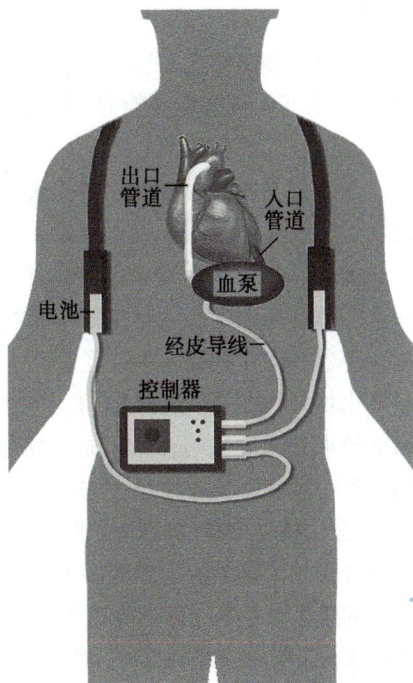

图 10-29 人工心的系统组成示意图

1956 年,第一个膜式氧合器诞生,并在临床应用,使长时间体外膜氧合成为可能。随着 ECMO 技术的发展,使用的时间由最初的几个小时扩展到几天甚至几周;应用范围也从最初的心脏手术中的辅助循环向着呼吸支持扩展。体外循环应用于呼吸衰竭支持的设想最早出现在 20 世纪 60 年代早期,20 世纪 60 年代末,有人尝试使用 ECMO 治疗呼吸衰竭,不幸的是,患者颅内出血发生率较高。1972 年,Hill 首先报道了 1 例成人呼吸衰竭患者用长时间体外循环支持的成功案例。随后将成人急性呼吸综合征(ARDS)用常规方法治疗的生存率与用 ECMO 治疗的生存率进行对比,发现两者并没有明显差异。1976 年,Bartlett 第一次成功地利用 ECMO 挽救了一名患有呼吸衰竭新生儿的生命,极大地鼓舞了从事 ECMO 进行呼吸支持的工作者的信心。1982 年,Bartlett 报告了 45 例患有呼吸衰竭新生儿的 ECMO 治疗经验,结果发现,这些预期死亡率 90% 的患儿中有 50% 得以存活。1989 年在密歇根大学医学院正式成立体外循环生命支持组织(ELSO),并针对体外循环治疗呼吸衰竭患者的效果进行了回顾研究。研究回顾了 3 500 例新生儿呼吸病例,预期死亡率为 80%,而实际的存活率 83%。

由于 20 世纪对严重呼吸功能不全的治疗仍缺乏满意而有效的手段,体外膜氧合作为一种较新的疗法迅速发展。ECMO 逐渐被人们认识,相应的方法与装置也在不断完善。1988 年,Bindslev 等报告用肝素涂抹新型膜肺,建立 ECMO,可减少肝素用量和出血。我国 1993 年首次发表 ECMO 相关的文章,是对 1 例急性呼吸衰竭的老年患者进行了 3 天救治。随后我国的 ECMO 应用逐渐增加。2020 年,我国报道了一例患者接受 ECMO 支持长达 111 天,并成功出院。这一 ECMO 辅助时间目前被认为是世界最长纪录之一。

随着 ECMO 在临床应用数量的逐渐增加,ECMO 的相关器械也快速迭代改进。膜肺作为 ECMO 的关键设备要求具有长时间的气体交换能力,传统的硅胶膜肺在这方面虽然有优势,但是存在交换能力有限、预充量大、阻力高以及无抗凝图层等问题。为了提高膜肺的交换能力,新型的中空纤维膜肺成为硅胶膜肺的替代产品,但是抗血浆渗透能力弱等不足限制了它在 ECMO 中的应用。随后,研究者成功将中空纤维采用涂层进行处理,在保持长时间气体交换能力的同时,提升了膜肺的抗凝与抗血浆渗透的性能。从根本上克服了硅胶膜肺的缺点,成为主流的膜肺类型。

传统的 ECMO 采用滚压泵作为动力源,它具有精确性高、血液无回流等优点,但是预充量大、体积笨重、血液损伤严重。随后研究者尝试采用离心泵替代滚压泵作为 ECMO 的动力源。但是在早期，离心泵存在准确性差、发热量大、易产生血栓等问题。新型离心泵头克服了上述问题，泵头采用涡轮设计，增加了血液的驱动能力，降低了血液摩擦力，减小血液损伤与血栓形成风险。

(三) 人工肾的发展

人工肾是血液透析治疗中的重要装置，用于从患有尿毒症或其他肾脏功能疾病患者血液中分离废物与多余的水分，从而保证患者的正常代谢。

通过透析分离血液中的废物并不是一个新的设想。早在 19 世纪 50 年代，化学家 Graham 使用一个底部覆盖用牛膀胱制作的薄膜的容器进行了第一次透析实验。他在容器中注入人的尿液，并将整个容器浸泡在蒸馏水中。经过几个小时的浸泡后，取出容器，收集浸泡容器的蒸馏水，之后将这些蒸馏水烘干，从中提取到尿液的主要成分——氯化钠与尿素。这个实验第一次证明了尿素等血液废物能够通过薄膜进行渗透。这个实验的成果为后续研究人工肾奠定了坚实的实验基础。1921 年，Fick 第一次使用胶体膜，利用扩散原理从血液中分离出了分子量小于 5 000Da 的小分子物质。随后，Ferry 首次将胶体薄膜制作成管状，并从工艺上实现了对薄膜微孔直径以及水分子渗透性的控制，从而为透析用薄膜批量生产提供了可能。与此同时，Abel 在约翰霍普金斯大学研制出了第一台真正意义上的透析设备——由一个胶体薄膜管道制作的过滤设备与一个由装有水蛭素的滴管制作的抗凝设备组成。3 年后，德国 Haas 医生采用胶体薄膜管道作为过滤设备，从患者桡动脉与颈动脉取血，并采用水蛭素作为抗凝剂。Haas 医生进行了 3 例患者的透析研究，虽然患者体内有害物质清除量并不多，但是该项研究却向人们展示了人工肾的应用前景。随后，于 1943 年，Kolff 研制出了第一台供临床使用用的转鼓式人工肾，提高了透析效果，后人称这种人工肾叫"KOLFF 人工肾"。同年，KOLFF 人工肾成功救治了一名急性肾衰竭患者，标志着将人工肾作为尿毒症与肾功能损伤患者临床治疗手段的时代的开始。

在 20 世纪 50 年代，Alwall 对透析技术与设备做出了重大的改进。首先他设计了垂直固定式转鼓人工肾脏，并且研制了循环透析液用以替代传统的蒸馏水，提高了血液相容性。随后，他又提出了利用压力提高人工肾脏的透析速率，为后面超滤技术的提出奠定了理论基础。在此基础上，Quinton 与 Seribner 在 1960 年采用两根聚氯乙烯管道进行了第一次体外动静脉造瘘手术，解决了长期血液透析中面临的引流管道长期有效性与血栓形成的问题，使多次血液透析治疗慢性肾衰竭成为可能。

最近 50 年，人工肾的发展主要聚焦在提高薄膜的生物相容性、进行透析设备的优化、更加细致的透析容量控制以及高通量中空纤维膜的研制等。

(四) 人工肝的发展

肝衰竭是指由病毒、药物以及毒素等各类因素导致的肝功能严重损伤，从而导致凝血功能障碍、黄疸、肝性脑病以及腹水等一组临床症状的危重疾病。临床研究表明常规药物并不能有效治疗肝衰竭或阻止病程发展，死亡率往往高达 50%~80%，其中晚期肝性脑病的患者死亡率更是超过 90%。为了解决临床中肝衰竭没有有效治疗方法的困境，人工肝作为治疗肝衰竭的有效手段应运而生。

目前，人工肝已经成为临床上切实有效的肝脏疾病治疗手段，它通过清除血液中各类有害物质，改善人体内环境，部分替代肝的功能，为肝功能恢复以及肝细胞的再生创造有利环境。

人工肝起源于 20 世纪 50 年代 Sorrention 发现新鲜的肝组织具有解毒能力。由于当时研究者认为引起肝性脑病的毒素是一种可透析的分子，因此早期人工肝的研究主要集中在实现肝组织的解毒功能。Kiley 等首次采用血液透析技术治疗晚期肝性脑病患者，结果透析后的患者血液中血氨浓度显著降低，并且患者恢复了意识。同一时期，Kimoto 发明了第一个具有复杂功能的混合型人工肝，该装置由 4 个并联血液透析器与 4 只狗的肝脏循环相连，并且配有 4 台用于平衡血液内环境以及吸收血氨的交换树脂构成。在治疗 1 小时后，成功使 1 名晚期肝性脑病患者恢复意识。

与此同时，应用生物材料的人工肝也开始推出。1958 年 Otto 首次提出采用离体肝净化血液的想法。1959 年，Nose 将健康犬类肝组织匀浆置于生物反应器中，研制了新型的血液灌流装置。在临床试验中,该装置能够维持正常的血糖浓度、清除血液中的乳酸与血氨。该装置被认为是生物型人工肝的雏形。

20 世纪 70 年代,随着膜技术的发展,血液透析、血液过滤以及血液灌流效果得到了显著改善。但是由于肝衰竭的相关发病机制尚不清楚,人工肝的研究主要集中在改善吸附剂的血液相容性与吸附能力。80 年代,随着"血液透析滤过"技术与血浆二次分离方法进入临床应用,血液净化装置的研究取得了较大的进展。其中,李兰娟团队将血浆置换、血浆灌流、血液过滤以及血液透析等技术整合,开发出了 Li-ALS 系统,并且提出在临床中根据患者具体体病情选择不同人工肝方法单独或联合使用,从而明显提高了肝衰竭患者的临床好转率。这一阶段,欧洲主要的非生物型人工肝装置是 MARS 与普罗米修斯系统,并且在临床中取得很好的效果。至此,非生物型人工肝已经成为临床上非常有效的治疗手段。

进入 21 世纪,生物型人工肝在细胞源与生物反应器两大核心技术上都取得了重大进展。猪肝细胞、肿瘤源性干细胞系、永生化干细胞株与肝干细胞等都先后被用作细胞源。同时中空纤维型生物反应器、平板单层生物反应器、包裹流化床式生物反应器以及灌流型生物反应器等装置也被应用于生物反应器的研究,同时研究者还尝试在生物反应器中增加氧气供应、温度控制以改进生物反应器的性能。目前一些生物型人工肝,如 Li-BAL 系统、ELAD 系统、BLSS 系统等均已经进入临床试验,而更多的研究在尝试将生物型人工肝与非生物型人工肝相结合,研制混合型人工肝。

二、人工器官的工作原理以及关键技术

目前人工器官的研究主要集中在提高人工心、人工肺、人工肾以及人工肝的临床治疗效果。它涉及人工器官的生物力学与血流动力学特性优化、智能生理控制策略研究以及临床移植方案优化等方面的工作。

(一) 人工心的工作原理与关键技术

虽然目前已经有多款人工心系统进入了临床应用或临床前研究,但它们从功能角度上具有相似的结构,主要由血泵、控制系统与电源等三部分组成。根据血泵的工作原理不同,可将其分为:搏动型心室辅助装置、恒流型心室辅助装置以及全人工心脏三类。

1. 搏动型心室辅助装置工作原理　早期的搏动型心室辅助装置,如图 10-30 所示。装置将外管包在双腔硅胶管外,在两者之间形成"气室",并且只有一个入口连接至外部气泵。当压缩空气进入

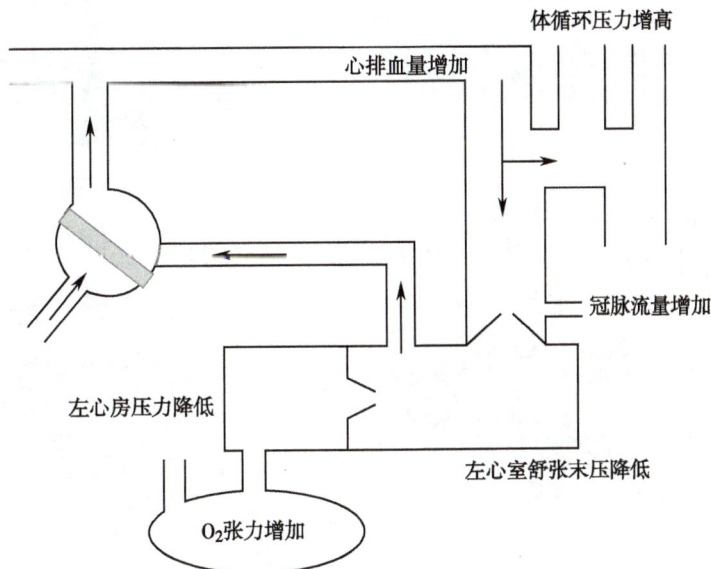

图 10-30　搏动型心室辅助装置

气室后,压扁含有血液的内部硅胶管。同时在包含血液的内部硅胶管的出入口,分别安装了球笼机械瓣膜,保持血液单向流动。此装置在 1963 年首次被应用于临床,植入 1 例 1 天前进行主动脉瓣膜置换手术后发生心搏骤停的患者体内。医生将流入管道与患者左心耳吻合,将流出管道与患者锁骨下动脉吻合,成功使患者脱离体外循环。

另外一种早期搏动型心室辅助装置被称为"辅助人工心室"。这个装置包括 1 个可压缩的椭圆形球体,它位于 1 个硬盒中,盒子的内表面与球体形状一致。在主轴两端,有编织涤纶人造血管将内部的球体与升主动脉和降主动脉相连,使血流能够不受阻碍地通过此辅助装置。气体被有节律地施加在内部球体和外部盒子之间,通过将球体压扁,驱动血液向近端和远端流动。此辅助泵可以增加冠状动脉的血流,减轻左心室的工作负荷。Kantrowitz 在 1967 年成功植入到 1 例患者体内,患者出院并存活约 80 天。这是第一台植入式心室辅助装置,也是第一台串行心室辅助装置,可允许间歇性启动,并在患者血流动力学状况改善后停止辅助。

虽然搏动型心室辅助装置早期取得了积极的成果,但是临床应用中逐渐暴露出了其体积较大、使用寿命短、噪声大等以及患者术后并发症多等问题。这些问题促使研究人员寻找其他工程方案解决长期辅助的问题。

2. 恒流型心室辅助装置工作原理 旋转血泵的出现解决了以上这些难题,它包括轴流与离心两种方式,如图 10-31A 所示。与搏动型心室辅助装置相比,旋转血泵的优势在于体积小、不需要机械阀门、噪声低、耗能低并且费用低廉。

轴流泵以阿基米德螺旋泵的原理来工作,结构如 10-31B 所示,主要包括血流管道、前导器、叶轮、发散器、马达定子等五部分。其中叶轮中包含有永磁体,在马达定子产生的旋转电磁场驱动下,绕着自身的转动轴转动,推动血液前进。其中前导器、叶轮与发散器是轴流型心室辅助装置的核心部件。前导器的目的是将血泵上游湍流的血液整形成为层流流场,进入血泵叶轮区域。叶轮区域的作用是推动血液前进,在生理控制器内置的软件控制下,通过调整叶轮的旋转速度来改变血泵的输出流量与两端的压力差,从而为患者产生所需要的血流灌注状态。血泵的发散器接受来自旋转叶轮产生的湍流血流,并将其中的旋转与湍流动能转换成压力势能,并且将湍流血流转换成层流血流。这 3 个部件

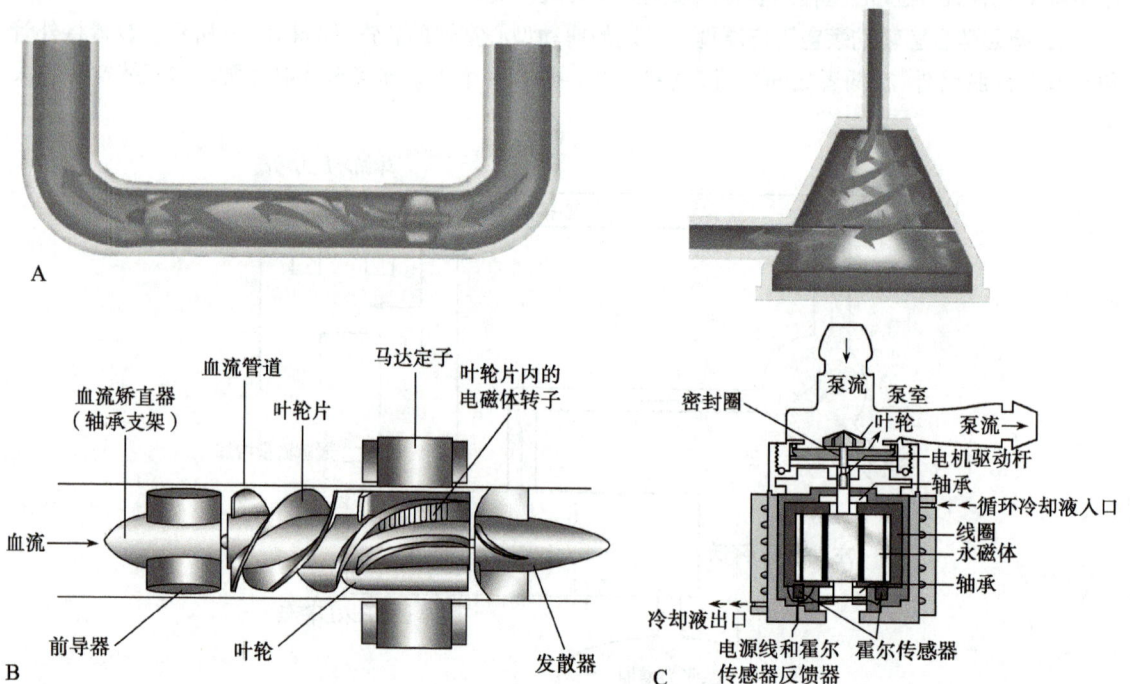

图 10-31 恒流型心室辅助装置

A. 恒流型心室辅助装置工作原理示意图;B. 轴流泵结构示意图;C. 离心型心室辅助装置工作原理。

结构复杂且精密,除了严格的形态设计与使用寿命需求之外,还必须保证足够的血液相容性。血流接触表面必须高度抛光来确保不会形成血栓,并且血泵表面不会导致溶血。相对于搏动型心室辅助装置,轴流型心室辅助装置的制造尺寸大为减小。轴流泵叶片的旋转速度通常约为 10 000r/min。叶片的每次转动对血流产生向前的推动力,这一特征使装置的小型化成为可能。并且根据这类血泵的基本结构,在临床中血液的出入口可以采用直接插管或经皮插管。

离心型心室辅助装置的结果如 10-31C 所示,其工作时的转速只有轴流泵的 1/5~1/3。通常情况下,只需要 2 000~3 000r/min,可在血液为 100mmHg 时产生临床上所需要的 5L/min 的血流量。由于离心泵的转速较低,它的预期寿命要比轴流泵长。离心泵并不能直接产生血流动力学效果,而是通过叶片的旋转,产生血液涡流,利用离心作用,在离心泵外壳(高压)与叶片中心部分(低压)之间产生压力差,从而使血液从流入口流向流出口。1968 年,Rafferty 首先提出了离心泵的概念,并且在 1 年后研制出了第一台可在临床应用的离心泵。这台早期的离心泵,由 1 根直接与传动器连接的轴所组成。在随后的几十年中,又研发出了磁耦联叶片驱动。目前大多数体外循环使用的是离心泵,这种叶片驱动方式取消了叶片与传动器之间用来连接的传动轴,有助于简化整个系统。

3. 全人工心工作原理　对于终末期心力衰竭,在大多数情况下单独使用左心室辅助足以减轻心脏负荷,改善终末器官灌注。但是在双心室衰竭的情况下,还需要提供右心室辅助。尽管目前全人工心(TAH)的适用指征还非常有限,但是它们在推动人工心领域的发展方面起到了重要的作用。Kolff被认为是 TAH 研制的开拓者,他首先在克利夫兰医学中心(CCF)开始研究工作。Kolff在 CCF进行了第一个植入人工心的动物实验,将液压驱动的人工心植入一条狗的体内,狗最终存活了 90 分钟。随后,Kolff及其同事研制了螺线管驱动的人工心。除了能源部分之外,这是第一款电驱动的植入式全人工心。该款人工心的心室由塑料和聚氨酯制造,浸在油中并置于硬盒内。为了驱动人工泵,5 个螺线管将活塞向内推动,压缩油料,挤压"心室",将其中的血液推入主动脉中,完成辅助。虽然这款人工心的原理先进,但是在当时的技术条件限制下,工作时功率达到 30W,因此发热非常严重,极大地限制应用。

气动双心旁路全人工心采用空气驱动的硅胶囊作为动力源,通过交替地给两个硅胶囊充气与放气,推动硅胶囊中的血液周期性地进入体循环与肺循环。因采用空气作为动力源,解决了人工心发热的问题,此外为了提高血液相容性,放弃了之前主流的光滑血液接触面,而采用编织物的血液接触面,从而方便内皮细胞附着于其内表面,降低血栓形成风险。但是由于采用空气作为动力,体积与噪声成为限制其应用的主要问题。

(二) 人工肺的工作原理与关键技术

ECMO 是将血液从体内引出到体外,经膜肺氧合再用泵将血流灌注进入体内,可进行长时间呼吸支持。在 ECMO 治疗期间,肺能够得到充分休息,全身供氧与血流动力学处在相对稳定的状态。此时膜式氧合器可进行有效的二氧化碳排除与氧气摄入,驱动泵使血液周而复始地在机体内流动,为肺功能的恢复赢得时间。为了使 ECMO 能够进行呼吸辅助,需要将血液从静脉引出,氧合后再次注入静脉,即静脉-静脉型 ECMO(VV-ECMO)形式。本节将介绍 VV-ECMO 针对不同临床情况下的工作原理。

1. 连续血流两部位 VV-ECMO　连续血流两部位 VV-ECMO 的经典引流方法是经颈内静脉引流出右心房的血液,然后通过膜肺氧合后,经由股静脉回输,工作原理如图 10-32A 所示。目前临床上最常用的循环回路是经股静脉或头侧颈静脉引流,再经颈内静脉回输到右心房,该方法是儿童和成人严重呼吸衰竭的主要辅助模式。

2. 连续血流 DLVV-ECMO　由于新生儿股静脉非常细小,静脉引流导管如果置入股静脉,则流量往往不足,并且由于血流速度过大,很容易造成血液损伤,导致血栓形成。针对此情况,研究者提出单根双腔管放置于颈内静脉,将血液从右心房引出,经过膜式氧合器氧合后再通过灌注口回输到右心房,即 VV-ECMO 辅助时利用一根静脉插管既可实现血液的引流和回输,又可减少氧合血

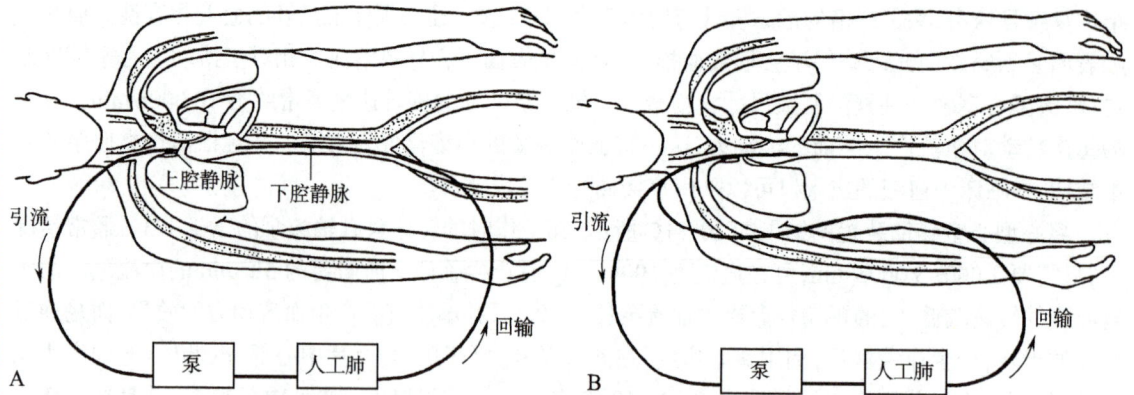

图 10-32　人工肺工作原理图
A. VV-ECMO 颈静脉、股静脉插管示意图；B. VV-ECMO 经颈静脉双腔插管原理图。

的再循环,提高 VV-ECMO 的氧合能力,如图 10-32B 所示。这种方法下,设计合理的双腔插管是 DLVV-ECMO 辅助成功的关键。DLVV-ECMO 可以满足辅助流量在 120~150ml/(kg·min) 的要求,是目前临床新生儿呼吸辅助的主要模式。

3. 潮式血流 ECMO　潮式血流 ECMO 是利用血泵驱动血液以潮起潮落的形式双向流动,只需要一根单腔管就可以实现血液氧合。其主要装置是储血室与单腔插管之间相连接的交替管路钳闭系统。首先,患者体内的血液被引流至静脉储血室,然后经由离心泵头驱动血液通过氧合器,当静脉引流管被钳闭后,氧合血通过动脉储血室回到患者体内,即通过潮式环路内转换管钳的切换,达到引流静脉血、泵入动脉血的目的。与连续血流 ECMO 相比,潮式血流 ECMO 在临床的应用较少,而且潮式血流 ECMO 对血流动力学影响较大。当静脉钳开放,血流引流出患者体内,导致低血容量;而当动脉钳开放,血管内容量重新充盈,有可能导致容量超负荷。随着右心室血液充盈度的变化,最终引起心排出量的变化。潮式血流 ECMO 目前仅在法国应用于新生儿和儿童患者。

4. ECCO$_2$R　ECCO$_2$R 是一种特殊形式的 ECMO,其利用低血流量(200~1 500ml/min) VV-ECMO 体外装置来实现足够的 CO$_2$ 清除,但血液氧合能力有限。对于气道阻塞性疾病,如哮喘急性发作、气道灼伤等患者,其血液氧合尚好,而 CO$_2$ 潴留严重,采用 ECCO$_2$R 可明显缓解患者症状。近年来相关的研究也较多,有不同的插管类型和插入部位。目前正在对慢性呼吸功能障碍急性发作的患者进行试用,如果证明有效,ECCO$_2$R 有望像连续肾替代技术一样为慢性呼吸衰竭急性发作的患者带来希望。

(三) 人工肾的工作原理与关键技术

人工肾主要用在肾功能损伤患者的透析治疗中,用来从患者血液中分离尿素等有害物质以及血浆中多余的水。从工程角度上看,人工肾是一个逆流的质量交换器,它的内部包含了 6 000~12 000 根中空纤维。为了保证物质交换的效率以及降低流动阻力,人工肾中使用的中空纤维的内径大约在 200μm,并且壁厚保持在 15~50μm 之间。典型的人工肾一般是圆柱形,直径 20~50mm,长度 150~200mm。在临床中医生需要根据患者的体重与肾功能的损伤程度来选择不同尺寸的人工肾。

传统的人工肾结构包括两部分,与管壳式(shell-and-tube)型热交换器的结构类似(图 10-33A,见文末彩图)。在人工肾工作过程中,血液在中空纤维内部流动,而透析液在中空纤维与外壳之间流动。此外,为了提高物质扩散速度与效率,实际中血液与透析液相向流动。

人工肾所用的中空纤维采用半透膜制作。在实际中,中空纤维管分隔血液与透析液,但是允许尿素等肾脏代谢废物以及水穿过中空纤维管从血浆进入透析液。典型的人工肾血流流率为 300~500ml/min,而透析液流率为 500~800ml/min。

人工肾的流体结构直接影响其内部血液与透析液的分布,从而影响临床效果。因此人工肾

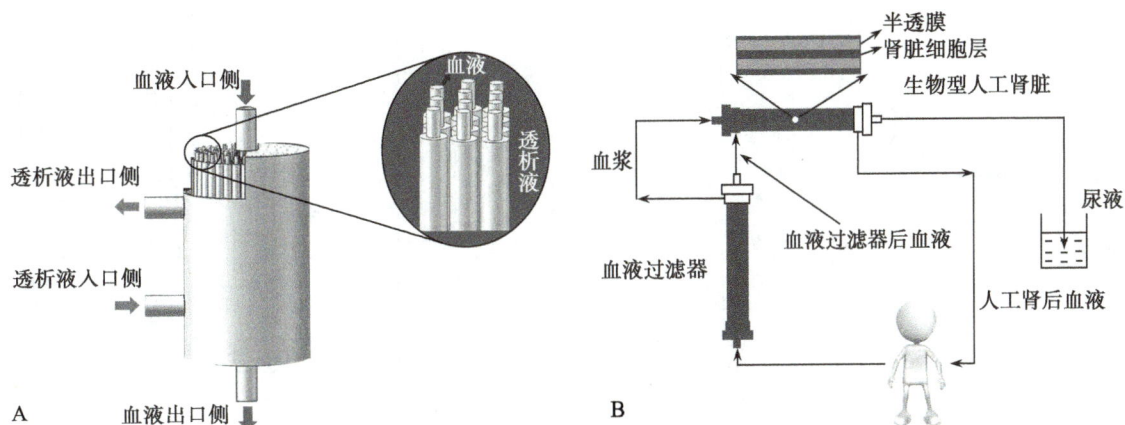

图 10-33　人工肾工作原理图
A. 非生物型人工肾结构图；B. 生物型人工肾工作原理。

的流体结构设计是研发的关键因素，目前主要采用计算流体力学(CFD)结合物质输运理论(mass transport)进行优化设计。其中采用 CFD 方法优化人工肾内部血流与透析液流动的宏观特性，将降低流动阻力、消除流动过程中产生的涡流与死区以及保持整个流动过程中速度的平稳性。针对尿素等废物以及水的物质交换则采用物质输运方法描述，从而优化中空纤维管的直径、壁厚、孔隙率等参数，提高整体的物质交换效率。除了人工肾的流体结构之外，透析膜的生化特性也是直接影响尿素移除效率及其生物相容性的关键因素。

　　虽然近年来人工肾在流体结构、中空纤维管微结构以及相应的材料方面取得了飞速的进步，但是与人体自然肾相比，人工肾在从血液中移除中高分子量的尿素分子方面依然存在明显的不足。根据临床研究结果，人体自然肾能够选择性滤过分子量超过 60kDa 的尿素等大分子物质，而目前人工肾只能过滤分子量小于 15kDa 的小分子。

　　为了解决传统人工肾的不足，目前生物型人工肾成为研究的热点。生物型人工肾是将生物工程技术与传统人工肾技术相结合(10-33B，见文末彩图)，该装置由血液分离器与生物型人工肾两部分组成，其中血液分离器的作用是分离血液中多余的水分，分离后的血液送入生物型人工肾。生物型人工肾是在传统人工肾的基础上，在中空纤维微管中植入肾脏细胞层，使血液通过肾脏细胞层实现尿素等废物的选择性滤过以及对于水分的重吸收作用，极大地提高了人工肾的物质交换效率。

(四) 人工肝的工作原理与关键技术

　　人工肝是借助体外机械与生物反应装置清除因肝衰竭而产生的各类有害物质，补充需要肝合成或代谢的蛋白质等必需物质，改善患者水分、电解质与酸碱平衡等内环境，暂时辅助或替代肝脏相应的主要功能，直至自体干细胞再生、肝功能得以恢复，从而提高患者的生存率。本节主要介绍非生物型人工肝(NBAL)的工作原理。

　　1. 非生物型人工肝工作原理　目前临床利用非生物型人工肝治疗肝衰竭有多种方法，主要包括血浆置换、血浆灌流、胆红素吸附、血液滤过、血液透析以及根据不同病情进行的不同组合。下面介绍三种临床常用原理(图 10-34)。

　　(1) 血浆置换原理(图 10-34A)：血浆置换用于自身免疫性疾病的治疗，如系统性红斑狼疮、重症肌无力等，清除的主要目标是免疫球蛋白或免疫复合物。血浆置换的基本原理是通过有效的分离置换方法选择性地从循环血液中去除病理血浆或者血浆中的某些致病物质。临床上许多难治的重症疾病的致病物质，如自身抗体、致病抗原、面积复合物、与血浆蛋白结合的某些毒素或过量药物、高胆红素等，用传统的透析疗法不能有效清除，而血浆置换能够迅速地去除。

　　在血浆置换方法中，血浆分离器是核心部件。血浆分离器具有数量巨大的微小膜孔，将血液分离成能够透过膜孔的物质和不能透过膜孔的物质。溶于血浆中的各类生物分子，如激素、电解质与蛋白

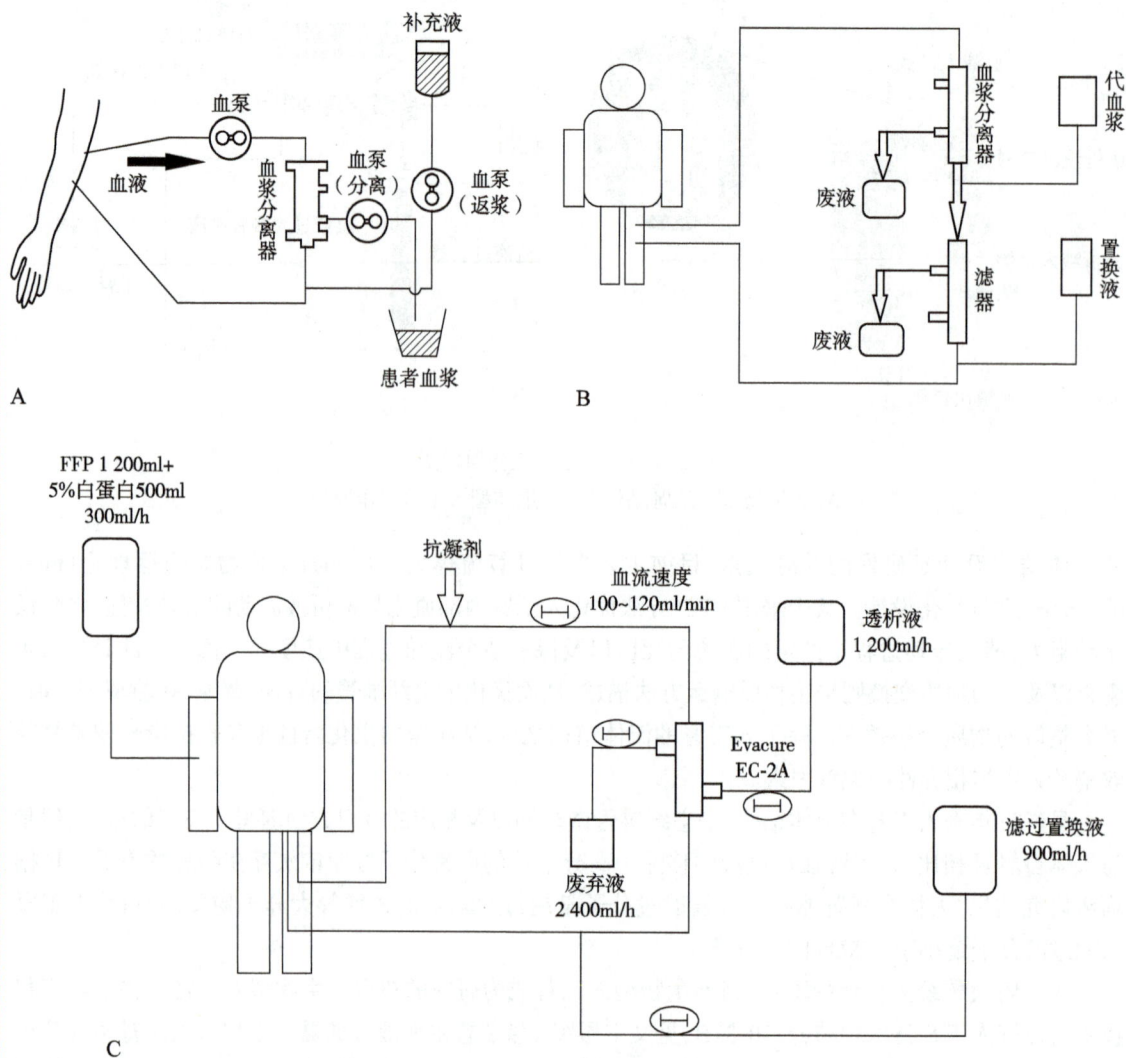

图 10-34　人工肝工作模式原理

A. 血浆置换示意图；B. 血浆置换联合血液滤过示意图；C. 血浆置换联合持续血液透析滤过示意图。

质等均能够透过膜孔，而红细胞和血小板等细胞成分不能透过膜孔。血浆置换可通过降低血浆炎性介质浓度，如补体产物、肿瘤坏死因子、内毒素、白介素、纤维蛋白原等，改善患者病情。

在肝功能低下时，机体的解毒能力低下，体内毒性物质积蓄，同时蛋白合成能力低下，凝血因子合成减少，这时对患者进行血浆置换治疗，采用血浆分离器将患者的血浆从全血中分离，同时用新鲜血浆替代，这样既可以去除血液中的小分子以及血浆蛋白结合的毒性物质，又能够补充机体缺乏的凝血因子与白蛋白等。因此非常适合治疗肝衰竭以及急性肝中毒患者。

（2）血浆置换联合血液滤过原理：如图 10-34B 所示，血浆置换的治疗原理是将患者的血液引出体外，经过膜式血浆分离方法将患者的血浆从全血中分离出来舍弃，然后补充等量的新鲜冷冻血浆或人血白蛋白等置换液，这样便可以一并清除患者体内的各种代谢毒素和致病因子，从而达到治疗目的。血浆置换主要清除白蛋白结合的大分子物质以及血浆内的毒素，同时补充白蛋白、凝血因子等生物活性物质。但是，血浆置换也存在着不足，如其对水、电解质以及酸碱平衡等内环境紊乱的调节作用较小，对中小分子物质的清除能力不如血液透析和滤过。血浆滤过的原理是利用某些中、小分子量的物质可通过半透膜的特性，借助膜两侧的浓度梯度及压力梯度将血液中的毒素和小分子清除至体外。其特点是以清除小分子物质为主，如应用高通量的膜可以清除部分中分子物质；可以纠正肝衰竭中的水、电解质与酸碱的平衡;由于受膜孔径的影响,与蛋白结合的各种毒素难以清除。因此,从理论上讲,血浆置换与血液滤过联合治疗具有良好互补和协同作用,两者联合可以达到较好的效果。

血浆置换联合血液滤过的临床应用中,血浆置换联合血液滤过技术能够弥补单纯血浆置换的不足与副作用,同时能够更好地清除中小分子毒素与炎症因子,阻断了全身炎症反应对于多脏器功能的损伤。目前血浆置换联合血液滤过技术已经成为常用的人工肝方法之一。

(3)血浆透析滤过:血浆透析滤过是在使用血浆分离器的同时进行血浆置换、血液透析和滤过的一种综合技术方法,如图 10-34C。由于过滤器的孔径比血滤器大,在透析滤过过程中会有血浆的丢失,而丢失的那部分血浆用新鲜冰冻血浆从后稀释液中补充。治疗时需要一台仪器和一个过滤器,可以连续进行 6~8 小时的治疗。为了减少长时间治疗中凝血因子和血清蛋白的丢失,通常选用蛋白筛选系数在普通血浆分离器和血滤器之间的血浆成分分离器,又称为蛋白分离器。

治疗过程中,医生在患者股静脉留置双腔导管,建立体外循环。血流量为 100~120ml/min,置换液流量 900ml/h,透析液在管腔外侧流动,速度 1 200ml/h,置换血浆流量 300ml/h,通过后稀释法补充新鲜冰冻血浆 1 200ml 以及 5% 白蛋白补充液 500ml,废弃液流量 2 400ml/h。治疗中可以根据患者容量情况设定合适的超滤量,并根据患者的凝血情况使用不同的抗凝剂。

2. 非生物型人工肝的关键技术 非生物型人工肝的实质是血液净化技术。各种血液净化方法的核心技术是过滤膜以及吸附剂生物材料技术。目前已经研究和开发出用于制备血液净化高分子膜的材质有数十种,但是由于临床对于血液净化用高分子膜的要求非常严苛,即必须具备良好的通透性、机械强度以及血液相容性,所以实际临床使用的只有纤维素类薄膜、聚丙烯腈薄膜以及聚酰胺薄膜等。由高分子膜制成的滤膜称为过滤器,血液净化使用的过滤器主要包括透析器、血滤器、血浆分离器、生物反应器等。各种过滤器的结构相似,多为空心纤维结构,由过滤膜及其支撑结构组成。下面介绍非生物型人工肝常用的几种过滤器。

(1)透析器:透析器通常由 1 万~1.5 万根内径为 200nm、壁厚为 10nm 的空心纤维组成,捆成一束固定在两端坚硬的聚氨酯中。空心纤维的壁就是透析膜,具有半透膜性质。透析膜将透析器分割成血液区与透析液区,血液从空心纤维内流过,透析液以相反的方向在纤维外面流动,溶质和水通过透析膜进行交换。透析膜决定透析器的性能,透析器的性能与透析疗效有密切的关系。

(2)血液过滤器:血液过滤器基本结构与透析器一样。过滤膜是用高分子聚合材料制成的非对称薄膜,由两部分构成。外衣层决定了薄膜的转送特征;基质层较厚,起支持作用。与透析器相比,血液过滤器最大的差别在于物质运输能力不同。血液过滤器的薄膜允许相对分子量小于 10kDa 的溶质自由通过。而更大的溶质,随着分子量的增加,透过性降低,分子量大于 50kDa 的溶质无法通过薄膜。聚丙烯腈膜具有高流量和高弥散的特性,因此适合用于血液滤过与血液透析。而聚酰胺薄膜具有高度的超滤能力,因此适合用于血液滤过,而不适合血液透析。

三、展望

人工器官在维持患者生命、替代人体器官以及促进器官功能恢复等方面具有不可替代的价值。未来,随着科学技术的发展,人工器官会呈现几个发展趋势:①混合型人工器官的比例与研究程度会显著提高。混合型人工器官综合了生物型人工器官与非生物型人工器官的优势,随着生物技术的发展,具有生物活性的细胞、组织与传统的非生物型人工器官的结合会变得更加紧密,从而极大提升混合型人工器官的效果与使用寿命。②人工器官呈现出智能化趋势。随着医学大数据与人工智能等技术的发展,对于人体系统自身规律的挖掘会愈发深入,随之而来的智能生理控制技术会成为进一步提升人工器官效果、保证其稳定性与可靠性的重要手段。③多种人工器官的融合将成为发展趋势。随着对于人体生理活动研究的深入,发现器官之间存在的紧密协同工作,从而保证人体正常的代谢与生长。随着人工器官技术进步,未来将多种人工器官协同工作,从而实现人体正常的生长与发育将成为研究的前沿。目前在这方面已经有一些探索性的研究,未来将会有更多类似的研究被报道。

(常宇)

第九节 军事生物医学工程

军事生物医学工程是运用生物医学工程的一般原理和技术,面向军队这个特殊功能群体,针对其特殊状态,研究和解决其卫生勤务保障、医学救援中所面临的问题的一门新兴学科。它是在新军事变革时期,为应对高新技术武器伤救治、挑战多样化军事任务,在努力解决传统军事医学所面临难题的过程中,逐步形成并发展起来的。

一、军事生物医学工程概述

从学科角度讲军事生物医学工程是生物医学工程在军事医学中应用的一个分支,从应用角度讲它也是军事医学的分支。其研究成果主要通过卫生装备、与卫生勤务相关的技术平台来体现,以达到维护部队健康水平,特别是针对高技术条件下的战争环境,提高医疗、防疫水平,增强军事保障效能,巩固与提高部队战斗力的目的。

21世纪的科技革命浪潮正在引发新一轮世界范围的重大军事变革。为确立军事高技术优势和适应信息化战争需要,世界各国都在研究高技术和新概念武器,如电磁脉冲武器、高功率微波武器、失能武器、基因武器等等。现代战争中军事医学主要面对的不再是传统战伤,而是高技术武器造成的各种新型战伤。大量高能爆炸武器广泛应用以后,由于装甲车辆、头盔、防弹衣等各种防护装备的防护性能也有显著提高,战场致伤因素中"冲击波"已经取代了"弹片",跃居首位。高技术武器的使用使得战伤救治更加困难和复杂,给军事医学提出了更高的要求,必须针对性地研究不同种类高技术武器的致伤机制、治疗方法、防护措施。同时,还需要研究这些武器对操纵人员生理、心理方面的影响和耐受能力的要求,从医学上提出选拔这类兵员的特殊体格和心理条件,以便更好地利用新式武器装备。

由于高技术武器都是应用最前沿的科学技术原理,因此针对其进行的医学研究已不能单纯依靠原来的军事医学知识,必须吸纳新的技术。近几十年诞生的生物医学工程已经成为现代医学的重要支柱。为适应现代化高科技战争的需要,军事医学也必须更多地依靠军事生物医学工程这一军事、理、工、医交叉的新兴学科。军事生物医学工程是技术转化成卫生装备的唯一桥梁,加强军事医学应用研究必须把相关的生物医学工程研究提升到重要地位。

二、军事生物医学工程的技术与应用

(一)军事生物医学工程的主要内容

军事生物医学工程主要包括:军事医学信息工程、军事医学电子工程、军事医学材料工程、军事医学装备工程、军事医学人机工程、军事医学临床工程、军事医学康复工程等。

1. **军事医学信息工程** 信息技术的应用是新军事革命的核心,也是军事医学发展的核心问题。军事医学信息工程知识体系以精密仪器与电子技术、计算机技术、信息处理技术为主体,成果主要体现在各种医学数据库与管理软件、远程医疗系统、生命信息采集分析与监控系统当中。

(1)卫勤医疗信息系统:主要由医用血液制品管理信息系统、伤病员统计和报告信息系统、医疗调度系统、卫生补给信息系统、卫生装备维护信息系统、战区卫生资源管理系统、核生化信息系统等子系统组成。

(2)卫勤指挥信息系统（C^4I系统）:主要包括所有军事医疗单位的计算机网络化管理系统,各种大型辅助分析、处理、决策系统,伤员后送指挥、控制和质量评估系统,医疗救护质量评估系统,各种医疗信息系统(包括平战时HIS系统和PACS系统、战场急救专家系统、各类医学卫生资源多媒体数据库系统和远程医疗管理系统等)。

（3）远程医疗系统：远程医疗对军队卫勤保障工作的价值，已受到各国军队的高度关注，最典型的4类远程医疗系统为：①集成在"士兵作战系统"中的单兵生命信息系统；②供前方医疗人员单人使用的便携式远程医疗系统；③覆盖很大一片区域并使其中的人员受益的区域性远程医疗网络系统；④拥有远程医疗设施，并实现了无底片化、无线化和基本无纸化的"三无"数字化野战医院。

（4）虚拟现实技术：虚拟现实本质上是一种先进的人机接口，为用户同时提供诸如视、听、触等各种直观而又自然的实时感知交互手段，最大限度地方便用户的操作。当人们需要构造当前不存在或不能到达的环境，或构造虚拟环境以代替耗资巨大的现实环境时，该技术是必不可少的。目前其主要应用方向有战场救治虚拟现场、单兵自救互救模拟训练仿真、战场救治训练仿真、军兵种联合卫勤演习虚拟现场，以及虚拟现实技术在远程医疗中的应用等。

（5）卫星遥感技术：地形、地貌、地质、气温、空气湿度、降雨量、生物量、植被、河流、湖泊、沼泽、滩涂、岛礁、大气污染、水土流失等许多自然和经济地理因素，与军队流行病学、军队卫生学、军队卫生勤务学等军事医学的关系非常紧密。卫星遥感技术能够客观、连续地监测上述自然和社会环境的变化，而且具有快速、方便、安全、廉价、可靠等优点，在军事医学领域有重要应用价值，主要包括：补充和完善军队流行病学地理信息系统；预测预报重要传染病，尤其是虫媒病，提供军队流行病学指示性信息；提供重要目标地区的自然、环境参数，供制订军事医学卫生防疫保障方案参考。

2. 军事医学电子工程　现代电子技术已广泛应用于战时伤员生理监测、急救、监护、检验、卫勤信息指挥系统等军事医学领域，形成了以传感器、微电子、计算机和现代通信等技术为主要支柱的军事医学电子工程。

（1）生物医学传感器技术：主要包括监测士兵生命体征（心率、血压、体温等）的物理量传感器，野战救治中快速检验伤员的生化指标、探测生化毒剂的生化传感器两大类型。相比一般临床应用，战场卫生支援具有环境复杂、条件恶劣、运动频繁等特殊性，因而必须使用高可靠、高抗干扰、低使用条件要求的生物医学传感器，最好是非接触式生物医学传感器。

（2）微电子技术和微机电系统（microelectro-mechanical systems，MEMS）：受条件所限，前线战伤救治多以单兵自救和互救来完成，因而研制小体积、低功耗、能单兵使用的电子卫生装备一直是各国军队的重要目标。20世纪90年代以来，微电子技术迅速发展，使这个目标逐渐成为可能。而MEMS系统更是集微型化和智能化于一体，可将一台复杂的野战医用电子装备，制作成手表，甚至钢笔大小。此外，还设想研制一种全机械式、臭虫大小的微型飞行器，用于搜寻伤员或进行信息侦察与传递。

（3）野战医用计算机技术：计算机技术已渗透到卫勤保障的各个环节和领域，主要体现在卫勤指挥自动化系统和各类野战医用电子装备两大方面，前者以台式机和便携机为主要形式，后者以手持机或单片机为主要形式。利用现代单片机技术，自动监测士兵的生理状况，自动请求救援，为伤员提供早期自救方案指导以及进一步的紧急救护措施，研制可用于医疗信息支援或远程医疗系统前端接口的手持计算机设备等，是当前卫生部队的主要研究内容。

（4）战时医疗通信技术：主要体现在卫勤指挥管理通信系统、伤员搜寻与定位系统、远程医疗通信系统，以及医疗信息系统等方面，目前已得到迅猛发展。能够与军事通信网接口以实现资源共享的野战电子卫生装备，独立机动的医疗通信系统，远程医疗的前端装备，全程医疗信息的获取与传输设备等是其主要的研究内容和方向。医疗信息系统与全球远距离通信网相连，可以使医疗信息不间断地投送到伤员救治的所有阶段，还能通过战伤电子病历等，从前方战场到后方医疗基地，连续、迅速地获取、分发、输送医疗信息（伤情、化验报告、放射和病理影像等），并将其存于多媒体数据库中供医疗人员随时调用。

3. 军事医学材料工程

（1）战伤救治用的生物材料

1）人工血液技术：战争时期由于伤病员急剧增加血源极缺，研究能代替人体血液的人工血液是军事医学材料工程的一个重要课题。人工血液是用于替代人血（包括红细胞、血小板和免疫球蛋白等）

的各种人造物的总称。其研究发展趋势是生物技术人体血红蛋白,脂质体包封重组人体血红蛋白被认为是目前最有希望的血液代用品候选物。

2) 人工皮肤技术:人工皮肤不需绷带包扎、抗原性小,且不影响表皮和真皮组织生长,因而是野战外科急救的重要材料。近年来组织工程人工皮肤成为主要研究方向,我国研制出的全层人工皮肤已可进行规模化生产并投入使用。目前组织工程皮肤存在的主要问题是:体外培养过程周期较长;没有血管系统供给营养导致上皮组织容易坏死脱落;韧性及机械性能同天然皮肤仍有较大差距。

3) 野战外科用生物黏合剂:生物黏合剂对于野战外伤救治具有重要意义。良好的生物黏合剂应具备以下条件:无毒、低免疫原性;在湿的条件下有黏结作用;不干扰正常的愈合过程;黏结力强。当前生物黏合剂的发展方向,一是筛选天然蛋白类黏合剂,其中血浆纤维蛋白黏合剂、动物胶原与明胶类黏合剂、贻贝类生物黏性蛋白剂是研究的主流;二是用基因工程技术生产和改育新的蛋白类黏合剂。

4) 生物膜与膜工程材料:膜材料是野战制液、制水和制氧的重要材料,也是生物传感器研制的重要材料,当前主要包括野战制液、制水过滤膜材,制氧的超微分子筛,生物传感器的固化膜材等。新型高分子有机合成材料制成的高效分离膜可用于野战制液和供水设备;含固相消毒剂和酶的膜可使制液与消毒、灭菌、除沾染同时进行。

5) 野战外科手术防粘剂:手术防粘剂可减少手术粘连及并发后遗症。生物橡胶是一种重要的机敏材料,呈柔软而驯服的透明基质,能与组织间保持水分平衡,可逐渐降解,无毒性,压力灵敏度高。

6) 基因工程骨修补材料:骨形成蛋白是一种广泛存在于各种动物骨组织中的低分子糖蛋白多肽,能诱导未分化的间充质细胞或骨髓基质细胞不可逆地分化为软骨和骨,从而导致新骨形成。目前骨形成蛋白已可人工合成,但是还存在产量较低、植入体内后因吸收快而不能作用于更多的靶细胞,以及对较大的骨缺损不能提供支架作用等缺点。国内外学者正积极研究以寻找充当骨形成蛋白缓解载体并能发挥支架作用的材料。

7) 医用纳米材料:纳米陶瓷在强度、硬度、韧性和超塑性上都优于传统陶瓷,在战伤救治、康复中是制造人工器官、人工骨、人工关节、骨螺钉、人工齿,以及牙种植体、耳听骨修复体等的理想材料。纳米碳纤维不仅具有低密度、高比模量和比强度、高导电性,而且缺陷数量极少、比表面积大、结构致密,并有良好的生物相容性,可显著提高人工器官、人工骨、人工齿、人工肌腱在强度、硬度、韧性等多方面的性能。此外,纳米碳材料具有高效吸附特性,还可用于血液净化系统,清除某些病毒或其他成分。

(2) 战时卫生装备用的新型材料

1) 金属及氧化物纳米材料:多种金属及其氧化物的纳米材料,以及其复合材料,被证实具有杀菌、消毒功能,因而适合用来制作手术器械、医用仪器的镀层或关键部件。特别对于战伤急救的师以下救护所,由于要求机动性高,且环境相对恶劣,使用纳米材料处理内部布置,可有效地降低伤员感染率,甚至降低伤亡率。

2) 纳米陶瓷材料:具有良好韧性的纳米陶瓷材料以及金属-陶瓷等复合纳米材料的应用可以使许多大型卫生装备质量更轻、体积更小、结构更坚固,从而满足装备的机动性要求,应用于野战卫生装备,拓宽了军队卫生装备的外延,使军队卫生装备进入一个新的发展阶段。

3) 碳纳米材料:碳纳米管具有良好的表面、机械和电学特性,不同结构的碳纳米管可呈现良导体、半导体,甚至绝缘体。因此,可将其作为纳米级印刷电路的材料,构成未来智能化、微型化的救护、侦检仪器的核心部件。

4. 军队卫生装备工程

(1) 军队卫生装备简介:军队卫生装备是军队实施卫勤保障所编配的伤病员救治、医疗保健、运输和卫生防护设备器材的总称。它是后勤装备的重要组成部分,是卫勤保障的物质基础,主要需满足以下要求:组装配套,便于使用;坚固轻便,高机动性;通用性强,适应性好;综合性强,功能多样。根据应用范围可分为平时卫生装备和战时卫生装备。战时卫生装备也称野战卫生装备,是指能伴随部队机动和遂行战时卫勤保障任务的卫生装备，一般包括部队卫生装备和机动力量卫生装备。

卫生装备的分类方法很多，既可按功能、用途、运输、包装形式分类，也可按装备使用、卫勤建制、供应或保管方法分类。按功能和用途不同，通常可将野战卫生装备分为伤员搜寻和搬运工具、战伤急救与复苏器材、野战诊检仪器、野战手术器械及设备、伤员后送工具、卫生防疫装备、卫生防护装备、技术保障装备等。按包装或组合形式划分，可分为医用箱和机动医疗单元两大类，前者包括卫生盒、急救盒、卫生包、敷料包、便携运行医疗箱等；后者包括医用车辆、医院船、医用飞机及医用方舱等。

(2) 军队卫生装备的发展过程：野战卫生装备萌芽于冷兵器时代，20世纪初期开始逐步走向正规化，大致可分为四个阶段：①简易分散阶段(19世纪末期—20世纪初期)，这一时期的野战卫生装备基本是根据需要临时采用一些民品或改装、拼凑一些保障平台。②功能提高阶段(20世纪初中期)，这个时期野战卫生装备的发展出现了质的改变，机动化、标准化、系列化水平明显提高。我军也于这个时期开始了以医疗箱为代表的装备初始建设。③综合完善阶段(20世纪中后期)，这一时期更加注重装备整体保障能力和高技术应用力度，是各国卫生装备发展的主要技术综合阶段。20世纪80年代，高技术战争开始出现，与之配套的各种高技术卫生装备应运而生，包括新型战伤急救材料、技术保障装备、治送结合装备等，应用技术也趋向密集化，如分子筛制氧技术、野战制液技术、微电子技术等。④集约优化阶段(20世纪末期至今)，这一阶段野战卫生装备的概念进一步拓宽，以信息技术为主体的各种高新技术的含量增大，综合、远程保障能力增强。信息化战争形态初露端倪，系统对抗性增强、远程打击特点突出，迫使卫生装备进入整体效能综合、集约保障的发展格局。高技术卫生装备进一步推向前沿，出现了野战CT等高技术装备；信息化卫生装备、远程医疗等发展迅猛，并陆续在战场使用；卫勤指挥自动化装备成为野战卫生装备的重要组成部分。同时，以S95-100野战机动医疗系统为代表的骨干机动卫生装备的陆续出台，标志着我军机动卫生装备水平也已跻身世界，整体保障水平上了一个新台阶。

(3) 军队卫生装备研究的重点内容：卫生装备建设涉及装备的研究、购置、培训、管理、维修等方面，在诸多环节中，装备研究处于核心地位，起主导作用，只有一流的装备研究水平，才能有一流的卫生装备，进而才能形成一流的卫勤保障能力。卫生装备的研究重点主要包括装备品种、技术性能和战术性能等。

卫生装备的技术性能是指其对战术技术指标的实现程度，其研究重点主要包括：①作业能力。这是卫生装备对伤病员最基本的保障功能，在规定的时间、地点、环境等使用条件下，最大限度发挥装备效能的指标之一。②环境适应能力。卫生装备，尤其是大型骨干装备必须满足气候适应性，即环境温度、相对湿度、风压、沙尘等气候条件；地区地域适应性，即对沙漠、草原、高原、海岛、山岳、丛林等地理环境的适应能力和机动轮式装备的通过能力、越野能力等。③可靠性。可靠性是装备的先天属性，如果质量得不到保证，也不能在使用中发挥装备的固有特性。

卫生装备的战术性能研究重点包括机动能力、维修性、生存能力和人-机-环境功效性。在卫生装备研究过程中，应当以人的生理、心理特性为依据，运用系统工程观点，认真分析研究人、卫生装备、环境两两之间的相互作用，使卫生装备操作简便省力，安全舒适，人-机-环境的配合达到最佳状态。

5. 军事医学人机工程　人机工程学主要研究在设计人机系统时如何考虑人的特性和能力，以及机器、作业和环境对于人的最低限制条件。军事医学人机工程学是人机工程学在军事医学领域中的应用。它是以人体科学中的人类学、生物学、解剖学、生物力学、军事心理学、军事卫生学、人体测量学等为基础；辅以环境医学、环境卫生学、环境心理学等学科；而以军事应用中的战争效益、各种工程、指挥系统、信息工程、军事医学救护防护等各种设计为应用载体的一个学科分支。

只要科学技术发展，武器装备就可以持续发展，但人的生理和心理潜能是有限的。虽然军事技术史和战争史都表明，军事技术越先进，对人的依赖性越强，人仍然是军事系统中最重要的因素，但同时人也是整个军事系统中最脆弱的因素。20世纪90年代以来新一代武器装备系统的应用，已在某种程度上表现出人对武器装备系统的不适应，成为部分高性能武器装备战斗效能发挥的主要制约因素。

（1）装备研制中的人机工程学：战争和特种环境需要在研究大型装备（如战斗机、坦克、装甲车、舰船、潜艇等）、高技术和新概念武器时就考虑座舱结构和视觉信息的获取方式，噪声、振动、电磁辐射、各种非常规环境（高温，低温，低氧，高湿）等对驾驶员（战斗员）操纵装备、仪表器械时产生的生理、心理影响，尽量使设计满足人的军事作业效能的发挥。

（2）高技术、新概念武器医学防护中的人机工程学：高新技术武器从全新杀伤理论出发研制，对人员的伤害无论是在作用机制上还是在杀伤效果上都与传统武器有明显不同，使未来战争杀伤向多因素、多途径、多发伤方向发展，杀伤从表面和脏器向细胞分子损伤发展，损伤范围更广、程度更重，且机体损伤与精神损伤同时存在。与传统武器相比，新概念武器的医学防护更加困难，心理防护更加重要，并具有高技术依赖性。除进行武器致伤因素、生物学效应等针对性研究外，还需要运用人机工程的科学原理和技术方法，统筹防护研究。

（3）军事医学装备人机工效学：着眼未来战场战伤救治需求，研发新型军事医学和医疗卫生装备（作业医学装备、防疫防护装备、卫勤训练装备和野战卫生装备等），是军队卫生备战建设最重要的任务之一。由于每类装备的作业环境、材料性能、装备功用、人机关系（与操作人员、医护人员、伤员之间的相互关系）定位不同，要实现装备与人的工作效率均达到最佳的完美结合，尽量避免人为失误，就需要针对每类装备的特殊要求，开展相应的人机工效学研究。

6. 军事医学临床工程　军事医学临床工程是运用一般的临床工程理论和技术方法，研究和解决部队医疗单位平时和战时医疗卫生装备科研、使用和管理的学科分支，主要包括军事医学医疗仪器设备工程、军事医学临床诊疗工程、军事医学临床工程关键技术等内容。由于军事医学装备的特殊性，军事医学临床工程研究中需要重点关注如下几个方面：小型化、轻型化技术；集成化、数字化复合技术；无动力或自备动力；战时卫勤组网技术；标准化（通用化、系列化、模块化）设计技术。

军事医学临床工程伴随着医院临床工程的发展而发展，同时又不同于医院的临床工程，它以保障军事医学临床工作的开展为目的，并不断研究和开发适应现代战争形态的新方法、技术和模式。军事医学临床工程应以规范化建设为主，建立健全各级野战医疗机构管理制度，加强专业人员技能培训，严格医学装备计量和质量控制标准，持续加强军事医学仪器设备的研究和创新工作。

7. 军事医学康复工程　军事医学康复工程是针对指战员因军事训练和作战所致器官伤害、功能缺失，开展功能评定、恢复和补偿的军事生物医学工程学科分支，其装备和技术方法以尽快和最大限度恢复伤残战士身体功能为目的。康复工程从起步起就和军事密切联系。最常用的军事医学康复工程设备有假肢、矫形器、轮椅、助行器、视听功能康复设备等。此外，功能电刺激、步态分析、作业治疗、传统中医康复疗法等也是其重要技术。军事医学康复工程设备的研究力求简单方便、个人掌握与互相协助相结合。这是因为现代军事伤残中训练伤更为常见，其康复不需要过于复杂的技术，且由于其特殊身份，军人的康复应尽量在部队营区内而不是专门的康复医院中进行，不同伤残病员之间可以互相实施康复治疗，彼此配合，以更快恢复身体功能。

（二）军事生物医学工程的综合应用

军事生物医学工程是为军队这个特殊群体完成军事和非军事任务的发展而产生的，从保障军队执行任务的角度可以分为三大部分：平时训练时的健康保障和伤病治疗；执行军事或非军事任务过程中的伤病员救援；军事或非军事任务完成后的伤病康复与健康保证。其中第一和第三部分的主要内容与相应的民用保障类似，所以现围绕第二部分内容进行介绍。从战时和非军事任务（灾害应急救援、反恐等）看，伤病员救援过程可以由现场搜寻、现场紧急救治、伤病员后送、后送过程监护与急救、应急救援信息系统、特殊环境生命支持等六大环节组成的医学应急救援链为主要支撑（图10-35）。

1. 伤员生命探测与搜索　现代战争具有多维度、宽正面、大纵深、全方位的立体作战特点，伤员呈全方位和时空不规律分布，传统方法已不能满足伤员搜寻的实际需要。各种突发事件难以事先预测和预警，迫切需要高效的伤员搜寻方法。如何快速、有效地在各种复杂条件下搜寻到幸存者，是现代战争与其他应急救援的首要任务。这是一个典型的军事生物医学工程问题，也是各国军方研究的重要内容。

（1）非接触生命探测技术：战争或灾害后，伤员往往压埋在废墟之下，由于伤情复杂，很可能失去主动呼救能力，因而需要将其生命信息（如心跳、脉搏、呼吸等）以声波、电波、光波、红外辐射等各种能量形式外化，然后使用相应的传感器加以采集，再通过信号分析等技术确定伤员的生存状态、位置、数量。根据传感器类型不同，生命探测技术可分为雷达式生命探测、可见光生命探测、声传播生命探测、红外生命探测等几种。根据传感器接收的信息是否由生命主动发

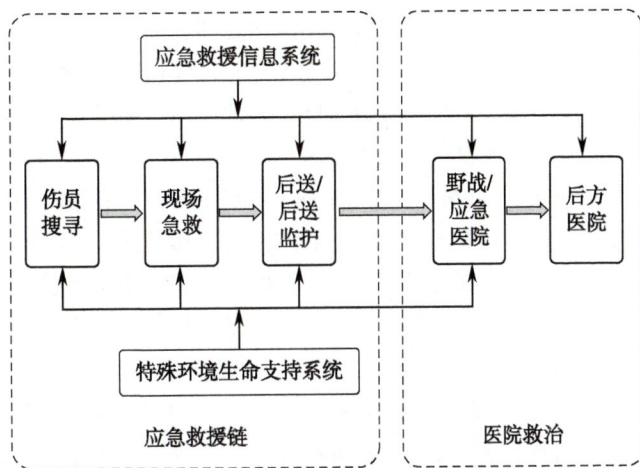

图 10-35　伤员应急救援链示意图

出，又可分为无源生命探测和有源生命探测两种。无源生命探测是根据人体辐射能量与背景能量的差异，或生命体发出的呼吸、脉搏等振动波进行被动式探测，如光学生命探测、声传播生命探测、红外生命探测等。有源生命探测是通过主动发射某种能量形式的波，根据生命体的呼吸、心跳、脉搏、体温等生理特点，分析反射波包含的信息来判断是否存在生命。进一步，通过对探测到的生命信息的强弱等特征进行综合分析，还可以判断伤员伤情的严重程度，以事先决定救治策略和准备救治器材药品。

救援往往需要结合多方面的信息来完成，单一传感方式的生命探测仪只能针对某一区域内的特定环境采集生命信息，无法为制定全局救援方案提供全面可靠的决策依据。多传感器生命探测技术可以弥补这种缺陷，而且具有时空覆盖区域广阔、故障容错与系统重构能力强、目标空间分辨力高等优势，从而可以获得更全面、准确的生命体及救灾现场环境信息，为制定高效可行的救援方案提供决策依据，缩短救援时间，减小灾害损失。因此，多源传感信息融合，以及进一步引入物联网概念的生命探测技术将成为重要研究方向。

（2）士兵生理监测与定位寻找技术：除通用生命探测设备外，士兵身份的特殊性决定了其可以佩戴一些专用的生理监测与定位装置，为战场搜救提供更多的辅助手段和信息。

1）战场搜索与救援系统：通常由信息处理基站、卫星、信息接收系统和单兵携行装备等构成。其技术基础是利用卫星定位系统对配备了搜救系统的作战人员和装备进行精确的全球定位，实现全球覆盖的搜救行动。

2）单兵状态监测：伤员搜寻仪初期研究的是单兵生理状况监测。穿戴式单兵生命状态监测系统是一种将高级环境传感器、无创生理传感器和信息处理系统、卫星定位系统及低功率无线通信系统组合在一起的小型装置，佩戴在士兵的作战服内，作战时可以在现场分类、评估、治疗和后送过程中连续监测伤员的生命体征，实时发送伤员的生理和位置信息。

该类系统对于战场上及时发现伤病员，确定其位置及生命状态，进而挽救生命，降低死亡和伤残率，以及对于作战指挥员及时了解士兵的生命状况，进而把握部队整体战斗力，指挥部队作战均具有重要意义。

由于呼吸、心电、血氧、体温等生理参数的测量部位不同，如果所有传感器均通过导线接入监测系统中将会给士兵作业带来不便。近年来，利用蓝牙、Zigbee、超宽带（ultra wideband，UWB）等短距离无线通信技术，组建连接各生理参数传感器的无线人体局域网的研究越来越受到重视，并已进一步应用于士兵步行代谢能量损失、活动状态及其周围核生化武器污染的监测，在检测到核生化数据超标时，可自动发出报警信号提醒士兵注意防护。

2．一线现场急救关键技术装备　在各种战争、突发事件和自然灾害救援中，现场早期救治最为关键。如果能在伤后 1 小时或尽可能短的时间内对伤员进行有效的初级救治，可明显降低死亡率和

致残率。然而，战争与灾害现场的交通和基础设施往往严重损坏，使得配备先进医疗设备和急救器材的车辆、方舱等无法运抵救援现场；现有部队急救装备中尚缺少可由人员携带到现场的标准化抢救设备，导致早期救助难以有效实施。因此应加强便携式一线现场救治设备器材及其标准化研究，以满足战争、灾难现场救治的基本需求，提高现场救治的成功率和救治水平。

除一些不可挽回的致命伤外，可现场施救但救治不力可能致死的主要原因有气道阻塞、张力性气胸、失血性休克等，因此主要应针对这些问题进行研究。

（1）紧急气道建立装置：阵地伤员中 1% 有呼吸道阻塞，10% 有张力性气胸和失血。昏迷、吸入性烧伤、化学伤、严重冲击伤及直接气道损伤所引起的呼吸障碍也都需要紧急通气，占全部伤员的 5%~10%。野战条件下需要尽可能快速、高效地完成通气急救处置，才能确保伤员生命的维持。美英等军队主要采用喉罩、口咽呼吸管和环甲膜切开器等进行气道建立，其中喉罩具有操作简单（可盲插）、耗时短（20 秒左右）、成功率高达 94%，对喉、气管和心血管刺激较小等优点，而且小巧、轻便、易于携带，非常适合阵地急救，应用较广泛。我军主要还在采用气管切开术建立气道，不利于战地急救广泛应用，因而研发便携、高效、操作简单的紧急气道建立装置势在必行。

（2）血气胸快速检测与穿刺引流装置：血气胸是胸部战创伤后的常见并发症，也是战伤早期死亡的主要原因之一，但目前国内外对于血气胸还没有现场快速诊断设备，只能依靠经验判断，因而需要研究可在现场对血气胸进行快速检测的新设备。胸腔闭式引流是治疗血气胸常规、有效的技术，国内外胸部创伤救治中均强调了早期行胸腔闭式引流术的必要性。然而，常规胸腔闭式引流装置复杂、不宜携带，难以应用于战场急救，而且操作烦琐、专业性较强，难以为一线救治的部队卫生人员所掌握。因此，必须对常规胸腔闭式引流技术及装置进行改进，使之适应于战场急救。

（3）快速止血器材：大量失血是战创伤导致死亡的首要原因，快速止血是火线救治的关键环节。除大血管和组织器官大面积严重损伤不可救治外，约 10% 的伤员死于躯干及内脏出血，9% 死于四肢出血。这些伤员若能得到及时救治，可以挽救生命。

当前各国军队广泛重视的止血器材主要包括止血带和止血材料等。我军目前主要使用传统的橡胶管式、充气式和布带式止血带，缺乏对止血压力与时间的合理控制，压力不足时反而会增加出血的风险，压力过大、使用时间过长又可能导致伤肢因缺血坏死而需要截肢，因此急需研制智能化、易操作的新型止血带。我军自行研制的强效止血粉，可直接撒于伤口上，覆盖整个伤口表面，能在 1 分钟内控制包括动脉在内的血管出血，适用于中度或重度开放性创口的止血，且无毒副作用，不产热，不会对组织造成灼伤，也已被列入我军作战训练的卫勤储备。

（4）药物自动注射装置：高新技术武器的应用，使得伤员往往表现为复合伤、多发伤，疼痛、失血、休克等症状共存。由于战场上无法进行复杂的专业伤情处理，注射给药是最快速有效的自救互救方式。因此，研制具有便携、防水、防震、抗摔、耐高（低）温的自动注射器材，是世界各国军事医学战伤紧急救治研究的重点内容。我军目前主要列装了部分生物、化学毒剂的解毒注射笔，尚缺乏可对战伤疼痛、失血、休克等进行紧急处理的药物自动注射装置，对其进行研究和设计对提高我军的战伤急救水平具有重要意义。

（5）快速输液和输血装置：失血过多、休克是战伤早期死亡的主要原因之一，因此休克伤员的早期救治非常重要，同时抗休克也是后续治疗的基础。目前的休克救治措施主要是输液（输血），只有解决了野战条件下的输液（输血）问题，才能对伤员休克进行及时防治。我军主要应用头皮针建立外周静脉输液（输血）通路，在战场或转运途中难以应用，研制新型野战快速输液设备势在必行。

3. 伤员后送系列工具　伤员后送系列工具主要包括伤员搬运工具和卫生运输工具两类。伤员搬运工具是阵地抢救伤病员、搭乘或换乘各种后送卫生运输工具的轻便器材，包括吊具、拉具、换乘工具、担架等，主要用于战时因敌人炮火或地形关系，卫生运输工具不能接近、难以通行的地方，以及各医疗阶梯中短距离搬运伤病员。其中以通用担架为基础，改进材料和结构、增加适应不同地域需要的附件（气囊、雪橇等）、增加急救复苏功能等是其主要研究内容。卫生运输工具主要包括伤员后送车辆、船舶、飞机等,分别可以适应不同场合的后送需要,目前的主要研究内容是为其配备更加全面的监护预警和紧急救治器材。

4. 一线后送过程监护 据统计,战争与灾害牺牲遇难人员中 15%~20% 是在转运途中因伤情恶化致死的,伤员后送是应急医学救援中的又一重要环节。现代战争中有大量伤员需要后送,转运过程中对伤员尤其是重伤员的生命状态与伤情发展进行动态监测,并在危急状态给予必要的救治措施,可以显著提高伤员救治的存活率。

目前,我国各类急救车、船、飞机上均配备有基本生命参数监护设备,可对心率、心电、呼吸、血氧等参数进行实时监测,并实现基本的预警功能。然而,由于人体具有较强的生理代偿功能,心电等基本生命参数往往不能及时反映伤情的恶化,而在失代偿后表现出生命状态急速恶化,致使部分伤病员因未能及时抢救而致死或致残。功能成像技术能够实现代偿期的功能变化预警,然而目前临床应用的 MRI、PET 等功能成像设备由于体积庞大、成像时间长且不能连续监护而无法应用于应急医学救援。生物电阻抗成像技术是一种新型功能成像技术,具有体积小、成本低、无损伤、可重复使用的特点,能够对头部、肺部、腹部重要器官实现无创连续的功能图像监护,特别适合伤员后送过程中使用,具有广阔的发展前景。

5. 应急救援信息系统 突发性事故发生后,原有公共通信网络经常瘫痪,有线通信恢复慢且机动性差,因此应急医学救援的不同救治阶梯之间,特别是救治前线与后方医院及指挥中心之间应采用无线方式通信。因而需要研究无线局域网平台的构建,特别是应急救援分队的远程信息传输,以及应急救援力量展开呈多点分布时,大覆盖面积下无线通信的有效保障技术,并结合带有地面发射站的卫星通信车的使用,实现救援现场与各医疗单元之间,现场指挥中心与后方指挥中心之间的多方通信。

6. 特殊环境生命支持技术及装备 高原、高寒等特殊救援环境下如何保障人员,特别是救援人员的正常生命状态,是应急医学救援的又一个重要研究领域。以 2010 年玉树地震救援为例,震中平均海拔近 4 300m,由于对高原缺氧准备不足,相应装备欠缺,许多紧急召集的医护人员都出现了不同程度的急性高原反应,造成大批非战斗减员,导致医学救援的整体力量大为削弱。氧气、水和适宜的温度是基础生命支持的关键。针对高原缺氧、缺水、高寒等一系列特殊救援环境下的生命支持问题,研究特殊环境下的关键支持技术与系列装备,对保障救护人员的作业能力、提高伤员的救治成功率、最大限度发挥医学救援效能、实现全地域应急医学救援保障,具有重要的实际意义。

(夏军营)

第十节 中 医 工 程

中医工程学(traditional Chinese medicine engineering,TCME)是中医学与现代工程、信息技术领域的多学科相融合而产生的交叉学科。它将现代自然科学技术和工程技术的原理、方法与中医学密切结合,开展多学科研究为促进中医药发展奠定基础。

近年来,中医工程学作为一门新兴学科,已成为生物医学工程学的重要分支和新开拓的研究领域而备受关注。中医工程学已经显示出强劲的发展潜力,具有深远广泛的社会效益和经济效益,它的发展必能带动和促进中医基础、临床、诊疗技术、康复保健医学的飞跃,促进中医学术水平全面提高。它将利用现代科学技术手段,使中医学的诊疗技术实现客观化、标准化、规范化,这对挖掘祖国医学宝库,继承和发扬祖国医学遗产有着极为重要意义。

一、中医工程概述

中医工程学科是中医领域同现代科学与工程技术多学科结合而产生的一门交叉学科,是在中医理论指导下,综合运用现代工程理论、技术、方法、手段,对中医的医疗、教学和科研等进行跨学科、多途径与多方位的深入研究。

1. 中医工程学科发展 20 世纪 70 年代末,北京市科委提出运用计算机技术整理老中医学术经验的构想,并在北京市中医医院成立了科研课题组,中医专家关幼波教授与计算机应用专家谢敏教授合作研发了"中医专家系统",引起社会各界的关注,促进了中医学与工程技术的跨界融合。进入20世纪80年代,现代工程学范畴内的各个学科与中医药学进入了全面结合的阶段。1980年,中国中医研究院召开的"全国中医药学术研讨会"上,有关专家提出"中医要与计算机及其他现代科学和工程技术相结合,多学科、多手段、多途径开展科学研究,是实现中医药现代化的必由之路"。1984年在武汉成立了"中医药生物医学工程学会筹备组",全力推动学科建设与发展规划的制订工作。与此同时,《中医计算机模拟及专家系统概论》《医学计算机方法》和《中医工程学概论》等专著相继问世。有些院校开设了"中医药工程学"课程,编写了中医药工程学教材。1987年,中国生物医学工程学会批准中医药工程学会成立。此后,学会多次召开学科发展战略研讨会、学术交流会、学术论证会,扩大了学科研究领域,壮大了学科人才队伍,大大推动了中医工程学科的建设与发展。

2. 国内发展现状　中医最具有"原始创新"的优势。2008年以来,国家中医药管理局高度重视中医工程的中医诊疗设备发展,提出提升、改造、开发、推广"四个一批"工程,遴选出一批中医诊疗设备生产企业示范基地,并形成中医诊疗设备推荐品目。经过多年的努力,中医诊疗设备的发展已呈现数字化、可视化、模拟化和智能化趋势。

中医诊断装备借助高科技手段,实现了传统中医望、闻、问、切的四诊合参过程的客观化与数字化。研发了多维脉象信息检测系统、智能脉象仪、舌象仪、问诊仪、闻诊仪和中医红外热成像仪等;在针灸治疗设备方面,有电针治疗仪、经络导平仪、电热灸疗仪、红外灸疗仪、仿灸治疗仪、频谱治疗仪、超声针灸治疗仪和激光针灸治疗仪等;在针灸经络测定仪器方面,有人体经络测定仪、耳针探测仪等。在中药制药装备方面,研发了与中药加工处理的装备与制剂设备,如中药自动配方发药系统、多功能全自动煎药锅、全自动中药粉碎机、中药制丸机、自动中药熏蒸器等;在中医医院管理、临床信息处理方面,有中医医院管理系统、中医电子病历,中医专家系统。

随着大批诊疗仪器的更新换代与技术升级,促进了诊疗设备的技术标准建设,通过中医工程学科技人员及ISO/TC249秘书处努力,目前已有电针治疗仪、红外仿真灸疗仪等10余项ISO中医药国际标准的立项与出版,先后制定中医药设备国家标准20余项,并有序推进了脉象仪压力传感器、舌象仪光照环境、面诊仪-面部信息采集装置和经络诊断检测仪的技术标准的制订工作。

3. 国外发展现状　当前世界各国越来越重视中医药科学发展与研究。1992年美国国立卫生研究院(NIH)成立了替代医学办公室,1998年更名为全美补充替代医学中心(NCCAM),其宗旨是用严格的科学方法验证补充替代医学(包括中医药)的疗效,阐明其作用机制。在美国除NCCAM外,还有加利福尼亚针灸委员会、美国中医研究所等科研机构从事针灸和中医药的研究。另外,德国有中医传统医学研究院和汉堡中医研究所,英国有皇家植物园中草药鉴定中心等。

日本政府每年拨出固定的研究经费,对中医理论客观化及中医诊疗设备进行深入研究,并通过多学科优势成立专门的中医研究机构和院所,如汉医药学综合研究所等,对传统医学开展深入研究。

4. 学科与研究平台建设　21世纪是生命科学大发展的时代,中医工程学作为工程技术与中医理论结合的学科,将推动祖国传统医学跨入一个崭新的时代,为中医诊疗装备的开发与应用、中医人工智能研究、中医基础理论的继承与创新,以及中医诊疗技术的客观化研究等多方面提出了新任务,这就要有相当数量的多学科交叉人才参与,更需要建设中医工程研究平台与稳定的交叉学科团队,为中医工程学科的发展提供条件。

二、中医工程技术及应用

1. 中医生物力学研究　中医生物力学是应用力学原理和方法与中医理论相结合,开展中医脉象、针刺手法、推拿手法和气功等相关的力学研究。近年来,中医学与生物力学的结合,主要表现在对骨骼力学、脉象学、针灸推拿学以及中医外治疗法技术等领域的研究。运用现代生物力学的理论和方法进行测试和评价分析,从而解释这些中医诊疗方法的作用机制,并在此研究基础上推动了传统中医疗法的应用和发展。

中医生物力学包含了极为丰富的内容,主要涉及经络血液动力学、阴阳五行物质输运、脉象血液动力学、舌诊热传导、中医伤骨生物力学、针刺手法力学、灸热学、推拿手法力学、中医康复器械力学等。目前主要采用生物力学方法研究中医脉象、针灸推拿手法的受力分析和仪器研发。

2. **中医诊疗技术与方法** 中医诊断客观化研究主要围绕中医诊断及经络诊断的传感技术、多模态融合和设备标准等方面开展。

在中医望诊的客观化研究方面,主要集中于望诊和舌诊;在中医闻诊的客观化研究方面,主要集中闻声音和嗅气味的信息采集和数据处理;在中医问诊的客观化研究方面采用二类相关和深度置信网络以及深度玻尔兹曼机模型,基于深度学习的多标记学习的机器学习方法,以提高中医问诊后证型的判定效果;在中医切诊的客观化研究方面,主要集中于脉象图谱、脉搏波的分析与研究。

在经络诊断客观化研究方面,经络诊断对于中医临床诊断具有重要的意义,主要集中在穴位检测、数据处理、数学建模及检测标准等研究。

三、中医诊疗设备研究与开发

中医诊疗设备研发的核心是加强中医医理设计,凸显中医药特色,采用生物控制、传感技术、信号处理、人工智能等先进技术与方法,开展中医诊疗设备的研究与开发,不断提高中医诊疗设备的科技含量和产品竞争力。中医诊断设备主要是脉诊仪,舌(面)诊仪及经穴诊断仪三大类。目前脉象仪的传感器有压力、光电和超声多普勒式传感器,其形式为单探头、双探头复合式脉象传感器、三探头脉象传感器、五探头脉象换能器、多路脉象换能器和指夹式脉象换能器。脉图特征的分析方法主要有时域分析法、频域分析法、变换域分析法、数学模型方法和非线性动力学方法以及小波变换和HHT等多种信号分析方法。舌、面诊仪的研究主要对舌质、舌苔颜色、面色、性质进行定量分析识别,其研究主要包括舌、面数字图像采集、颜色判断标准的量化、光泽分析、纹理分析、特殊纹理形态识别等。经穴诊断仪主要采用经穴低电阻的特征及生物模式识别等方法,通过检测人体特殊部位(体穴或耳穴)在不同状态下的伏安电特性变化,为临床诊断和提高临床治疗效果提供客观依据。

中医治疗设备是应用现代技术结合中医基础理论研制而成,在临床应用中主要有电针仪、针麻仪、灸疗仪、激光治疗仪、经络导平仪及磁疗设备等,其技术特征为,采用单片机、DSP、嵌入式、模块化、多参数化及低功耗等关键技术开展研究。由于中医治疗设备缺乏仪器技术标准和操作技术规范、仪器设备检测指标等问题,使新产品推广应用较缓慢。

四、中医诊疗设备标准化

标准是学科成熟的重要标志,中医药标准化是推动传统医学继承创新的关键,是保持和发挥中医药特色优势的有效载体,是规范中医药行业管理的必要手段,是保障中医药质量安全的基本依据,是中医药成果推广与传播的技术平台,是推进中医药现代化的迫切需求,是促进中医药国际传播的纽带和桥梁。

中医药标准化是中医药事业发展的重要组成部分,具有基础性、战略性和全局性,开展中医药标准化建设是新形势下推动中医药改革发展的必由之路。近年来,在党和国家的高度重视和有关部门的关心支持下,中医药标准化工作取得了长足进步,中医药标准制修订步伐明显加快,标准化支撑体系建设得到加强,推广应用力度进一步加大,管理体制和运行机制不断完善。2009年,国际标准化组织(ISO)成立了中医药技术委员会(暂定名),正式开展ISO中医药国际标准的研制和制定工作,该技术委员会编号249,缩写为ISO/TC249。截至目前,ISO/TC249共有原药材、中成药、针灸、中医医疗设备和中医信息5个国际标准工作组。

加快中医药标准化建设步伐,提升中医药标准化工作的能力和水平,对保障和促进中医药事业科学发展,具有十分重要的意义。

五、展望

随着中医工程领域的研究内容不断深入发展,新技术与新产品开始不断涌现,尤其在中医诊疗信息与处理、计算机远程诊疗、诊疗技术标准和诊疗设备产业化等方面促进中医产业化发展,为中医理论的发展和临床诊疗水平的提高提供支撑。

(一) 研究方向的拓展

1. 中医生物物理技术　从生物物理学角度探讨中医学相关理论已成为中医工程学研究的重要发展方向,通过分析人体生理代谢过程中相关参数,为阐述中医学基本理论和经络实质提供理论依据。有研究表明,通过应用现代生物物理学原理,利用多电极电生理技术来记录"捻转提插"行针针刺过程中的生物电传导,通过对该过程的各种电参数分析来论证中医经络气血理论;采用扫描共聚焦显微镜和荧光光谱方法观察肥大细胞内部的信号传递过程,观察激光波引起肥大细胞脱颗粒并释放组胺物质,发现物质会进一步激发循经感传现象,验证了肥大细胞与经络现象有关;在肿瘤治疗中应用现代物理消融技术,通过中医辨证进行选择性地使用消融术,完成微创消融治疗的个体化方案,为发展中医外治理论和实践提供手段。

2. 中医可穿戴技术　伴随着人们生活水平的提高与健康意识的增强,中医健康便携式和可穿戴式产品需求越来越大,研发适于家庭或个人的中医健康监测设备、可移动的中医医疗服务产品已迫在眉睫。中医可穿戴设备的使用,能改变使用者健康数据采集和获取模式,使用户的医疗健康行为发生改变,提高用户的健康意识,优化临床路径和创新医疗模式,更有助于提升中医健康管理效果。特别是在借助可穿戴技术设备对血糖、血压、血氧以及中医的面色、舌象、脉象及经络诊断等进行数据监测并与智能手机相连,通过云存储技术等将监测数据传输云端进行存储和分析,形成数据分析、诊治建议、健康保健以及异常预警的报告,并发送医院管理系统和监控中心。随着无线传感技术和无线通信技术的发展,将会有更多人性化的穿戴式产品和服务模式出现,为此,中医可穿戴设备的推广应用将会引发医疗行为和健康保健模式的改变,从而推动移动医疗和智能医疗的服务体系的发展。

3. 中医物联网技术　物联网技术的应用为中医诊疗设备带来了发展机遇。物联网核心技术包括射频识别(RFID)、无线传感器网络(WSN)、红外感应器、全球定位系统、Internet 与移动网络、网络服务和行业应用软件。目前研究表明,有学者应用物联网+技术研究中医诊疗系统的多模态数据实时获取和数据的清洗与数据融合分析;研究中医健康大数据动态生长、演化存储的数据服务技术,构建支持中医多元信息融合及数据服务的平台;将物联网技术应用于远程中医诊断的研究,构建物联网技术远程中医诊断的系统架构及应用方案。随着5G的深度应用与落地,智慧中医医疗成为社会发展的需求,在国内城镇的发展表现得尤为突出。与此同时,应用"中医云脑"连接中医服务智能终端数据采集设备,连续采集中医人体健康信息进行实时检测分析,从而构建合理高效的中医服务系统,具有很好的应用前景。

4. 中医大数据技术　大数据的出现正在改变各个行业的创新模式,同时也在改变健康产业的发展,而中医在"治未病"方面有着很好的发展前途,因此开展中医健康大数据和健康服务具有得天独厚的优势。

目前,中国中医科学院与全国20多家国家中医药临床研究基地以及国家中医药管理局直属直管医院,建立了临床科研信息共享系统,为采集整理和挖掘中医数据提供了公共平台。2014年12月中国中医科学院成立中医药数据中心,开展中医药数据资源建设和大数据挖掘工作。此外,全国的中医药高等院校也积极参与中医健康大数据研究工作,相继成立中医健康服务协同创新中心、数字中医药协同创新中心,开展基于物联网与健康大数据的中医健康服务与中医药科学研究。

(二) 中医诊疗设备研发

当前我国着力实施"创新驱动发展战略"和"健康中国战略"的背景下,健康与中医医疗设备发展有着十分重要的意义。发挥中医特色优势,从整体、动态的角度分析和评价人体健康,开发新型诊疗设备,通过"弯道超车",在一些关键技术上形成主导权,研制一批具有重大国际影响力的成果,形成新型中医医疗健康产业体系,开拓我国医疗器械原创领域,进一步完善中医医疗器械产业规划,是推动中医药现代化发展的重要途径。

在科技创新驱动下,中医诊疗设备和各类中医健康保健产品发展迅速,已经成为医疗器械的一个重要组成部分。当前人民群众对中医医疗健康服务的需求正在迅速增长,中医医疗创新器械市场潜力巨大。加强中医医疗器械创新,为培育和壮大这一特色产业提供强大驱动力,也是我国在世界范围内牢牢把握中医诊疗设备产业主导权的重要途径。应用新技术和新材料研发中医诊疗设备,保持发挥中医特色优势,提升中医产品的科技含量与品质,实现中医医疗器械的定量化、规范化、标准化是中医工程发展中的一个重要课题,也是提高中医防病治病水平和临床疗效的重要保障。中医在我国具有良好的基础,中医防病治病的理念与方法深入人心、应用广泛,只有通过研制智能化、便携式中医医疗器械产品,提高中医诊疗设备服务水平,加强社区和家庭中中医适宜技术的推广,才能进一步助力中医健康服务深入基层和家庭,充分体现和强化医疗器械的普惠水平。

(三) 国际合作与交流

在建立和完善中医诊疗技术重点实验室、人才培养基地和产业化基地的基础上,抢占制高点,进一步走国际化合作的道路,建立一批具有国际影响力的中医诊疗技术与设备研发联合实验室,开展内容广泛、形式多样的国际合作研究和学术交流。结合"一带一路"国家发展战略,组织国内的企业、科研院所及医院等,与国外先进研究机构合作,抓住战略机遇,以"走出去"方式,积极推动中医医疗设备走向世界;开展中医医疗器械的标准制定的国际合作、中医医疗设备联合研发与应用等研究合作;组织国内的生产企业单位和中医院校,与国外先进研究机构合作,制定和推进战略规划,分类试点,逐步推进。特别要结合中医诊疗设备开展国际多中心临床疗效评价、临床研究证据循证评价等方面的研究工作,形成中医临床研究实施和临床诊疗指南,完成一批国际认可的高级别循证证据,制定一批指导临床实践的国际诊疗指南,进一步向国际推广中医诊疗设备,提升中医药在国际社会的影响力与认可度。

(四) 多学科交叉人才培养

瞄准世界先进技术水平,加强中医学科和相关学科的相互渗透,立足学科前沿,培养一批具有跨学科优势的中医工程研究人才,并在中医药高等院校开设相关课程,探索中医工程人才培养的途径;制定有利于引进和吸引国内外高端人才及其他学科领域优秀人才,落实中医药科技创新的人才政策,尊重中医药创新型人才成长规律,完善中医药人才培养机制,加强创新型人才队伍建设,建立以知识价值、科研能力、创新成果和应用发展为导向的多元化科技人才评价标准;健全岗位职责和科技绩效评估的收入分配制度,完善科技成果转化收入分配激励机制,充分发挥科研人员的创新活力。通过建立协同合作和创新研发团队,推动不同学科背景人才之间的合作,鼓励跨部门、跨行业联合,多学科参与中医工程学科建设,加强具有科学研究与企业管理双重知识结构的复合型人才培养模式,使之成为中医科学研究、成果转化和产业化的骨干力量。

"工欲善其事,必先利其器",经历了多年发展,中医工程学科将面临难得的机遇和挑战,中医工程学科将通过瞄准国际先进技术、应用多学科交叉的优势不断拓宽内涵与外延,丰富学术思想,促进科研成果转化,协同创新,实现跨越式的发展。

(杨华元)

本 章 小 结

本章对现代生物医学工程的十个主要方面进行了简单介绍,希望为今后利用各种科技手段解决医学问题提供思路和方向。主要内容包括生物医学建模与仿真相关的概念、发展历程及意义,生物医学建模与仿真的常用方法,生物医学模型的验证方法等;神经成像的几种代表性方法,包括近红外光谱功能成像、脑电图、脑磁图、正电子发射断层成像、磁共振扩散成像和磁共振功能成像等;神经工程的基本概念、神经工程技术与应用、神经工程的发展前景;体外诊断的主要分支方向,及其在疾病的预防、诊断、治疗、后期观察、健康评价等过程中的作用;生物组学大数据、临床大数据、非临床健康监控数据及数据融合、挖掘与分析方法,展望了未来信息学方法和技术对于精准医学的推动;肿瘤放射治疗的机制与发展历史、物理学基础,以及电离的特点、X射线剂量学及计量计算模型;远程医疗的定义与具体应用,远程医疗系统架构以及远程医疗中的关键技术、存在的问题以及未来的发展方向;临床常用的人工器官,及其起源、发展、工作原理和关键技术等;军事生物医学工程的研究内容和应用;中医工程学发展、中医工程技术应用特点和展望。

思考题

1. 当样本量较小,采用何种方法可以更好地验证生物医学模型的普适性?
2. 你认为哪种成像技术在未来最有可能被广泛应用于科学研究和临床医学? 为什么?
3. 哪些数据能够从本质上反映个体健康状态(或疾病)的影响因素? 从电子病历中我们可以提取什么信息? 这些信息有什么作用?
4. 为什么要将基因组数据与医学影像数据进行融合分析?
5. 简述放疗患者从就诊、治疗到治疗结束所经过的四个环节及具体内容。
6. 远程医疗中的关键技术包括哪些? 远程医疗发展中可能存在哪些隐患? 如何完善?
7. 伤员应急救援链各个环节是否均有较理想的工程技术方案可以使用?
8. 为什么说中医诊疗设备研发和临床应用是推动中医药现代化发展的重要途径?

笔记

参 考 文 献

［1］中国科学技术学会.生物医学工程学科发展报告.北京:科学出版社,2016.

［2］王平,刘清君.生物医学传感与检测.浙江:浙江大学出版社,2010.

［3］吴水才.医学信号处理及应用.北京:北京工业大学出版社,2014.

［4］王保华.生物医学测量与仪器.2版.上海:复旦大学出版社,2009.

［5］李天钢,马春排.生物医学测量与仪器:原理与设计.西安:西安交通大学出版社,2009.

［6］樊瑜波,张明.康复工程生物力学.上海:上海交通大学出版社,2017.

［7］王迎军.生物医用陶瓷材料.广州:华南理工大学出版社,2010.

［8］骆清铭.生物分子光子学研究前沿.上海:上海交通大学出版社,2014.

［9］施卫星.生物医学伦理学.杭州:浙江教育出版社,2010.

［10］李正凤,丛杭青,王前,等.工程伦理.北京:清华大学出版社,2016.

［11］赵雪岩.系统建模与仿真.北京:清华大学出版社,2015.

［12］郑筱祥.生理系统仿真建模.北京:北京理工大学出版社,2003.

［13］丁锋.系统辨识新论.北京:科学出版社,2013.

［14］刘金琨.系统辨识理论及 MATLAB 仿真.北京:电子工业出版社,2013.

［15］朗斯·塔夫.神经科学.韩济生,译.北京:科学出版社,2006.

［16］明东.神经工程学.北京:科学出版社,2018.

［17］龙村,侯晓彤,赵举.ECMO:体外膜肺氧合.2版.北京:人民卫生出版社,2016.

［18］李兰娟.人工肝脏.杭州:浙江大学出版社,2012.

［19］JD ENDERLE,BRONZINO JD.生物医学工程学概论.3版.封洲燕,译.北京:机械工业出版社,2014.

［20］ETHIER C R,SIMMONS C A. Introductory Biomechanics from Cells to Organisms. Cambridge:Cambridge University Press,2007.

［21］AGRAWAL C M,ONG J L,APPLEFORD M R,et al. Introduction to Biomaterial. Cambridge:Cambridge University Press,2014.

［22］LANZE R,LANGER R,VACANTI J. Principle of Tissue Engineering.Amsterdam:Elsevier Press,2007.

［23］WANG R K,TUCHIN V V. Advanced Biophotonics:Tissue Optical Section. BocaRaton:CRC Press,2014.

［24］Jong Yong Abdiel Foo,WILSON S J,BRADLEY A P,et al. Ethics for Biomedical Engineers. Berlin:Springer New York,2013.

［25］WOLPAW J R,WOLPAW E W. Brain-Computer Interfaces:Principles and Practice. Oxford:Oxford University Press, 2012.

中英文名词对照索引

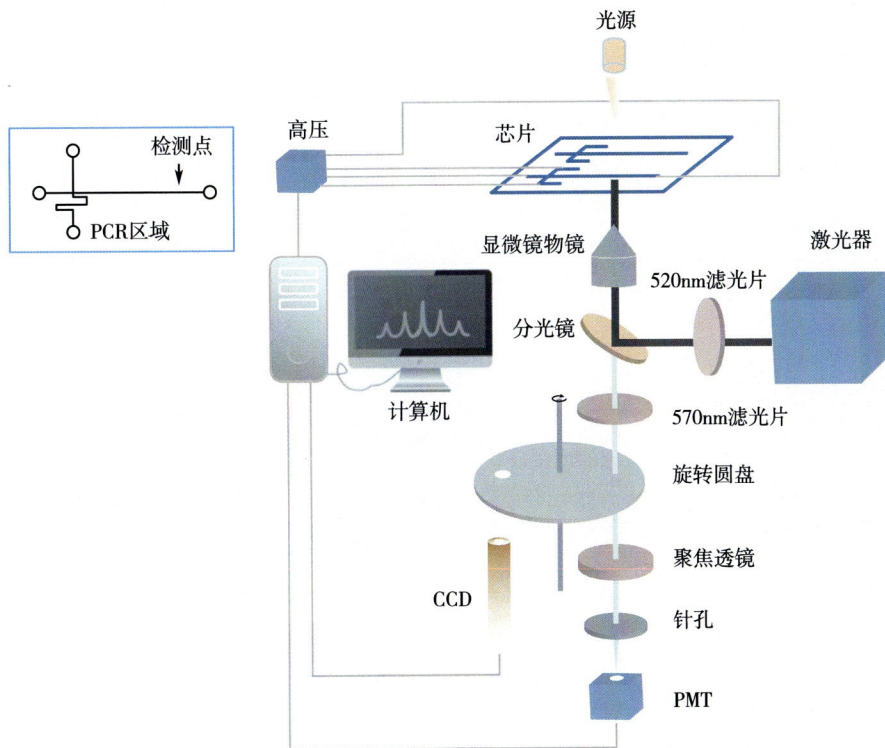

彩图 3-13　结合 PCR 反应和电泳分离的微流控传感器芯片

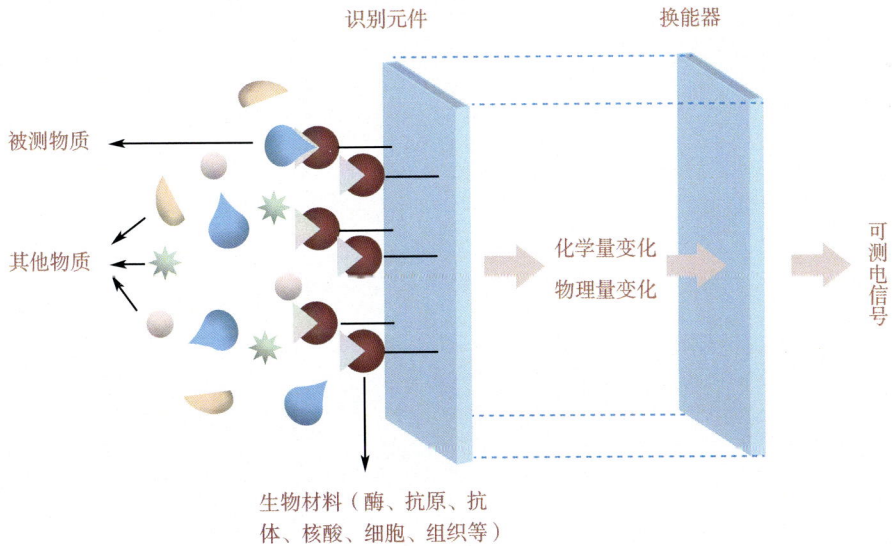

彩图 3-14　生物传感器的基本原理示意图

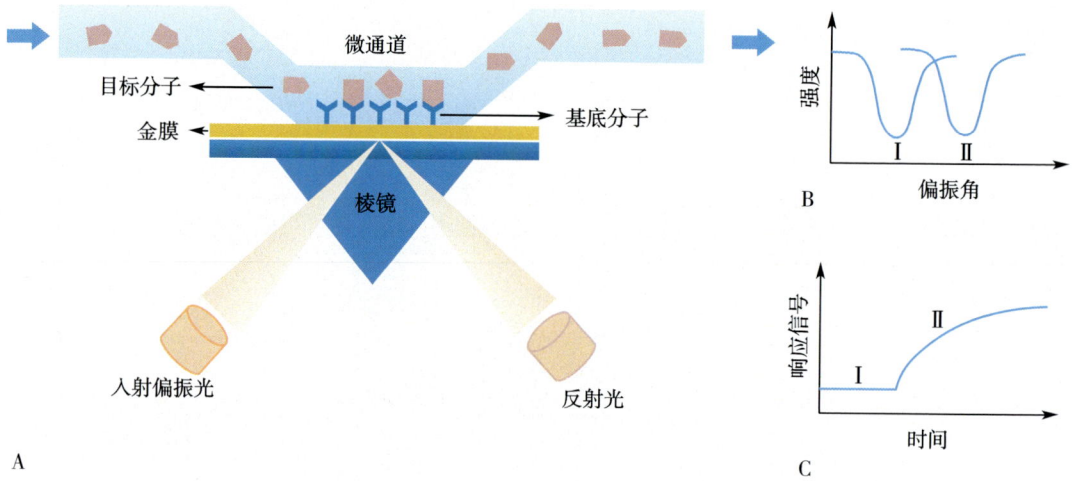

彩图 3-16　基于表面等离子共振（SPR）的生物传感器的结构和工作原理图

A. 入射光以一定的表面等离子体共振角入射到传感器界面，金属表面的质量不同，则器件的反射强度不同；B. 当目标分子结合在传感器表面时，表层的质量改变导致共振角的偏移；C. 共振角的偏移导致反射光信号强度的不同。

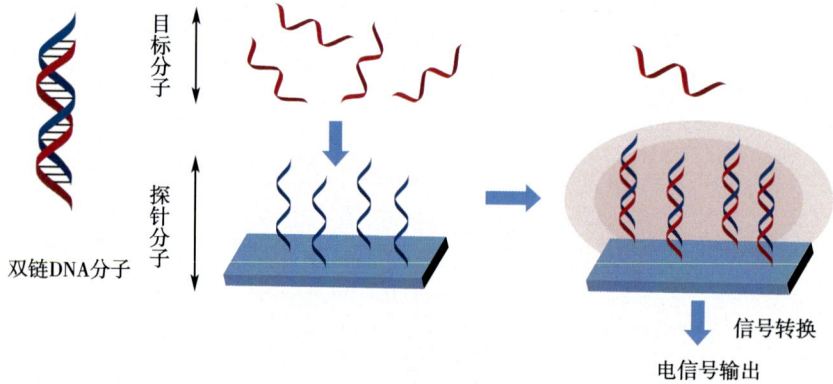

彩图 3-17　DNA 传感器的结构和工作原理图

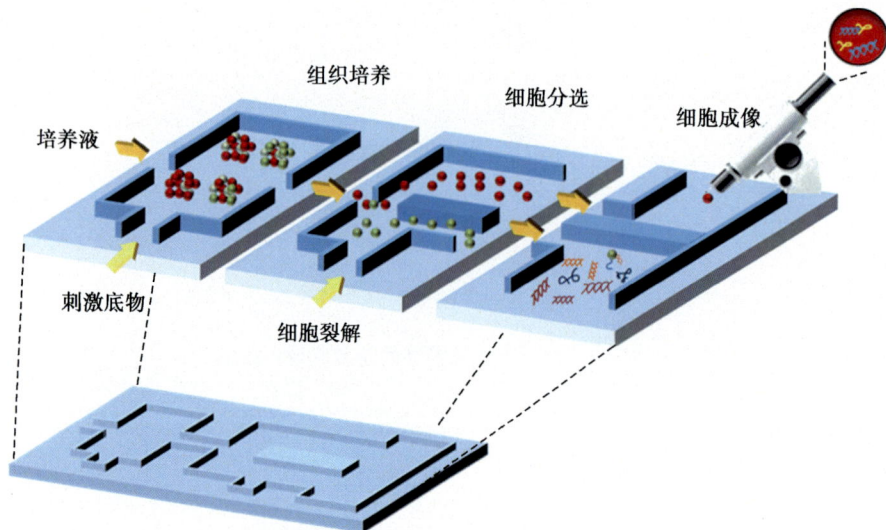

彩图 3-18　结合微流控技术的细胞生物芯片的结构和工作原理图

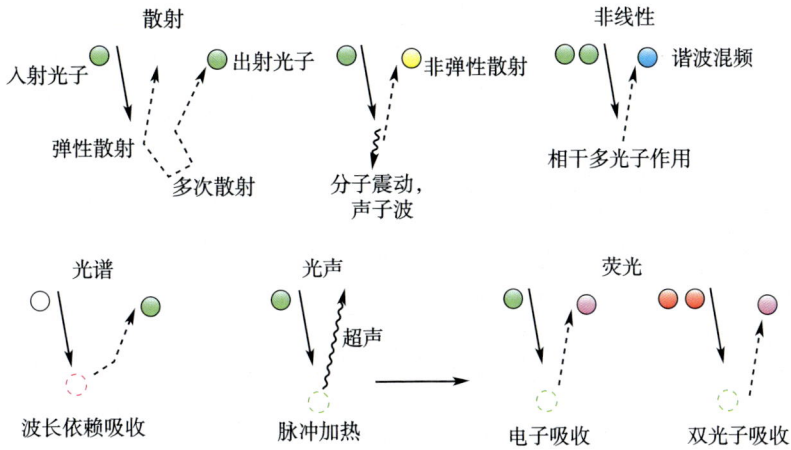

彩图 8-3 光与生物体相互作用：光诊断与成像基础

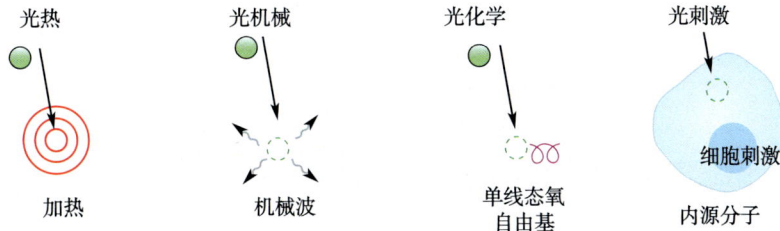

彩图 8-4 光手术与光治疗的基础：光生物效应

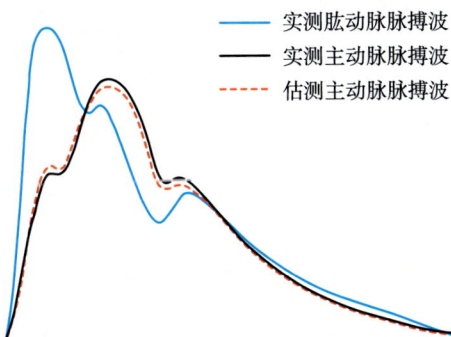

彩图 10-3 重建的中心动脉脉搏波、实测的中心动脉脉搏波及实测的肱动脉脉搏波的对比

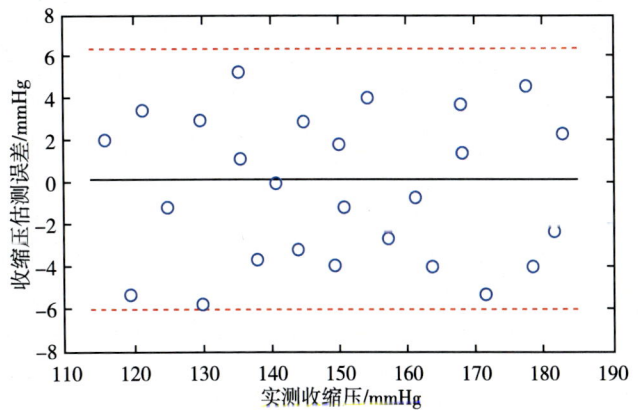

彩图 10-4 采用 ARX 模型预估的中心动脉收缩压与实测的中心动脉收缩压对比

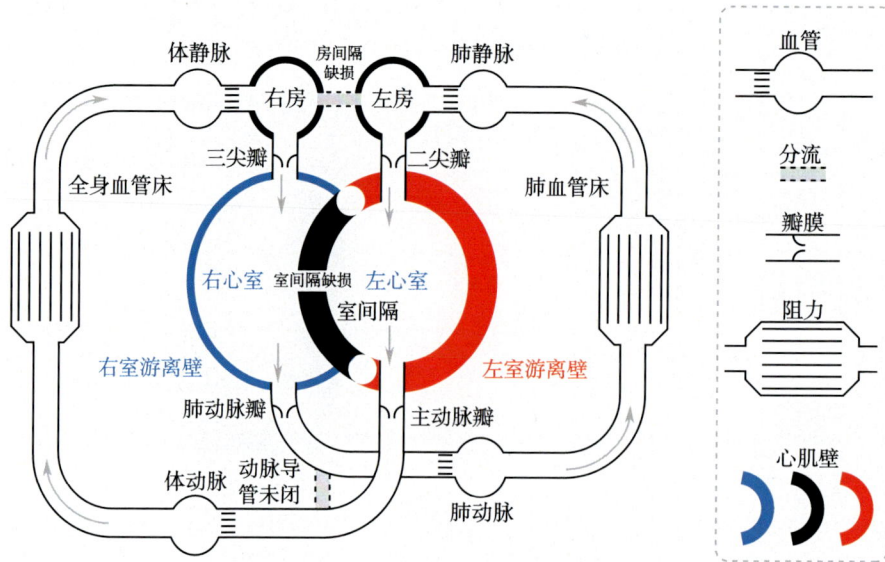

彩图 10-5　CircAdapt 模型的设计

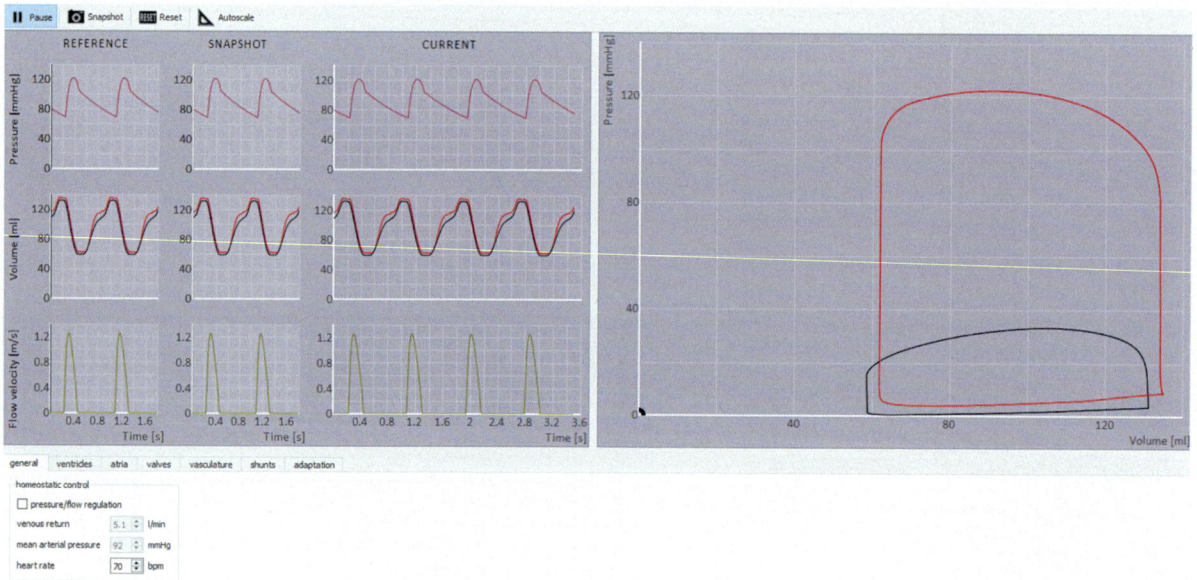

彩图 10-6　CircAdapt 软件主界面

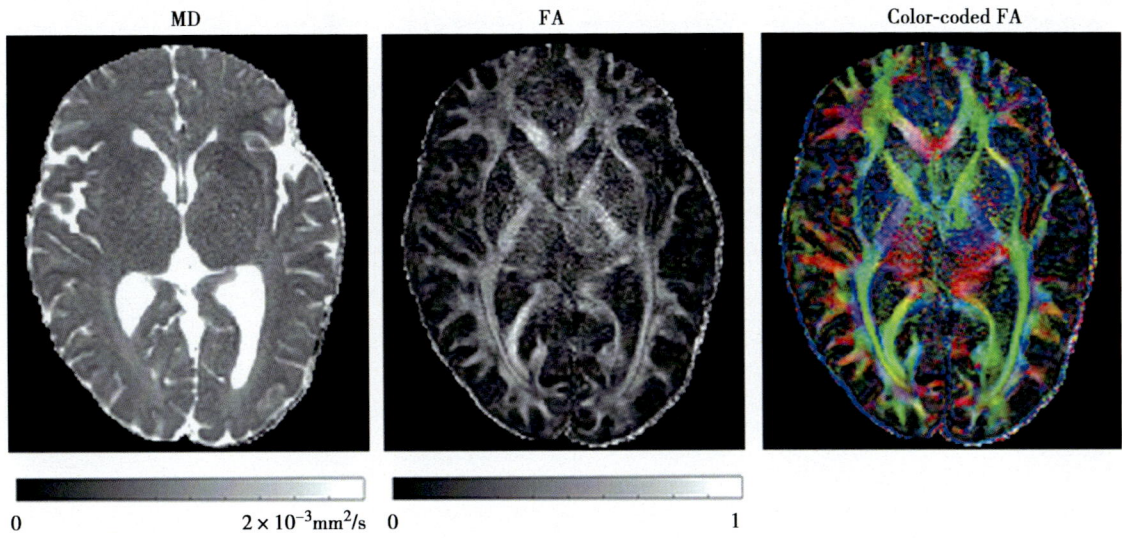

彩图 10-10　彩色 FA 图

从左到右：一个健康志愿者的平均扩散系数（MD）图，部分各向异性（FA）图和彩色编码部分各向异性（cFA）图。

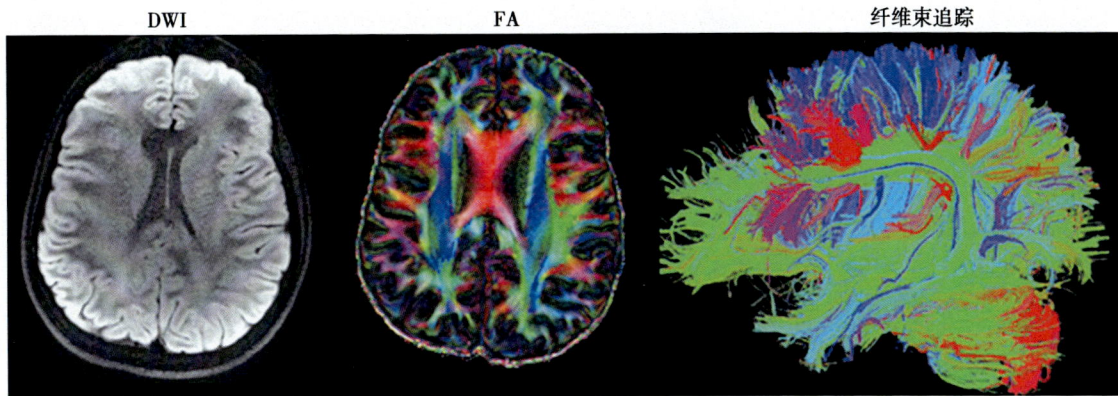

彩图 10-11　扩散加权成像、扩散张量成像和应用扩散成像计算得到的全脑白质纤维追踪图谱示意图

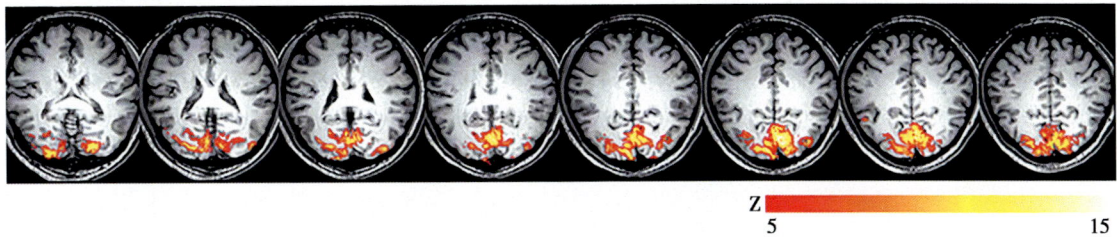

彩图 10-14　接受视觉刺激视觉皮层的激活图

背景图为 T_1 加权图，叠加的彩色图为激活区域。

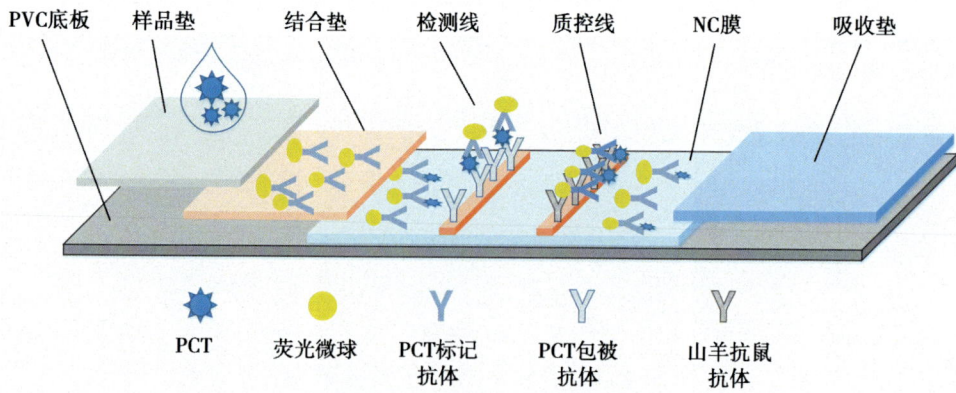

彩图 10-17　胶体金免疫分析原理图

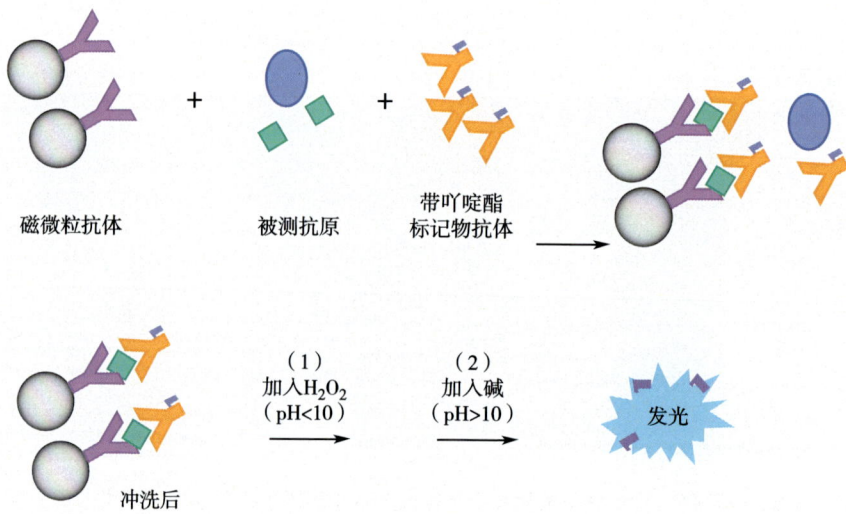

彩图 10-18　化学发光免疫分析原理图

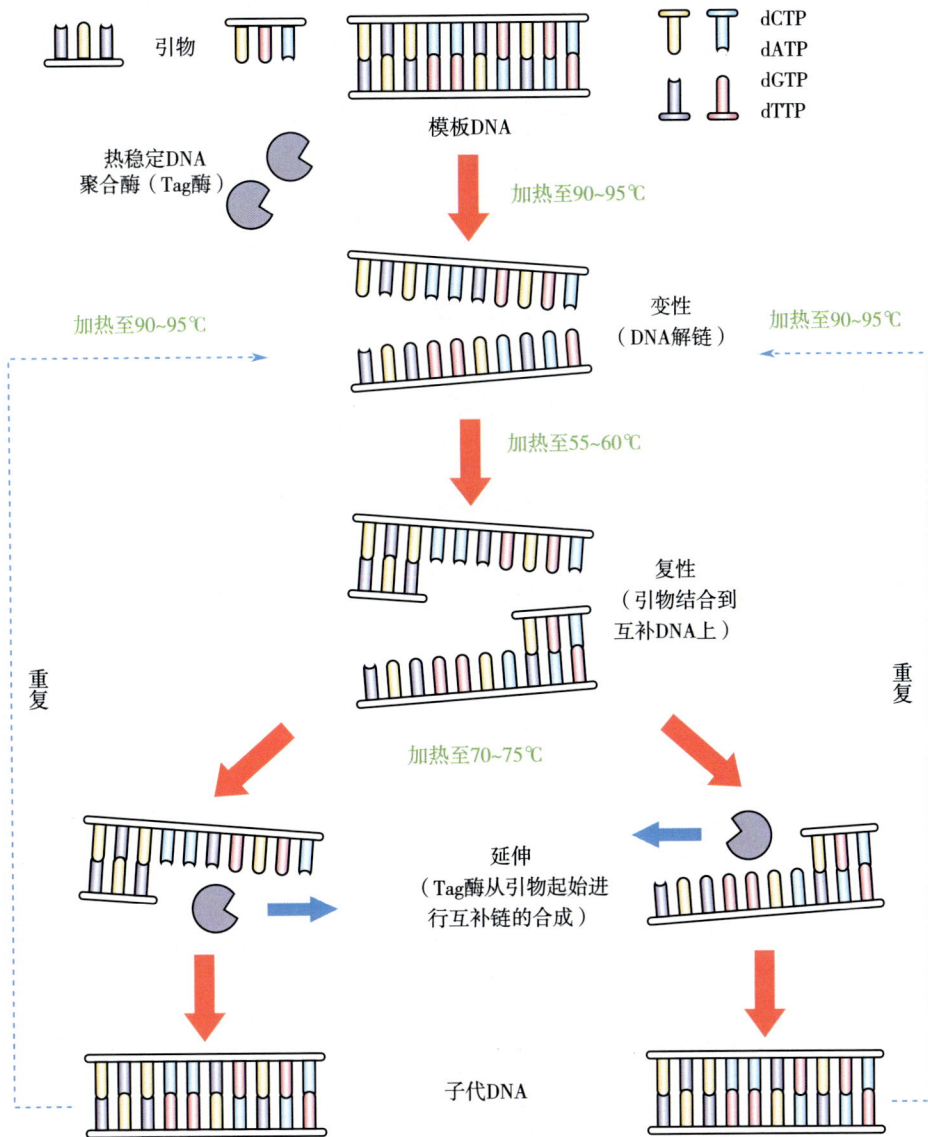

彩图 10-19 PCR 扩增示意图

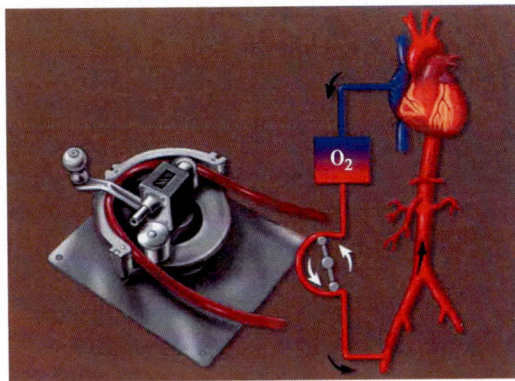

彩图 10-28 Debakey 医生设计的滚压泵

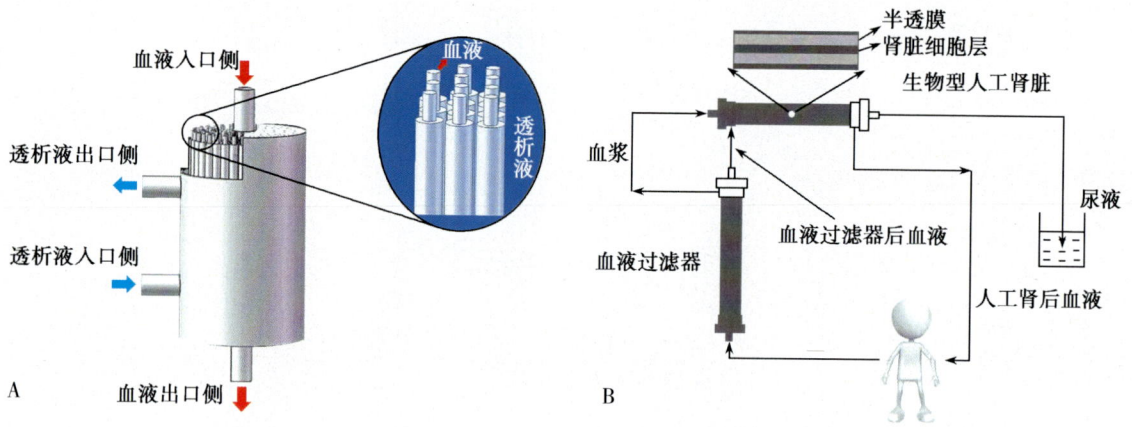

彩图 10-33　人工肾工作原理图
A.非生物型人工肾结构图;B.生物型人工肾工作原理。